Säuglinge, Babys & Kinder

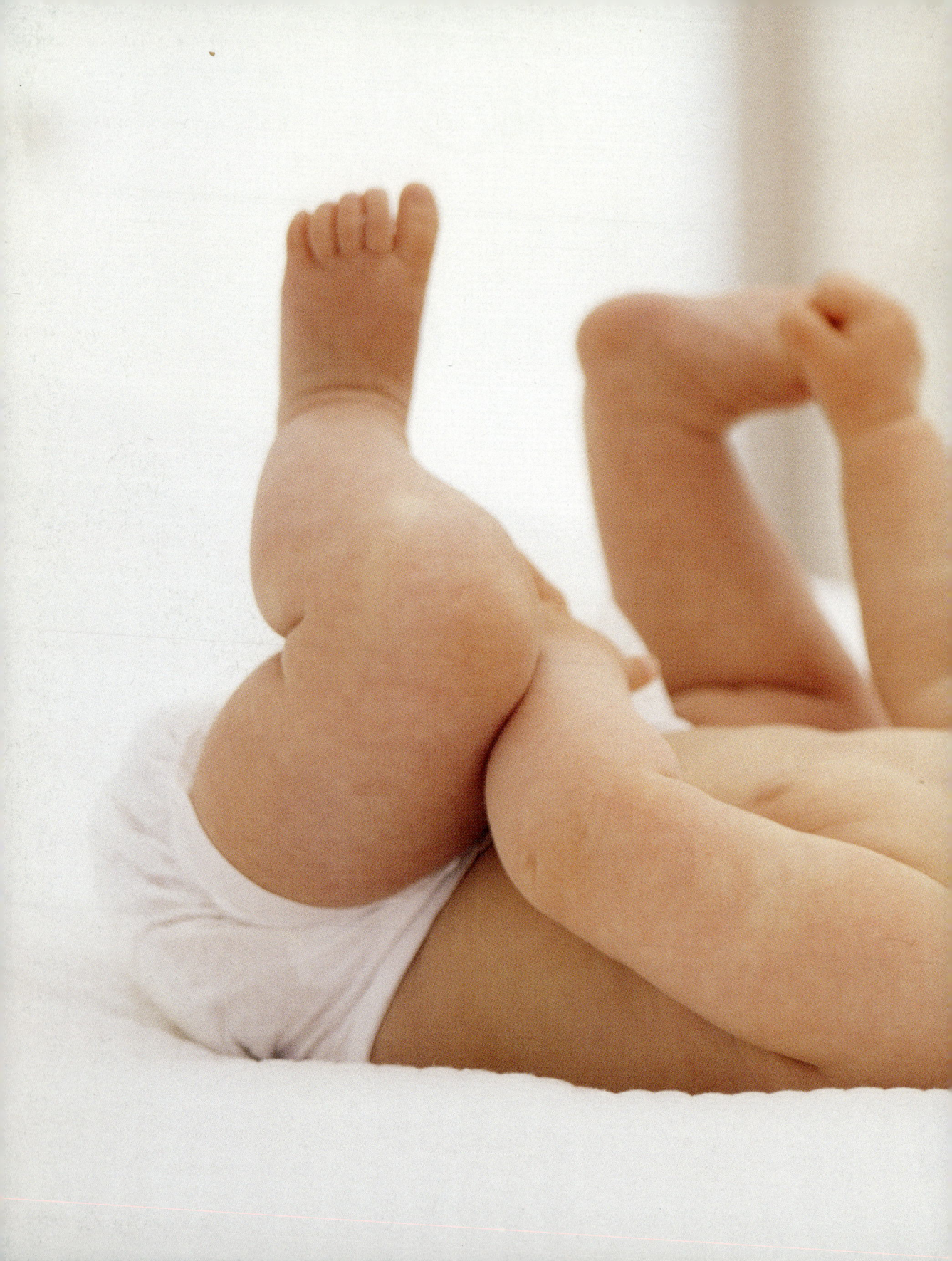

Dr. Miriam Stoppard

Säuglinge, Babys & Kinder

Der Ratgeber für die ersten 5 Jahre Ihres Kindes

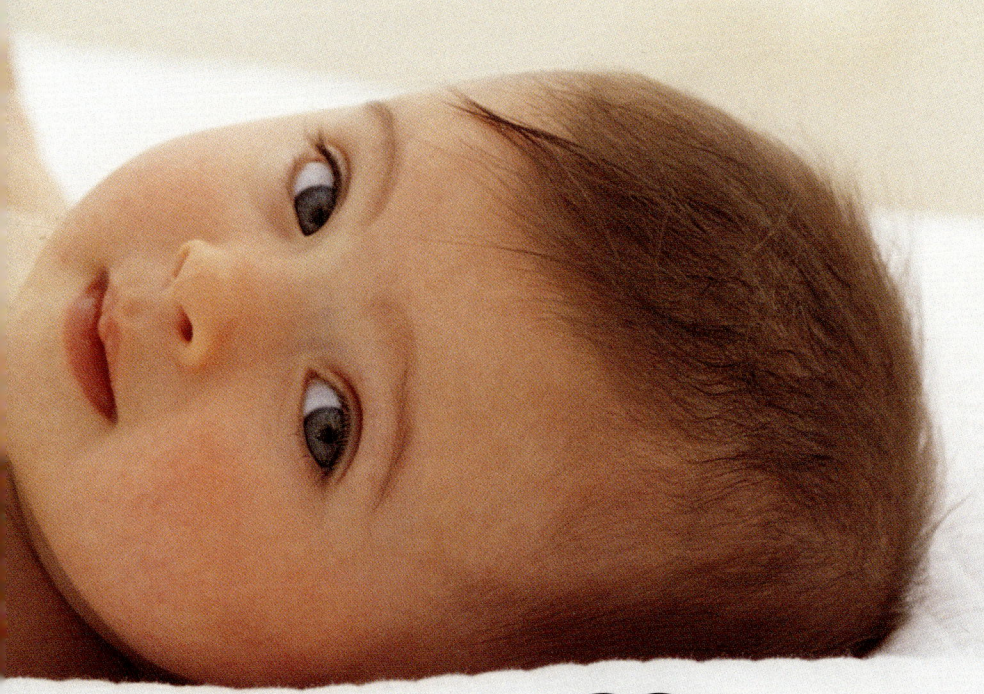

Dorling Kindersley

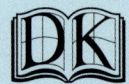

DORLING KINDERSLEY
LONDON, NEW YORK, MELBOURNE, MÜNCHEN
UND DELHI

Für Esmè, Maggie und Evie, Marley und Elia

Neuausgabe
Cheflektorat Penny Warren, Esther Ripley
Redaktion Jinny Johnson, Andrea Bagg,
Diana Vowles, Jemima Dunne

Bildredaktion Marianne Markham, Glenda Fisher
Gestaltung Tish Jones, Peter Cooling
Art Director für Fotografie Emma Forge
Creative Director Arthur Brown
Fotos Vanessa Davies
Producer Cooling Brown
Herstellung Luca Frassinetti, Ben Marcus,
Mandy Inness
Medizinische Beratung Dr. W. John Fysh MBBS,
FRCP, FRCPCH

Für die deutsche Ausgabe:
Programmleitung Monika Schlitzer
Projektbetreuung Manuela Stern
Herstellungsleitung Dorothee Whittaker
Herstellung, Covergestaltung Anna Strommer

Bibliografische Information
Der Deutschen Bibliothek
Die Deutsche Bibliothek verzeichnet diese
Publikation in der Deutschen Nationalbibliografie;
detaillierte bibliografische Daten sind
im Internet über http://dnb.ddb.de abrufbar.

Titel der englischen Originalausgabe:
Complete Baby and Childcare

© Dorling Kindersley Limited, London,
1995, 2001, 2006, 2008
Ein Unternehmen der Penguin-Gruppe
Text © by Miriam Stoppard, 1995, 2001, 2006, 2008

© der deutschsprachigen Ausgabe by Dorling
Kindersley Verlag GmbH, München, 2007, 2011
Alle deutschsprachigen Rechte vorbehalten

Übersetzung Jeanette Stark-Städele
Producing Ariadne-Buch, Christine Proske
Fachlektorat Dr. med Barbara Voll-Peters
Satz Roman Bold & Black

ISBN 978-3-8310-1790-4

Colour reproduction by Colourscan, Singapore
Printed and bound in Singapore by Star Standard

Besuchen Sie uns im Internet
www.dorlingkindersley.de

Hinweis
Die Informationen und Ratschläge in diesem Buch
sind von den Autoren und vom Verlag sorgfältig
erwogen und geprüft, dennoch kann eine Garantie
nicht übernommen werden.
Eine Haftung der Autoren bzw. des Verlags und
seiner Beauftragten für Personen-, Sach- und
Vermögensschäden ist ausgeschlossen.

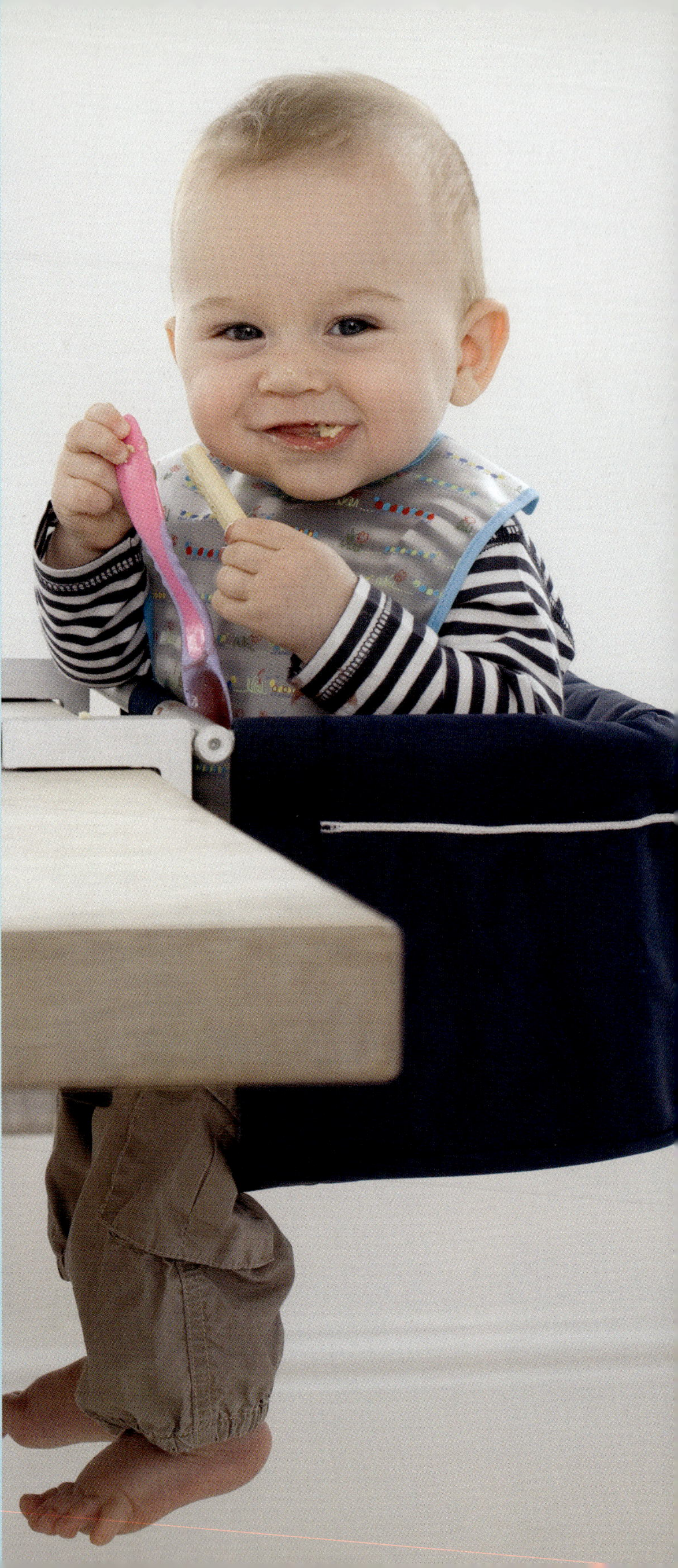

Vorwort

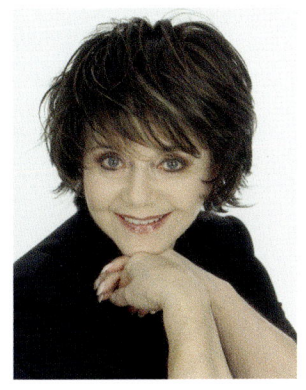

Gibt es denn nicht schon genug Babybücher und Elternratgeber? Gewiss, aber ich arbeite nun über 25 Jahre auf diesem Gebiet und hatte immer das Gefühl, dass selbst in den besten Büchern das eine oder andere fehlt. Zum Beispiel beschäftigen sich nur sehr wenige Bücher mit den Drei- bis Fünfjährigen. Und bestimmt fühlen sich Mütter, deren Babys an einer chronischen Erkrankung oder Behinderung leiden, von den meisten Büchern schlecht bedient. Denn diese Probleme werden in kaum einem Babybuch behandelt. Väter sind nach wie vor eine vernachlässigte Gruppe; und der Einfluss, den der Nachwuchs auf die Familie als Ganzes hat, wird weitgehend übersehen. Und da in immer mehr Familien beide Elternteile arbeiten, ist die Frage der Kinderbetreuung ein weitverbreitetes Problem geworden.

In meinen früheren Büchern war nie genug Platz für solch wichtige Themen wie zum Beispiel Zwillinge, bestimmte Krankheiten und Erste Hilfe bei Babys. Auch den Zusammenhang zwischen der körperlichen, geistigen und seelischen Entwicklung und dem Erwerb bestimmter Fähigkeiten konnte ich nicht aufzeigen. Dieses Thema ist enorm wichtig für die Eltern. Wer zum Beispiel nicht weiß, dass ein Baby seine Blase erst kontrollieren kann, wenn seine Nerven und Muskeln ausgereift sind, wird weiterhin eine rigide Sauberkeitserziehung verfolgen – eine völlig überholte und unnötige Vorgehensweise.

In diesem umfangreichen Buch konnte ich diese Lücken schließen und auch die Kindergartenjahre einbeziehen. Wenn Dreijährige in den Kindergarten kommen, machen sie enorme Fortschritte in allen Entwicklungsbereichen. Dann brauchen sie die Geduld und die Unterstützung ihrer Eltern, um ihre Fähigkeiten zu entdecken – und das ist schließlich das Geburtsrecht eines jeden Kindes.

Dieses Buch thematisiert neben den alltäglichen Problemen der Babypflege auch den Erwerb von Fertigkeiten, die elterliche Rolle als Lehrer und die Unterschiede zwischen männlichen und weiblichen Babys. So können Eltern ihr Kind zu einem glücklichen Jungen bzw. Mädchen erziehen.

Als Autorin von Elternratgebern war es immer mein Ziel, den Eltern Selbstständigkeit, Selbstvertrauen und den Mut, den eigenen Instinkten zu folgen – die beinahe immer richtig sind –, zu vermitteln. Auch diese Neuausgabe meines Buches soll diesem Anspruch gerecht werden; dabei konnte ich die Informationen zu vielen Bereichen der Babypflege auf den neusten Stand bringen. Auch wenn dieses Buch nicht perfekt ist, so ist es doch beinahe so umfassend, wie ich es mir immer gewünscht habe.

Inhalt

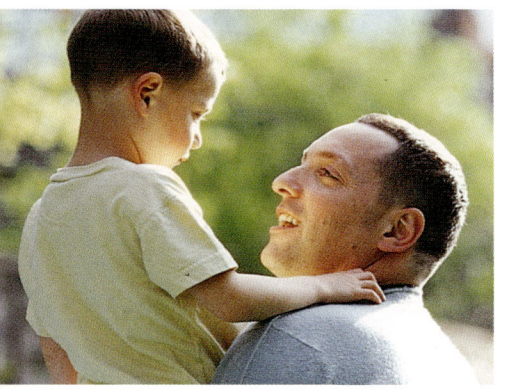 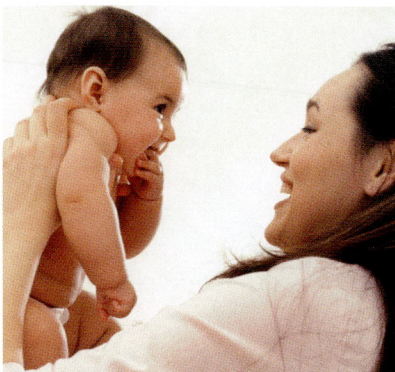 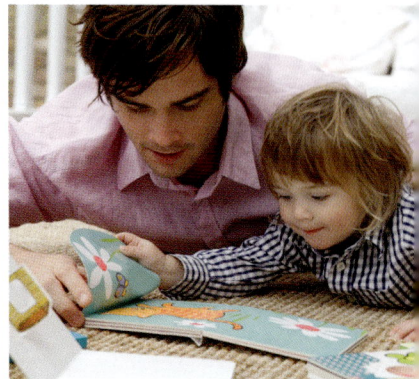

Einführung 8

KAPITEL 1
Ihr neugeborenes Baby 10
Ihr Neugeborenes 12 ■ Fallstudie: Frischgebackene Eltern 18 ■ Das Verhalten 20 ■ Die Gesundheit 24

KAPITEL 2
Säuglingspflege 30
Die Ausstattung des Kinderzimmers 32 ■ Füttern und Ernährung 38 ■ Fallstudie: Zu früh gekommen 48 ■ Der Umgang 56 ■ Das Anziehen 60 ■ Baden und Hygiene 64 ■ Darm und Blase 70 ■ Das Schlafen 78 ■ Weinen und Trösten 82 ■ Die Entwicklung 86 ■ Die Fortbewegung 88

■ Der Gebrauch der Hände 92 ■ Das Sehvermögen 94 ■ Das Gehör 96 ■ Die ersten Laute 97 ■ Die geistige Entwicklung 98 ■ Das Sozialverhalten 104

KAPITEL 3
Das ältere Baby 108
Füttern und Ernährung 110 ■ Fallstudie: Vegetarische Beikost 118 ■ Der Umgang 120 ■ Das Anziehen 122 ■ Baden und Körperhygiene 124 ■ Darm und Blase 126 ■ Schlafen und Schlafprobleme 128 ■ Weinen und Trösten 130 ■ Die Entwicklung fördern 132 ■ Krabbeln und Laufen 134 ■ Der Gebrauch der Hände 138 ■ Die geistige Entwicklung 140 ■ Die Zähne 145 ■ Das Sozialverhalten 146

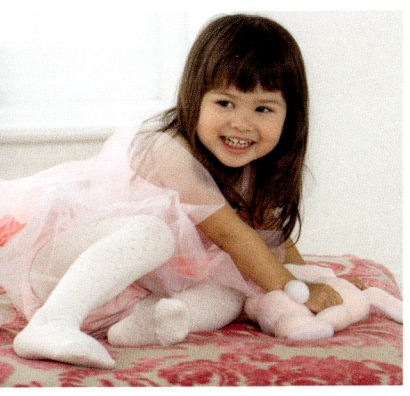
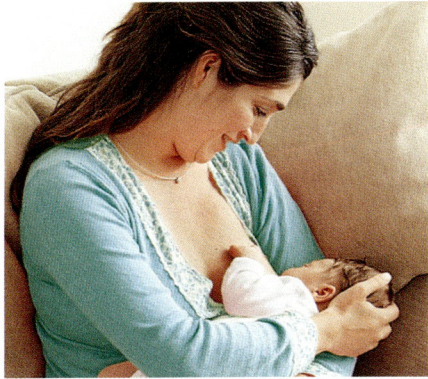
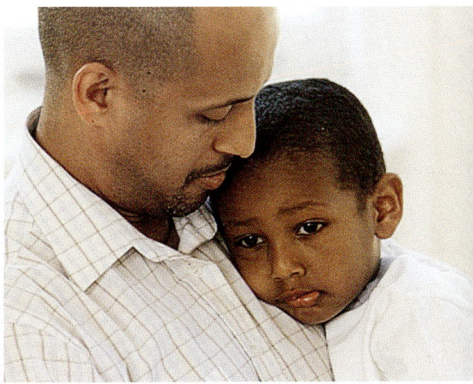

KAPITEL 4

Das Klein- und Vorschulkind 148

Gesunde Ernährung 150 ■ Der Umgang 158 ■ Das Anziehen 160 ■ Baden und Körperhygiene 164 ■ Darm und Blase 170 ■ Fallstudie: Entthronung 174 ■ Schlafen und Schlafprobleme 176 ■ Weinen und Trösten 178 ■ Körperliche Entwicklung 182 ■ Der Gebrauch der Hände 186 ■ Die geistige Entwicklung 190 ■ Spielend lernen 194 ■ Der Spracherwerb 198 ■ Das Sozialverhalten 202 ■ Im Kindergarten 216 ■ Die Einschulung 218

KAPITEL 5

Familienleben 220

Eine Familie werden 222 ■ Fallstudie: Alleinerziehend 226 ■ Den Alltag organisieren 228 ■ Reisen und Ausflüge 232 ■ Zurück in den Beruf 240 ■ Trennung und Scheidung 242 ■ Zwillinge 244

KAPITEL 6

Besondere Bedürfnisse 248

Das besondere Kind 250 ■ Chronische Krankheiten 260

KAPITEL 7

Heilkunde und Krankenpflege 274

Das kranke Kind 276 ■ Häufige Beschwerden 284 ■ Sicherheit 306 ■ Persönliche Aufzeichnungen 314 ■ Erste Hilfe 324

Hilfreiche Adressen 342

Register 344

Dank 352

Einführung

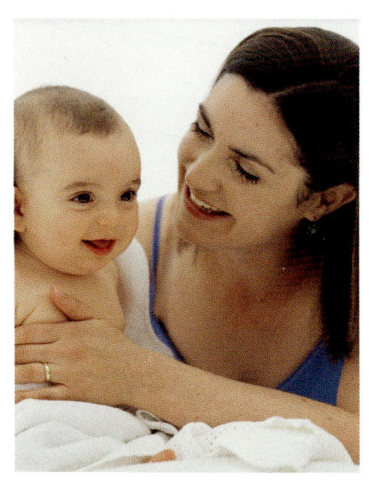

Ob Sie nun Ihr erstes Kind erwarten, es gerade geboren haben oder werdender oder frischgebackener Vater sind, bestimmt sehen Sie Ihrer neuen Rolle auch etwas ängstlich entgegen. Doch machen Sie sich keine Sorgen: Zwar ist die Elternschaft eine der verantwortungsvollsten und anstrengendsten Aufgaben überhaupt, aber sie gehört auch zu den lohnendsten Herausforderungen.

Ihr neugeborenes Baby

Soeben haben Sie die Erschaffung eines neuen Lebens erfahren. Ihr Baby ist wahrscheinlich kleiner, als Sie es sich vorgestellt haben. Es erscheint Ihnen äußerst verwundbar. Sie sind voller Freude, aber auch besorgt, ob mit ihm alles in Ordnung ist und ob seine Lautäußerungen und Bewegungen normal sind. Die Hebamme oder der Arzt wird Sie sicherlich beruhigen können. Vielleicht sind Sie überrascht darüber, wie viel Ihr Baby schon kann.

Die tägliche Fürsorge

In den ersten Lebensmonaten ist Ihr Baby in jeder Hinsicht von Ihnen abhängig: Sie müssen es füttern, anziehen, wickeln und herumtragen. Beim ersten Kind sind Sie gewiss etwas nervös. Sie fragen sich, ob es genug Milch bekommt und genug zunimmt, ob es nachts zu oft aufwacht oder warum es so viel schreit. Sie werden überrascht sein, wie schnell die Versorgung des Babys zu Ihrer zweiten Natur wird. Sie werden kaum glauben können, dass Sie früher nicht wussten, wie man eine Windel wechselt! Und Sie werden auch erstaunt sein, wie bald schon Ihr Kind bestimmte Dinge selbst tun kann: selbst mit dem Löffel essen, laufen, sich selbst anziehen, aufs Töpfchen gehen...

Spiel und Entwicklung

Das Teilhaben an der kindlichen Begeisterung über neue Fähigkeiten und neues Wissen gehört zu den großen Freuden des Elternseins. Dadurch fördern Sie auch am besten die Entwicklung Ihres Kindes: die körperliche Entwicklung, indem Sie ihm ermöglichen, die eigenen Fähigkeiten in einer anregenden und sicheren Umgebung zu erforschen; die geistige Entwicklung, indem Sie sich Zeit zum gemeinsamen Gespräch und Spiel nehmen; die seelische Entwicklung, indem Sie ihm die Liebe und Sicherheit geben, die es zu einem ausgeglichenen und glücklichen Kind machen. In diesen frühen Lebensjahren ist das Spiel das wichtigste Instrument des Lernens. Wenn Sie verstehen, wie das Kind lernt und sich entwickelt, können Sie ihm helfen, sich im Spiel optimal zu entfalten.

Familienleben

Zwar hat schon die Ehe oder das Zusammenleben mit dem Partner Ihr Leben verändert, doch die Geburt eines Kindes wird es sehr viel stärker beeinflussen. Sie müssen die Bedürfnisse Ihres Partners und die des Babys mit Ihren eigenen in Einklang bringen. Haben Sie Zwillinge bekommen, werden Sie sehr viel tatkräftige Hilfe und Unterstützung brauchen. Diese größer gewordene Familie wird nun plötzlich in Ihrem Leben viel stärker in den Vordergrund treten. Ob Sie das positiv sehen, hängt von verschiedenen persönlichen Faktoren ab. Ihrem Kind wird zweifellos die liebevolle Aufmerksamkeit seiner Angehörigen zugute kommen. Das gilt auch – vielleicht sogar besonders –, wenn die Beziehung zwischen Ihnen und Ihrem Partner etwas angespannt ist.

Besondere Bedürfnisse

Alle Eltern wünschen sich, dass ihr Baby zu einem gesunden, ausgeglichenen Erwachsenen heranwächst und ein angenehmes, erfülltes Leben führt. Wenn Ihr Kind besondere Ansprüche stellt – und das gilt für eine Vielzahl von Kindern, von den hochbegabten bis zu Kindern mit einer angeborenen körperlichen Behinderung wie Gehirnlähmung –, verlangt dies den Eltern enorme zusätzliche Kraft ab. Ist Ihr Kind krank, müssen Sie gleichzeitig auch mit Ihrem eigenen Kummer, Ihrer Besorgnis und vielleicht auch mit Schuldgefühlen leben. In den Monaten, die auf die Diagnose folgen, werden Sie jedoch lernen, Ihrem Kind zu helfen. Mit der Zeit werden Sie bestimmt besser mit der Situation zurechtkommen, als Sie es für möglich gehalten hätten. Es gibt viele Selbsthilfegruppen und Organisationen, bei denen betroffene Eltern Hilfe finden können. Nehmen Sie diese Hilfe auf jeden Fall in Anspruch.

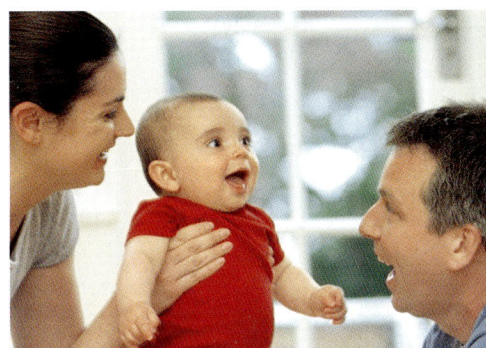

Medizin und Gesundheitsvorsorge

Sie sind verantwortlich für die Gesundheit Ihres Kindes. Sie müssen erkennen, wann es krank ist, und entsprechend handeln. Ihr Kind kann Ihnen nicht immer mitteilen, was ihm fehlt. Doch mit der Zeit werden Sie sensibel für die Anzeichen, die Ihnen signalisieren, dass mit Ihrem Baby etwas nicht stimmt. Sie werden lernen, wann Sie es selbst behandeln können und wann Sie den Arzt rufen müssen. Als Eltern haben Sie die Pflicht, grundlegende Erste-Hilfe-Maßnahmen zu erlernen. Am besten ist es, einen Kurs mitzumachen (zahlreiche Verbände der Freien Wohlfahrtspflege sowie Volkshochschulen und ähnliche Einrichtungen bieten solche Kurse an). Lernen Sie die nötigen Maßnahmen auswendig und frischen Sie Ihre Kenntnisse immer wieder auf.

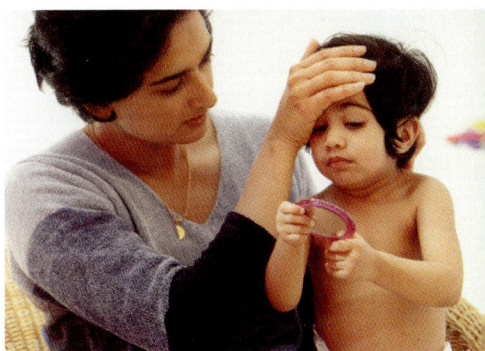

KAPITEL 1

Ihr neugeborenes Baby

Die Geburt Ihres Babys wird Sie mit Stolz und Erstaunen erfüllen. Sie werden glücklich, aber auch erschöpft sein. Vielleicht fühlen Sie sich gleich von Anfang an stark mit Ihrem Baby verbunden; der Bindungsprozess kann aber auch ein wenig Zeit erfordern. Bestimmt sind Sie überrascht vom Aussehen Ihres Kindes: dieser merkwürdig geformte Kopf, die winzigen Hände und Füße …

Vom Augenblick der Geburt an verfügt Ihr Baby über Reflexe und Verhaltensweisen, die sein Überleben sichern. Am Schlafrhythmus und am Schreiverhalten werden Sie bereits Anfänge seiner Persönlichkeit erkennen können.

Die erste Frage, die sich jede Mutter nach der Geburt stellt, lautet: »Ist es gesund?« Sofort nach der Geburt und auch während der ersten Lebenstage wird das Klinikpersonal Untersuchungen und Tests durchführen, um Sie in dieser Hinsicht beruhigen zu können. Ihr Baby wird jede zusätzliche medizinische Versorgung erhalten, die notwendig ist.

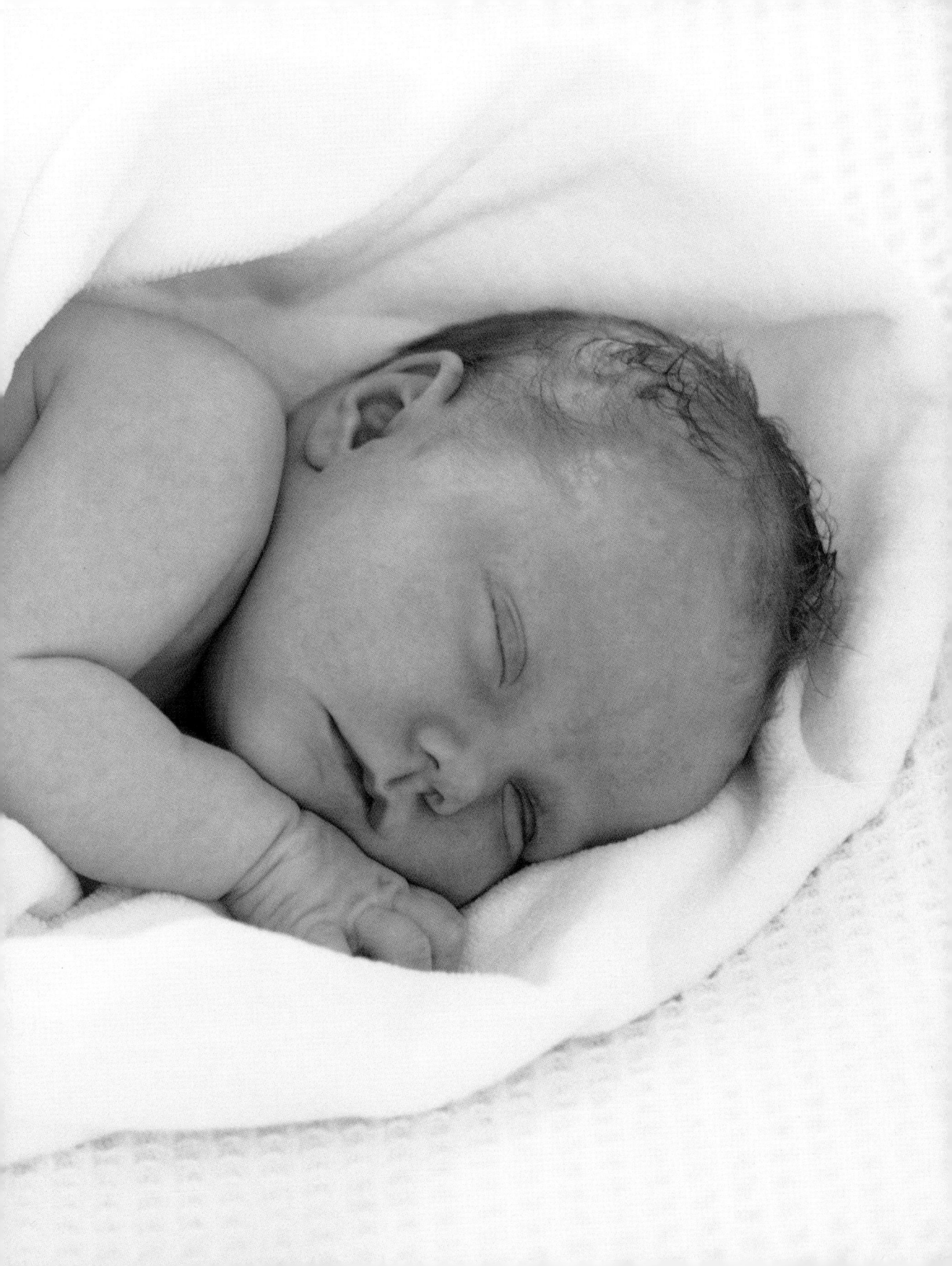

Die Liebe zum Baby

Die meisten Mütter bauen während der ersten 72 Stunden eine spürbare Bindung zu ihrem Neugeborenen auf. Aber »Bindung« bedeutet nicht zwangsläufig Liebe auf den ersten Blick.

Mutterliebe wird teilweise über Hormone gesteuert und macht sich daher oft gleichzeitig mit dem Milcheinschuss bemerkbar, etwa 72 Stunden nach der Geburt. Sie kann sich aber auch erst viel später einstellen – und dafür sind nicht Sie selbst verantwortlich!

Manche Frauen erschrecken, wenn sie nicht bereits beim ersten Kontakt mit dem Baby Mutterliebe verspüren. Doch das Fehlen der spontanen Zuneigung kann reale Ursachen haben: etwa Geburtskomplikationen, unrealistische Erwartungen an die Entbindung, Erschöpfung, das »Umschalten« der Hormone von Schwangerschaft auf Stillzeit oder sogar unbewusste eigene Erfahrungen aus der frühen Kindheit.

Die Befriedigung der körperlichen Bedürfnisse des Neugeborenen ist sehr anstrengend. Deshalb wird leicht übersehen, dass das Baby auch ein aktives Gefühlsleben besitzt. Einige der schwersten chronischen Beeinträchtigungen von Kindern haben ihre Ursache in unzureichender Aufmerksamkeit – geben Sie Ihrem Baby in den ersten Monaten also so viel Liebe und Zuwendung, wie Sie nur können.

Ihr Neugeborenes

Sie werden von Ihrem Baby entzückt sein – auch wenn Sie es sich größer, kleiner oder weniger glitschig vorgestellt haben. Eltern, die ihr erstes Kind bekommen, wissen noch nicht, wie gut ihr Baby bereits die Umgebung wahrnimmt. Doch Neugeborene entwickeln sehr schnell ein Spektrum an Sinneserfahrungen: Sie wenden den Kopf in die Richtung, aus der sie Geräusche hören. Sie können die Eltern am Geruch und sogar am Gesicht erkennen, wenn diese sich dem Baby bis auf etwa 20 cm nähern.

Körperkontakt

Der körperliche Kontakt während der Kindheit ist sehr wichtig; dies gilt insbesondere für die ersten Lebenswochen. Die meisten Neugeborenen schlafen viel; daher ist es wichtig, dass Sie während der Wachphasen Ihres Babys da sind, es tragen und bemuttern.

Liegt Ihr Baby in einem Brutkasten, bitten Sie darum, es streicheln und wickeln zu dürfen. Kürzlich sprach ich mit einer jungen Mutter, deren Baby während der ersten 48 Stunden im Brutkasten lag. Danach traute sie sich nicht, es hochzunehmen, weil sie dachte, es könnte »zerbrechen« – also keine Angst, wichtig ist, dass Sie viel mit ihm schmusen.

Atmung

Außer seinem Schreien hören Sie vielleicht nicht viel von Ihrem Baby, denn die flache Atmung eines Neugeborenen ist kaum wahrnehmbar. Manchmal hört ein Baby sogar einige Sekunden ganz auf zu atmen, aber das ist die Ausnahme.

Die Lungen Ihres Babys sind noch schwach; daher ist seine Atmung viel flacher als unsere. Doch deswegen muss man sich keine Sorgen machen, denn seine Lungen werden mit jedem Tag kräftiger.

Saugen

Während der ersten drei Lebenstage des Babys produzieren die Brüste der Mutter keine Milch, sondern Kolostrum, eine dünne, gelbliche Flüssigkeit. Sie enthält Wasser, Eiweiß, Zucker, Vitamine, Mineralstoffe und Antikörper zum Schutz gegen Infektionskrankheiten. Während der ersten 72 Stunden seines Lebens schützt das Kolostrum das Baby vor Infektionen. Um die Milchbildung anzuregen, müssen Sie das Baby häufig anlegen. Das Saugen setzt Hormone frei, die wiederum die Milchbildung anregen. Selbst wenn Sie Ihr Baby nicht stillen wollen, ist es empfehlenswert, es gleich nach der

Geburt anzulegen. Denn das Kolostrum tut ihm gut, und das Saugen fördert den Bindungsprozess zwischen Ihnen und dem Baby.

Sobald das Baby geboren ist, können Sie es an die Brust legen. Es hat einen angeborenen Saugreflex, und das Saugen regt die Produktion des Hormons Oxytozin an. Oxytozin fördert das Zusammenziehen der Gebärmutter und die Austreibung der Plazenta. Berühren Sie die Wange Ihres Babys, die am nächsten bei der Brust liegt, um den Suchreflex anzuregen. Das Baby sollte nicht nur an der Brustwarze saugen, sondern seine Lippen müssen auf der Brust aufliegen und der Mund die Brustwarze ganz umschließen.

Den Partner einbeziehen

Da bei der Geburt die Mutter im Mittelpunkt steht, kann sich der Vater ausgeschlossen fühlen. Doch es ist wichtig, dass auch er frühzeitig eine Bindung mit dem Baby eingeht. Dies geschieht am besten durch Berührung, Geruch und Ansprache. Schon kurz nach der Geburt sollte der Vater sein Kind in den Arm nehmen, damit das Baby seinen individuellen Geruch kennenlernt. Mit der Zeit wird für das Baby diese Nähe gleichbedeutend mit Wohlbehagen und Geborgenheit. Der Vater sollte auch mit dem Baby sprechen, damit es mit seiner Stimme vertraut wird. Hat es seine Stimme schon während der Schwangerschaft oft gehört, wird es sie nach der Entbindung wiedererkennen.

Der Vater sollte sich in der Säuglingspflege von Anfang an so stark wie möglich engagieren: das Baby auf dem Arm halten, es wickeln und es mit abgepumpter Milch oder Fertignahrung füttern.

Der erste Atemzug Ihres Babys

Seien Sie nicht beunruhigt, wenn Ihr Neugeborenes kräftig schreit – denn genau das wollten Sie ja hören.

In der Gebärmutter ist die Lungenfunktion des Babys überflüssig – denn es bekommt allen Sauerstoff über die Plazenta, sodass die Lungenbläschen sich noch nicht entfaltet haben. Beim ersten Atemzug dehnen sich die Lungen. Der verstärkte Druck in der Lunge schließt zwei Öffnungen in und über dem Herzen, sodass das Blut, das bisher zur Sauerstoffanreicherung in die Plazenta floss, nun direkt in die Lungen gelangt. Diese beiden Schritte machen das Baby zu einem unabhängigen Wesen, das ohne Sie überleben kann.

Nichts sollte die Möglichkeit des Babys behindern, seinen ersten Atemzug zu tun. Aus diesem Grund reinigen Ärzte und Hebammen sofort die Luftwege. Verzögert sich dieser erste Atemzug, wird das Baby beatmet.

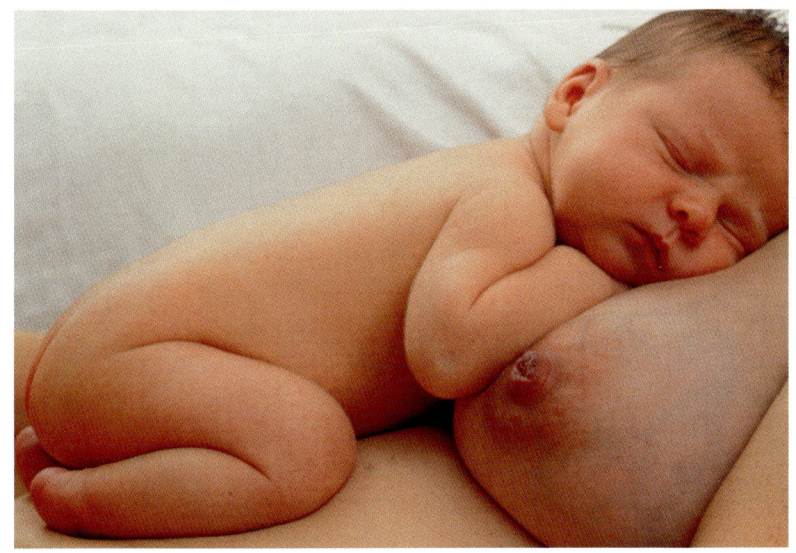

◀ BINDUNG
Ihr Baby fühlt sich direkt auf Ihrer Haut am wohlsten; dort kann es Ihre Wärme spüren und Ihren Herzschlag hören.

Ausschläge

Die meisten Neugeborenen zeigen in den ersten Tagen harmlose Hautrötungen wie Pickel und Ausschläge. Sie heilen in der Regel ab, sobald sich die Haut im Alter von ca. drei Wochen stabilisiert hat.

Hautgrieß Diese kleinen weißen Pickel, insbesondere auf dem Nasenrücken, aber auch an anderen Stellen im Gesicht, werden durch verstopfte Talgdrüsen verursacht. Der Talg sollte die Haut normalerweise geschmeidig halten. Drücken Sie diese Pickelchen niemals aus; sie verschwinden innerhalb einiger Tage von selbst.

Hitzeausschlag Wenn es Ihrem Baby zu heiß ist, bekommt es kleine, rote Pickelchen vor allem im Gesicht. Packen Sie es nicht zu dick in Kleidung und Decken ein. Achten Sie auf eine angenehme Zimmertemperatur.

Nesselausschlag (Urticaria) Dieser Ausschlag besteht aus Pickelchen, die ein weißes Zentrum und einen roten Hof haben (s. S. 292). Er kommt in den ersten Lebenswochen recht häufig vor und kann nach einem Monat nochmals auftreten. Eine Behandlung ist nicht nötig, er heilt von selbst ab.

Das Aussehen Ihres Babys

Wenn Ihnen Ihr Baby zum ersten Mal in den Arm gelegt wird, sind Sie vielleicht von seinem Aussehen überrascht. Viele Frauen erwarten einen sauberen, ruhigen Wonneproppen wie in der Werbung – doch das entspricht nicht der Wirklichkeit.

Haut Die Haut des Babys kann mit einer weißlichen, fettigen Substanz, der Käseschmiere (Vernix), bedeckt sein. Das ist eine natürliche Schutzschicht, die verhindert, dass die Haut im Fruchtwasser aufweicht. In manchen Krankenhäusern wird die Käseschmiere sofort abgewaschen, in anderen belässt man sie einige Zeit als natürlichen Schutz gegen kleinere Hautreizungen. Die Hautfarbe ist manchmal fleckig, weil die winzigen Blutgefäße geplatzt sind. Dunkelhäutige Kinder haben bei der Geburt oft eine helle Haut; doch sie wird dunkler, sobald Melanin, ein natürliches Pigment, produziert wird.

Kopf Der Schädel des Babys besteht aus vier großen Platten, die nicht zusammengewachsen sind und sich gegeneinander bewegen können. Diese Flexibilität ist vor allem während der Geburt von Bedeutung, wenn der Kopf von den Scheidenwänden zusammengepresst wird. Die beweglichen Schädelknochen ermöglichen den Durchtritt durch den Geburtskanal; allerdings kann der Kopf dabei etwas verformt werden. Dies ist ganz normal und hat keine Auswirkungen auf das Gehirn. Es können auch Blutergüsse oder Schwellungen entstehen, doch sie heilen in den ersten Tagen oder Wochen ab.

Die weichen, knochenlosen Stellen oben am Schädel nennt man Fontanellen. In gewissem Sinne sind sie die Fenster zum Körper des Babys. Die Schädelknochen werden erst mit ca. zwei Jahren fest verwachsen sein. Achten Sie darauf, die Fontanellen nicht einzudrücken.

Augen Wenn das Baby wegen des starken Drucks, der während der Geburt auf den Kopf ausgeübt wird, Schwellungen hat, kann es die Augen vielleicht nicht sofort öffnen. Es können dadurch auch Blutgefäße in den Augen platzen. Dies verursacht kleine rote Flecken im Weißen des Auges. Sie sind völlig harmlos und verschwinden in ein, zwei Wochen. Ein »Triefauge«, verursacht durch eine gelbliche Absonderung an den Augenlidern, kommt häufig vor. Es ist zwar nicht ernst, sollte aber vom Arzt behandelt werden.

Im Abstand von 20–25 cm kann Ihr Baby Sie sehen; auf eine größere Entfernung kann es Objekte nicht mit beiden Augen gleichzeitig fixieren – es beginnt zu schielen. Dies geht vorüber, sobald die Augenmuskulatur kräftiger geworden ist (gewöhnlich innerhalb eines Monats). Schielt Ihr

Baby auch mit sechs Monaten noch, sollten Sie einen Arzt konsultieren. Anfangs können Sie es vielleicht kaum dazu bewegen, die Augen zu öffnen; Sie sollten dies auch nie erzwingen. Mir gelingt es oft, ein Baby zum Öffnen der Augen zu bewegen, wenn ich es über meinen Kopf halte.

Babyaugen sind meistens blau. Die Augenfarbe verändert sich nach der Geburt, wenn Melanin, das körpereigene Pigment, gebildet wird.

Haare Manche Babys werden mit vollem Haar geboren, während andere völlig kahl sind. Die Haarfarbe kann sich noch ändern. Der feine Haarflaum, den manche Babys am Körper haben, wird Lanugo genannt; er fällt bald nach der Geburt ab.

Genitalien Viele Babys haben kurz nach der Geburt vergrößerte Genitalien und »Brüste«. Dies wird durch den massiven Hormonanstieg bei der Mutter kurz vor der Geburt verursacht. Von diesen Hormonen gelangt ein Teil in den Blutkreislauf des Babys. Bei Jungen kann dies zu einem vergrößerten Hodensack und vergrößerten Brüsten, die sogar etwas Milch bilden, führen. Ein Mädchen kann eine geschwollene Scheide oder Klitoris und kurz nach der Geburt eine leichte Blutung haben. Das ist nichts Ungewöhnliches und geht bald vorüber.

Nabel Die Nabelschnur, die bei der Geburt feucht und blutig-weiß ist, wird mit der Zange abgeklemmt und abgeschnitten. Nur ein kurzes Stück bleibt am Nabel. Es trocknet aus und wird innerhalb der nächsten Stunden beinahe schwarz. Der Nabelstumpf wird verkümmern und nach ungefähr sieben Tagen abfallen. Dies verursacht dem Baby keine Schmerzen.

Nabelbruch

Manchmal entsteht in der Nähe des Nabels eine kleine Schwellung, ein Nabelbruch. Er wird durch eine schwache Bauchmuskulatur verursacht, durch die sich der Darm etwas ausstülpen kann.

Einen Nabelbruch erkennt man am deutlichsten beim Schreien, wenn die Bauchmuskulatur angespannt ist. Er kommt häufig vor und heilt meistens innerhalb eines Jahres ab. Wenn er sich vergrößert oder nicht abheilt, sollten Sie zum Arzt gehen.

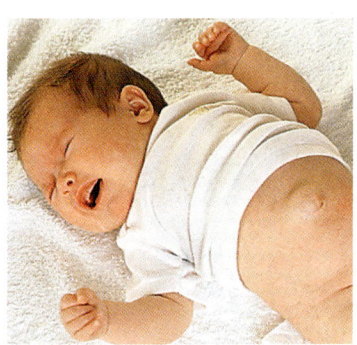

▲ **BEREICH DER SCHWELLUNG**
Der Bruch bildet sich dort, wo die Nabelschnur mit dem Bauch verbunden war, weil sich an dieser Stelle eine Lücke in der Muskulatur befindet.

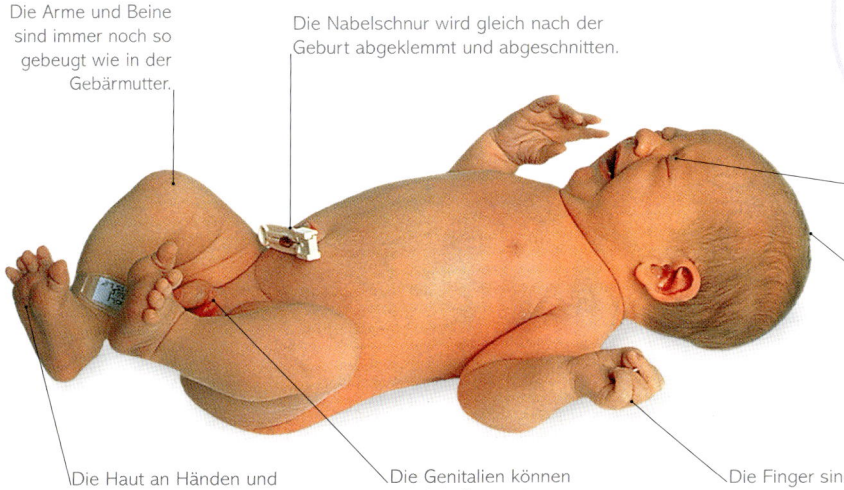

Die Arme und Beine sind immer noch so gebeugt wie in der Gebärmutter.

Die Nabelschnur wird gleich nach der Geburt abgeklemmt und abgeschnitten.

Die Augen können verquollen und die meiste Zeit geschlossen sein.

Die weichen Stellen oben auf dem Schädel sind die Fontanellen. Sie können dort unterhalb der Kopfhaut den Pulsschlag sehen.

Die Haut an Händen und Füßen kann trocken und schuppig sein, da sie lange vom Fruchtwasser eingeweicht wurde.

Die Genitalien können geschwollen und vergrößert sein.

Die Finger sind zur Faust geschlossen.

Über Geburtsmale

Praktisch jedes Kind kommt mit Geburtsmalen auf die Welt, und seien sie auch noch so winzig.

Die meisten Male verblassen und verschwinden bis zum Alter von drei Jahren. Es gibt jedoch auch bleibende, die sich noch vergrößern.

Meine beiden Söhne hatten im Nacken direkt unter dem Haaransatz (wo sie sehr häufig zu finden sind) »Storchenbisse«. Sie verschwanden jedoch, als sie sechs Monate alt waren. Oft bleiben die Male auch bestehen, werden dann aber von den Haaren überdeckt.

Storchenbisse sind auch auf Augenlidern, Stirn und im Nacken häufig, können aber an jeder Körperstelle auftreten.

Über solche Geburtsmale muss man sich keine Sorgen machen. Sie sind nicht bösartig und erfordern keine Behandlung.

Messungen

Gemessen werden das Gewicht des Babys, der Kopfumfang und die Körperlänge. Nach diesen Maßen kann man die Reife und den Entwicklungsstand beurteilen. Diese Messwerte sind auch die Basis für eine Beurteilung der weiteren Entwicklung. Auch wenn solche Maße mit »Durchschnittswerten« verglichen werden, sollten Sie sich bei Abweichungen nicht allzu viele Sorgen machen. Das »durchschnittliche« Kind ist nur eine theoretische Größe und existiert nicht als realer Mensch.

Gewicht Neugeborene unterscheiden sich enorm in ihrem Gewicht. Ernährung, Plazenta und ethnische Zugehörigkeit spielen dabei eine Rolle. Bei termingerecht geborenen Babys schwankt das Gewicht zwischen 2,4 und 4,8 kg. Sind Sie selbst groß oder schwer oder Diabetikerin, wird Ihr Baby wahrscheinlich im oberen Gewichtsbereich liegen.

Frauen, die an chronischem Bluthochdruck leiden, an Gefäß- oder Nierenerkrankungen, an Präeklampsie oder die während der Schwangerschaft rauchen, bekommen meist leichtere Babys. Wenn die Schwangerschaft weniger als 40 Wochen dauert, ist das Baby in der Regel auch leichter. Mädchen wiegen generell weniger als Jungen und Zwillinge oder Mehrlinge weniger als ein einzelnes Baby.

Nach der Geburt wird das Baby zunächst abnehmen, da sich sein Körper erst auf die neue Ernährung einstellen muss. Daher dauert es auch einige Zeit, bis das Baby regelmäßig nach Nahrung verlangt. Der Gewichtsverlust beträgt bis zu 10 Prozent des Geburtsgewichts; nach 10 bis 14 Tagen sollte dieses wieder erreicht sein.

Die Gewichtskontrolle ist wichtig, weil sie etwas über den Zustand des Kindes aussagt. Nimmt das Baby gleichmäßig zu, erhält es ausreichend Nahrung und verwertet diese auch gut. Eine geringe oder schwankende Zunahme oder gar ein Gewichtsverlust zeigen an, dass die Nahrung nicht ausreicht oder nicht aufgenommen wird.

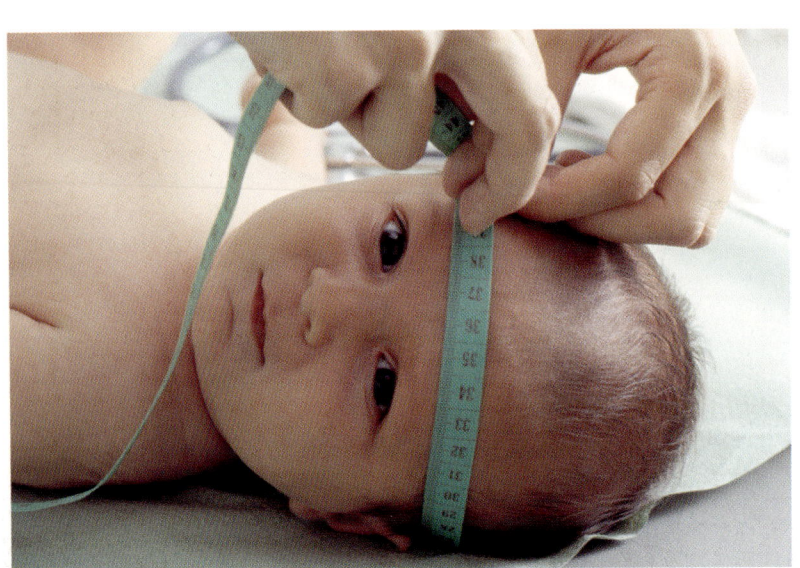

◄ **MESSUNGEN**
Die Körperlänge und der Kopfumfang des Babys werden gemessen und es wird gewogen.

Kopfumfang Der Kopf eines Neugeborenen macht ein Viertel der Körperlänge aus. Sein Umfang beträgt etwa 35 cm. Je jünger das Baby ist, umso größer ist der Kopf im Verhältnis zum Körper. Die Messung des Kopfumfangs ist fester Bestandteil der Erstuntersuchung. Ein ungewöhnlich großer oder kleiner Kopf kann ein Hinweis auf eine Abnormität des Gehirns sein.

Brustkorb und Bauch Der Brustumfang Ihres Babys ist kleiner als sein Kopfumfang. Der Bauch kann wegen der schwachen Bauchmuskulatur sehr groß erscheinen, sogar aufgetrieben.

Die ersten Windeln

Stuhl und Urin des Babys sehen wahrscheinlich anders aus, als Sie erwartet haben. Ein Mädchen kann auch etwas vaginalen Ausfluss haben.

Stuhlgang Als ersten Stuhl scheidet Ihr Baby Mekonium (Kindspech) aus. Es ist von grünlich schwarzer Farbe und besteht aus Galle und Schleim. Das Mekonium hat sich in der Gebärmutter gebildet, als Ihr Kind noch Fruchtwasser geschluckt hat. Es sollte innerhalb der ersten 24 Stunden nach der Geburt ausgeschieden werden. Der nächste Stuhlgang erfolgt oft erst zwei Tage später. Dies gilt insbesondere für gestillte Babys. Nach dem vierten Tag kann das Baby vier- oder fünfmal am Tag Stuhlgang haben.

Farbe und Konsistenz des Stuhlgangs verändern sich: zuerst das dunkle, Mekonium, dann grünlich brauner und schließlich gelblicher Stuhl von halbfester Beschaffenheit. Bei Flaschenbabys sehen die Ausscheidungen oft wie Rühreier aus.

Viele Babys machen gleich nach der Mahlzeit die Windel voll. Dies wird durch einen Reflex verursacht, der dazu führt, dass sich der Darm entleert, sobald Nahrung in den Magen gelangt. Manche Babys haben unregelmäßigen Stuhlgang; doch solange es nicht drücken muss und der Stuhl eine weiche, normalfarbige Konsistenz hat, besteht kein Anlass zur Besorgnis. Hat das Baby selten oder harten Stuhlgang, kann man ihm zwei- oder dreimal am Tag einen Esslöffel abgekochtes Wasser geben.

Urin Ein Neugeborenes kann in den ersten 24 Stunden sehr wenig und dunkelrosa bis rot gefärbten Urin absetzen. Das ist normal, weil es wenig trinkt und der Harn Urate enthält. Später sollte die Windel nach jeder Mahlzeit nass werden.

Vaginaler Ausfluss Neugeborene Mädchen haben manchmal einen klaren oder weißlichen Ausfluss oder leichte Blutungen aus der Scheide. Das ist normal und hört einige Tage nach der Geburt von selbst auf.

Verschiedene Geburtsmale

Die meisten Geburtsmale sind einfach eine außergewöhnliche Ansammlung kleiner Blutgefäße unter der Haut. Sie sind harmlos und bereiten dem Baby keinerlei Schmerzen.

Storchenbisse Diese harmlosen, sehr häufig auftretenden Flecken können bei der Geburt auf Augenlidern, Nase, Oberlippe und Nacken vorliegen. Sie verblassen meist im Laufe der Kindheit.

Hämangiome Sie erscheinen zunächst als kleine rote Flecken, die kaum auffallen. Während der ersten paar Monate können sie schnell zu roten erhabenen Knoten heranwachsen. Sie verschwinden aber zu 80 Prozent während der ersten drei Lebensjahre.

Pigmentmal (Naevus pigmentosus) Diese bräunlichen Flecken können überall am Körper auftreten. Sie sind blass und werden beinahe immer größer, wenn das Kind wächst; aber sie werden selten dunkler.

Feuermal Diese hell- oder auch purpurroten Flecken können sich überall am Körper befinden; sie werden durch erweiterte Kapillargefäße in der Haut verursacht. Sie sind zwar bleibend, können aber durch eine Laserbehandlung entfernt oder einfach mit Make-up abgedeckt werden.

Fallstudie

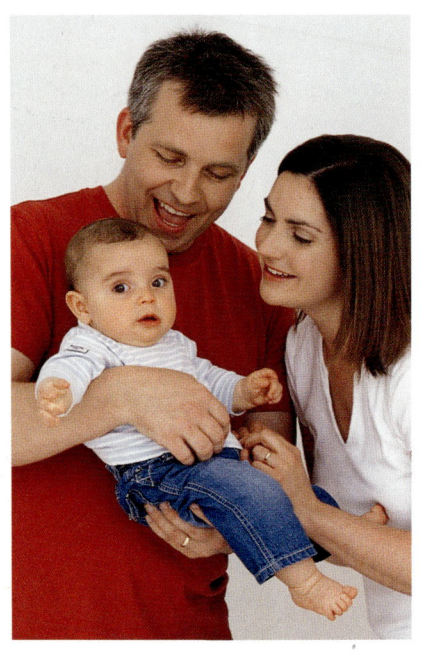

Frischgebackene Eltern

Während der Schwangerschaft veränderte sich Katharinas Vorstellung von der Geburt drastisch. Sie hatte eine natürliche Geburt geplant, ohne jegliche Medikamente, und der Gedanke an einen Kaiserschnitt versetzte sie in Schrecken. Als sie hörte, dass sie an Bluthochdruck litt, geriet sie in Panik. Symptome wie Schwindel, Kopfschmerzen oder Verstopfung erschreckten sie. Da er eine dreijährige medizinische Ausbildung hat, dachte Albert, er würde die Geburt spielend bewältigen.

Katharina befürchtete, während der Geburt eine Eklampsie zu entwickeln. Dabei kann es zu Krämpfen oder Anfällen kommen. Doch ich erklärte ihr, dass dies außerordentlich unwahrscheinlich sei, selbst wenn schon eine Präklampsie diagnostiziert worden war. Wegen ihres Bluthochdrucks und dem Gewicht des Babys (ungefähr 4 kg) war Katharina einverstanden, die Geburt einzuleiten, als sie schon zwei Wochen über der Zeit war.

Die Entbindung

Die Geburt dauerte zwar lange (17 Stunden), verlief aber glatt. Die Geburt wurde am Montag um 9 Uhr eingeleitet. Um 13 Uhr fühlte sich Katharina so entspannt, dass sie ihren Mann zu ihrer Mutter zum Mittagessen schickte – unter der Bedingung, dass er ihr ein Stück Kuchen mitbringen würde.

Zur Schmerzlinderung benutzte Katharina TENS. Dabei werden die natürlichen Schmerzkiller durch die Übertragung elektrischer Impulse angeregt. Das Gerät wurde jedoch spät angeschlossen, sodass nicht klar war, ob es half oder nicht. Um Mitternacht, 15 Stunden später, bat sie um eine Periduralanästhesie – sie hatte sich geschworen, dies niemals zu tun. Doch danach war alles in Ordnung. Auch Albert ging es besser, weil Katharina keine so starken Schmerzen mehr hatte. Er meinte: »In dieser Phase fühlte ich mich am nützlichsten, weil sie jemanden brauchte, der sie ablenkte. Wir machten sogar Pläne, was wir tun würden, wenn wir mit Natascha heimkommen würden.« Am Dienstag um 1.45 Uhr machte man einen Dammschnitt (den sie überhaupt nicht spürte), und zehn Minuten später zog die Hebamme Natascha mit Zangen heraus.

Erste Reaktionen

»Ich habe schon einen Schock bekommen, als ich sie sah«, erinnert sich Katharina, »denn ihr Gesicht war sehr rot und gequetscht, ihr Kopf war wegen der Zangen unsymmetrisch und eingedrückt, und sie schien um Luft zu ringen, gab aber keinen Laut von sich. Ich fragte die Hebamme immer wieder, ob sie in Ordnung sei. Die Hebamme drehte sich eine Sekunde weg, und ich war völlig überzeugt, dass Natascha tot sei. Das war wirklich der schlimmste Augenblick während der ganzen Geburt. Ich fing einfach an zu weinen.

Doch in Wirklichkeit führte die Hebamme nur den Apgar-Test durch, die erste Untersuchung des Neugeborenen (s. S. 24). Wie sich herausstellte, erreichte Natascha hohe Werte. 30 Sekunden später bekamen wir ein perfektes kleines Mädchen, das normal atmete.

Ich war ziemlich überrascht, dass sie die Augen weit auf hatte. Sie schien mich und Albert sehr aufmerksam und spöttisch anzusehen. Fünf Minuten lag sie so da, starrte uns an und schrie überhaupt nicht. Natascha ist mein erstes Kind, und daher war ich nicht vorbereitet auf diese Mischung aus Freude, Liebe und Erleichterung, die mich überkam, als sie mir zum ersten Mal in den Arm gelegt wurde.

Die Plazenta wurde nur zehn Minuten später ausgestoßen; man sagte mir, dass dies etwas ungewöhnlich sei, wenn kein Oxytozin gegeben wird. Dann klemmte die Hebamme die Nabelschnur ab, und Albert schnitt sie durch.«

Dr. Stoppards Tipps

Versuchen Sie flexibel zu sein und positiv zu denken. Sicher ist nur, dass alles anders wird, als Sie geplant haben – aber das muss nicht zwangsläufig schlecht sein.

- Überlegen Sie, außer Ihrem Mann auch eine Freundin mitzunehmen.

- Wenn Sie in das Stadium kommen, in dem die Schmerzen unerträglich werden, scheuen Sie sich nicht, um eine Epiduralanästhesie zu bitten – für mich wurde es dadurch wirklich besser, und ich konnte die Geburt auch genießen.

- Bitten Sie die Hebamme oder den Arzt, dass nur im Notfall ein Dammschnitt gemacht wird.

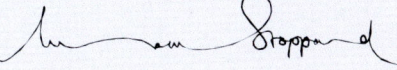

Rückblick auf die Geburt

Das Einzige, was Katharina im Rückblick auf die Schwangerschaft und Geburt bedauert, ist der Dammschnitt. Sie ist sicher, dass sich die Scheide genug geweitet hätte, wenn man ihr nur noch eine halbe Stunde gegeben hätte. Zwar hatte sie dabei durch die Periduralanästhesie keinen Schmerz verspürt, aber er machte ihr noch lange Zeit nach der Geburt zu schaffen. Drei Monate später ist die Naht immer noch empfindlich; weil Katharina Angst hat, dass sie beim Sex reißen könnte, hat sie nun gar keinen Sex mehr. Ich erklärte ihr, dass sie auch ohne diese Angst nach einer Geburt wahrscheinlich eine Zeit lang keine Lust auf Sex hätte. Bei einer Zangengeburt ist beinahe immer ein Dammschnitt nötig.

Die ersten Tage

Katharina bekam trotz ihrer Hochstimmung nach der Geburt bald die sogenannte Wochenbettdepression. Bei ihr hielt dieses Gefühl tiefer Depression drei Tage lang an. Es fiel ihr sehr schwer, auf all die Menschen um sie herum, auch ihren Mann, einzugehen. Sie hatte auch Schuldgefühle, weil sie eine solche Depression nach der Geburt eines normalen, gesunden Babys nicht erwartet hatte.

Die Wochenbettdepression wird durch den enormen Hormonanstieg bei der Geburt verursacht. Es dauert manchmal Wochen oder Monate, bis der Körper wieder im Gleichgewicht ist.

Bei Katharina wurde es besser, als sie von der Klinik nach Hause kam. Zwar war sie körperlich erschöpft, psychisch jedoch hatte sie sich viel besser im Griff. »Erst als wir zu Hause durch unsere Tür traten, hatte ich das Gefühl, dass wir drei nun eine richtige Familie sind.«

Augenreflexe

Je nachdem, was um es herum geschieht, wird Ihr Baby die Augen schließen, blinzeln oder sie von einer Seite zur anderen bewegen.

- Fällt Licht in sein Gesicht, blinzelt es. (Sie sollten niemals helles Licht direkt in seine Augen fallen lassen.)

- Es wird auch blinzeln, wenn Sie ihm auf die Nasenspitze tippen oder sanft über seine Augen blasen oder wenn es durch ein plötzliches Geräusch aufschreckt.

- Wenn Sie Ihr Neugeborenes hochnehmen und es nach links oder rechts drehen, bewegen sich seine Augen nicht mit, sondern bleiben fixiert, wie bei einer Puppe. Dieser Reflex verschwindet nach ungefähr zehn Tagen.

Das Verhalten

Nach der Geburt wird es einige Zeit dauern, bis Sie sich an das Verhalten Ihres Babys gewöhnt haben. Es lohnt sich, seine Reaktion auf verschiedene Reize zu beobachten und sich mit einigen Merkmalen seiner Persönlichkeit vertraut zu machen. Kleine Babys besitzen viel mehr Individualität, als man gemeinhin denkt. Diese Tatsache sollte man im Kopf behalten, wenn man sein Kind kennenlernen will.

Reflexe

Alle gesunden Babys verfügen über eine Anzahl von Reflexen, die von Geburt an ausgelöst werden können. Diese Reflexe werden allmählich, ungefähr ab dem vierten Monat, von willentlichen Bewegungen abgelöst. Sie stellen vielleicht fest, dass Ihr Neugeborenes auf Ihre Anwesenheit reagiert, indem es ruckartig Gesicht und Körper bewegt. In dem Maße,

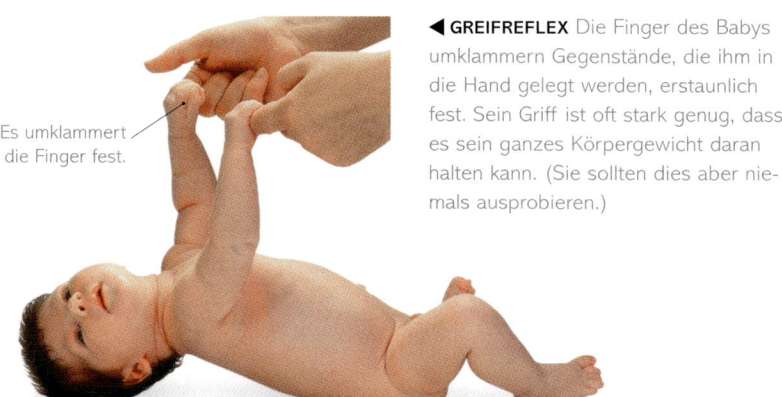

◀ **GREIFREFLEX** Die Finger des Babys umklammern Gegenstände, die ihm in die Hand gelegt werden, erstaunlich fest. Sein Griff ist oft stark genug, dass es sein ganzes Körpergewicht daran halten kann. (Sie sollten dies aber niemals ausprobieren.)

Es umklammert die Finger fest.

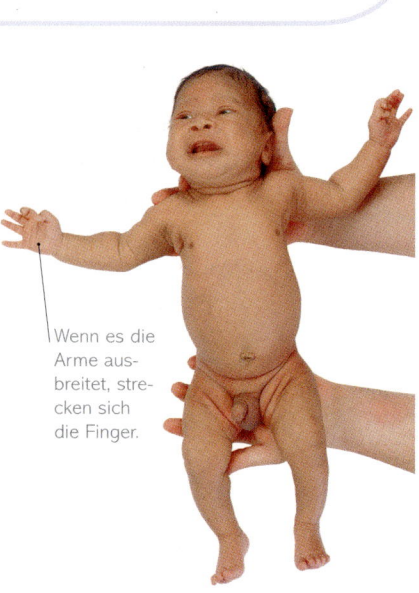

Wenn es die Arme ausbreitet, strecken sich die Finger.

▲ **MORO-REFLEX** Kippt der Kopf des Babys nach hinten, streckt es Arme und Beine nach außen und spreizt die Finger. Dann bringt es die Gliedmaßen wieder zum Körper.

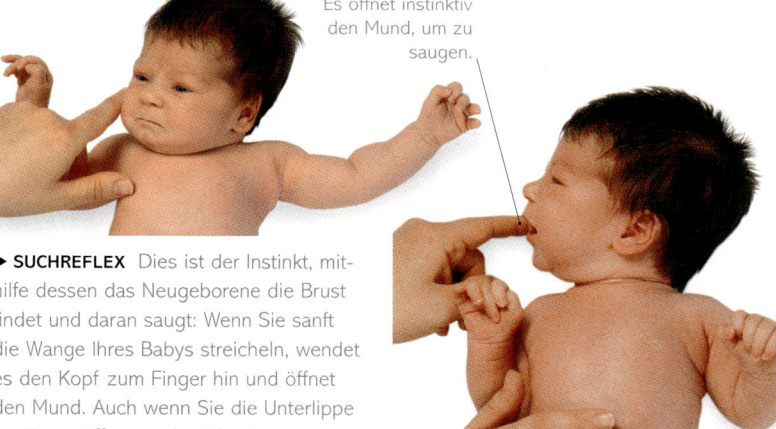

Es öffnet instinktiv den Mund, um zu saugen.

▶ **SUCHREFLEX** Dies ist der Instinkt, mithilfe dessen das Neugeborene die Brust findet und daran saugt: Wenn Sie sanft die Wange Ihres Babys streicheln, wendet es den Kopf zum Finger hin und öffnet den Mund. Auch wenn Sie die Unterlippe berühren, öffnet es den Mund.

wie es lernt, seine Bewegungen zu kontrollieren, werden seine Reaktionen zielgerichteter. So schenkt es Ihnen mit sechs Wochen statt einer Grimasse schon ein unverkennbares Lächeln.

Die Reflexe testen Bis sich die körperlichen und geistigen Fähigkeiten des Babys entwickeln, liefern die Reflexe einen Anhaltspunkt für seine Reife. Ärzte können diese Reflexe testen und dadurch den allgemeinen Gesundheitszustand des Babys beurteilen und erkennen, ob sein zentrales Nervensystem gut funktioniert. Frühgeborene reagieren nicht auf dieselbe Weise wie termingerecht geborene Babys.

Zwar wurden bei Babys mehr als 70 Reflexe identifiziert, doch wird Ihr Arzt nur einige spezielle testen.

Ihr Baby kennenlernen

Spielen Sie so viel Sie können mit Ihrem Baby – das ist unverzichtbar für seine Entwicklung.

■ Wenn Sie seine Mimik beobachten, werden Sie seine Bedürfnisse bald erkennen. Wenn es zufrieden ist, sieht es ruhig aus. Wenn ihm unwohl ist, ist es gerötet und erregt.

■ Spielen Sie mit Ihrem Baby. Machen Sie sich keine Gedanken, komisch zu wirken – schneiden Sie lustige Grimassen und sagen Sie ihm in hoher Tonlage, wie sehr Sie es lieben. Es antwortet Ihnen durch Nicken und Mundbewegungen. Vielleicht streckt es die Zunge heraus und windet seinen Körper.

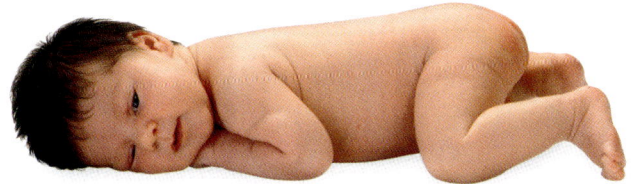

▲ »KRIECHEN« (BAUER-REAKTION) Liegt Ihr Baby auf dem Bauch, nimmt es automatisch eine Stellung ein, die an das Kriechen erinnert. Es hebt das Becken hoch und zieht die Knie unter dem Bauch an. Schiebt es die Beine weg, so scharrt es sich wie beim Krabbeln nach vorne. Doch dies ist kein richtiges Krabbeln; diese Bewegung verschwindet, sobald sich die Beine strecken und das Baby flach liegt.

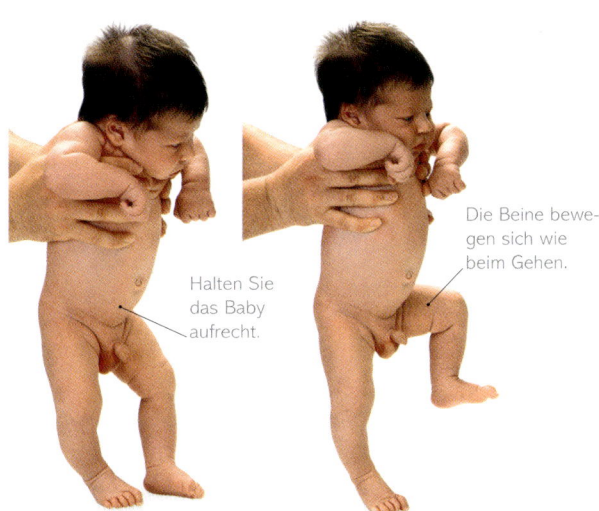

▲ SCHREITREFLEX Wenn Sie Ihr Baby unter den Armen fassen, sodass es in einer aufrechten Stellung ist und seine Füße festen Boden berühren, setzt es seine Füße wie beim Gehen in Bewegung. Dieser Reflex verschwindet nach drei bis sechs Wochen. Er steht in keinem Zusammenhang mit dem späteren Laufenlernen.

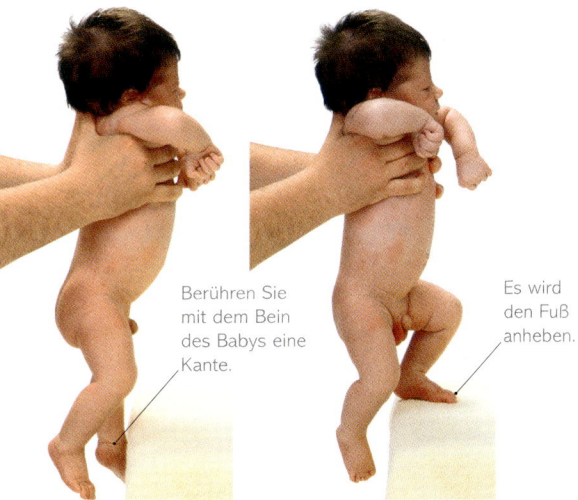

▲ STEIGREFLEX Er ähnelt dem Schreitreflex. Wenn Sie das Baby aufrecht halten und mit seinem Bein eine Tischkante berühren, hebt es das Bein, als wolle es auf den Tisch steigen. Derselbe Reflex existiert am Arm; wenn die äußere Seite des Unterarms die Tischkante berührt, hebt es den Arm.

Ihr neugeborenes Mädchen

Viele für Mädchen typische Verhaltensweisen können Sie unmittelbar nach der Geburt beobachten.

- Das Gehör ist bei Mädchen sehr fein. Sie lassen sich leichter durch sanfte Worte beruhigen als Jungen.
- Ein weibliches Baby schreit länger als ein Junge, wenn es ein anderes Baby schreien hört.
- Weibliche Babys benutzen früher und häufiger als Jungen die eigene Stimme, um die Aufmerksamkeit der Mutter zu gewinnen.
- Weibliche Babys können den Ursprung eines Geräuschs ohne Schwierigkeiten ausmachen.
- Mädchen reagieren von Geburt an begeistert auf visuelle Stimulation.
- Mädchen betrachten am liebsten ein menschliches Gesicht. Im späteren Leben führt dieses Merkmal dazu, dass sie, unabhängig von kulturellen Unterschieden, intuitiv die Mimik anderer Menschen erfassen

Schreien

Am besten gehen Sie davon aus, dass Ihr Baby viel schreien wird. Ist dies dann nicht der Fall, sind Sie angenehm überrascht. Wenn Sie aber glauben, dass es nicht schreien wird, trifft Sie sein Schreien unvorbereitet. Dann werden Sie leicht aus der Fassung gebracht.

Denken Sie daran, dass es im Grunde nur drei Seinszustände für Ihr Baby gibt: Es schläft, es ist wach und ruhig, oder es ist wach und schreit. Schreit es, kann dies die verschiedensten Ursachen haben. Am häufigsten sind Müdigkeit, Hunger, Einsamkeit und Unwohlsein – es ist ihm zu heiß oder zu kalt, es liegt unbequem oder braucht eine frische Windel. Manchmal schreit das Baby ohne erkennbaren Grund.

Auf das Schreien reagieren Es ist keine gute Idee, ein Kind einfach schreien zu lassen. Erfährt ein Baby in den ersten Wochen und Monaten zu wenig Aufmerksamkeit und Zuwendung, kann es sich zu einem schüchternen und zurückgezogenen Kind entwickeln. Untersuchungen zeigen, dass ein Baby eher mehr schreit, wenn die Eltern nur zögernd darauf reagieren. Eine neue Untersuchung ergab, dass Babys, die man in den ersten Wochen schreien ließ, mit zunehmendem Alter häufiger und hartnäckiger schrien.

Oft setzen die Leute »lieben« mit »verwöhnen« gleich. Meiner Meinung nach kann ein Baby nicht »verwöhnt« werden. Wird ein sechs Monate altes Baby auf den Arm genommen, gestillt, liebkost, spricht man beruhigend und liebevoll mit ihm, dann lernt es dabei nicht, wie man Aufmerksamkeit erheischt, sondern wie man liebt und menschliche Beziehungen aufbaut. Und dies ist eine der wichtigsten Lektionen, die ein Kind für seine emotionale Entwicklung lernen kann. Was wir »verwöhnen« nennen, ist eine normale Reaktion der Mutter auf das unglückliche Kind; sie befriedigt dadurch ein natürliches Bedürfnis des Babys.

Schlafmuster

Falls Sie nicht sehr viel Glück haben, werden Sie nach der Entbindung einige schlaflose Nächte erleben. Die meisten Neugeborenen schlafen außerhalb der Mahlzeiten (60 % der Zeit), manche sind lange aktiv.

Eine Mutter musste feststellen, dass ihr Neugeborenes bis zum Alter von vier Monaten niemals länger als eine oder zwei Stunden am Stück döste. Vier Monate sind eine sehr lange Zeit, wenn man keine Nacht mehr durchschlafen kann. Zumal Ihr Körper nach einer anstrengenden Schwangerschaft und Geburt Erholung braucht. Wer ein sehr aktives Baby hat, sollte sich damit trösten, dass es in jeder Minute etwas Neues lernt – sofern es sich nicht allein langweilen muss. Auf lange Sicht werden Sie mit einem wissbegierigen, klugen Kind belohnt.

Jedes Baby ist anders; das Schlafbedürfnis beruht auf der individuellen Physiologie. Aus diesem Grund ist es unvernünftig, strikte Schlafenszeiten festzulegen.

Die meisten Neugeborenen schlafen kurz nach einer Mahlzeit ein. Anfangs hängen die Wachphasen des Babys wahrscheinlich davon ab, wie viele Mahlzeiten es braucht; dies wiederum ist abhängig von seinem Gewicht (s. unten).

Geräusche, die Ihr Baby von sich gibt

Babys machen eine Menge seltsamer Geräusche, sowohl im Schlaf wie im Wachzustand. Die meisten sind durch die Unreife der Atemwege bedingt und legen sich bald.

Schnarchen Grunzende Geräusche beim Schlafen sind kein echtes Schnarchen, sondern Vibrationen des weichen Gaumens beim Atmen.

Schniefen Wenn Ihr Baby bei jedem Atemzug schnieft, als sei es erkältet, ist vermutlich der Nasenrücken noch sehr flach. Mit der Zeit wird er höher, und die Luft strömt ungehindert durch die Nase.

Niesen Auch häufiges Niesen muss nicht auf eine Erkältung hindeuten. Neugeborene niesen oft, wenn sie bei hellem Licht die Augen öffnen.

Schluckauf Nach einer Mahlzeit bekommen Neugeborene häufig Schluckauf. Das ist nur selten ein Zeichen für Verdauungsprobleme, sondern Ausdruck der noch unterentwickelten Zwerchfellkontrolle. Der Schluckauf wird seltener, wenn die dafür zuständigen Nerven gereift sind.

Ihr neugeborener Junge

Von Geburt an zeigen Jungen typisch männliche Verhaltensweisen, die teilweise lebenslang bestehen bleiben.

- Das Gehör ist bei Jungen weniger ausgeprägt, sodass sie schwieriger zu beruhigen sind.

- Hört ein neugeborener Junge ein anderes Baby schreien, stimmt er ein, verstummt aber bald wieder.

- Männliche Babys reagieren nicht von Anfang an durch Lautäußerungen auf die Stimme ihrer Mutter.

- Neugeborene Jungen haben Schwierigkeiten, den Ursprung von Geräuschen zu lokalisieren.

- Männliche Babys fordern mehr visuelle Stimulation als Mädchen. Sie verlieren schnell das Interesse an einem Bild. Sie sind den Mädchen bis zum Alter von sieben Monaten bezüglich der visuellen Reife unterlegen.

- Jungen sind aktiver.

- Jungen wollen alles schmecken, berühren. Sie bewegen Gegenstände mehr als Mädchen.

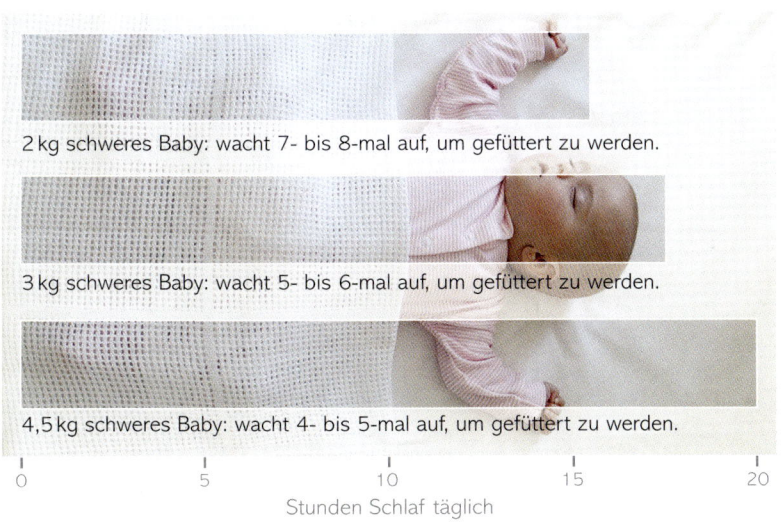

2 kg schweres Baby: wacht 7- bis 8-mal auf, um gefüttert zu werden.

3 kg schweres Baby: wacht 5- bis 6-mal auf, um gefüttert zu werden.

4,5 kg schweres Baby: wacht 4- bis 5-mal auf, um gefüttert zu werden.

0   5   10   15   20
Stunden Schlaf täglich

◀ **DAS SCHLAFBEDÜRFNIS DES NEUGEBORENEN** Der Schlafrhythmus eines Neugeborenen wird bestimmt von seinem Gewicht und dem Nahrungsbedürfnis. Das bedeutet, dass ein Baby in den ersten Lebenswochen umso häufiger gefüttert werden muss, je weniger es wiegt. Umso weniger schläft es auch. Diese Tabelle ist ein sehr grober Anhaltspunkt für das Schlafbedürfnis in Abhängigkeit vom Geburtsgewicht.

Apgar-Test

Eine, fünf und zehn Minuten nach der Geburt wird Ihr Baby fünf Tests unterzogen. Diese werden auf der Apgar-Skala gemessen (so benannt nach Dr. Virginia Apgar, die sie entwickelt hat).

Ihr Baby bekommt jeweils 0, 1 oder 2 Punkte. Wenn es am Ende über 7 Punkte hat, geht es ihm blendend. Wenn es unter 4 Punkten bleibt, braucht es sofortige Hilfe. Die meisten Babys mit niedriger Punktzahl schneiden jedoch einige Minuten später schon wieder sehr gut ab.

Muskeltonus Die Muskelspannung der Gliedmaßen wird begutachtet. Für aktive Spannung gibt es 2 Punkte, mittlere Spannung 1 Punkt, schwache Spannung 0 Punkte.

Puls Er zeigt die Stärke und Regelmäßigkeit der Herzschläge an. 100 Schläge pro Minute gibt 2 Punkte, unter 100 Schlägen 1 Punkt, kein Puls 0 Punkte.

Reflexerregbarkeit Schreien und Grimassenschneiden zeigen an, ob ein Baby auf Reize reagiert. Schreien gibt 2 Punkte, Wimmern bringt 1 Punkt, Schweigen gibt 0 Punkte.

Aussehen Eine rosige Hautfarbe zeigt an, dass die Lungen gut atmen. Rosa Haut gibt 2 Punkte, bläuliche Extremitäten 1 Punkt, blaue Haut 0 Punkte.

Atembewegung Sie geben Aufschluss über den Zustand der Lungen. Regelmäßige Atemzüge geben 2 Punkte, unregelmäßiges Atmen 1 Punkt, keine Atembewegung 0 Punkte.

Die Gesundheit

Ganz egal, ob Ihr Baby im Krankenhaus oder zu Hause zur Welt kommt, der Arzt oder die Hebamme wird es intensiv überwachen, bis sich die Atmung stabilisiert hat. Jedes schwerwiegende Problem sollte innerhalb von Minuten erkannt werden, damit notwendige Maßnahmen so früh wie möglich einsetzen können.

Sofort nach der Geburt führt der Arzt oder die Hebamme den Apgar-Test durch (s. links). Der Test wurde von Dr. Virginia Apgar, einer Anästhesistin, entwickelt. Er soll erkennbar machen, ob das Baby eine sofortige medizinische Versorgung benötigt. Danach untersucht der Arzt oder die Hebamme das Baby, um seinen Allgemeinzustand zu beurteilen. Zu dieser Untersuchung gehören:

- Die Überprüfung der Gesichtszüge und der körperlichen Proportionen.
- Das Baby wird umgedreht, um zu sehen, ob der Rücken normal entwickelt ist und keine Spina bifida besteht (s. S. 28).
- After, Beine, Finger und Zehen werden untersucht.
- Die Anzahl der Blutgefäße in der Nabelschnur wird dokumentiert; normalerweise sind es zwei Arterien und eine Vene.
- Das Baby wird gewogen.
- Der Kopfumfang und die Körperlänge werden gemessen.
- Die Körpertemperatur wird im After gemessen; falls nötig, wird das Baby gewärmt.

Diese erste Untersuchung dauert weniger als eine Minute, wenn sie von einem erfahrenen Arzt oder der Hebamme durchgeführt wird. Nun können Sie sich in der Gewissheit, dass Ihr Baby gesund und normal ist, entspannen. Diese Untersuchung wird bereits als U1 in das Vorsorgeheft eingetragen, das Sie beim Verlassen der Klinik ausgehändigt bekommen.

Die nächsten Tage

Zwischen dem dritten und zehnten Lebenstag wird die ausführliche Neugeborenen-Basisuntersuchung (U2) durchgeführt. In der Regel geschieht dies noch in der Klinik. Bitten Sie den Arzt, bei dieser Untersuchung dabei sein zu dürfen. Dabei können Sie dem Arzt Fragen stellen und mögliche Sorgen mit ihm besprechen. Wenn Ihnen etwas aufgefallen ist, was Sie beunruhigt, sprechen Sie mit dem Arzt darüber.

Vielleicht kann die Untersuchung sogar an Ihrem Bett durchgeführt werden, falls Sie nicht aufstehen können. Fragen Sie den Arzt danach. In der Regel untersucht der Arzt zunächst den Kopf, dann den Körper.

Kopf und Hals Der Arzt untersucht die Schädelknochen und die Fontanellen und überprüft, ob der Kopf während des Durchtritts durch den Geburtskanal verformt wurde. Er betrachtet Augen, Ohren und Nase und schaut, ob im Mund keine Missbildungen bestehen, z. B. eine Lippen-Kiefer-Gaumenspalte.

Brust und Herz Herz und Lungen werden mit dem Stethoskop abgehört. Die Lungen sollten entfaltet sein und normal arbeiten. Die Arbeitsleistung des Herzens steigt beträchtlich, wenn das Baby für seinen eigenen Blutkreislauf verantwortlich wird. Dabei entstehen sogenannte Herzgeräusche. Meist verschwinden sie spontan. Bei dieser Untersuchung wird überprüft, ob noch Herzgeräusche bestehen.

Arme und Hände Der Arzt überprüft an jedem Arm den Puls sowie die Beweglichkeit und Kraft der Arme. Er untersucht die Finger und Linien in den Handflächen. Beinahe alle Babys haben zwei Hauptlinien, die über jede Handfläche verlaufen; ist nur eine sichtbar, wird der Arzt nach weiteren körperlichen Abnormitäten suchen.

Bauch und Genitalien Der Arzt drückt mit seinen Händen leicht auf den Bauch des Babys, um die Größe und Form der Leber und Milz zu tasten. Beide können bei einem Neugeborenen leicht vergrößert sein. Bei einem Jungen überprüft er, ob sich die Hoden richtig gesenkt haben; und bei einem Mädchen, ob die Schamlippen nicht verbunden sind und die Klitoris von normaler Größe ist. Auch am unteren Rückgrat und am After achtet er auf Anormalitäten (s. S. 28/29).

Hüften, Beine und Füße Der Arzt bewegt jedes Bein, um zu sehen, ob das obere Ende des Oberschenkelknochens unstabil ist oder außerhalb des Hüftgelenks liegt. Dies würde auf eine angeborene Hüftverrenkung hindeuten.

Er prüft, ob Beine und Füße gleich lang und groß sind. Ist der Knöchel noch wie in der Gebärmutter nach innen gebogen, kann das Baby einen Klumpfuß haben. Dieser kann durch Gymnastik und eventuell einen Gipsverband behoben werden.

Nerven und Muskeln Der Arzt bewegt Arme und Beine des Babys, um sicherzustellen, dass sie nicht zu steif oder schlaff sind. Daraus gewinnt er Rückschlüsse auf die Gesundheit der Nerven und Muskeln. Er überprüft, ob die normalen Reflexe des Neugeborenen wie beispielsweise Greif-, Schreit- und Moro-Reflex (s. S. 20) existieren. Schließlich testet er die Kopfkontrolle.

Gelbsucht

Die Neugeborenengelbsucht verläuft bei den meisten Neugeborenen harmlos.

Eine Gelbsucht tritt häufig nach drei Tagen auf. Sie wird durch das Absterben der roten Blutkörperchen kurz nach der Geburt verursacht. Dieses Absterben führt zu einem Überschuss des Gallenfarbstoffs Bilirubin, der eine gelbliche Färbung der Haut verursacht. Ein Neugeborenes ist nicht in der Lage, das Bilirubin schnell genug auszuscheiden. Dies gelingt erst nach ungefähr einer Woche, wenn die Leber besser entwickelt ist. In der Regel behandelt man eine Gelbsucht, indem man das Baby unter ultraviolettes Licht legt. Besteht eine Unverträglichkeit zwischen den Blutgruppen von Mutter und Kind (normalerweise bei einer Rhesus-negativen Mutter und einem Rhesus-positiven Baby), kann eine ernsthaftere Form der Gelbsucht entstehen. Sie erfordert eine Behandlung innerhalb der ersten beiden Lebenstage.

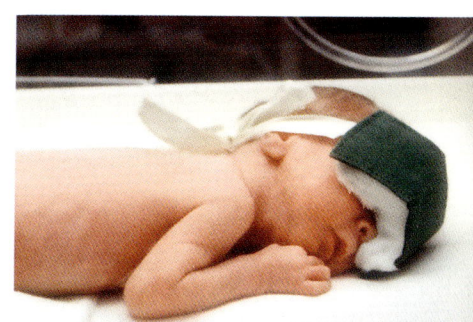

▲ **FOTOTHERAPIE** Zur Behandlung einer Gelbsucht wird das Neugeborene mit ultraviolettem Licht bestrahlt.

Bindung

Sie sollten jede Anstrengung unternehmen, um mit Ihrem Frühgeborenen so früh wie möglich eine Bindung einzugehen. Dies geschieht über Ihren Geruch, Ihre Stimme und Ihre Berührungen.

Viele Untersuchungen haben belegt, welche positiven Auswirkungen menschlicher Kontakt auf kleine Babys hat. Dies gilt in gleicher Weise für Frühgeborene.

Wenn man erwartet hat, das Baby gleich nach der Geburt in den Arm zu nehmen, ist es natürlich schmerzlich, wenn man erleben muss, wie es hinter einer Glasscheibe liegt, von vielen Apparaten umgeben.

Mütter, die keinen frühen Kontakt zu ihrem Baby haben, fühlen sich schnell um die Mutterschaft betrogen. Oft geben sie sich selbst die Schuld, bei ihrem Baby »versagt« zu haben. Diese Schuldgefühle werden noch verstärkt dadurch, dass sie ihr Baby, das ganz offensichtlich Hilfe braucht, nicht bemuttern können.

Doch eine Bindung kann auch entstehen, wenn das Baby im Brutkasten liegt. Dies ist sogar ganz wichtig. Kein Baby ist so krank, dass man es nicht im Brutkasten streicheln könnte. Bitten Sie die Pflegerinnen, Ihnen zu zeigen, was Sie tun können.

Das Frühgeborene

Von einem Frühgeborenen spricht man, wenn das Kind vor der vollendeten 37. Schwangerschaftswoche zur Welt kommt. Es benötigt meist eine besondere medizinische Betreuung.

Als frühgeboren bezeichnet man ein Baby, das noch nicht reif genug ist, sich ohne Schwierigkeiten auf die Welt außerhalb der Gebärmutter einzustellen. Zwar haben sich die Überlebens- und Entwicklungschancen von Frühgeborenen enorm verbessert; aber es ist dennoch beängstigend, wenn das Baby gleich nach der Geburt auf die Intensivstation gebracht wird. Sie können Ihre Ängste aber abbauen, wenn Sie verstehen, warum das Baby besonderer Pflege bedarf. Frühgeborene haben einen sehr schwachen Muskeltonus und bewegen sich wenig. Sie leiden oft an Kalzium- und Eisenmangel und haben einen niedrigen Blutzuckerspiegel. Wurden sie sehr früh geboren, sind die Augen noch geschlossen. Sie haben eine sehr rote und faltige Haut. Der Kopf ist im Verhältnis zum übrigen Körper überproportional groß und die Schädelknochen noch weich. Frühgeborene sind auch besonders anfällig für eine Gelbsucht (s. S. 25).

Besondere Bedürfnisse

Ein Frühgeborenes muss öfter gefüttert werden als ein ausgereiftes Baby, weil es die Kalorien schneller verbrennt. Sie können dieses ständige Nahrungsbedürfnis verstehen, wenn sie an einen winzigen Kolibri denken; er muss ständig fressen, weil sein Gewicht im Vergleich zu seinem Volumen äußerst gering ist. Daher braucht er ständig Nahrung, um den Stoffwechsel aufrechtzuerhalten und seine Körpertemperatur konstant zu halten. Je kleiner das Baby ist, umso öfter muss es also gefüttert werden.

Probleme mit der Atmung

Wenn ein Baby an einem Atemnotsyndrom leidet, kann die Atmung für kurze Zeit aussetzen. Ein solcher Atemstillstand (Apnoe) scheint zwar bedrohlich, ist aber nicht ungewöhnlich. Die meisten Babys atmen weiter, wenn sie durch ein leichtes Klopfen oder Streicheln stimuliert werden.

Andere Atemprobleme entstehen, wenn Flüssigkeit in die Lungen gelangt ist oder eine bestimmte oberflächenaktive Substanz, das Surfactant, fehlt. Surfactant wird in den Lungen produziert. Fehlt es, können sich die Lungenbläschen nicht richtig entfalten, und Teile der Lungen fallen in sich zusammen. Babys, die vor der 31. Woche geboren werden, haben häufig einen Surfactantmangel und müssen Sauerstoff zugeführt bekommen.

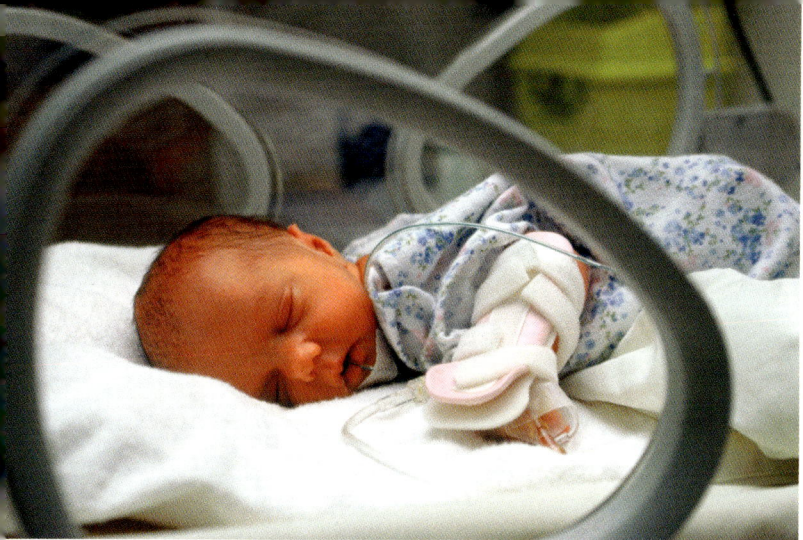

▲ **INKUBATOR (BRUTKASTEN)** Ein Frühgeborenes wird in eine geschlossene, klimatisierte Kleinkammer gelegt, wo seine Körpertemperatur konstant gehalten und ihm gegebenenfalls Sauerstoff zugeführt wird. Temperatur und Atmung werden aufgezeichnet.

Ernährung mit der Sonde

Die meisten Frühgeborenen sind nicht kräftig genug, um Milch aus der Brustwarze oder der Flasche zu saugen. Auch das Verdauungssystem ist oft noch nicht in der Lage, Nahrung zu verwerten. Es gibt drei Möglichkeiten der Ernährung:

■ Intravenös ernährt werden Babys, die sehr krank sind oder so unreif, dass sie Nahrung noch nicht schlucken oder verdauen können. Dies kann wochenlang erforderlich sein. Danach wird es durch einen direkt in den Magen führenden Schlauch ernährt.

■ Eine andere Möglichkeit besteht darin, durch die Nase des Babys einen Schlauch direkt in den Magen oder Darm zu leiten. Da der Schlauch sehr dünn und weich ist, wird ihn das Baby kaum spüren.

■ Ist das Baby älter, wird eine Kombination von Brust- oder Flaschennahrung und Sonde ausreichen. Das Baby trinkt, so viel es kann, aus der Brust oder Flasche; zusätzlich erhält es Nahrung über den Schlauch. Diese Ernährungsform kann eingeführt werden, sobald der Such- und der Saugreflex (s. S. 20) funktionieren.

Fortschritte

Die Entwicklung eines Frühgeborenen kann langsam und unregelmäßig verlaufen. Für die Eltern ist es oft ein großer Schock, wenn sie sehen, wie winzig das Baby ist; doch es wird einen großen Lebenswillen haben. Für ein Frühgeborenes kann jeder Tag einen mühsamen Kampf bedeuten. Auf Phasen des Fortschritts können Rückschläge folgen. Diese ständige Ungewissheit kann Sie und Ihren Partner besorgt, niedergeschlagen und nervös machen. Doch zur Beruhigung sollte man wissen, dass sich die meisten Babys, die nach der 32. Woche geboren wurden, normal entwickeln.

Gesundheitsrisiken

Frühgeborene sind schlecht auf das Leben außerhalb der Gebärmutter vorbereitet. Bei ihnen können folgende Probleme auftreten.

Atmung Aufgrund der Lungenunreife haben die meisten Frühgeborenen Probleme mit der Atmung; dies ist als Atemnotsyndrom bekannt.

Immunsystem Da das Immunsystem noch nicht voll entwickelt ist und der Körper zu schwach, sich selbst ausreichend zu schützen, besteht eine größere Anfälligkeit für Infektionen als bei termingerecht geborenen Babys.

Temperaturregulation Die Fähigkeit, die Körpertemperatur zu kontrollieren, ist bei einem Frühgeborenen unterentwickelt; daher ist es oft unterkühlt oder überhitzt. Es kann die Wärme auch schlechter halten als ein ausgereiftes Baby, da es unter der Haut noch kein Körperfett gespeichert hat.

Reflexe Nicht entwickelte Reflexe, insbesondere der fehlende Saugreflex, bereiten Probleme beim Füttern. Frühgeborene müssen in der Regel mit der Sonde ernährt werden.

Verdauung Der Magen eines Frühgeborenen ist klein und empfindlich; dies bedeutet, dass es die Nahrung nicht richtig verdauen kann und leicht erbricht. Wegen des unreifen Verdauungssystems kann es nur schwer lebenswichtige Proteine verdauen; sie müssen ihm in vorverdauter Form zugeführt werden.

Spina bifida

Wenn sich die Neuralröhre (das sich entwickelnde Rückgrat) beim Embryo in der vierten bis sechsten Schwangerschaftswoche nicht richtig verschließt, bleiben die Meningen (die schützenden Häute über Gehirn und Rückenmark) offen und es besteht ein Spalt in der Wirbelsäule.

Der betroffene Bereich der Wirbelsäule kann mit Haut bedeckt sein und nur durch ein Grübchen oder ein Haarbüschel gekennzeichnet sein (versteckte Spina bifida); die Meningen können hervortreten und die Ausbuchtung mit Haut bedeckt sein (Meningozele); bei der schwersten Form ist das Rückenmark selbst ausgestülpt und erscheint als offene Anschwellung über der Wirbelsäule (Meningomyelozele). Ein hoher Prozentsatz der Babys mit Spina bifida hat auch einen Wasserkopf (s. rechts).

Bei Babys mit schweren Behinderungen kann auch eine völlige Lähmung der Beine, Inkontinenz und geistige Behinderung vorliegen. Der Rücken wird bei offener Spina bifida in der Regel durch Operationen verschlossen, zum Teil kann dies schon vor der Geburt geschehen, denn die Spina bifida wird oft bereits während der Schwangerschaft bei einer Ultraschalluntersuchung erkannt. Nach der operativen Behandlung sind Rehabilitationsmaßnahmen erforderlich.

Durch die Einnahme von Folatpräparaten vor und während der Schwangerschaft kann man das Risiko für Spina bifida sehr stark senken.

Angeborene Krankheiten

Angeborene Behinderungen sind selten. Manche sind genetisch bedingt, andere sind die Folge von Drogen, Infektionen oder Stoffwechselstörungen der Mutter. Am wahrscheinlichsten ist dabei eine Schädigung des fetalen Gewebes, das zum Zeitpunkt der Einwirkung des Störfaktors am meisten wächst. Immer mehr Schädigungen können schon vor der Geburt entdeckt und gleich nach der Geburt erfolgreich behandelt werden.

Klumpfuß Bei manchen Säuglingen – doppelt so vielen Jungen wie Mädchen – ist bei der Geburt die Sohle eines oder beider Füße schräg nach unten und innen gebogen oder schräg nach oben und außen gerichtet. Die Ursachen eines Klumpfußes sind nicht völlig klar; er kann aber vererbt werden. Der Fuß wird mehrere Monate lang behandelt; zwischen den Behandlungen wird er in der richtigen Stellung eingegipst oder geschient. Ist eine Operation erforderlich, kann diese mit 12–16 Wochen durchgeführt werden.

Hüftdysplasie Bei etwa 4 Prozent der Babys, sechsmal so vielen Mädchen wie Jungen, passt der Oberschenkelkopf nicht genau in die Hüftpfanne. Dies muss durch breites Wickeln oder Spreizhose behandelt werden, sonst muss die Hüfte später operiert werden. Da Hüftdysplasie häufig vorkommt, werden die Hüften der Babys in der 4.–6. Woche (U3) mittels Ultraschall untersucht. Eine Folge der Hüftdysplasie kann die Hüftgelenksluxation (ausgerenkte Hüfte) sein. Nur wenige Babys werden damit geboren, Hauptrisiko ist die Steißlage.

Epispadie und Hypospadie Bei einigen wenigen männlichen Babys – ungefähr 0,3 Prozent – besteht eine Anomalität in der Lage der Harnöffnung am Penis. Bei der Epispadie liegt die Öffnung oben auf dem Penis und der Penis kann nach oben gebogen sein; bei der Hypospadie liegt die Öffnung unterhalb der Eichel und der Penis kann nach unten gebogen sein. Zur Behandlung von Epispadie und Hypospadie ist immer eine Operation nötig; wann diese vorgenommen wird, hängt vom Schweregrad ab.

Angeborene Herzfehler Der häufigste angeborene Herzfehler ist ein Loch in der Scheidewand zwischen rechter und linker Herzkammer, durch das sauerstoffreiches Blut in die Lungen statt in den Körper strömt. Die Babys leiden unter Atemnot, vor allem beim Trinken. Dieser Defekt lässt sich durch einen Kathetereingriff oder eine Operation beheben, manchmal schließt sich das Loch auch spontan.

Lippen-Kiefer-Gaumenspalte Während der frühen Schwangerschaft entwickeln sich verschiedene Teile des Gesichts und Kopfes unabhängig voneinander und verbinden sich später. Erfolgt dieses Zusammenwachsen nicht oder nur unvollständig, kann das Baby mit einer Spalte in Lippe und/oder Kiefer, evtl. sogar im Gaumen geboren werden.

Eine Lippenspalte wird kurz nach der Geburt oder einige Wochen später operativ geschlossen. Kiefer- und Gaumenspalten werden zwischen dem sechsten und neunten Monat operiert. Bei manchen Kindern werden noch weitere Operationen notwendig sein.

Down-Syndrom (Trisomie 21, früher auch: Mongolismus) Dies ist die häufigste Form einer Chromosomenstörung mit Veränderung der Chromosomenzahl: das Chromosom 21 ist dreifach statt doppelt vorhanden. Betroffene Kinder haben einen vergleichsweise kleinen Augenabstand sowie schräg stehende Augen mit Hautfalten, die zum inneren Augenwinkel ziehen; oft ist die Zunge zu groß. Der Hinterkopf ist flach. Die Muskulatur ist oft schlaff, die Kinder haben kurze, breite Hände mit einer einzigen Linie, die quer über die Handfläche kreuzt. Manche Kinder leiden zusätzlich an einem angeborenen Herzfehler.

Babys mit Down-Syndrom sind meist geistig behindert, das Ausmaß der Behinderung ist jedoch sehr unterschiedlich. Es sind gewöhnlich anhängliche und glückliche Kinder. Mit früher Förderung und fürsorglicher Zuwendung bringen sie es oft sehr weit; manche können als Erwachsene ein unabhängiges Leben führen.

Pylorusstenose (Magenpförtnerkrampf) Aufgrund einer Verdickung des Muskels ist der Pylorus (der Durchgang vom Magen in den Zwölffingerdarm) verengt.

Die Ursache ist unbekannt; Jungen sind häufiger betroffen als Mädchen. Wenn der Magen versucht, die angestaute Nahrungsmenge durch den engen Pylorus zu stoßen, zieht er sich stark zusammen. Der Mageninhalt wird in einem weiten Schwall erbrochen. Das Baby kann auch an Verstopfung und Dehydrierung leiden. Zur Diagnosestellung wird eine Ultraschalluntersuchung durchgeführt. Durch eine einfache Operation kann der Magenpförtner geweitet werden.

Fehlende Analöffnung In seltenen Fällen ist bei der Geburt der After des Babys verschlossen. Entweder bedeckt eine dünne Hautmembran die Öffnung oder der Afterkanal, der den Mastdarm mit dem After verbindet, hat sich nicht entwickelt. Der Mastdarm kann auch mit der Scheide, der Harnröhre oder der Blase verbunden sein; in diesem Fall ist eine sofortige Operation notwendig.

Hydrozephalus (Wasserkopf)

Ein Hydrozephalus tritt oft in Verbindung mit anderen neurologischen Schädigungen wie Spina bifida auf.

Er entsteht durch eine eingeschränkte Zirkulation der Hirn-Rückenmark-Flüssigkeit im Gehirn. Dadurch befindet sich eine übergroße Menge Flüssigkeit im Schädel. Bei einem Frühgeborenen verursacht dies oft eine Gehirnblutung. Der Kopf schwillt an, weil die Schädelknochen noch weich sind. Das Gewebe zwischen den Schädelknochen und den Fontanellen dehnt sich und tritt hervor.

Wird ein Hydrozephalus vermutet, werden häufige Ultraschallkontrollen durchgeführt und der Kopfumfang alle zwei bis drei Tage gemessen. Nach der Geburt wird ein Schlauch eingeführt, um die Flüssigkeit abzusaugen. Die geistige Entwicklung kann beeinträchtigt sein, wenn nicht frühzeitig behandelt wird.

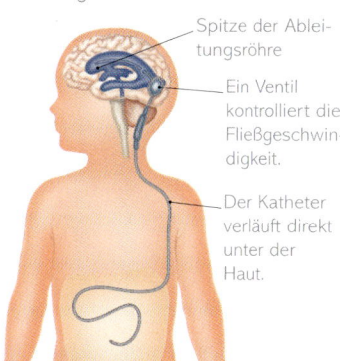

▲ **ABFLUSS** Ein Schlauchsystem mit einem Ventil leitet die überschüssige Flüssigkeit ab, normalerweise in die Bauchhöhle. Das ganze Gerät liegt unter der Haut.

KAPITEL 2

Säuglingspflege

Viele Eltern wissen nicht so richtig, was sie tun müssen, wenn sie mit ihrem Neugeborenen auf sich gestellt sind. Wird es automatisch an der Brust trinken? Wie lange sollte es schlafen? Wie viel muss es trinken? Was, wenn es die Nahrung verweigert?

Glücklicherweise erfordert die Versorgung eines Babys keine speziellen Fähigkeiten – lediglich einige Grundkenntnisse, gesunden Menschenverstand und die Bereitschaft, um Rat zu fragen. In wenigen Wochen werden Sie enorm viel Selbstvertrauen und Erfahrung gewonnen haben. Sie werden wissen, wie Sie Ihr Baby am besten wickeln, tragen, trösten und füttern. Und Sie werden feststellen, dass Ihr Baby eigene Kommunikationsformen findet.

Ihr Baby wird in seinen ersten sechs Lebensmonaten rasant wachsen – etwa um ein Viertel seiner Länge – und es wird sein Gewicht verdoppeln. Sie werden staunen, wie schnell sich Ihr Kind verändert. Fördern Sie Ihr Baby durch viele Anregungen und große Aufmerksamkeit. Gestehen Sie ihm aber sein eigenes Entwicklungstempo zu.

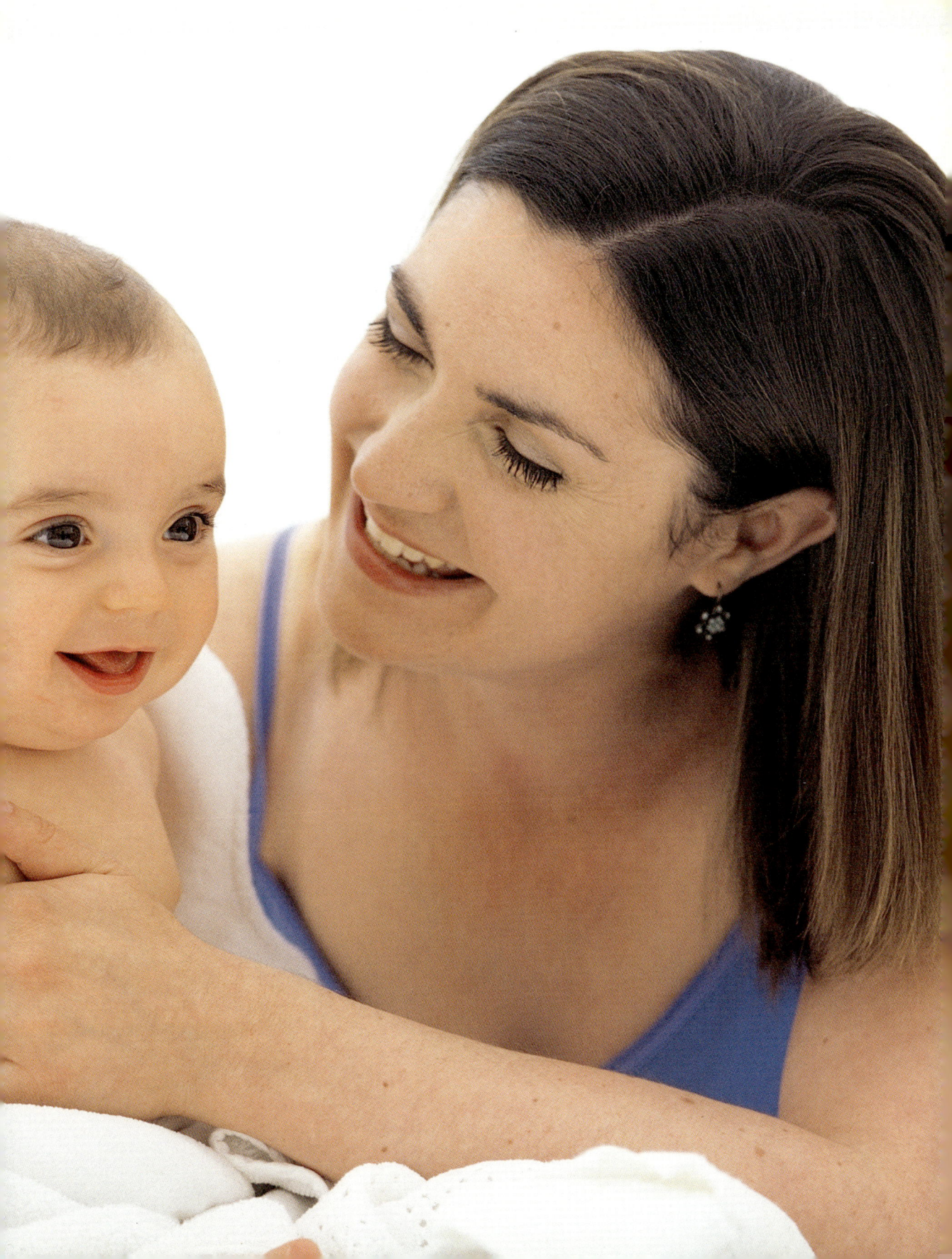

Sicherheit

Bei der Planung des Kinderzimmers sollten Sie daran denken, dass das Baby schon bald mobil sein wird.

■ Achten Sie darauf, dass die Möbelstücke keine scharfen Kanten oder Ecken haben.

■ Wählen Sie einen Fußbodenbelag, der nicht rutschig ist, und bringen Sie Sicherheitsriegel an den Fenstern an.

■ Spielzeug sollte in Bodennähe aufbewahrt werden, damit das Baby sich nicht danach strecken muss.

■ Bringen Sie Wandlampen an, damit keine Kabel herumliegen.

■ Überheizen Sie das Kinderzimmer nicht; zu warme Zimmer sind ein Risikofaktor für den plötzlichen Säuglingstod (s. S. 80).

Die Ausstattung des Kinderzimmers

Wenn Ihr Baby durchschläft, sollte es sein eigenes Reich haben. Sie brauchen nur wenige spezielle Einrichtungsstücke; vieles können Sie mit Haushaltsgegenständen improvisieren. Ein Spülbecken z. B. erfüllt den gleichen Zweck wie eine Babybadewanne; ein zusammengefaltetes Handtuch ersetzt eine Wickelauflage. Doch vielen Eltern bereitet es großes Vergnügen, ein Kinderzimmer einzurichten.

Am besten fragen Sie Freunde, die schon Kinder haben, welche Dinge sie am nützlichsten fanden. Sind Sie bei manchen Dingen noch unentschlossen, schauen Sie sich in verschiedenen Läden um oder blättern Sie Kataloge durch, bevor Sie eine endgültige Entscheidung treffen. Es gibt eine Menge Dinge, ohne die man auskommen kann. Unentbehrlich sind lediglich ein geeigneter Schlafplatz für das Baby, Kleidung und Windeln (s. S. 60 und 72) sowie eventuell Fläschchen und Milchpulver.

Sie müssen nicht alles neu kaufen; es gibt auch Secondhandläden. Auch in lokalen Tageszeitungen oder Wochenblättern wird häufig gebrauchte Babyausstattung angeboten. Bei Secondhandwaren sollten Sie auf Löcher und Risse und andere Beschädigungen achten. Überprüfen Sie sicherheitshalber auch, ob die Oberflächen glatt und rostfrei sind. Vergewissern Sie sich auch, ob die Teile den neuesten Sicherheitsvorschriften entsprechen. Vorsicht bei bemalten Gegenständen; alte Anstriche können giftiges Blei enthalten. Kaufen Sie niemals gebrauchte Autokindersitze.

Grundausstattung

Schlafen
■ Wiege oder Kinderbett
■ Matratze mit wasserdichtem Bezug
■ Passende Bettlaken
■ Baby-Steppdecken
■ Tücher zum Einwickeln
■ Babyphon

Transport
■ Kinderwagen
■ Tragetuch oder Tragesitz
■ Babyschale fürs Auto

Baden
■ Watte
■ Großes, weiches Handtuch
■ Waschlappen oder Schwamm
■ Babybürste
■ Babylotion
■ Spezielle Nagelschere

Außerdem
■ Wippe
■ Spucktücher

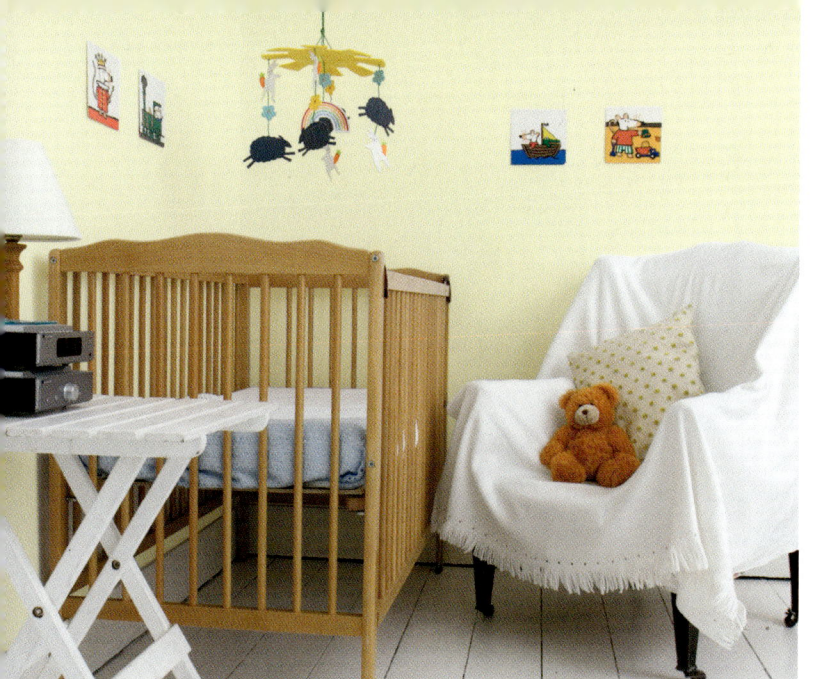

▲ **KINDERZIMMER** Ein Raum fürs Baby muss nicht mit Spezialmöbeln ausgestattet sein. Wichtig sind ein komfortabler Lehnstuhl zum Füttern und ein Platz zum Wickeln.

Das Kinderzimmer einrichten

Am besten plant man die Einrichtung des Kinderzimmers und die notwendigen Anschaffungen bereits in aller Ruhe vor der Geburt des Babys: Kommen Sie mit dem Baby erst einmal nach Hause, sind Sie vollauf beschäftigt mit Füttern und Wickeln. Und wahrscheinlich sind Sie auch zu müde.

Stellen Sie sicher, dass das Zimmer leicht sauber zu halten ist und abwaschbare Oberflächen hat. Wählen Sie Möbelstücke ohne scharfe Kanten und Ecken; achten Sie darauf, dass farbige Flächen ungiftig und bleifrei sind. Sie benötigen viel Stauraum, insbesondere in der Nähe des Wickelplatzes. Als Wickelplatz kann eine breite Kommode mit Schubladen und einigen Regalbrettern darüber dienen. Sie können sich auch selbst etwas bauen. Die Oberseite sollte abwaschbar sein und so breit, dass die Wickelauflage Platz hat.

Das Zimmer des Babys muss nicht übermäßig warm, aber gleichbleibend temperiert sein. Ist Ihr Baby mit einer Decke und einem Deckbett zugedeckt, sind 18 °C richtig; ist das Zimmer wärmer, sollte man die Decke wegnehmen. Ist das Baby warm angezogen und in seinem Bettchen mollig eingewickelt, muss man nicht die ganze Nacht durchheizen, außer wenn es sehr kalt ist. Praktisch ist die Anbringung eines Dimmschalters; so können Sie das Zimmer schwach ausleuchten, ohne das Baby zu stören.

Das Kinderzimmer schmücken

Auch wenn das Sehvermögen eines Neugeborenen begrenzt ist, so bieten ihm fröhliche Farben und Dekorationen doch eine anregende Umgebung.

■ Helle, fröhliche Farben sind für das Zimmer des Babys am geeignetsten. Gelb, blau und grasgrün – die Farben der Natur – wirken beruhigend auf das Baby. Lebhafte Tupfen in den Primärfarben beleben den Raum.

■ Ein Neugeborenes hat ein sehr eingeschränktes Sehvermögen – es sieht nur 20–25 cm weit. Hängen Sie daher Mobiles über das Bettchen und den Wickelplatz. Farbe und Bewegung des Mobiles wecken das Interesse des Babys an seiner Umgebung.

■ Stellen Sie an den Bettrand einen unzerbrechlichen Spiegel, sodass das Baby sein Gesicht sehen kann. Das menschliche Gesicht fasziniert kleine Babys.

■ Wählen Sie waschbare Stoffe und Wandbehänge.

■ Ein Wandschirm kann nützlich sein, um das Bettchen vor grellem Sonnenschein oder kaltem Zug zu schützen.

■ Ein Teppichboden ist warm und schluckt Lärm, ist aber schwerer sauber zu halten; eine gute Alternative ist ein Linoleumbelag mit rutschfesten Teppichen oder Kork.

Sicherheit beim Schlafen

Sicherheit ist das wichtigste Kriterium bei der Auswahl der Babyausstattung.

- Stellen Sie sicher, dass das Bettchen stabil und mit giftfreien Farben gestrichen ist. Überprüfen Sie es auf scharfe Kanten oder hervorstehende Schrauben.

- Die Matratze kann neu oder gebraucht sein, sollte aber fest und in gutem Zustand sein.

- Verwenden Sie dicht gewebte Decken.

Schlafen

Die beste Wahl für Ihr Neugeborenes ist eine Wiege oder ein Stubenwagen. Ein Kombi-Kinderwagen lässt sich, sobald das Baby sitzen kann, in einen Sportwagen verwandeln. Aus einem Tragekörbchen oder einer Wiege wächst Ihr Baby schnell heraus. Daher müssen Sie sich nicht für ein besonders teures Modell entscheiden.

Ist die Wiege oder der Stubenwagen zu klein geworden, braucht das Baby ein normales Kinderbett. Achten Sie darauf, dass die Gitterstäbe eng beieinanderstehen – ein Abstand von 2,5–6 cm ist geeignet. Angenehm ist ein höhenverstellbarer Lattenrost; solange das Baby klein ist und nicht herausklettern kann, können Sie den Rost hochstellen und müssen sich nicht zu weit nach unten bücken. Die Matratze muss genau passen, sodass das Baby nicht den Arm oder das Bein oder gar den Kopf seitlich einklemmen kann.

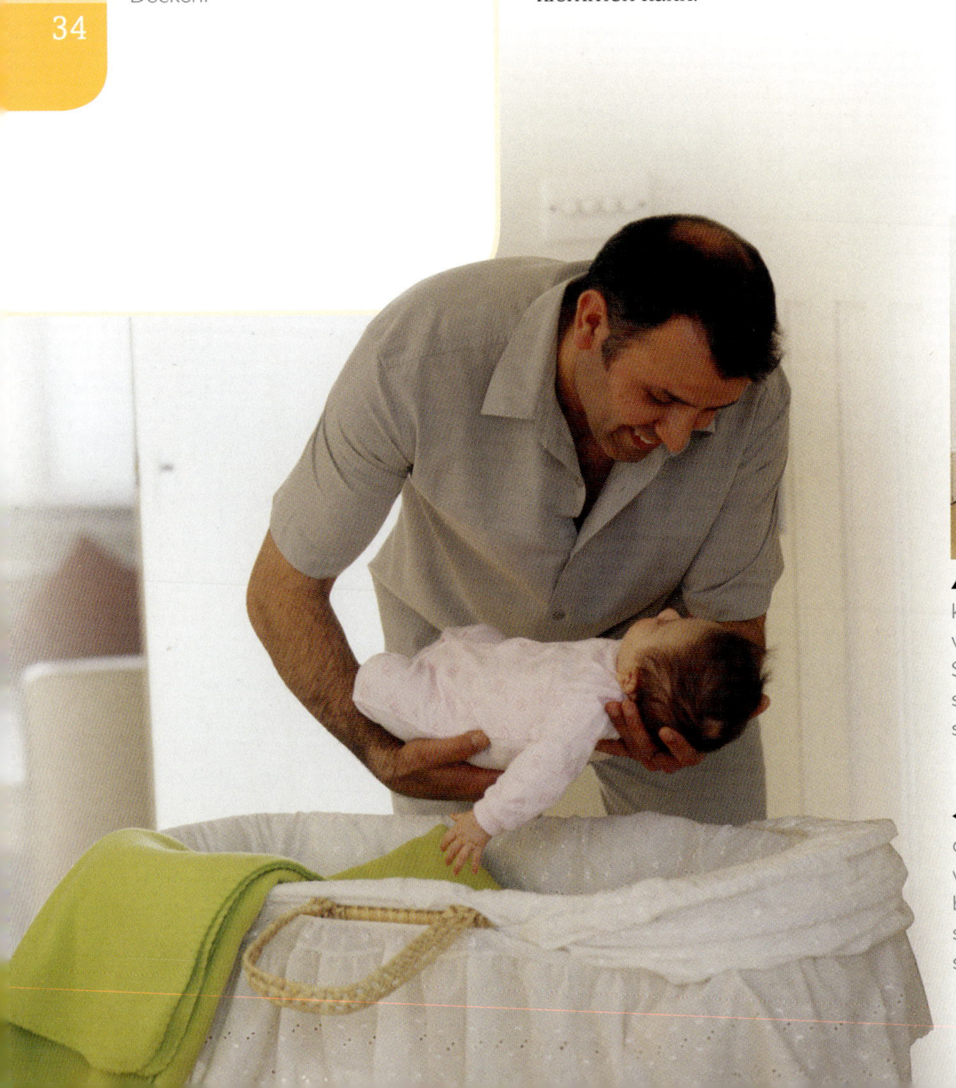

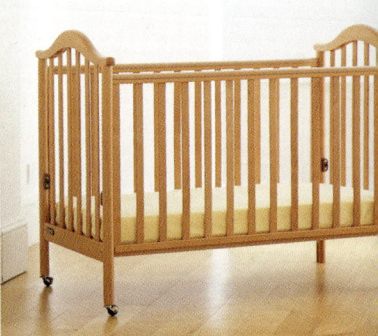

▲ **KINDERBETT** Wenn Sie ein Babybett kaufen, wählen Sie eines mit höhenverstellbarem Lattenrost. Dann müssen Sie sich in den ersten Monaten nicht so tief bücken. Achten Sie auf kindersichere seitliche Öffnungen.

◀ **DER STUBENWAGEN** Er ist ideal für die ersten Wochen, da er sich leicht von einem Raum in den anderen schieben lässt. Das Baby wird allerdings schnell herauswachsen – deshalb sollten Sie das Bettchen bereithalten.

Im Kinderbett schläft Ihr Baby so lange, bis es groß genug ist, herauszuklettern, etwa mit zwei bis zweieinhalb Jahren. Am besten verwenden Sie eine Schaumstoffmatratze. Reisebettchen sind auf Reisen oder bei abendlichen Besuchen bei Freunden sehr nützlich. Sie haben Stoffwände und lassen sich zusammenklappen, sodass man sie leicht mitnehmen kann.

Weil ein Baby seine Körpertemperatur noch nicht wirksam regulieren kann, sollten Sie eine Baumwolldecke und mehrere waschbare Zudecken bereithalten. Für Babys über einem Jahr ist auch ein Federbett geeignet. Achten Sie darauf, dass das Bettzeug nicht entflammbar ist.

Schlaftemperatur Untersuchungen des plötzlichen Säuglingstodes haben gezeigt, dass bei überhitzten Babys ein erhöhtes Risiko besteht. Die Temperatur im Kinderzimmer ist ein wesentlicher Faktor, wichtiger ist aber noch, wie sehr das Baby »eingepackt« ist. Liegt die Zimmertemperatur bei 18 °C, verschaffen eine Baumwolldecke und ein Deckbett Ihrem Baby ein ideales Schlafklima. Ist das Zimmer wärmer, nehmen Sie die Decke weg. Schlafsäcke aus Lammwolle sowie Babynestchen sind sehr warm; achten Sie darauf, dass es Ihrem Baby darin nicht zu heiß wird.

Babyphon

Ein Überwachungsgerät stellt sicher, dass Sie Ihr Baby hören, auch wenn es in einem anderen Zimmer ist.

- Es gibt sie mit Batterie, mit Netzanschluss oder Akku.

- Ein Warnsignal zeigt an, wenn die Batterie schwach ist oder der Sender außer Reichweite liegt.

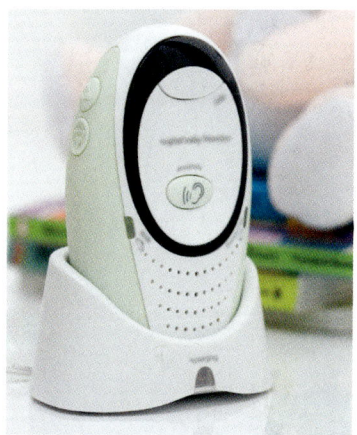

▲ **IN VERBINDUNG BLEIBEN** Überwachungsgeräte bestehen aus zwei Teilen – dem Sender beim Baby und dem Empfänger bei den Eltern.

Bettzubehör

Sie benötigen eine dünne, genau passende Matratze für das Bett und außerdem Laken und Zudecken wie hier empfohlen.

- Federbett (nicht für Babys unter zwölf Monaten)
- Baumwolllaken
- Steppdecke aus Baumwolle
- Fleecedecke
- Wasserfester Schutzüberzug für die Matratze

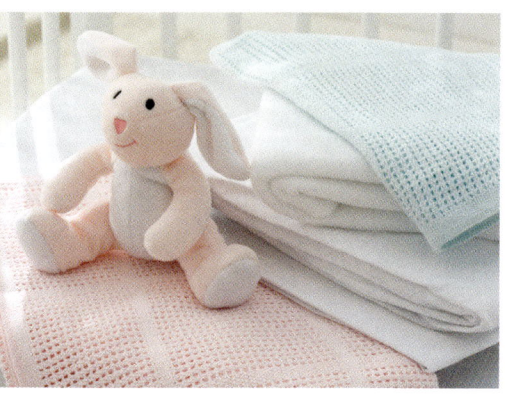

▶ **BETTZEUG** Das Baby darf in seinem Bettchen nicht überhitzt sein, verwenden Sie daher leichte Baumwolldecken. Vergessen Sie nicht, dass eine gefaltete Decke doppelt wärmt.

Der Kauf eines Kinderwagens

Ein Kinder- oder Sportwagen ist vermutlich die kostspieligste Anschaffung für Ihr Baby. Wählen Sie ihn daher sorgfältig aus.

- Überlegen Sie, wie und wo Sie ihn am meisten nutzen werden. Muss er problemlos im Auto verstaut werden können? Oder sind Sie eher mit öffentlichen Verkehrsmitteln unterwegs und brauchen einen, der sich einfach zusammenklappen lässt?

- Lassen Sie sich den Wagen vor dem Kauf genau erklären.

- Achten Sie auf die Garantieleistungen und erkundigen Sie sich, ob Reparaturen vorgenommen werden.

Ausgehen und Tragen

Die meiste Zeit über wird Ihr Baby getragen, umhergeschoben, oder es sitzt in einer Wippe, einem Autositz o. Ä. Hierfür gibt es eine breite Auswahl an Kinderwagen und Tragesitzen. Bei der Auswahl dieser Ausrüstungsstücke sind Sicherheit und Handhabbarkeit die wichtigsten Kriterien.

Tragetücher und Tragesitze sind beliebte Transportmittel für ein Neugeborenes; sie sind leicht und bequem. Man hat das Baby eng am Körper und dennoch beide Hände frei. Bevor Sie sich zum Kauf eines Modells entschließen, sollten Sie es gemeinsam mit Ihrem Baby ausprobieren. Achten Sie darauf, dass der Kopf gut abgestützt wird. Ein schwereres Baby lässt sich leichter in einer Rückentrage mit Gestell tragen. Eine Rückentrage ist geeignet, sobald das Baby allein sitzen kann.

Für längere Ausflüge brauchen Sie einen Kinder- oder Sportwagen, in dem das Baby sitzen oder liegen kann. In den ersten drei Monaten sollte das Baby im Wagen flach liegen können – so lange, bis es Kontrolle über seinen Kopf hat. Welchen Wagen Sie kaufen, hängt von Ihrem Budget und Ihren Lebensgewohnheiten ab.

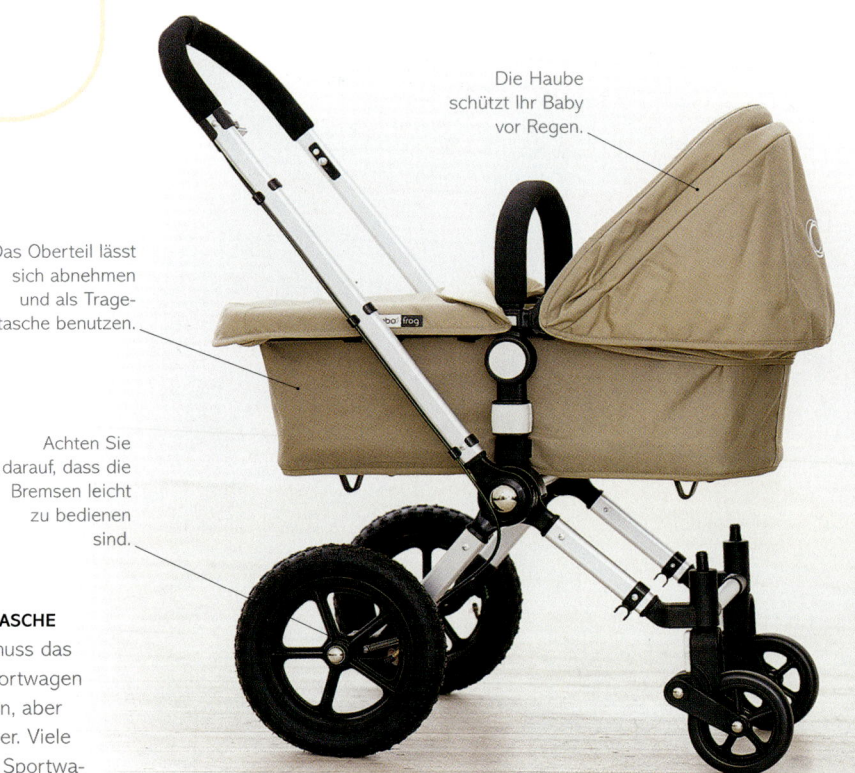

Die Haube schützt Ihr Baby vor Regen.

Das Oberteil lässt sich abnehmen und als Tragetasche benutzen.

Achten Sie darauf, dass die Bremsen leicht zu bedienen sind.

▶ **KINDERWAGEN MIT TRAGETASCHE**
In den ersten drei Monaten muss das Baby flach liegen können. Sportwagen kann man zwar zurückklappen, aber ein Kinderwagen ist vielseitiger. Viele Modelle kann man auch zum Sportwagen umbauen.

▼ **DAS TRAGETUCH** Ihr Baby fühlt sich im Tragetuch sicher und geborgen und Sie haben die Hände frei.

▼ **TRAGESITZ** Dieser Tragesitz hält das Baby aufrecht. Es genießt Ihre Bewegungen beim Gehen.

Sicherheitsgurte

Ihr Baby kennt noch keine Angst vor dem Herunterfallen, deshalb muss es beim Sitzen zu seiner eigenen Sicherheit immer angeschnallt werden.

- Am sichersten ist ein Fünf-Punkt-Gurtsystem, das Schulter-, Hüft- und Oberschenkelgurte hat.

- Der Kinderwagen sollte über Gurte oder eine Vorrichtung, an der man Gurte anbringen kann, verfügen.

- Hochstühle verfügen oft über einen Beingurt. Gut ist, wenn zusätzliche Ringe vorhanden sind, an denen Sie noch einen Schutzgürtel anbringen können.

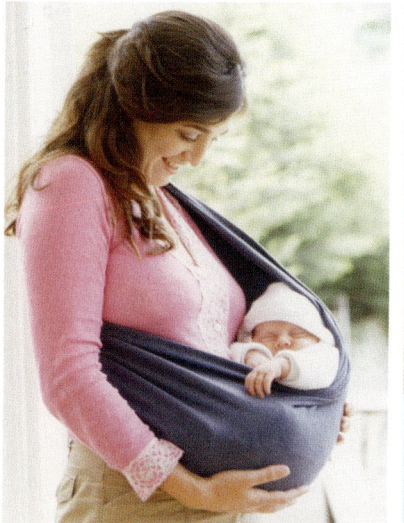
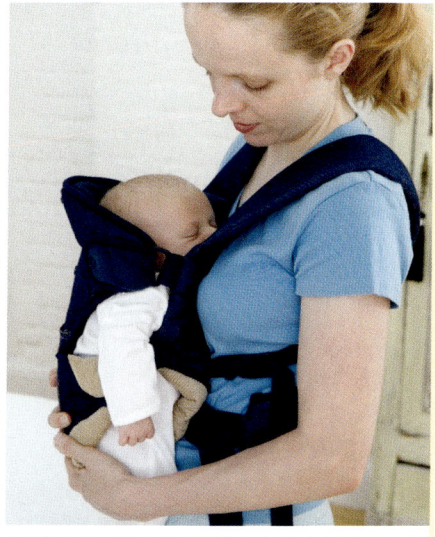
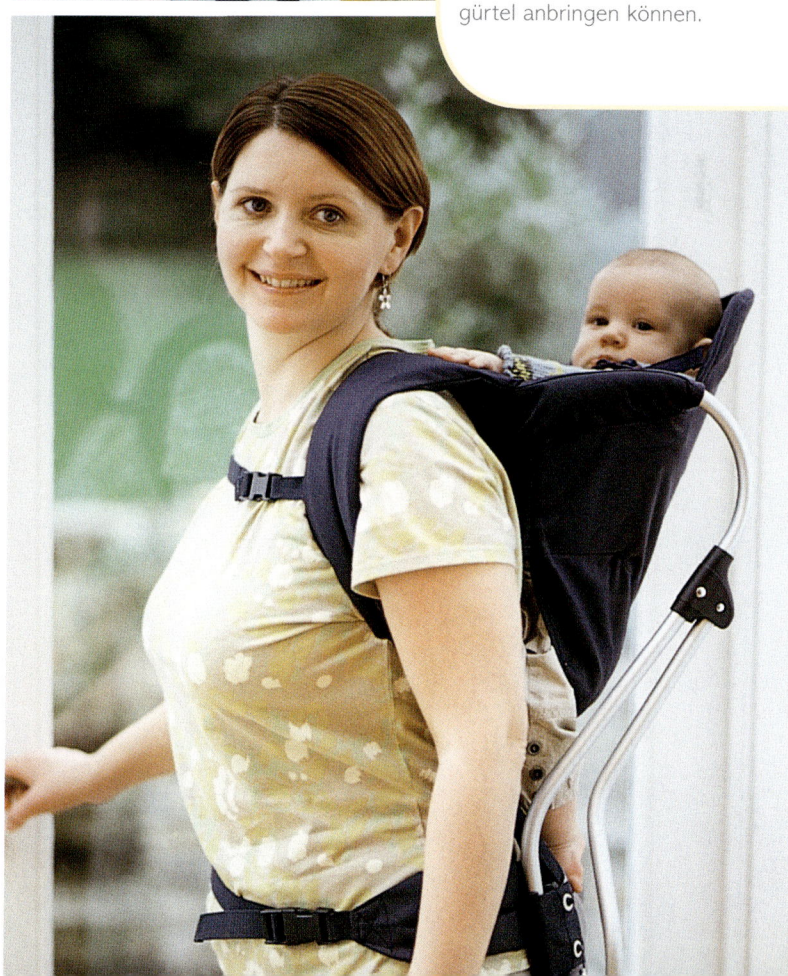

▲ **WIPPE** Ihr Baby liegt in einer halb aufrechten Position und kann seine Umgebung betrachten. Bekommt es Beikost, können Sie es in der Wippe füttern. Achten Sie darauf, dass es fest angegurtet ist und nicht herausrutschen kann.

▶ **EINE RÜCKENTRAGE VERWENDEN** Ist das Baby für einen Tragesitz zu schwer geworden, können Sie eine Rückentrage benutzen. Achten Sie darauf, dass die Beine nicht behindert werden.

Das Gewicht

In den ersten sechs Lebensmonaten wird das Baby schnell wachsen und sein Gewicht verdoppeln.

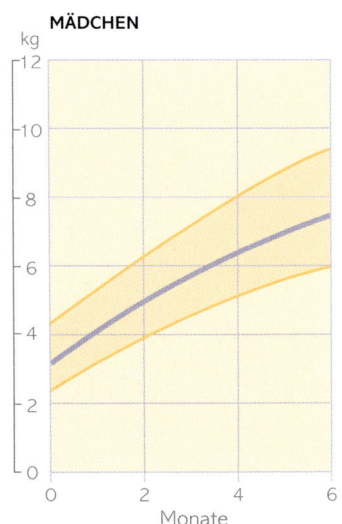

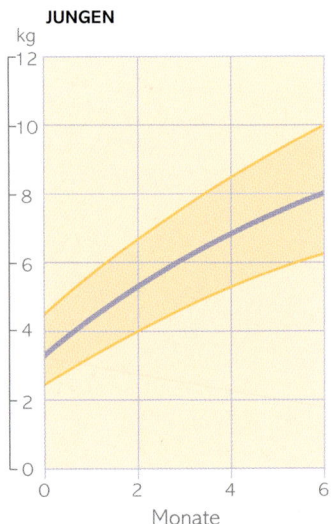

▲ **WAS WIEGT IHR BABY?** Die mittlere Linie ist die 50. Perzentile: 50 Prozent der Babys wiegen weniger und 50 Prozent wiegen mehr. Jedes Gewicht innerhalb der farbigen Zone ist normal.

Füttern und Ernährung

Ihr Baby ist davon abhängig, dass Sie ihm geeignete Nahrung geben; Muttermilch oder adaptierte Milchnahrung liefert ihm alle notwendigen Nährstoffe. Muttermilch ist die ideale Nahrung für ein Baby; aber auch wenn Sie Ihrem Baby die Flasche geben, wird es gedeihen. Das Füttern beansprucht viel Zeit; daher ist es wichtig, eine Methode zu wählen, die Eltern und Baby zusagt.

Es ist ganz normal, dass ein Baby anfangs nicht viel Kolostrum (s. S. 40) aufnimmt, weil es einige Zeit dauert, bis es ein Nahrungsbedürfnis verspürt. Ihr Baby wird schreien, wenn es Hunger hat. Sie sollten sich beim Festsetzen der Fütterungszeiten von Ihrem Baby leiten lassen.

Babys wachsen in den ersten sechs Lebensmonaten am schnellsten – die meisten Babys verdoppeln ihr Geburtsgewicht in ungefähr vier bis fünf Monaten. Das Nahrungsbedürfnis spiegelt dieses enorme Wachstum wider. Eine gesunde Ernährung muss eine angemessene Kalorienzufuhr gewährleisten und Eiweiß, Fette, Kohlenhydrate, Vitamine und Mineralstoffe liefern. Bis das Baby mindestens vier Monate alt ist, müssen alle diese Nährstoffe über die Muttermilch oder Säuglingsmilch aufgenommen werden.

Warum Muttermilch am besten ist

Muttermilch ist die perfekte Nahrung für Babys. Weil sie nicht so reichhaltig und cremig aussieht wie Kuhmilch, meinen manche Mütter, sie wäre nicht gehaltvoll genug. Doch lassen Sie sich nicht irritieren. Muttermilch enthält alle Nährstoffe, die Ihr Baby braucht, und zwar genau in der richtigen Menge.

Muttermilch bietet Ihrem Baby viele Vorteile. Gestillte Babys sind weniger anfällig für Magen-Darm-Störungen und für Infektionen der Atemwege als Flaschenbabys. Und zwar deshalb, weil die Antikörper aus dem Kolostrum und der Muttermilch das Baby gegen Infektionen schützen. In den ersten Lebenstagen schützen sie auch das Verdauungssystem.

Muttermilch hat weitere Vorteile. Gestillte Babys bekommen keine Verstopfung, da die Muttermilch leichter verdaulich ist als Kuhmilch. Manche gestillten Babys haben zwar selten Stuhlgang, aber nur deshalb, weil die Milch so gut verwertet wird, dass so gut wie keine Abfallprodukte übrig bleiben. Brustkinder sind auch weniger anfällig für Windelausschlag (s. S. 76). Aus der Sicht der Mutter ist das Stillen viel bequemer als die Flasche: die Milch muss nicht zubereitet werden, es müssen keine Flaschen sterilisiert und kein Zubehör gekauft werden. Gestillte Babys schlafen meistens länger, haben weniger Blähungen, stoßen weniger auf und spucken weniger. Wenn sie spucken, riecht das Erbrochene kaum unangenehm. Ein Stillkind kann man nur schwer überfüttern.

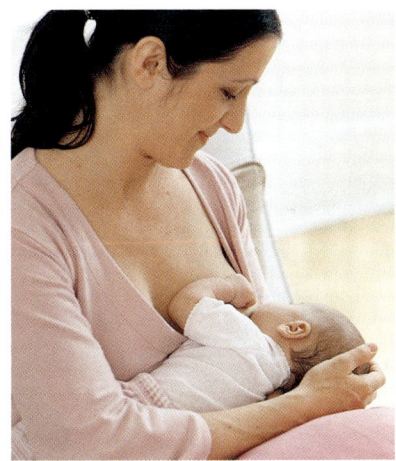

▲ **STILLEN** Das Saugen fördert eine intensive Beziehung zwischen Ihnen und Ihrem Baby.

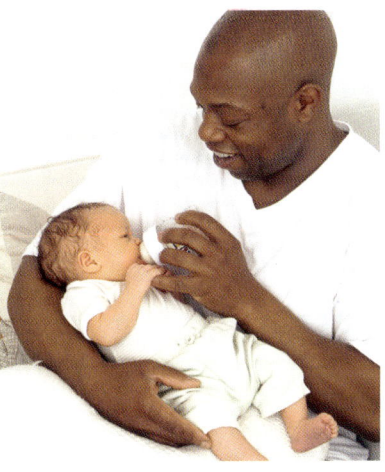

▲ **DIE FLASCHE GEBEN** Die Mahlzeiten sollten in einer geborgenen Atmosphäre stattfinden.

Manche Frauen befürchten, dass sie durch das Stillen eine Hängebrust bekommen. Das ist nicht der Fall: Die Brüste können zwar nach der Geburt eines Kindes ihre Größe verändern oder auch schlaff werden. Diese Veränderungen sind aber auf die Schwangerschaft zurückzuführen und nicht auf das Stillen. Im Gegenteil, das Stillen kommt der Figur zugute, da es die Gewichtsabnahme unterstützt. In der Stillzeit fördert das milchbildende Hormon Oxytozin (s. S. 13) auch die Rückbildung der Gebärmutter auf die Größe vor der Schwangerschaft.

Die Flasche geben

Praktisch jede Frau kann ihr Baby stillen und Sie sollten dies auch versuchen. Andererseits gibt es Frauen, die mit dem Stillen emotionale oder psychologische Probleme haben; andere aber haben das Gefühl, es trotz größter Anstrengungen nicht zu schaffen. Ist dies der Fall, sollten Sie das Stillen vergessen und sich darum bemühen, Ihr Baby ausgewogen mit der Flasche zu ernähren. Es wird trotzdem gedeihen. Haben Sie beschlossen, überhaupt nicht zu stillen, wird man Ihnen Hormone verschreiben, um die Milchbildung zu unterdrücken.

Vielleicht wollen Sie die Flasche geben, weil sie meinen, das Stillen enge Sie allzu sehr ein. Dies betrifft oftmals Mütter, die bald nach der Geburt in den Beruf zurückkehren wollen. In diesem Fall mag die Ernährung mit der Flasche die richtige Lösung sein; Sie können aber auch Milch abpumpen. Damit könnte Ihr Partner oder die Kinderfrau das Baby während Ihrer Abwesenheit füttern. Auf diese Weise profitiert Ihr Baby von den Vorteilen Ihrer Milch, während Sie ebenso flexibel und frei sind wie bei der Flaschenernährung. Zudem ist Ihr Partner an der Ernährung des Babys beteiligt.

Milch: Die ideale Nahrung

In den ersten Monaten liefert die Mutter- oder Säuglingsmilch Ihrem Baby alle nötigen Nährstoffe.

Kalorien/Joule Der Energiegehalt der Nahrungsmittel wird in Kalorien oder Joule gemessen. Je Kilogramm Körpergewicht brauchen Säuglinge ungefähr 2,5- bis 3-mal so viele Kalorien wie Erwachsene.

Eiweiß Unentbehrlich zum Aufbau von Gewebe; der Eiweißbedarf des Babys in Abhängigkeit vom Körpergewicht ist dreimal so groß wie beim Erwachsenen.

Fette Spuren der Fettsäuren sind für Wachstum und Reparaturmaßnahmen des Körpers notwendig.

Kohlenhydrate Sie sind die wichtigste Energiequelle.

Vitamine Milchnahrung enthält alle Vitamine, die Ihr Baby braucht. Muttermilch enthält nur wenig Vitamin D. Unter Sonneneinwirkung wird Vitamin D von der Haut gebildet. Oft verschreibt der Kinderarzt Vitamin-D-Tabletten.

Mineralstoffe Kalzium, Phosphor und Magnesium, wichtig für das Wachstum von Knochen und Muskeln, sind in Mutter- und Säuglingsmilch enthalten. Bei der Geburt verfügen Babys über einen Eisenvorrat, der ungefähr fünf Monate ausreicht; danach muss ihnen Eisen in Form von Beikost zugeführt werden.

Spurenelemente Zink, Kupfer und Fluor sind unentbehrlich für die Gesundheit des Babys. Zink und Kupfer sind in Mutter- und Säuglingsmilch enthalten.

Eine gute Milchbildung fördern

Gehen Sie mit sich selbst fürsorglich um – dann klappt die Milchbildung. Wenn Sie entspannt bleiben, gut essen und genug Flüssigkeit zu sich nehmen, werden Sie ausreichend Milch für Ihr Baby haben.

■ Ruhen Sie sich, insbesondere während der ersten Wochen, so viel wie möglich aus. Versuchen Sie ausreichend zu schlafen.

■ Am Morgen, wenn Sie ausgeruht sind, bilden Sie am meisten Milch. Haben Sie tagsüber viel Stress, sinkt die Milchbildung. Machen Sie die Entspannungsübungen, die Sie während der Schwangerschaft erlernt haben.

■ Nehmen Sie die Hausarbeit locker; tun Sie nur, was unbedingt nötig ist. Gönnen Sie sich gelegentlich etwas Besonderes.

■ Ernähren Sie sich ausgewogen und eiweißreich. Verzichten Sie auf modifizierte Stärke (Kuchen, Kekse, Süßigkeiten usw.).

■ Fragen Sie Ihren Arzt, ob ein Eisen- und eventuell ein Vitaminpräparat empfehlenswert ist.

■ Trinken Sie täglich 3 l Flüssigkeit; manche Frauen müssen auch beim Stillen etwas trinken.

■ Trinkt Ihr Baby morgens die Brust nicht leer, drücken Sie die Milch aus. Dadurch wird die Milchbildung weiter angeregt.

■ Die kombinierte Antibabypille kann die Milchbildung beeinträchtigen; verzichten Sie daher während der Stillzeit darauf.

Alles über das Stillen

Stillen muss gelernt sein; suchen Sie daher Unterstützung und Rat bei Ihrer Familie, bei der Hebamme oder in einer Stillgruppe. In erster Linie werden Sie jedoch von Ihrem Baby lernen, indem Sie seine Signale verstehen lernen und entdecken, wie Sie darauf reagieren müssen. Sofern Sie keine Hohlwarzen haben, müssen Sie die Brüste nicht auf das Stillen vorbereiten. Haben Sie Hohlwarzen, sollten Sie Brusthütchen benutzen. Dadurch bleiben die Brustwarzen aufgerichtet, und das Baby kann sie fassen. Entbinden Sie in der Klinik, teilen Sie den Krankenschwestern mit, dass Sie stillen wollen. Legen Sie Ihr Baby so früh wie möglich an – noch im Kreißsaal –, um sogleich eine Bindung herzustellen und es an das Saugen zu gewöhnen.

Kolostrum und Muttermilch

Nach der Geburt produzieren die Brüste 72 Stunden lang eine dünne, gelbliche Flüssigkeit, das Kolostrum. Es besteht aus Wasser, Eiweiß und Mineralstoffen. Das Kolostrum enthält Antikörper, die das Baby vor Darm- und Atemwegsinfektionen schützen. In den ersten Tagen sollte das Baby regelmäßig an die Brust gelegt werden, damit es das Kolostrum bekommt und sich an das Stillen gewöhnt (s. S. 42).

Setzt die Milchbildung ein, sind Sie vielleicht vom Aussehen der Milch überrascht. Die erste Milch, die das Baby bei einer Mahlzeit bekommt, ist die Vormilch; sie ist dünn, wässrig und durststillend. Danach kommt die Hauptmilch, die mehr Fett und Eiweiß enthält.

Anlegen zum Stillen

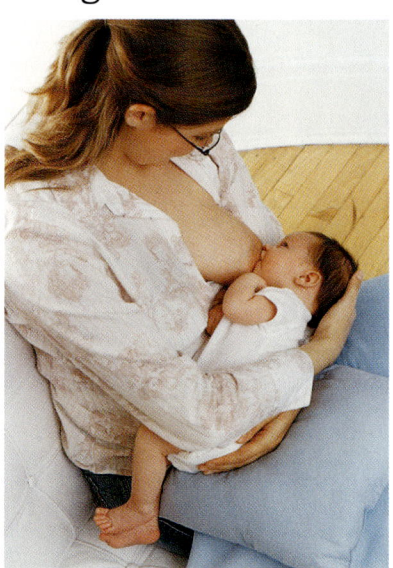

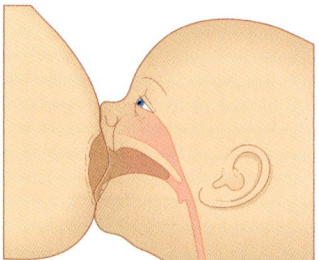

▲ ANLEGEN Der Schlüssel zu erfolgreichem Stillen ist das richtige Anlegen des Babys, das mit seinem Mund die Brustwarze vollständig umschließen soll (links und oben). Das Baby fördert den Milchfluss, indem es mit seiner Zungenspitze gegen die Warze drückt.

Haltungen beim Stillen

Nachts ist das Liegen eine ideale Stellung zum Stillen; ist Ihr Baby sehr klein, müssen Sie es vielleicht auf ein Kissen legen, damit es die Brustwarze erreichen kann. Wenn Ihnen nach einem Dammschnitt das Sitzen noch Probleme bereitet, finden Sie das Liegen bestimmt auch am angenehmsten. Ist Ihr Bauch nach einem Kaiserschnitt noch empfindlich, schieben Sie beim Liegen die Füße des Babys unter Ihren Arm.

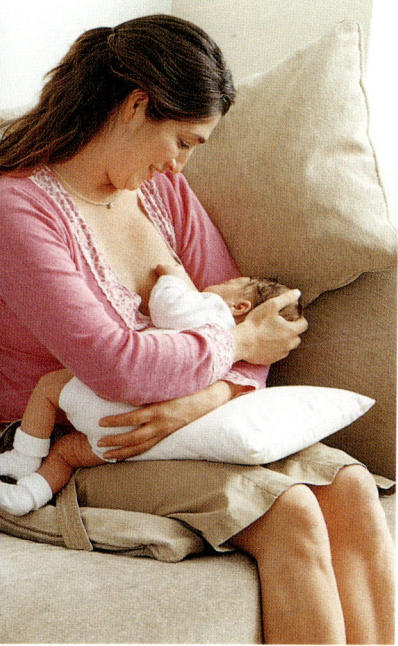

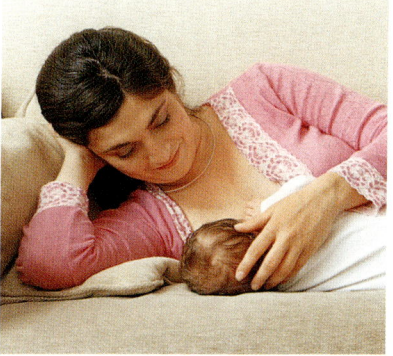

▲ **STELLUNGEN IM LIEGEN** Stillpositionen im Liegen sind eine gemütliche Alternative; nach einem Kaiserschnitt kann dabei ein zappelndes Baby von der noch empfindlichen Naht ferngehalten werden.

◄ **IM SITZEN** Entspannen Sie sich. Arme und Rücken sollten abgestützt sein.

Stillbüstenhalter

Während der Stillzeit sollten Sie immer einen stützenden Büstenhalter tragen.

Probieren Sie ihn vor dem Kauf an. Wählen Sie ein Modell, das sich vorne öffnen lässt und breite Träger hat, die nicht einschneiden. Büstenhalter, deren Körbchen sich aufklappen lassen, können Sie mit einer Hand öffnen, auch wenn Sie Ihr Baby im Arm haben. Ein guter Büstenhalter lindert das Unbehagen, wenn die Brüste schmerzen.

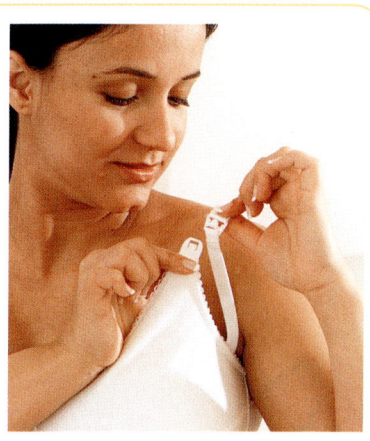

Angebot und Nachfrage

Die Milch wird nicht im Fettgewebe, sondern in Drüsen, die in den Brüsten liegen, gebildet. Daher ist die Größe der Brust kein Indiz dafür, wie viel Milch Sie bilden können.

Milch wird entsprechend der Nachfrage gebildet – Sie liefern das, was Ihr Baby braucht. Auch wenn Ihr Baby sehr oft trinkt, geht die Milch nicht aus. Je eifriger es saugt, umso mehr Milch wird gebildet und umgekehrt. Während der Stillzeit verändert sich die Milchmenge entsprechend den Bedürfnissen des Babys; sobald es Beikost bekommt, werden die Brüste weniger Milch produzieren. Ich bin dagegen, Babys nach der Uhr zu füttern, daher finden Sie hier lediglich einen Anhaltspunkt.

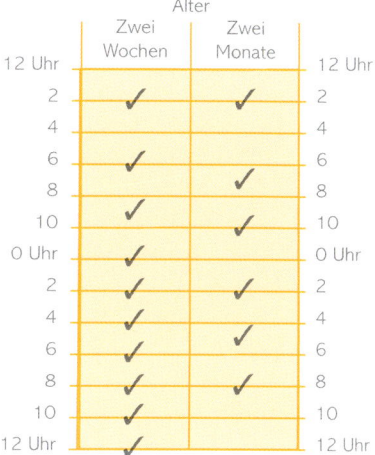

▲ **ANZAHL DER MAHLZEITEN** Anfangs wird das Baby wenig und oft trinken. Mit zwei Monaten braucht es nur noch ungefähr alle vier Stunden eine Mahlzeit, bei der es aber mehr trinkt als anfangs.

Wie lange an jeder Brust?

Lassen Sie Ihr Baby so lange an der Brust, wie es Interesse am Saugen hat.

- Saugt Ihr Baby nach dem Leertrinken der Brüste weiter, genießt es einfach das Nuckeln. Wenn Ihre Brustwarzen nicht entzündet sind, lassen Sie es gewähren.

- Hat Ihr Baby eine Brust leer getrunken, nehmen Sie es sachte von der Brust und legen es an die andere.

- Beginnen Sie jede Mahlzeit mit der jeweils anderen Brust. Sie können als Markierung eine Sicherheitsnadel am Büstenhalter anbringen.

Das Baby stillen

Das Stillen fördert eine enge Beziehung zwischen Mutter und Kind. Achten Sie darauf, dass Ihr Baby Sie beim Trinken sehen kann. Lächeln Sie es an, und sprechen Sie mit ihm. Es wird im Laufe der Zeit das Vergnügen an der Mahlzeit mit Ihrem Gesicht, dem Klang Ihrer Stimme und dem Geruch Ihrer Haut in Verbindung bringen. Nehmen Sie zunächst beide eine bequeme Stellung ein (s. S. 41). Wenn Ihr Baby nach dem Trinken an einer Brust noch hungrig wirkt, geben Sie ihm die andere und lassen Sie es zuvor aufstoßen.

Mögliche Probleme

Es ist ganz normal, wenn das Stillen anfangs nicht reibungslos klappt. Lassen Sie sich also von kleineren Rückschlägen nicht verunsichern. Denken Sie daran, dass auch das Baby lernt. Es braucht Zeit, bis Sie sich beide aneinander gewöhnt haben.

Ablehnung der Brust Es kommt recht häufig vor, dass ein Neugeborenes während der ersten 24–36 Stunden wenig trinkt. Ist dies aber auch später noch der Fall, besteht möglicherweise ein Problem. Oft liegen Schwierigkeiten mit der Atmung zugrunde. Vielleicht bedeckt

Die Brust geben

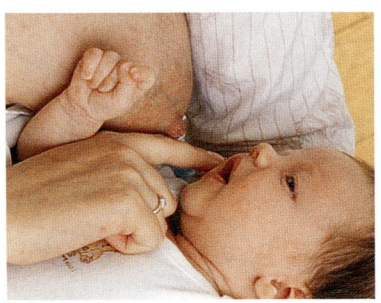

1 DER SUCHREFLEX Animieren Sie Ihr Baby, die Brust zu suchen, indem Sie sanft über die Ihnen zugewandte Wange streichen. Ihr Baby wird sich sofort mit geöffnetem Mund zur Brust drehen.

2 ANLEGEN Ihr Baby sollte die Brustwarze und einen großen Teil des Warzenhofs mit dem Mund umfassen.

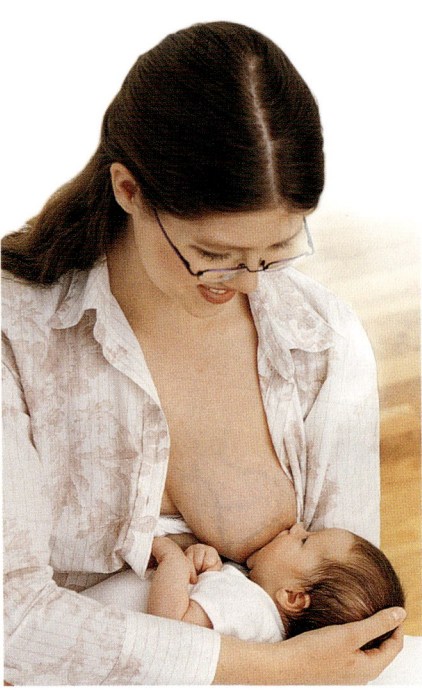

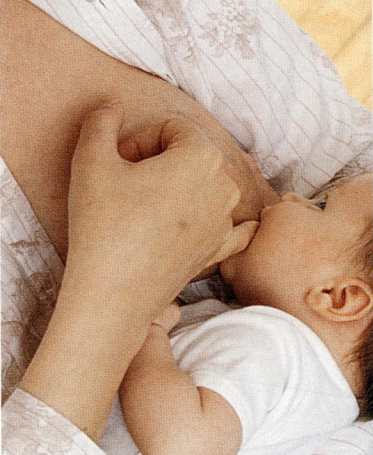

3 DIE BRUSTWARZE LOSLASSEN Am Ende schieben Sie Ihren kleinen Finger seitlich in den Mund des Babys. Ihre Brust wird herausrutschen: Sie müssen sie nicht herausziehen.

Ihre Brust seine Nasenlöcher. In diesem Fall können Sie das Gesicht des Babys frei halten, indem Sie die Brust direkt oberhalb des Warzenhofs vorsichtig zurückziehen. Hat das Baby eine verschnupfte Nase, gehen Sie zum Arzt.

Vielleicht ist das Baby auch einfach schlecht aufgelegt. Wenn es lange vor Hunger geschrien hat, gewickelt wurde oder sich aufgeregt hat, ist es vielleicht zu erschöpft, um an der Brust zu trinken. Beruhigen Sie es, indem Sie es im Arm halten, mit ihm sprechen oder ihm vorsingen.

Haben Sie nicht gleich nach der Geburt zum ersten Mal gestillt, kann die Gewöhnung an die Brust einige Schwierigkeiten bereiten. Sie werden Geduld und Beharrlichkeit aufbringen müssen. Wenn nötig wird Ihnen die Hebamme raten, dem Baby erst ausgedrückte Milch aus einer speziellen Tasse zu geben. Zusätzliche Fläschchen sind nur selten erforderlich; sie führen manchmal dazu, dass die Mutter das Stillen aufgibt. Das Füttern von ausgedrückter Milch ist die bessere Alternative.

Nuckeln zur Beruhigung Die meisten Babys genießen das reine Nuckeln an der mütterlichen Brust genauso wie das Trinken. Sie werden den Unterschied zwischen dem eigentlichen Trinken und dem beruhigenden Nuckeln bald erkennen. Gegen Ende einer Mahlzeit werden Sie feststellen, dass Ihr Baby nur noch kräftig saugt, ohne auch zu schlucken. Es gibt keinen Grund, warum Ihr Baby nicht nuckeln sollte, sofern Ihre Brustwarzen nicht entzündet sind. Den Großteil seiner Mahlzeit nimmt es jedoch in den ersten Minuten zu sich.

Eine Mahlzeit verschlafen Zeigt Ihr Baby während der ersten Tage wenig Interesse am Trinken, sollten Sie sicherstellen, dass es wenigstens bei den Mahlzeiten, die es einnimmt, genug bekommt. Verschläft es eine Mahlzeit, bedeutet dies, dass es zufrieden ist und es ihm gut geht. Frühgeborene sollten allerdings regelmäßig geweckt und gefüttert werden. Schläft Ihr Frühgeborenes an der Brust ein, wecken Sie es eine halbe Stunde später sanft auf und bieten ihm die Brust nochmals an.

Unruhige Mahlzeiten Kommt Ihr Baby an der Brust nicht zur Ruhe oder ist quengelig, saugt es wahrscheinlich nur an der Brustwarze und bekommt nicht genug Milch. Dadurch können sich auch die Brustwarzen entzünden. Achten Sie daher immer darauf, dass das Baby richtig an der Brust liegt. Wenn Sie den Eindruck haben, dass das Kind die Warze nicht gut fassen kann, probieren Sie Stillhütchen aus. Ist die Brust sehr prall, weil das Baby bei der vorigen Mahlzeit nicht gut getrunken hat, streichen Sie etwas Milch aus. Eine volle Brust ist für Babys Mund schlecht zu fassen.

Unterernährung

Sie machen sich vielleicht Sorgen, weil Sie nicht sehen können, wie viel Ihr Baby trinkt. Es ist jedoch selten, dass ein gestilltes Baby nicht genug Milch bekommt. Denken Sie daran, dass Mutter und Baby Zeit brauchen, um das Stillen richtig zu »erlernen«.

■ Will Ihr Baby weitersaugen, obwohl es an beiden Brüsten getrunken hat, bedeutet das nicht unbedingt Hunger; vielleicht genießt es einfach das Nuckeln.

■ Vielleicht hat Ihr Baby einfach Durst, wenn es weitertrinken will, nachdem es beide Brüste geleert hat. Geben Sie ihm in einer Babytasse 30 ml abgekochtes, abgekühltes Wasser.

■ Wenn Ihr Baby unzufrieden und hungrig wirkt, lassen Sie es vom Kinderarzt wiegen, um zu überprüfen, ob es wie erwartet zunimmt. Wenden Sie sich in jedem Fall an Ihren Kinderarzt, wenn Sie sich Sorgen machen.

Tipps zur Milchabnahme

Machen Sie sich das Ausdrücken so einfach wie möglich. Achten Sie darauf, die Milch korrekt aufzubewahren.

■ Müssen Sie sich beim Ausdrücken nach unten beugen, bekommen Sie leicht Rückenschmerzen. Stellen Sie deshalb den Behälter so hoch, dass es für Sie bequem ist.

■ Das Ausdrücken darf keine Schmerzen bereiten. Wenn es wehtut, hören Sie auf. Fragen Sie die Hebamme, ob Sie richtig vorgehen.

■ Je entspannter Sie sind, desto leichter geht das Ausdrücken. Setzt der Milchspendereflex nicht ein, legen Sie ein angewärmtes Tuch auf die Brüste oder versuchen Sie die Milch während eines Bades auszudrücken.

■ Will Ihr Baby nicht mehr an der Brust trinken, weil es schon an die Flasche gewöhnt wurde, geben Sie ihm Milch aus einer Lerntasse oder löffelweise aus einer Tasse. Sterilisieren Sie Löffel und Tasse vor dem Gebrauch.

■ Ihre Hände müssen sauber sein, und jedes Teil der Ausstattung muss sterilisiert sein.

■ Stellen Sie die Milch sofort in den Kühlschrank oder frieren Sie sie ein. Im Kühlschrank hält die Milch 24 Stunden; im Gefrierfach des Kühlschranks eine Woche und in der Tiefkühltruhe drei Monate.

■ Ausgedrückte Milch sollte in sterile, luftdicht verschließbare Behälter abgefüllt werden.

Milch ausdrücken

Ausgedrückte Milch kann im Kühlschrank oder der Tiefkühltruhe gut aufbewahrt werden. Dies befreit Sie von dem Gefühl, durch das Stillen gebunden zu sein. In Ihrer Abwesenheit kann Ihr Baby mit Ihrer Milch gefüttert werden. Und es ermöglicht Ihrem Partner, an den Mahlzeiten des Babys beteiligt zu werden. Milch kann entweder mit den Händen oder mit einer Pumpe, die manuell oder elektrisch betrieben wird, abgenommen werden. Sie brauchen zunächst eine Schüssel, einen Trichter und ein Gefäß, das luftdicht verschlossen werden kann. Alle Geräte müssen sterilisiert werden, entweder in einer Sterilisierlösung, in kochendem Wasser oder einer Dampfvorrichtung.

In den ersten sechs Wochen ist das Ausdrücken noch etwas beschwerlich, da die Milchproduktion relativ gering ist. Aber geben Sie nicht auf. Da die Brüste die Milch in Abhängigkeit von der Nachfrage produzieren, müssen Sie vielleicht Milch ausdrücken, um die Milchbildung aufrechtzuerhalten – z. B. wenn Ihr Baby zu früh geboren wurde und noch nicht gestillt werden kann. Auch wenn Sie eine Pumpe benutzen, lohnt es sich, für alle Fälle das Ausdrücken mit der Hand zu erlernen. Die beste Zeit für das Ausdrücken ist der Vormittag, dann haben Sie am meisten Milch. Lässt Ihr Baby die Abendmahlzeit aus, nehmen Sie die Milch abends ab.

Abpumpen

Alle manuellen Pumpen funktionieren durch Saugwirkung. Sie haben einen Trichter, einen Pumpmechanismus und einen Behälter. Der Aufbau und die Funktionsweise verschiedener Modelle unterscheidet sich ein wenig, befolgen Sie daher die Anweisungen des Herstellers.

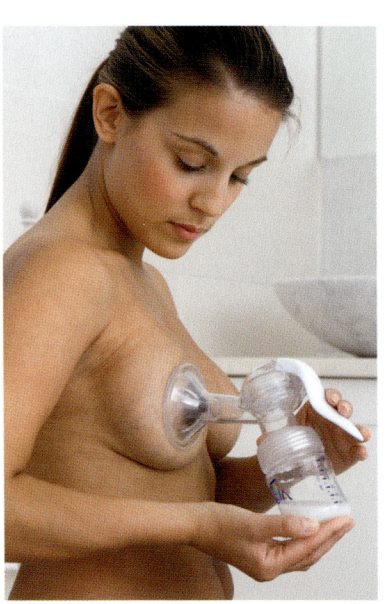

◀ MILCH ABPUMPEN Wenn Sie vor dem Abstillen an Ihren Arbeitsplatz zurückkehren möchten, beginnen Sie einige Wochen zuvor mit dem Abpumpen, damit Sie mit dem Vorgang vertraut werden und wissen, wie lange es dauert.

Milchpumpen

Eine Milchpumpe entfaltet an der Brust einen rhythmischen Sog, damit die Milch heraus fließt. Handpumpen sind preiswerter, elektrische Pumpen sind schneller und einfacher zu benutzen. Neuere Modelle können sogar Ihren individuellen Pumprhythmus speichern.

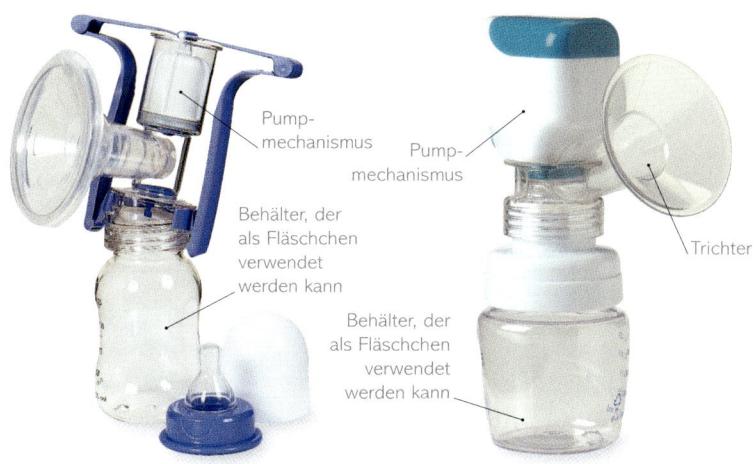

▲ **HANDPUMPE** Stülpen Sie den Trichter der Pumpe über den Warzenhof, den er luftdicht umschließen muss. Betätigen Sie dann den Hebel, um die Milch auszudrücken.

▲ **ELEKTRISCHE PUMPE** Elektrische Pumpen sind teurer, aber weitaus einfacher zu bedienen. Sie sind empfehlenswert, wenn Sie öfter Milch abpumpen.

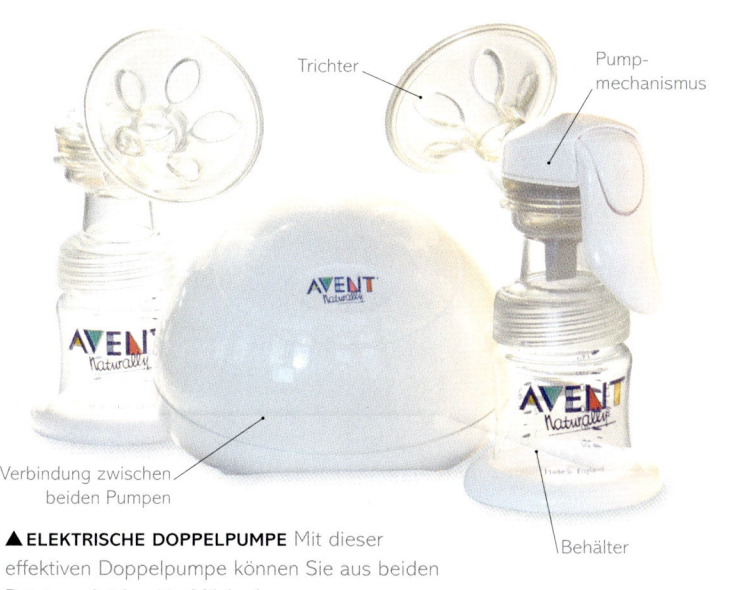

▲ **ELEKTRISCHE DOPPELPUMPE** Mit dieser effektiven Doppelpumpe können Sie aus beiden Brüsten gleichzeitig Milch abpumpen.

Zufüttern

Es kann Zeiten geben, z. B. wenn Sie einen Milchstau oder entzündete Brustwarzen haben, in denen das Stillen zu schmerzhaft ist.

Am besten greifen Sie möglichst nicht auf Säuglingsnahrung zurück. Volles Stillen in den ersten sechs Monaten bietet Ihrem Baby so viele Vorteile. Wenn das Stillen schmerzhaft ist, drücken Sie die Milch aus der betroffenen Brust aus und geben Sie sie in einem Fläschchen. Wenn Sie zusätzlich Milchnahrung geben, kann dies die Milchbildung beeinträchtigen.

Viele Babys, die an die Brustwarze gewöhnt sind, mögen den Gummisauger nicht. Leider ist nur schwer festzustellen, ob das Baby einfach den Sauger nicht mag oder keinen Hunger hat. Wenn Sie beharrlich bleiben, gewöhnt es sich vielleicht an die Flasche. Dann will es aber möglicherweise nicht mehr an die Brust. Ist das der Fall, versuchen Sie die Milch mit einem sterilisierten Löffel aus der Tasse zu geben.

Zubehör

Stilleinlagen sind zwar nicht unentbehrlich, wohl aber nützlich, um die Brustwarzen sauber und trocken zu halten.

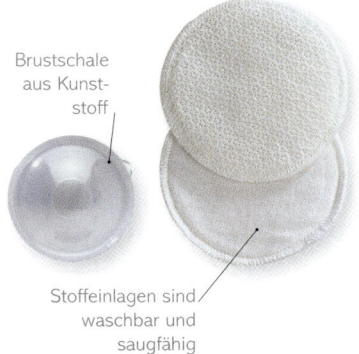

Brustschale aus Kunststoff

Stoffeinlagen sind waschbar und saugfähig

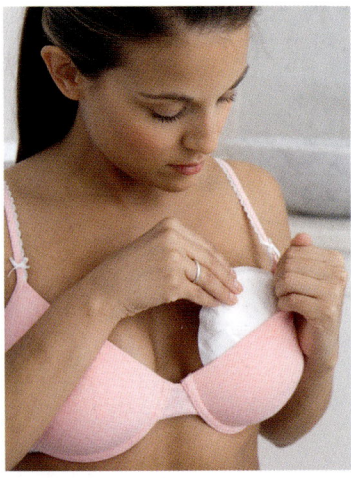

▲ **BRUSTSCHALEN UND EINLAGEN**
Wenn Sie an der einen Brust stillen, kann an der anderen Milch herauströpfeln oder -fließen. Diese Milch kann in einer Schale gesammelt und im Kühlschrank bis zu 24 Stunden aufbewahrt oder eingefroren werden. Es gibt auch Stilleinlagen zum einmaligen Gebrauch sowie waschbare. Sie passen in den Büstenhalter und schützen die Kleidung vor auslaufender Milch.

Damit das Stillen klappt

Bei vielen Müttern klappt das Stillen von Anfang an problemlos. Aber es ist durchaus möglich, dass es zunächst Probleme gibt. Denken Sie daran, dass alles seine Zeit braucht. Wenn Probleme auftauchen, machen Sie beharrlich weiter, bis es wieder besser geht.

Brustpflege

Die tägliche Pflege von Brust und Brustwarzen ist sehr wichtig. Waschen Sie sie täglich mit Wasser (nicht mit Seife, sie trocknet die Haut aus). Tupfen Sie sie vorsichtig trocken. Nach dem Stillen trocknen Sie die Brüste sanft ab. Tragen Sie immer einen Büstenhalter, denn Sie brauchen diese Stütze. Behandeln Sie entzündete Brustwarzen wie rissige Lippen, und tragen Sie nach jedem Stillen eine Salbe auf.

Ist die Milchbildung erst einmal in Gang, kann Milch auslaufen. Sie können Brustschalen, Stilleinlagen oder saubere Taschentücher in den Büstenhalter legen, um die Milch aufzusaugen. Wechseln Sie sie häufig. Eine Brustschale aus Kunststoff hält die Warzen trocken und fängt ausgelaufene Milch auf. Die Milch kann in einem sterilen Behälter eingefroren oder in den Kühlschrank gestellt werden.

Wenn Sie krank sind

Sie können Milch ausdrücken, sodass Ihr Partner das Baby füttern kann, wenn Sie nicht dazu in der Lage sind. Wenn Sie so krank sind, dass Sie keine Milch abnehmen können, bekommt Ihr Baby Säuglingsmilch aus dem Fläschchen oder von einem Löffel.

Auch wenn Sie ins Krankenhaus müssen, können Sie weiterhin stillen. Sie sollten das Pflegepersonal so früh wie möglich von diesem Wunsch in Kenntnis setzen, sodass das Notwendige veranlasst wird – es muss zum Beispiel jemand da sein, der Ihnen Ihr Baby bringt und es wickelt, wenn Sie selbst zu müde oder nicht in der Lage dazu sind. Nach einer Operation werden Sie wegen der Narkose allerdings nicht stillen können – Sie sind zu schläfrig und, wichtiger noch, die Medikamente, die Sie bekommen haben, gehen in die Milch über. Steht Ihnen eine Operation bevor, versuchen Sie schon vorher Milch auszudrücken und einzufrieren. Dann kann man Ihrem Baby Muttermilch aus dem Fläschchen geben, bis Sie sich erholt haben.

Medikamente und Stillen

Nach Möglichkeit sollten Sie während der Stillzeit auf alle Medikamente verzichten. Viele Medikamente gehen in die Muttermilch über und können sich auf das Baby auswirken. Nehmen Sie bestimmte Medikamente, sprechen Sie vorab mit dem Arzt darüber, dass Sie stillen wollen. Das Gleiche gilt, wenn Ihnen neue Medikamente verschrieben werden. Wollen Sie ein orales Verhütungsmittel verwenden, sollten Sie die »Minipille« nehmen, die nur Progesteron enthält. Das in Kombinationspräparaten enthaltene Östrogen kann die Milchbildung beeinträchtigen. Ihr Arzt wird Sie bei der Wahl des geeigneten Präparats beraten.

Probleme

Ihre Brüste werden in den nächsten Monaten stark beansprucht. Probleme verhindert man, indem man die Brüste sauber und trocken hält und sicherstellt, dass das Baby die Brust immer leer trinkt. Sie sollten auch einen sauberen Büstenhalter tragen. Entzünden sich Ihre Brustwarzen oder werden sie rissig, müssen Sie sofort etwas unternehmen.

Rissige Brustwarzen Werden schmerzende Brustwarzen (s. rechts) nicht unverzüglich behandelt, können Risse entstehen. Dann fühlen Sie einen stechenden Schmerz, sobald Ihr Baby trinkt. Sie sollten die Brustwarzen durch Stilleinlagen trocken halten und möglichst weiterstillen. Befolgen Sie den Ratschlag (s. rechts) und drücken Sie, wenn nötig, Milch von Hand aus; Ihr Baby kann sie aus einer Flasche oder Lerntasse bekommen.

Pralle Brüste Gegen Ende der ersten Woche, bevor die Milchbildung voll eingesetzt hat, können die Brüste extrem voll, schmerzhaft und hart werden. Dann kann das Baby die Brustwarze nicht richtig fassen. Durch das Tragen eines guten Büstenhalters können Sie die Schmerzen lindern. Drücken Sie vorsichtig etwas Milch aus, um den Druck zu lindern.

Milchstau Einzwängende Kleidung oder übervolle Brüste können zu einem Milchstau führen. Er ist an einem harten roten Fleck an der Brust, oberhalb der gestauten Milchdrüsen erkennbar. Vorbeugen können Sie durch häufiges Stillen; achten Sie darauf, dass Ihr Baby die Brüste leer trinkt. Ihr Büstenhalter sollte genau passen. Kommt es zu einem Milchstau, stillen Sie häufig und geben Sie dem Baby zuerst die betroffene Brust.

Brustdrüsenentzündung (Mastitis) Wird ein Milchstau nicht behandelt, kann es zu einer akuten Entzündung, einer Mastitis, kommen. Die Brust ist entzündet, außen entsteht ein roter Fleck wie bei einem Milchstau.

Brustabszess Bleibt ein Milchstau oder eine Brustentzündung unbehandelt, kann dies zu einem Brustabszess führen. Es tritt Fieber auf, auf der Brust kann sich ein glänzender roter Fleck bilden. Die Brust ist außerordentlich empfindlich. Der Arzt sollte Antibiotika verschreiben; hilft dies nichts, muss die Vereiterung operativ entfernt werden.

Brustwarzen schützen

Besonders bei hellhäutigen Frauen entzünden sich durch das Saugen oftmals die Brustwarzen. Befolgen Sie folgende Vorbeugemaßnahmen:

- Achten Sie darauf, dass das Baby Brustwarze und Warzenhof vollständig mit dem Mund umschließt.

- Nehmen Sie das Baby immer vorsichtig von der Brust (s. S. 42).

- Halten Sie die Brustwarzen zwischen den Mahlzeiten trocken.

- Klappen Sie die Körbchen des Büstenhalters erst hoch, wenn die Brustwarzen völlig trocken sind.

Wenn sich eine Brustwarze entzündet, kann dies Folge falschen Anlegens oder Saugens sein. Fragen Sie den Arzt oder eine Stillberaterin, wie das Baby richtig angelegt wird, und beachten Sie die Seiten 40–43. Um rissigen Brustwarzen vorzubeugen, tragen Sie zwei- bis dreimal täglich Kamillen- oder Ringelblumensalbe auf.

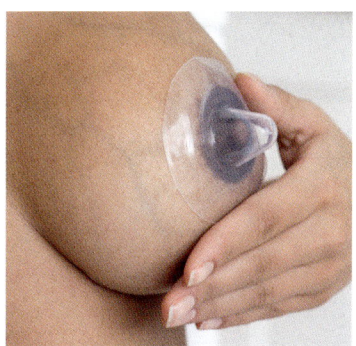

▲ **BRUSTHÜTCHEN** Es passt auf die Brustwarze; das Baby saugt aus einem kleinen Sauger. Sterilisieren Sie das Hütchen vor dem Gebrauch.

Fallstudie

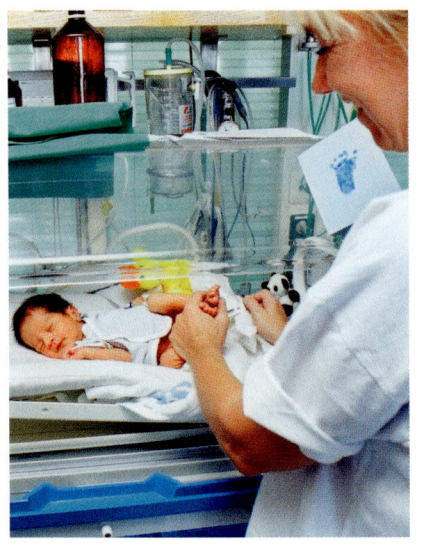

Zu früh gekommen

Sandras und Michaels erstes Baby war eine Frühgeburt. Es kam in der 28. Woche zur Welt. Sandras Schwangerschaft verlief normal und sie hatte alles dafür getan, dass es ihr und dem Baby gut ging. Aber in der 28. Woche bekam sie starke Wehen. Sie wurde in die Klinik gefahren und brachte dort Benjamin zur Welt. Er wog nur 1,3 kg und kam auf der Intensivstation für Babys in einen Inkubator.

Die ersten Tage

Es war für Sandra und Michael ein ziemlicher Schock, als ihr Baby volle drei Monate zu früh zur Welt kam; Sandra, die sonst immer alles im Griff hat, war besonders aufgewühlt. Es fiel ihr schwer, sich neben ihr Baby, das so unpersönlich im Brutkasten eingeschlossen war, zu setzen. Sie litt darunter, dass sie es nicht an sich drücken und vor allem nicht stillen konnte, denn das hatte sie sich so sehr gewünscht.

Die Milchbildung aufrechterhalten

Ich erklärte Sandra, dass es immer etwas kompliziert sei, ein Frühgeborenes zu ernähren. Doch Muttermilch ist für ein Frühgeborenes besonders wertvoll, da sie in den ersten riskanten Lebenswochen einen Schutz vor Infektionen bietet. Benjamin musste einige Tage lang intravenös ernährt werden. Dann bekam er eine Magensonde, weil er noch keinen Such- und Saugreflex entwickelt hatte. Vom ersten Tag an drückte Sandra ihre Milch aus und fror sie ein; man konnte sie Benjamin geben, als die Sondenernährung begann.

Es blieb ihr eiserner Wille, Benjamin zu stillen, sobald sie ihn nach Hause nehmen konnte. Sobald Benjamin kurze Zeit aus dem Brutkasten herausdurfte, ermutigten die Schwestern Sandra, ihn an die Brust zu legen. Ich erinnerte sie daran, dass Muttermilch als Reaktion auf die Nachfrage gebildet wird. Kann das Baby nicht an der Brust trinken, muss die Milch ausgedrückt werden, andernfalls hört die Milchbildung auf. Sandra musste also die Milch ausdrücken, bis Benjamin in der Lage war, regelmäßig an der Brust zu trinken.

Das Ausdrücken lernen

Es ist nicht einfach, für ein Frühgeborenes Milch auszudrücken, weil alle natürlichen Auslöser des Milchspendereflexes fehlen: das Hungergeschrei des Babys, das Tragen des Babys, das Anlegen. Bis Sandra die Technik des Ausdrückens beherrschte (s. S. 44/45), brauchte sie Beharrlichkeit und die Unterstützung von Michael; viele Male wollte sie aufgeben. Am dritten Tag bekam sie prallvolle Brüste und konnte es kaum ertragen, sie zu massieren. Sie besprach ihre Probleme mit der Stationsschwester; sie arrangierte es, dass ihr immer eine Schwester helfen konnte, alle zwei Stunden Milch auszudrücken (so oft wie ein sehr kleines Baby trinken würde) und sie sachgemäß einzufrieren (s. S. 44).

Der Bindungsprozess

Eine von Sandras größten Sorgen war, dass Benjamin keine Bindung zu ihr und Michael entwickeln würde, weil er ihre Stimme nicht richtig hören, ihre Haut nicht fühlen und ihre Zärtlichkeiten nicht genießen konnte. Doch die Schwestern zeigten ihr, wie sie ihre saubere Hand in den Brutkasten legen und Benjamin zart streicheln und liebkosen konnte.

Innerhalb einer Woche zeigte Benjamin Anzeichen, diesen Kontakt zu genießen. Er reagierte durch Zappeln, wenn sie ihn berührte. Es war ganz natürlich, dass sie während dieser Berührungen mit ihm redete. In der zweiten Woche bemerkte sie, wie seine Augen aufleuchteten, wenn er ihre Stimme wiedererkannte. Sie sah dies als ihre erste Unterhaltung an und plauderte auch weiterhin munter mit ihm.

Den Bedürfnissen gerecht werden

Das Krankenhausteam ermutigte die Eltern, möglichst viel Zeit mit Benjamin zu verbringen und beim Füttern und Wickeln zu helfen, um Sicherheit zu gewinnen. Aber zweieinhalb Wochen nach Benjamins Geburt durchlebte Sandra eine Krise. Der Schock der zu frühen Geburt, die Angst der ersten Tage und der fehlende Schlaf wegen der nächtlichen Milchabnahme zeigten ihre Auswirkungen. Als eine der Krankenschwestern Sandra schluchzend vorfand, erkannte sie sofort, dass Sandra selbst liebevolle Fürsorge nötig hatte. Sie empfahl, dass Sandra mit Michael über ihre Gefühle sprechen sollte. Michael hatte gedacht, dass Sandra durch Benjamin völlig beansprucht sei; aber er war nur allzu gern bereit, jeden Tag einige Zeit mit ihr allein zu verbringen, sie zu verwöhnen und zu umsorgen. Sandra begann nach dieser Krise auch wieder, Zeit für sich freizuhalten und sich hin und wieder selbst mit einigen Leckereien zu verwöhnen. Sie trank literweise Mineralwasser und ernährte sich sehr gesund, um für das Stillen fit zu bleiben.

Dr. Stoppards Tipps

Sie können vieles tun, um Ihr Frühgeborenes in der Zeit auf der Frühchenstation zu unterstützen.

- Wann immer möglich, drücken Sie Milch für das Baby aus.

- Tun Sie alles, um mit dem Kind im Inkubator zusammen zu sein. Helfen Sie den Schwestern bei der Versorgung, streicheln und berühren Sie das Baby so oft wie möglich.

- Sprechen Sie mit Ihrem Kind. Der Klang Ihrer Stimme wird ihm guttun.

- Vergessen Sie aber nicht, sich auch um sich selbst zu kümmern. Sie werden all Ihre Kraft brauchen, wenn das Baby nach Hause kommt.

Vorbereitungen für die Heimkehr

Bevor Benjamin das Krankenhaus verlassen konnte, gewöhnten ihn die Schwestern daran, Muttermilch aus der Flasche zu trinken. So lernte er, richtig zu saugen, noch bevor er an die Brust gelegt wurde. Eine Woche bevor er heimdurfte, nahm er schon fünf seiner acht täglichen Mahlzeiten an Sandras Brust ein. So konnte Sandra das heikle Stadium, Benjamin an die Brust zu gewöhnen, noch mit der Unterstützung der Schwestern meistern. Als Benjamin 38 Wochen alt war und 2,5 kg wog – zehn Wochen nach seiner Geburt – durfte er mit Sandra und Michael nach Hause. Zu Hause musste Sandra weiterhin Milch ausdrücken; so hatte sie immer genug Milch vorrätig, falls Benjamin nach einer Mahlzeit immer noch hungrig war. Eine Woche später wog Benjamin 2,6 kg und gedieh prächtig. Ich erklärte Sandra, dass sie sein Alter weiterhin nach Schwangerschaftswochen berechnen müsse: er war nicht zwei Monate alt, sondern 39 Wochen. Sie musste davon ausgehen, dass er in seiner Entwicklung ein termingerecht geborenes Baby frühestens im Alter von zwei Jahren einholen würde.

Milchnahrung

Auf dem Markt ist eine Vielzahl verschiedener Milchpulver erhältlich. Sie sind alle sorgfältig zusammengestellt, damit sie der Muttermilch möglichst ähnlich sind: Milchpulver enthält Vitamin D und sogar Eisen, das in der Muttermilch nur in sehr geringen Mengen vorkommt.

Die meisten Milchnahrungen werden auf der Basis von Kuhmilch hergestellt. Für Babys, die auf Kuhmilch allergisch reagieren, gibt es auch Milchpulver auf Sojabasis; geben Sie diese Ihrem Baby aber niemals ohne Rücksprache mit dem Arzt oder der Hebamme.

■ Fertigmilch gibt es abgepackt; sie ist ultrahocherhitzt, d. h. steril, und hält sich bis zum angegebenen Verfallsdatum. Im geöffneten Karton muss sie innerhalb von 24 Stunden verbraucht werden. Fertigmilch ist teurer als Milchpulver, kann aber auf Reisen praktisch sein.

■ Milchnahrung muss immer genau nach den Anweisungen des Herstellers zubereitet werden. Manchmal sind die Eltern versucht, mehr Pulver zu nehmen, um die Milch »nahrhafter« zu machen; doch dadurch erhält das Baby zu viel Eiweiß und Fett und zu wenig Wasser.

■ Nehmen Sie zu wenig Pulver, werden Ihrem Baby nicht alle Nährstoffe zugeführt, die es für ein gesundes Wachstum braucht.

Flaschen und Milch

Die meisten Babys werden zu irgendeinem Zeitpunkt doch mit der Flasche ernährt – wenn nicht von Anfang an, dann nach dem Abstillen. Oder sie bekommen zusätzliche Fläschchen. Es gibt auf dem Markt immer wieder neue Milchnahrungen, Fläschchen und Sauger. Diese Produkte sollen die Ernährung mit der Flasche bequem und dem Stillen möglichst ähnlich machen.

Industrielle Säuglingsmilch kann in keinem Fall das Kolostrum ersetzen (s. S. 40); daher erweisen Sie Ihrem Baby einen außerordentlich großen Dienst, wenn Sie es wenigstens in den ersten Tagen an die Brust legen.

Positiv an der Flaschenernährung ist, dass der frischgebackene Vater an den Mahlzeiten beteiligt werden kann. Ihr Partner sollte das Baby so bald wie möglich nach der Geburt füttern. Auf diese Weise wird er mit der Technik vertraut und hat keine Angst, mit dem Baby umzugehen. Er sollte sein Hemd öffnen, sodass sich das Baby beim Trinken an seine Haut schmiegen kann und mit seinem Geruch vertraut wird.

Die Fläschchen sterilisieren

Man sollte die Handhabung von Fläschchen und Zubehör schon üben, bevor man ins Krankenhaus geht. Kaufen Sie das Notwendige also einige Zeit vor dem Geburtstermin. In Drogeriemärkten und Babyfachgeschäften erhalten Sie das gesamte Zubehör.

Fläschchen und Sauger

Es gibt eine große Auswahl an Fläschchen und Saugern. Versuchen Sie herauszufinden, mit welchen Ihr Baby am besten zurechtkommt:

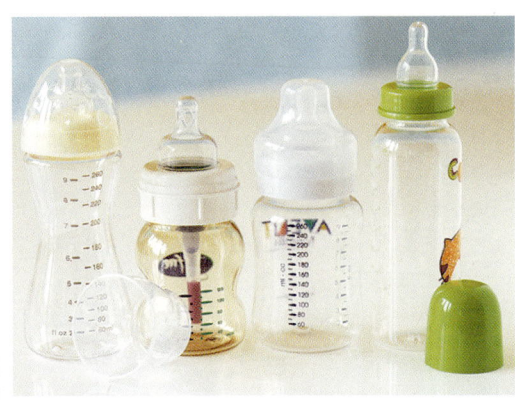

◀ FLÄSCHCHEN (VON LINKS NACH RECHTS)
Kegelförmige Flasche
Weithalsflasche
Greifflasche
Einmalflasche

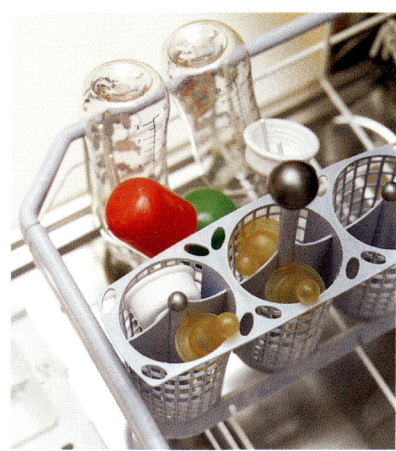

▲ IN DER SPÜLMASCHINE Wenn Ihr Baby älter als zwölf Monate ist, können Sie das Zubehör in den normalen Spülgang der Geschirrspülmaschine geben. Reinigen Sie zuvor die Sauger (s. Randspalte rechts).

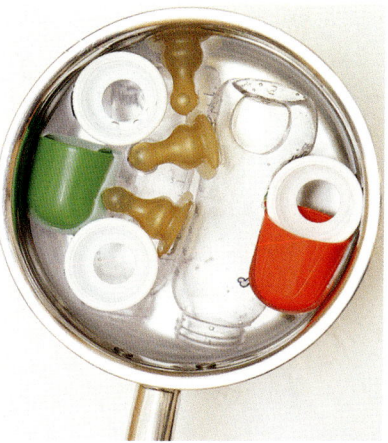

▲ AUSKOCHEN Sie sollten die Flaschen mindestens zehn Minuten lang auskochen. Nehmen Sie sie dann heraus und lassen Sie sie vor Gebrauch auskühlen.

Vorsicht

Um die Gefahr einer Magen-Darm-Infektion zu verringern, muss sämtliches Zubehör, das mit den Mahlzeiten Ihres Babys in Berührung kommt, gründlich gereinigt werden. Sie können dazu ein Dampfsterilisiergerät verwenden oder ein Sterilisiergerät für die Mikrowelle (s. links).

Waschen Sie Ihre Hände vor dem Umgang mit Milchnahrung oder Geschirr. Auch Schnuller und Beißringe müssen vor jedem Gebrauch sorgfältig gereinigt werden.

Bewahren Sie vorbereitete Milchflaschen immer im Kühlschrank auf, jedoch nie länger als 24 Stunden. Am besten bereiten Sie Milchnahrung erst bei Bedarf zu, nicht im Voraus. Wenn Ihr Baby eine Flasche nicht leer trinkt, schütten Sie die Milch weg – aufgewärmte Mahlzeiten sind die größte Infektionsquelle.

Ich fand es immer am einfachsten, eine ganze Partie Fläschchen auf einmal zu sterilisieren und sie dann bis zum Gebrauch in den Kühlschrank zu stellen. Nach der Mahlzeit spülen Sie das Fläschchen in warmem Wasser aus und stellen es beiseite. Am besten wird das gesamte Zubehör sterilisiert, bis das Baby sechs Monate alt ist.

Die meisten Sterilisiergeräte fassen nur vier bis sechs Fläschchen. Ihr Neugeborenes braucht in 24 Stunden jedoch rund sieben Mahlzeiten, daher werden Sie die Fläschchen zweimal am Tag sterilisieren und vorbereiten müssen – morgens und abends –, um immer genug vorrätig zu haben. Mit zunehmendem Alter wird das Baby immer weniger Mahlzeiten brauchen; dann müssen Sie nur noch einmal am Tag Fläschchen sterilisieren.

Tipps zur Sterilisation

■ Stellen Sie das Zubehör in einen großen, abdeckbaren Plastikeimer und lösen Sie darin Sterilisiertabletten (oder -flüssigkeit) in Wasser auf.

■ Dampfsterilisiergeräte zerstören Bakterien schnell und zuverlässig.

■ Sie können das Zubehör mithilfe eines speziellen Dampfgeräts in der Mikrowelle sterilisieren, sofern die Teile mikrowellengeeignet sind.

■ Waschen Sie das Zubehör und kochen Sie es mindestens zehn Minuten in einem großen, abgedeckten Topf aus.

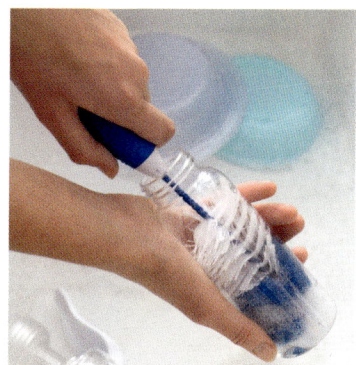

▲ FLASCHEN UND SAUGER SPÜLEN Das gesamte Zubehör sollte mit heißem Wasser und Spülmittel gewaschen werden. Innen reinigen Sie die Flaschen mit einer Flaschenbürste und reiben die Sauger gründlich aus. Spülen Sie alles mit warmem Wasser nach.

Fertigmilch

Die Verwendung von Fertigmilch ist einfacher als das Anrühren von Milchpulver; dennoch müssen die Hygieneregeln beachtet werden.

- Vor dem Öffnen der Packung säubern Sie den Ausgießer mit einer sauberen Bürste.
- Schneiden Sie den Ausgießer mit einer sauberen Schere auf. Berühren Sie die Ecken nicht, da Sie die Milch verunreinigen könnten.
- Überschüssige Milch lassen Sie im Karton; sie kann im Kühlschrank 24 Stunden aufbewahrt werden.
- Bewahren Sie Milchreste aus der Flasche nicht auf.

Die Flasche geben

Die Milchnahrung muss immer exakt dosiert werden, damit das Baby Nährstoffe und Wasser in richtiger Menge erhält. Das Loch im Sauger muss eine angenehme Fließgeschwindigkeit der Milch gewährleisten. Sie können jeweils ein Fläschchen zubereiten, wobei Sie Wasser und Pulver entsprechend den Anweisungen des Herstellers im Fläschchen mischen; Sie können aber auch mehrere Fläschchen vorbereiten.

Eine Flaschenmahlzeit geben

Machen Sie es sich möglichst bequem, und stützen Sie die Arme gut ab. Halten Sie Ihr Baby halb aufrecht, wobei sein Kopf in Ihrer Ellbeuge und sein Rücken auf Ihrem Unterarm ruht; so kann es sicher und leicht schlucken. Halten Sie Ihr Gesicht nahe an seines, und reden Sie während des Fütterns mit ihm.

Es gibt aber auch noch andere geeignete Haltungen. Legen Sie Ihr Baby auf die Oberschenkel, und stützen Sie Ihre Füße ab. Probieren Sie verschiedene Haltungen aus, bis Sie die Ihnen angenehmste gefunden haben (s. S. 41). Bevor Sie beginnen, überprüfen Sie die Temperatur der

Die Zubereitung von Fläschchen

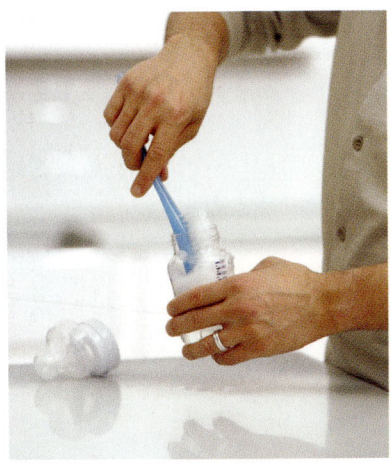

1 ZUBEHÖR Vor Gebrauch alles mit kochendem Wasser ausspülen.
- Flaschen und Schraubringe
- Plastikmesser
- Messbecher
- Trichter
- Sauger
- Verschlusskappen

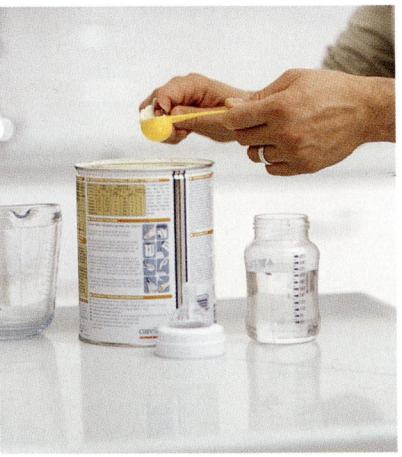

2 ABMESSEN Flasche mit der vorgesehenen Menge an abgekochtem und abgekühltem Wasser füllen. Mit dem Messlöffel die erforderliche Menge Milchpulver abmessen, mit dem Messer glatt streichen und in die Flasche geben. Nicht zu viel Milchpulver in den Messlöffel drücken.

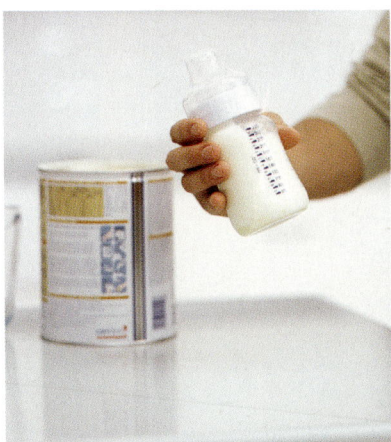

3 MISCHEN Schrauben Sie Ring und Sauger auf die Flasche. Schütteln Sie sie, bis keine Klumpen mehr bestehen. Stellen Sie vorbereitete Fläschchen sofort bis zum Gebrauch in den Kühlschrank. Geben Sie kein zusätzliches Milchpulver in die Flasche; zu konzentrierte Milch kann für das Baby gefährlich sein.

Milch; die Fließgeschwindigkeit sollten Sie schon kontrolliert haben (siehe gegenüber). Lockern Sie leicht den Schraubring der Flasche, sodass Luft hineingelangen kann. Hat das Baby Schwierigkeiten, Milch zu saugen, nehmen Sie ihm vorsichtig die Flasche vom Mund, sodass Luft in die Flasche gelangen kann; danach geben Sie ihm die Flasche wieder. Halten Sie die Flasche so, dass das Baby keine Luft schluckt.

Der Milchstrahl

Das Loch im Sauger sollte so groß sein, dass die Milch bei umgedrehter Flasche in einer Abfolge mehrerer Tropfen pro Sekunde herausfließt. Ist das Loch zu groß, bekommt Ihr Baby zu schnell zu viel und wird spucken; ist das Loch zu klein, ist das Baby vom Saugen müde, bevor es satt ist. Um das Loch im Sauger zu vergrößern, schieben Sie eine dünne, rot glühende Nadel durch das Loch, um den Gummi zu schmelzen. Am besten sind kiefergerecht geformte Sauger, die entsprechend dem Gaumen des Babys geformt sind und ihm die Kontrolle über die Stärke des Milchstrahls ermöglichen.

Das Fläschchen anwärmen

Manche Mütter möchten das Fläschchen anwärmen, obwohl es auch mit Zimmertemperatur gegeben werden kann. Erhitzen Sie das Fläschchen nicht in der Mikrowelle, da es dort nicht gleichmäßig erwärmt wird. Im schlimmsten Fall verbrennt sich das Baby dann den Mund.

■ **Die Milch erwärmen** Legen Sie das Fläschchen einige Minuten in eine Schale mit heißem Wasser und schütteln es dann.

■ **Die Milchtemperatur testen** Geben Sie einige Tropfen auf Ihr Handgelenk: Die Milch sollte weder zu heiß noch zu kalt sein.

Flaschenernährung

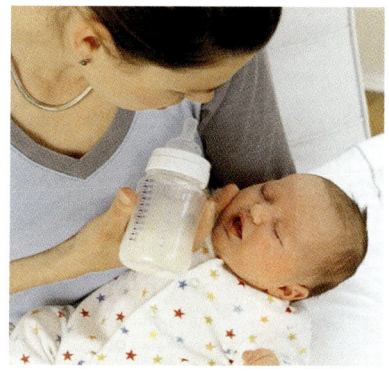

1 DIE FLASCHE GEBEN Streicheln Sie sanft über die Ihnen nahe Wange des Babys, um den Saugreflex auszulösen.

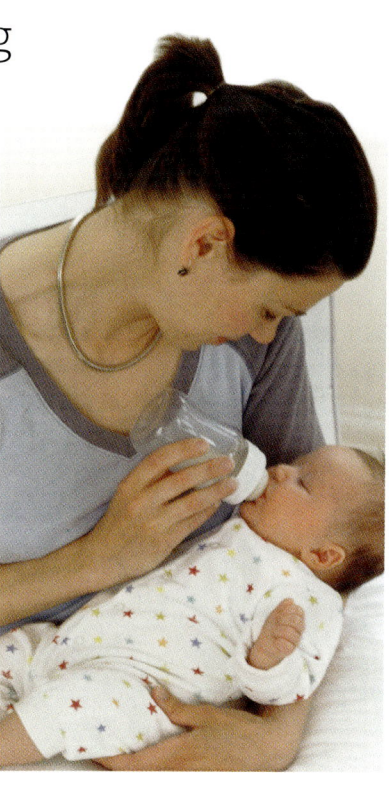

2 TRINKEN Plaudern Sie beim Füttern mit Ihrem Baby. Es kann zwischendurch auch eine Pause machen.

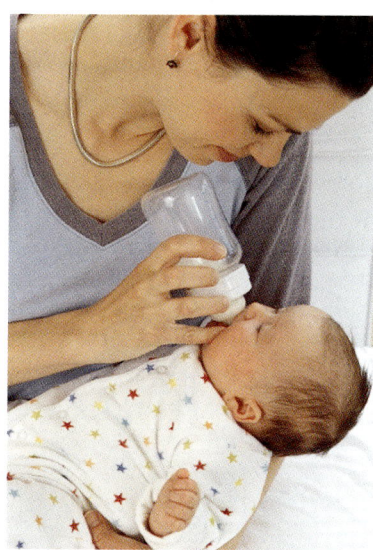

3 AUFHÖREN Wenn Sie möchten, dass Ihr Baby den Sauger loslässt, schieben Sie vorsichtig den kleinen Finger in seinen Mundwinkel. Dann hört es auf, am Sauger zu nuckeln.

Tipps zur Flasche

Die Flaschenernährung ist eine einfache Sache; allerdings muss das Baby richtig saugen und darf keine Luft schlucken.

■ Legen Sie Ihr Baby niemals zum Trinken hin; schieben Sie ihm nie die mit einem Kissen abgestützte Flasche in den Mund. Das Baby kann in Panik geraten, wenn es mit der Milch eine Menge Luft verschluckt. Dann würgt es und kann einen Erstickungsanfall bekommen. Außerdem fehlt ihm dabei das Schmusen und die Zuwendung, die es während der Mahlzeiten genießt.

■ Halten Sie das Baby halb aufrecht im Arm. Ein Baby kann nur schwer schlucken, wenn es flach liegt. Füttern Sie es daher nicht im Liegen; sonst kann es würgen, oder ihm kann übel werden.

■ Hat Ihr Baby eine verstopfte Nase, kann es nicht gleichzeitig schlucken und atmen. Der Arzt kann Nasentropfen verschreiben, die vor der Mahlzeit eingeträufelt werden.

■ Wechseln Sie nicht ohne Rücksprache mit dem Kinderarzt die Milchnahrung, auch wenn Sie glauben, dass Ihr Baby sie nicht mag. Es ist sehr ungewöhnlich, dass eine Milchpulversorte daran Schuld ist, wenn das Baby nicht gut trinkt. In sehr seltenen Fällen verursacht Kuhmilch Allergien bei einem Baby. Wechseln Sie aber nie ohne Rücksprache mit dem Arzt zu einer Ersatznahrung.

■ Ihr Baby weiß, wann es satt ist. Zwingen Sie es also nicht, die Flasche leer zu trinken.

Flaschenernährung

Flaschenbabys müssen meist seltener gefüttert werden als Brustkinder. Die Milchnahrung braucht längere Zeit, um verdaut zu werden. Sie enthält etwas mehr Eiweiß und stillt daher länger den Hunger. Nach den ersten zwei bis drei Tagen entwickeln die meisten Flaschenbabys einen Vier-Stunden-Rhythmus mit sechs Mahlzeiten täglich, während gestillte Babys wahrscheinlich sieben Mahlzeiten am Tag brauchen. Kurz nach der Geburt wird Ihr Baby wohl nicht viel mehr als 60 ml pro Mahlzeit zu sich nehmen; je älter es wird, umso weniger, aber größere Mahlzeiten braucht es.

Füttern Sie Ihr Baby niemals nach der Uhr; lassen Sie das Baby entscheiden, wann es Hunger hat. Es wird durch sein Schreien deutlich ausdrücken, dass es hungrig ist. Der Appetit Ihres Babys ist unterschiedlich. Zwingen Sie Ihr Baby nicht, bei jeder Mahlzeit die Flasche leer zu trinken. Es wird nur überfüttert und spuckt danach (siehe gegenüber); oder schlimmer, es wird überfüttert und dick. Ist Ihr Baby aber noch hungrig, geben Sie ihm zusätzlich etwas Milch aus einer anderen Flasche. Verlangt es regelmäßig nach mehr, geben Sie ihm gleich in jedem Fläschchen eine größere Menge.

Nachtmahlzeiten

Nachts braucht Ihr Baby mindestens eine Mahlzeit. Diese Unterbrechung Ihres Schlafes macht Sie äußerst müde und angespannt. Das Problem ist nicht in erster Linie der verlorene Schlaf, sondern die Art und Weise, wie Ihr Schlafrhythmus über längere Zeit gestört wird. Aus diesem Grund ist es sehr wichtig, dass Sie tagsüber genügend Ruhephasen haben.

Die Nachtmahlzeiten reduzieren

Anfangs kann Ihr Baby kaum länger als fünf Stunden am Stück durchschlafen. Wiegt es erst einmal 5 kg, können Sie die Phasen zwischen den Mahlzeiten allmählich bis zu sechs Stunden ausdehnen. Da das Baby seinen eigenen Rhythmus haben wird, ist es vernünftig, die letzte Mahlzeit mit der eigenen Schlafenszeit in Übereinstimmung zu bringen.

Überfüttern

Pausbäckige Babys sehen zwar niedlich aus, doch die Fettzellen, die einmal gebildet worden sind, verschwinden nicht mehr. Aus einem dicken Baby kann also ein dicker Erwachsener werden, mit all den bekannten Risiken für die Gesundheit. Leider ist es nur allzu leicht, ein Flaschenkind zu mästen. Dafür gibt es zwei Gründe: Erstens ist die Versuchung groß, eine extra Portion Milchpulver in die Flasche zu geben. Tun Sie dies nicht, sondern befolgen Sie immer exakt die Anweisungen auf dem Karton (s. S. 52); andernfalls führen Sie dem Baby unerwünschte Kalorien zu. Und zweitens werden Sie in Ihrer Besorgnis, das Baby »richtig« zu ernähren, darauf achten, dass es die Flasche bis auf den letzten Tropfen leer trinkt. Sie sollten aber immer das Baby entscheiden lassen, wann es satt ist.

Unterernährung

Eine Unterernährung ist selten. Ihr Baby sollte nach Bedarf und nicht zu bestimmten Zeiten gefüttert werden; der Bedarf unterscheidet sich von Tag zu Tag. Wer doch nach einem Zeitplan füttern will, sollte nie zusätzliche Fläschchen und keine Zwischenmahlzeiten geben.

Ist Ihr Baby weiterhin unzufrieden, obwohl es jede Flasche leergetrunken hat, kann es durchaus noch hungrig sein. Bieten Sie ihm zusätzlich 60 ml Milch an. Trinkt es diese Menge, dann braucht es sie auch. Verlangt Ihr Baby häufig nach der Flasche, trinkt aber jeweils nicht viel, ist vielleicht das Loch im Sauger zu klein (s. S. 52).

Aufstossen

Das Aufstoßen befreit von Luft, die während des Trinkens verschluckt worden ist. Flaschenbabys verschlucken eher Luft als gestillte Babys. Sie können zu einem gewissen Grad vorbeugen, indem Sie beim Füttern die Flasche stärker neigen; dann ist der Sauger voller Milch, und es kommt keine Luft hinein. Ob Sie stillen oder die Flasche geben – das Aufstoßen hat aber auch eine eindeutig positive Seite: Sie machen eine Pause, entspannen, Sie halten Ihr Baby im Arm, streicheln oder tätscheln es – und das tut Ihnen beiden gut.

Spucken

Erbricht Ihr Baby nach einer Mahlzeit immer wieder Milch (manche Babys spucken nie), fragen Sie sich natürlich, ob es genug behält. Bei sehr jungen Babys ist Überfütterung die häufigste Ursache für das Speien. Auch deshalb sollten Sie nie darauf bestehen, dass Ihr Baby sein Fläschchen leer trinkt, wenn es keine Lust dazu hat.

Heftiges Erbrechen, insbesondere wenn es nach verschiedenen Mahlzeiten auftritt, sollte sofort dem Arzt mitgeteilt werden.

Erbrechen ist bei kleinen Babys immer Symptom für eine ernsthafte Gefährdung, da es zur Austrocknung führen kann.

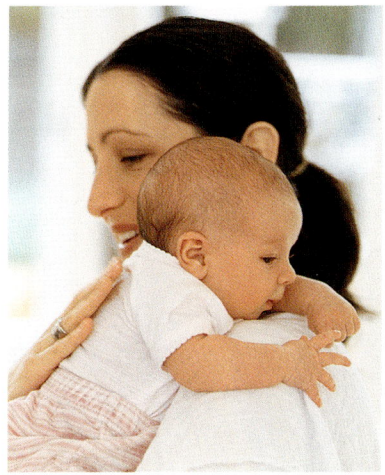

◀ **AUFSTOSSEN LASSEN** Helfen Sie Ihrem Baby durch streicheln oder tätscheln, die Luftblasen loszuwerden.

Hygiene und Vorbereitung

Um Ihr Baby vor Bakterien zu schützen, müssen Fläschchen und Zubehör peinlich sauber sein. Seien Sie bei der Zubereitung und Aufbewahrung der Milch äußerst gewissenhaft.

■ Befolgen Sie sorgfältig die Vorschriften zur Sterilisierung.

■ Waschen Sie vor dem Sterilisieren, Zubereiten und Füttern die Hände.

■ Fügen Sie der Nahrung nie etwas Zusätzliches bei; befolgen Sie die Anweisungen exakt.

■ Geben Sie Ihrem Baby die Milch, sobald Sie sie angewärmt haben.

■ Wenn Sie größere Mengen zubereiten, kühlen Sie die Milch gleich nach der Zubereitung ab. Bewahren Sie keine warme Milch in der Thermoskanne auf, da sich dort schnell Bakterien ausbreiten.

■ Bewahren Sie alle vorbereiteten Fläschchen im Kühlschrank auf.

■ Schütten Sie nach einer Mahlzeit Milchreste weg.

Das Baby hinlegen

Sie sollten Ihr Baby immer auf den Rücken legen.

Untersuchungen haben gezeigt, dass für Babys, die in Bauchlage schlafen, ein höheres Risiko des plötzlichen Säuglingstods besteht als in der Rückenlage. Die Veröffentlichung dieser Ergebnisse hat zu einem deutlichen Rückgang der Fälle von plötzlichem Säuglingstod geführt.

Der Umgang

Ein Neugeborenes erscheint sehr verletzlich und zerbrechlich, ist aber robuster, als Sie denken. Mit dieser Gewissheit im Hinterkopf können Sie Ihrem Kind Vertrauen statt Unsicherheit vermitteln. Zum Wohl des Kindes und zu Ihrer eigenen Beruhigung müssen Sie sich im Umgang mit dem Baby sicher fühlen. Sie müssen in der Lage sein, es beim Baden, Anziehen und Füttern sicher zu halten.

Mit dem Baby umgehen

Wenn Sie Ihr Baby bewegen, muss dies so langsam und ruhig wie möglich geschehen. Sie werden feststellen, dass Sie Ihr Baby instinktiv nahe am Körper halten, in seine Augen schauen und beruhigend auf es einreden. Es ist erwiesen, dass jedes Kind von körperlichem Kontakt profitiert, insbesondere, wenn es dabei das vertraute Geräusch des mütterlichen Herzschlags hört. So nehmen zum Beispiel Frühgeborene mehr zu, wenn man sie auf Kuscheldecken statt auf glatte Decken legt; Schmusedecken vermitteln ihnen das Gefühl, berührt zu werden. Ihr Neugeborenes fühlt sich bei jedem Hautkontakt geborgen, am meisten jedoch, wenn Sie beide nackt im Bett liegen. Dabei kann es Ihre Haut riechen und fühlen.

Das Baby aufnehmen

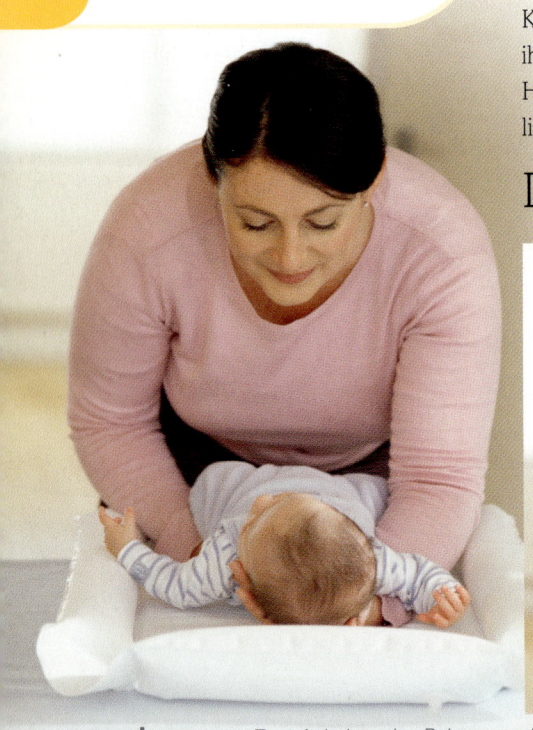

1 ANHEBEN Zum Anheben des Babys legen Sie eine Hand unter den Rücken und stützen mit der anderen den Kopf – dieser muss immer gut unterstützt sein. Reden Sie mit dem Kind, dann fühlt es sich sicher.

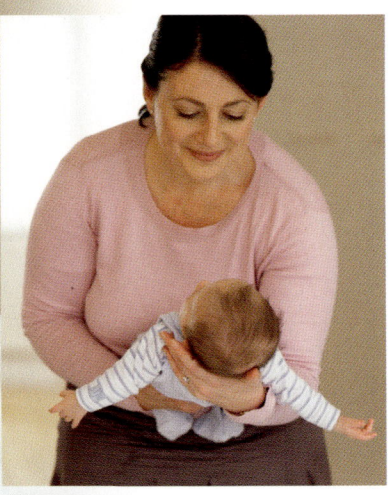

2 RUHIG UND SACHTE Heben Sie Ihr Baby mit ruhigen Bewegungen vorsichtig, aber fest zu sich heran, so dass es nie das Gefühl bekommt, zu fallen. Schauen Sie ihm die Augen und sprechen Sie weiter.

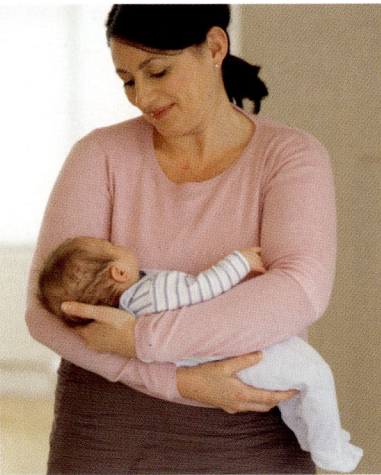

3 HALTEN SIE ES FEST Drehen Sie das Baby, so dass es sich gegen Ihre Brust lehnt und sein Rücken und seine Arme durch Ihren Arm umfasst sind. Alle Babys liegen gerne auf dem Arm, weil sie dann Ihren Herzschlag hören können.

Das Baby hochnehmen

Beim Hochnehmen und Hinlegen Ihres Babys müssen Sie immer seinen Kopf abstützen. Bis es ungefähr vier Wochen alt ist, hat es nur wenig Kopfkontrolle. Fällt der Kopf nach hinten, meint es zu fallen; sein Körper schnellt hoch, es wirft Arme und Beine im Moro-Reflex (s. S. 20) nach hinten.

Beim Hinlegen und Aufnehmen muss Ihr Arm seine Wirbelsäule, Hals und Kopf abstützen. Vielleicht mögen Sie Ihr Baby einwickeln: Wickeln Sie es fest in einen Schal oder eine Decke, sodass der Kopf abgestützt ist und die Arme fest am Körper liegen. Wenn es im Bettchen liegt, können Sie es vorsichtig auswickeln. Das feste Einwickeln vermittelt ihm ein Gefühl von Sicherheit; auch ein unruhiges Baby kann so zur Ruhe gebracht werden.

Das Baby tragen

Sie können Ihr Baby in Ihre Armbeuge legen. Der Kopf liegt, etwas erhöht, auf Ihrem Oberarm; der Körper wird von Ihrem Unterarm und Ihrer Hand gehalten. Mit der anderen Hand können Sie zusätzlich Po und Beine abstützen.

Sie können das Baby auch oben an Ihrer Brust halten. Sein Kopf liegt, unterstützt durch Ihre Hand, auf Ihrer Schulter, sein Körper wird durch Ihren Unterarm gehalten. Die andere Hand bleibt frei. Sie können damit aber auch den Po Ihres Babys abstützen oder Ihr Gleichgewicht ausbalancieren. Ihr Gleichgewichtsgefühl muss sich erst an das Tragen des Babys gewöhnen.

Tragesitze

Kleine Babys werden am besten in Tragesitzen vor der Brust getragen; dort fühlen sie sich sicher und geborgen.

- Wählen Sie einen Sitz mit waschbarem Bezug.

- Der Sitz muss einfach anzulegen und bequem zu tragen sein. Probieren Sie ihn vor dem Kauf zusammen mit dem Baby aus.

- Der Sitz sollte Kopf und Nacken des Babys abstützen und es sicher bergen; es darf seitlich nicht herausrutschen können.

- Die Schultergurte müssen breit und bequem genug sein, um das wachsende Gewicht des Babys aufzufangen.

- Ihr Baby kann schon im Sitz getragen werden, wenn es seinen Kopf noch nicht selbst halten kann. Es ist genügend abgestützt.

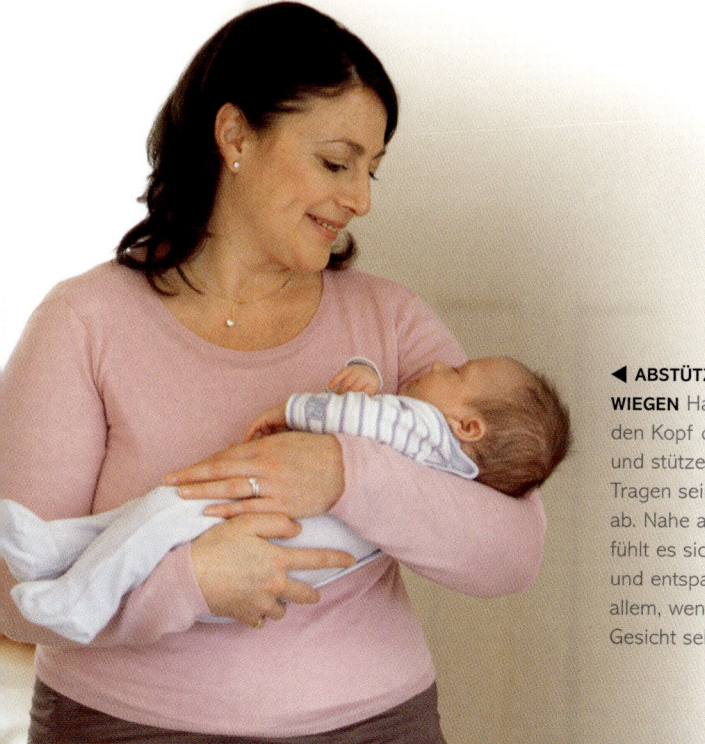

◀ **ABSTÜTZEN UND WIEGEN** Halten Sie den Kopf des Babys und stützen beim Tragen seinen Körper ab. Nahe am Körper fühlt es sich sicher und entspannt, vor allem, wenn es Ihr Gesicht sehen kann.

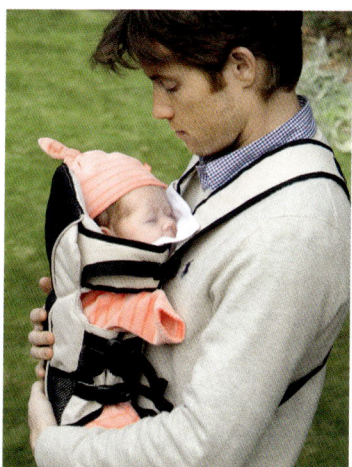

▲ **TRAGESITZE** In diesen Sitzen aus leichtem Gewebe lässt sich ein Baby bequem tragen.

Der Nutzen für die Eltern

Massage ist eine wunderbare Betätigung, die für Sie und Ihren Partner ebenso schön ist wie für Ihr Baby.

- Das Massieren des Neugeborenen unterstützt den Bindungsprozess zwischen Ihnen und Ihrem Kind.

- Wenn Sie ängstlich sind oder wenig Erfahrung mit Kindern haben, gewinnen Sie bei der Massage Sicherheit im Umgang mit dem Baby.

- Massage ist eine ideale Methode, ein unruhiges Baby zu beruhigen. Ihre entspannende Wirkung überträgt sich auch auf Sie.

- Sie werden feststellen, dass das Massieren der weichen, zarten Babyhaut ein sensuelles Erlebnis für Sie beide ist.

Babymassage

Massage ist für ein Baby ebenso angenehm wie für einen Erwachsenen: Sie ist entspannend, kann ein quengeliges Baby beruhigen und ist eine wunderbare Methode, Liebe zum Ausdruck zu bringen. Wenn Sie Ihr Baby jeden Tag massieren, wird es ihm bald zur Gewohnheit; es wird seine Freude zeigen, sobald Sie beginnen. Auch ein älteres Kind können Sie massieren; durch eine Massage lässt sich ein aufgeregtes Kleinkind oftmals beruhigen. Schaffen Sie vor Beginn eine entspannte Atmosphäre. Wählen Sie einen Zeitpunkt, zu dem niemand da ist, und stecken Sie das Telefon aus. Der Raum sollte behaglich und warm sein. Legen Sie Ihr Baby auf ein angewärmtes Handtuch, ein Schaffell oder auf Ihren Schoß. Massieren Sie mit angewärmten Händen vom Kopf abwärts, mit leichten, gleichmäßigen Strichen. Achten Sie darauf, dass beide Körperseiten symmetrisch massiert werden. Halten Sie während der Massage Augenkontakt zu Ihrem Baby, und reden Sie ruhig und liebevoll mit ihm.

Wenn Sie ein Öl verwenden möchten, nehmen Sie normales Babyöl. Verwenden Sie niemals Aromaöle, ätherische Öle oder Öle auf Nussbasis wie z. B. Mandelöl. Diese Öle können für Ihr Baby gefährlich werden. Wenn Sie den Eindruck haben, dass Ihrem Baby die Massage nicht gefällt, oder wenn es unruhig wird, dann hören Sie auf.

Eine Massage geben

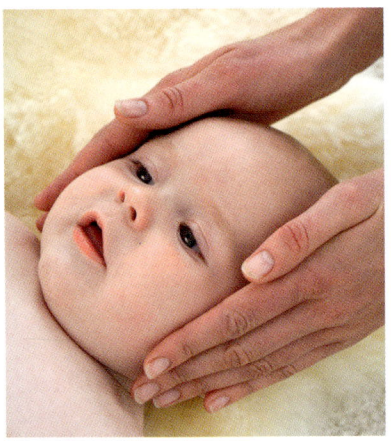

1 KOPF Beginnen Sie auf dem Kopf, streichen Sie seitlich hinunter. Massieren Sie die Stirn von der Mitte nach außen; streichen Sie über Augenbrauen und Wangen und um die Ohren.

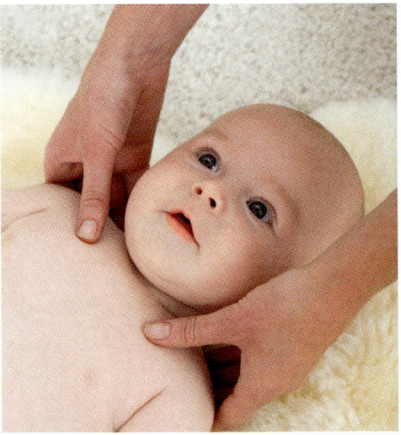

2 HALS UND SCHULTERN Massieren Sie vorsichtig den Hals des Babys von den Ohren bis zu den Schultern und vom Kinn bis zur Brust. Dann streichen Sie vom Hals über die Schultern nach außen.

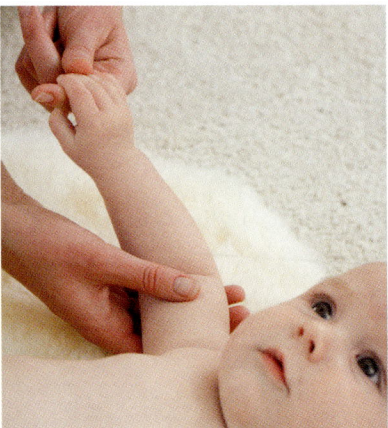

3 ARME Streichen Sie die Arme bis zu den Fingerspitzen hinunter. Kneten Sie vorsichtig mit Fingern und Daumen den Arm von oben nach unten.

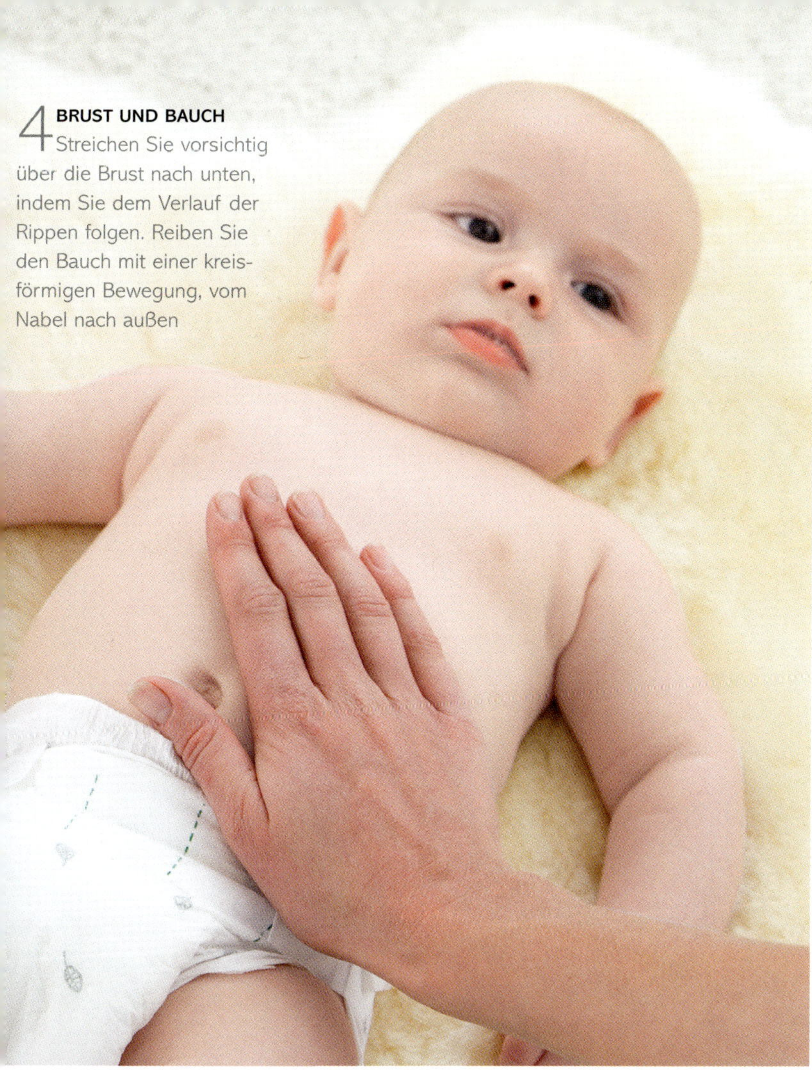

4 BRUST UND BAUCH
Streichen Sie vorsichtig über die Brust nach unten, indem Sie dem Verlauf der Rippen folgen. Reiben Sie den Bauch mit einer kreisförmigen Bewegung, vom Nabel nach außen

Der Nutzen für das Baby

Ihr Baby kann von dem Vergnügen und den Empfindungen einer liebevollen Massage nur profitieren.

■ Ihr Baby liebt das Zusammensein mit Ihnen. Die Massage fördert dieses Gemeinschaftsgefühl. Ihr Baby wird diese Intimität als ein eindeutiges Zeichen Ihrer Liebe erkennen.

■ Das unruhige Baby wird durch die beruhigenden Berührungen Ihrer Hände, die ihm Sicherheit geben und Angst lösen, getröstet.

■ Eine Massage lindert häufig kleinere Verdauungsbeschwerden, wie Blähungen.

■ Babys brauchen Berührung. Untersuchungen haben gezeigt, dass Babys streicheln mehr genießen als füttern.

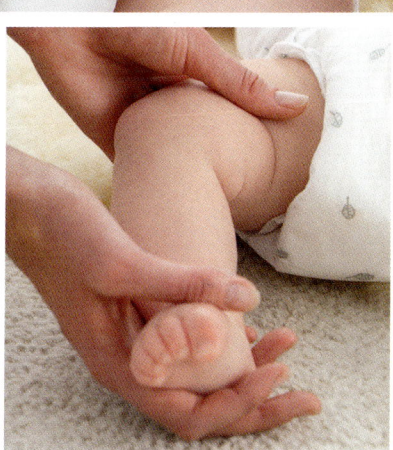

5 BEINE Nun können Sie die Beine des Babys massieren, von den Oberschenkeln zu den Knien, dann hinunter bis zum Knöchel. Kneten Sie vorsichtig das Bein von oben nach unten.

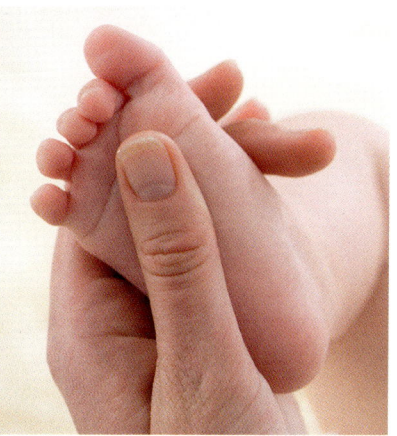

6 FÜSSE UND ZEHEN Reiben Sie die Knöchel und Füße des Babys von der Ferse zum Zeh; dann jeden Zeh einzeln. Beenden Sie Ihre Massage mit langen, leichten Strichen über die gesamte vordere Körperseite.

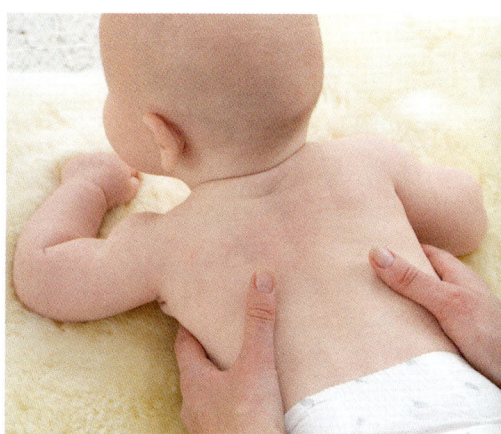

7 RÜCKEN Nach der Massage der Vorderseite drehen Sie Ihr Baby um und massieren die Körperrückseite

Kleidung für Mädchen

Strampelanzüge und Overalls sind ideal für jeden Tag; aber vielleicht möchten Sie Ihr Baby bei besonderen Gelegenheiten etwas mädchenhafter kleiden.

- Alle Kleidungsstücke sollten waschmaschinenfest sein.

- Verzichten Sie auf sehr flauschige oder grobmaschige Stricksachen. Flauschiges kann die Haut reizen, und in groben Maschen können sich kleine Finger verhaken.

- Mützchen sind hübsch. Wählen Sie ein Hütchen mit breiter Krempe zum Schutz vor Sonne.

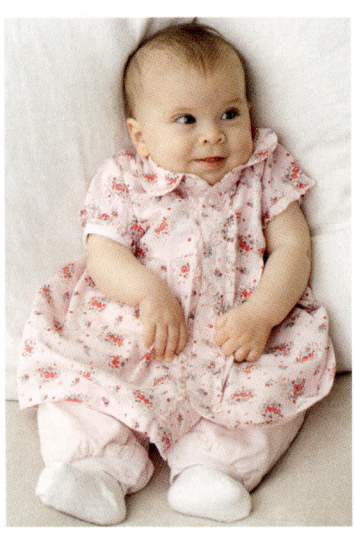

▲ **HÜBSCH MACHEN** Bei besonderen Gelegenheiten wird Ihr kleines Mädchen in einem süßen Kleidchen besonders niedlich aussehen.

Das Anziehen

Jeder liebt es, ein Baby anzuziehen; Freunde und Familienmitglieder werden voller Freude Kleidung für Ihr Baby einkaufen. Bestimmt sind Sie stolz, wie hübsch Ihr Baby ist, und kaufen auch gerne einige nette Kleidungsstücke für besondere Anlässe. Aber geben Sie nicht zu viel Geld aus – Ihr Baby wächst aus seiner Kleidung sehr schnell heraus. Praktisch sind Kleidungsstücke, die weich und bequem sind und leicht an- und ausgezogen werden können.

Ihr Baby wird seine Kleidung vollspucken und vollsabbern; und es gibt bestimmt auch Zwischenfälle mit auslaufenden Windeln. Kaufen Sie daher nur Kleidung, die in der Waschmaschine gewaschen werden kann und farbecht ist. Verzichten Sie auf Weißes – es wird schnell schmutzig und durch häufiges Waschen grau. Wählen Sie weiche und bequeme Kleidung ohne harte Säume oder Nähte. Frottee, Baumwolle oder reine Wolle sind am hautsympathischsten. Achten Sie bei Synthetikstoffen darauf, dass sie weich sind.

Verzichten Sie auf grobmaschige Schals und Strickjacken, da sich darin die Finger des Babys verhaken können. Achten Sie auch auf die Verschlüsse. Druckknöpfe im Schritt ermöglichen leichten Zugang zum Windelbereich.

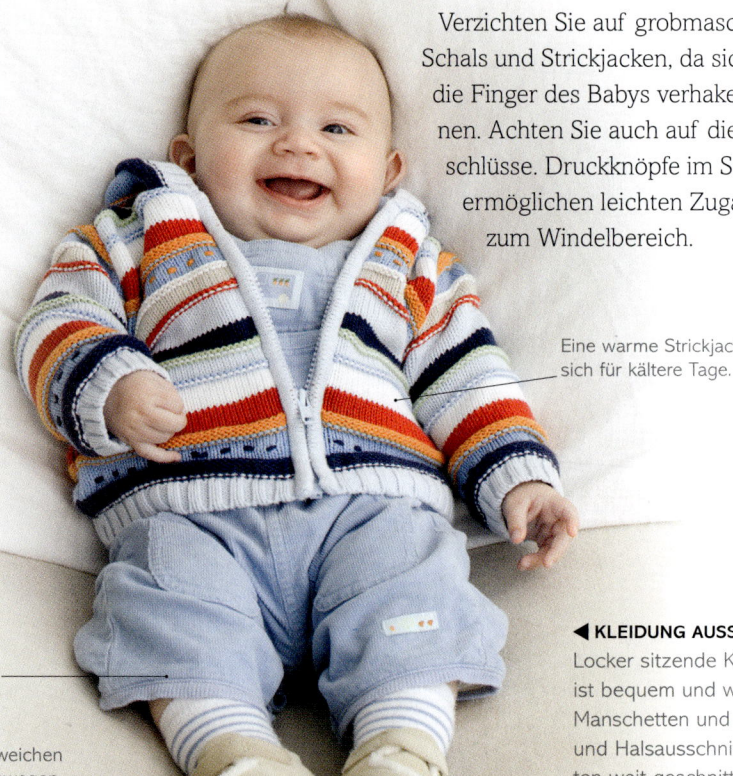

Eine warme Strickjacke eignet sich für kältere Tage.

In einer Latzhose fühlt sich das Baby geborgen und behaglich.

In locker sitzenden Schühchen mit weichen Sohlen kann das Baby die Füße bewegen.

◀ **KLEIDUNG AUSSUCHEN** Locker sitzende Kleidung ist bequem und warm. Manschetten und Knöchel- und Halsausschnitte sollten weit geschnitten sein.

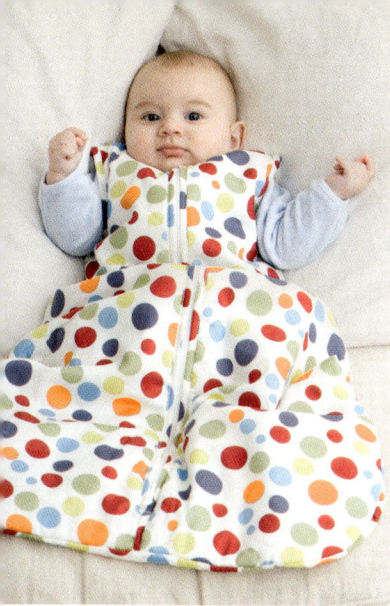

▲ **SCHLAFSACK** Ein Schlafsack ist für Ihr Neugeborenes sehr bequem und warm. Er ist eine gute Alternative zu Decken.

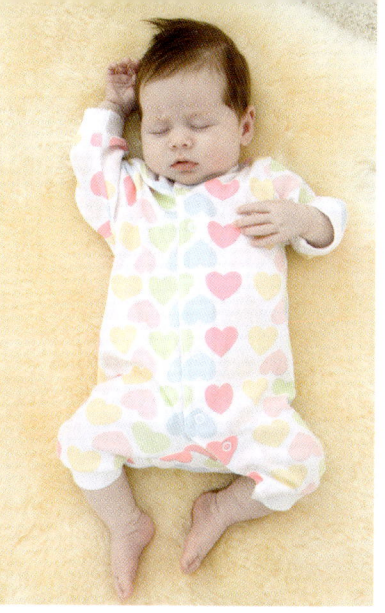

▲ **BEQUEM ZUM SCHLAFEN** In solchen Schlafanzügen lässt sich das Baby nachts leicht wickeln. Dieses Modell ohne Füße eignet sich besonders für den Sommer.

Kleidung für Jungen

Kaufen Sie für Ihren Sohn Sachen, die praktisch und qualitativ hochwertig sind und nett aussehen.

- Kräftige Primärfarben stehen beiden Geschlechtern.

- Eine Latzhose mit T-Shirt ist bequem und sieht nett aus. Praktisch sind Latzhosen mit Druckknöpfen im Schritt, sodass Sie leicht die Windel wechseln können.

- Mützen mit Ohrenklappen sind im Winter mollig warm.

- Strumpfhosen sind auch für Jungen praktisch und warm. Socken und Schühchen verlieren Babys sehr schnell.

- Trainingsanzüge sind sehr bequem.

Hat ein Pulli am Hals Druckknöpfe, kann ihn Ihr Baby auch noch anziehen, wenn sein Kopf größer geworden ist. Babys hassen es, wenn das Gesicht bedeckt ist; kaufen Sie deshalb Pullis mit breiten Umschlagkragen oder Pullis, die sich vorne öffnen lassen. Dann können Sie das Baby auch umziehen, ohne es umdrehen zu müssen. Dadurch wird das Anziehen für das Baby angenehmer und für Sie einfacher.

Schreiben Sie sich die Maße des Babys auf, und nehmen Sie sie zum Einkaufen mit. Gleichaltrige Babys unterscheiden sich außerordentlich in der Größe; orientieren Sie sich daher besser an der auf dem Etikett angegebenen Körpergröße als an der Altersangabe. Im Zweifelsfall kaufen Sie das größere Stück: Locker sitzende Kleidung ist wärmer und bequemer als Kleidung, die zu klein ist. Außerdem wird Ihr Baby bald hineinwachsen.

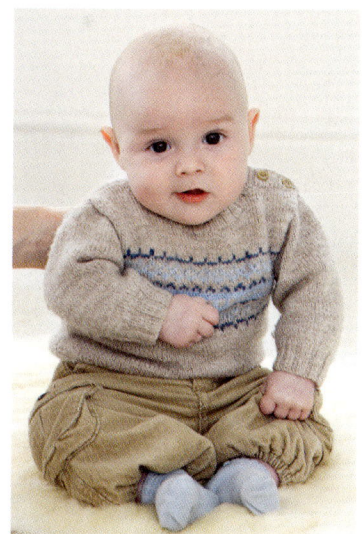

▲ **SCHÖNE KLEIDUNG** Pullover und Cordhose sind genau das Richtige zum Ausgehen.

Grundausstattung

- 6 Baumwolljäckchen oder T-Shirts mit breitem Halsausschnitt
- Mütze, Schal zum Einwickeln
- 8 Strampler
- 2 Wolljäckchen (4 im Winter)
- 2 Schlafanzüge, die sich unten schließen lassen
- 2 Paar Socken
- 2 Paar Fäustlinge (im Winter)
- 1 Ausfahrgarnitur

Das Baby warm halten

Sie machen sich vielleicht Sorgen, ob Ihr Baby auch warm genug angezogen ist. Doch wenn Sie einige Vorsichtsmaßnahmen beachten, wird es sich wohl fühlen. Denken Sie daran, dass ein Baby leicht schwitzt; das Schwitzen kann einen Ausschlag verursachen und ist auch ein Risikofaktor für den plötzlichen Säuglingstod.

- Körperwärme wird zum großen Teil über den Kopf abgegeben; deshalb muss Ihr Baby immer eine Mütze tragen, wenn Sie mit ihm nach draußen gehen.

- Sehr kleine Babys sind nicht in der Lage, Körperwärme zu speichern. Sie sollten nur in einem gut geheizten Zimmer ohne Zugluft ausgezogen werden.

- Das Zimmer des Babys sollte eine konstante Temperatur aufweisen. Wie warm es zugedeckt wird, hängt von der Zimmertemperatur ab (s. S. 81).

- Ist Ihr Baby kalt, müssen Sie es aufwärmen. Es genügt nicht, ihm mehr Kleidung überzuziehen. Erst müssen Sie es an einen wärmeren Ort bringen, sodass es seine normale Körpertemperatur wiedererlangt. Oder Sie schmiegen es zum Aufwärmen an Ihren Körper.

- Lassen Sie Ihr Baby niemals in der Sonne oder an einer direkten Heizquelle, z. B. einem Heizkörper, schlafen.

- Wickeln Sie Ihr Baby ein, wenn Sie es nach draußen nehmen. Legen Sie die zusätzliche Kleidung im Haus aber wieder ab.

Das Baby anziehen

Anfangs sind Sie sicherlich etwas nervös, wenn Sie Ihr Baby anziehen. Sie hantieren mit den Kleidungsstücken und versuchen gleichzeitig, das Baby abzustützen. Doch Übung macht Sie bald sicherer.

Ein kleines Baby legt man zum An- und Ausziehen an einen nicht rutschenden, flachen Ort, denn dann können Sie beide Hände frei haben – eine Wickelauflage ist ideal. Wahrscheinlich schreit das Baby beim Ausziehen. Kleine Babys hassen es, wenn Luft an ihren nackten Körper kommt; sie haben es gern warm. Lassen Sie sich davon nicht nervös machen.

Anziehen

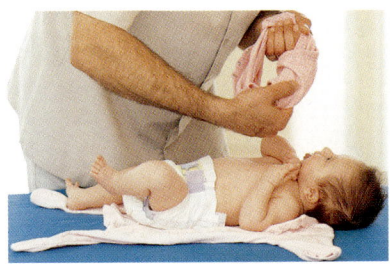

1 HEMD ÜBER DEN KOPF ZIEHEN
Legen Sie Ihr Baby auf einen flachen Untergrund. Rollen Sie das Hemd auf, und dehnen Sie den Halsausschnitt mit Ihren Daumen. Ziehen Sie es so über den Kopf des Babys, dass es das Gesicht nicht berührt, und richten Sie dabei seinen Kopf langsam auf.

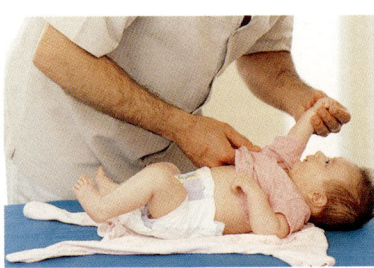

2 ÄRMEL ANZIEHEN Dehnen Sie den linken Ärmel, und führen Sie sachte den Arm des Babys durch. Das Gleiche am anderen Arm. Ziehen Sie das Hemd nach unten.

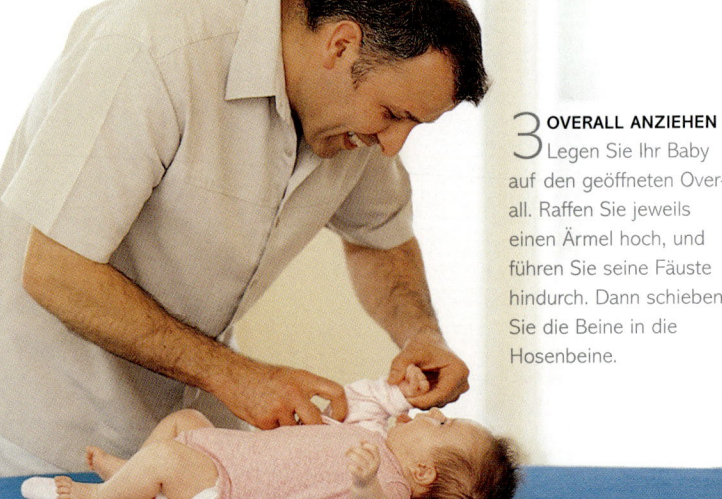

3 OVERALL ANZIEHEN
Legen Sie Ihr Baby auf den geöffneten Overall. Raffen Sie jeweils einen Ärmel hoch, und führen Sie seine Fäuste hindurch. Dann schieben Sie die Beine in die Hosenbeine.

Ausziehen

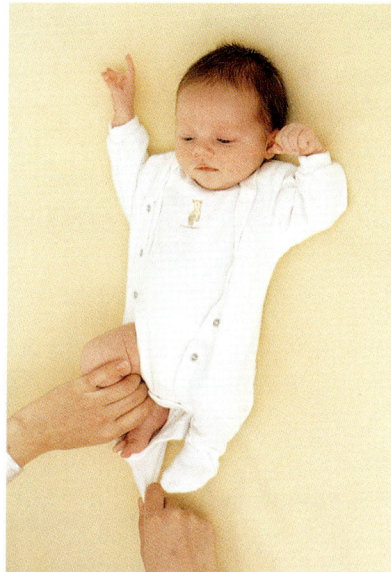
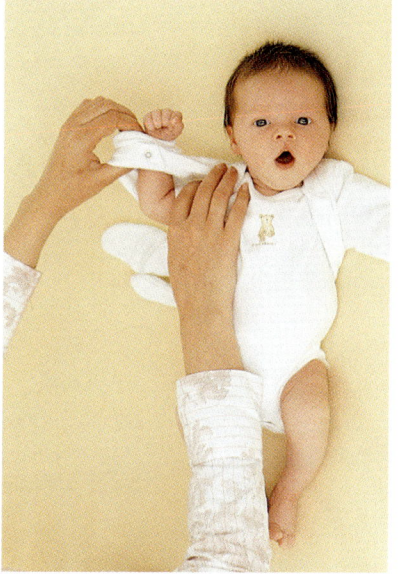

1 EINEN OVERALL AUFMACHEN Legen Sie Ihr Baby flach hin, und öffnen Sie den Overall. Muss die Windel gewechselt werden, ziehen Sie vorsichtig beide Beine aus dem Anzug. Der Oberkörper bleibt während des Wickelns bekleidet.

2 DAS OBERTEIL AUSZIEHEN Fassen Sie jeden Ärmel am Bündchen, und schieben Sie vorsichtig die Hand Ihres Babys hindurch. Trägt es einen Pulli, rollen Sie ihn zum Hals hin auf und holen Sie seine Arme aus den Ärmeln.

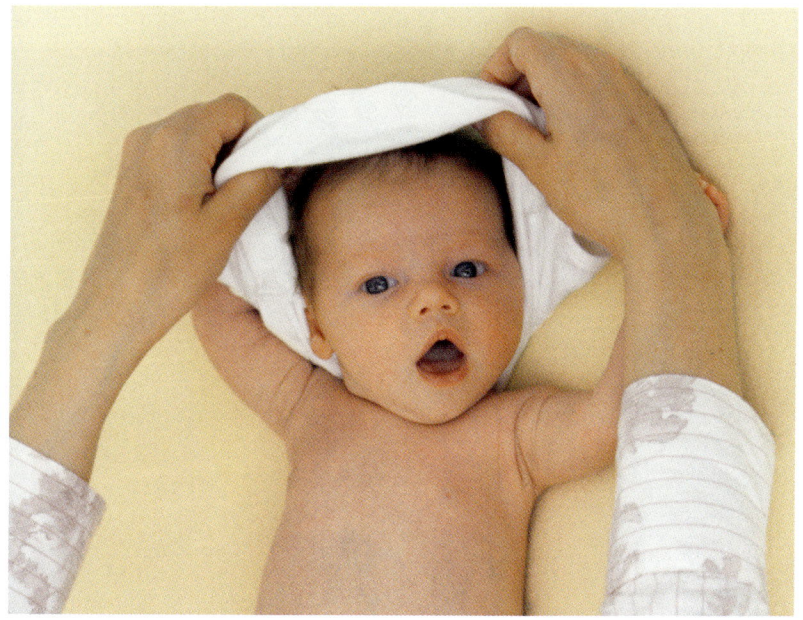

3 DAS HEMD AUSZIEHEN Dehnen Sie den Halsausschnitt; ziehen Sie das Hemd über den Kopf des Babys, ohne sein Gesicht zu berühren.

Auf dem Schoss anziehen

Mit drei oder vier Monaten verfügt Ihr Baby über genügend Körperbeherrschung, um beim Anziehen auf Ihrem Schoß zu sitzen.

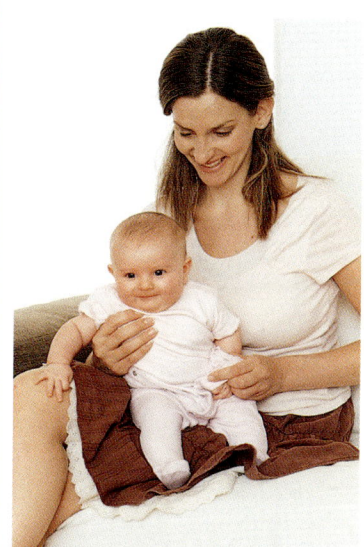

▲ **WENN SIE IHRE BEINE ÜBEREINANDER SCHLAGEN,** sitzt das Kind sicher in der Mulde. Sie können es mit einem Arm halten und mit dem anderen umziehen. Hosen wechseln Sie besser, wenn das Kind liegt.

Ein Mädchen waschen

Es besteht keine Notwendigkeit, bei einem Mädchen die Schamlippen zu öffnen, um die Scheide zu waschen. Sie sollten dies nie versuchen. Waschen Sie nur die Haut im Windelbereich, und trocknen Sie sie sorgfältig ab.

Säubern Sie den Windelbereich immer von vorne nach hinten, d. h. zum After hin. Dadurch kann die Scheide nicht verunreinigt werden und es können keine Darmkeime zur Blase oder Scheide gelangen.

Baden und Hygiene

Ein Teil Ihrer täglichen Pflichten betrifft die Körperpflege des Babys. Viele frischgebackenen Eltern haben Angst, das neugeborene Baby in der Babybadewanne zu baden; sie befürchten, dass es ihnen aus dem Arm gleiten und untertauchen könnte. Doch Sie werden sich bald an die Badezeiten gewöhnen und sie als eine Gelegenheit zum gemeinsamen Spiel und Spaß genießen. Nehmen Sie sich eine halbe Stunde Zeit; legen Sie alles Notwendige griffbereit, und versuchen Sie sich zu entspannen. Dann werden Sie das Bad Ihres Babys genießen.

Ein kleines Baby muss nicht sehr oft gebadet werden, weil nur Po, Gesicht, Hals und Hautfalten schmutzig werden. Es genügt eine gründliche Reinigung alle zwei bis drei Tage. Selbst dabei brauchen Sie es nur zu waschen und müssen es nicht in die Wanne setzen (siehe unten). So können Sie die Körperpartien waschen, die es nötig haben, ohne das Baby in Panik zu versetzen. Waschen Sie dem Baby häufig die Haare, um Milchschorf vorzubeugen (s. S. 69). Bei einem Neugeborenen müssen Sie keine Seife verwenden; ungefähr ab der 6. Lebenswoche waschen Sie es mit einer Waschlotion oder Babyseife. Kinderärzte raten großteils sogar von zu häufigem Baden ab, da dadurch die Haut des Babys zu stark ausgetrocknet wird. Viele kleine Babys mögen es nicht, wenn ihre Haut der Luft ausgesetzt ist. Lassen Sie es daher nur kurze Zeit unbekleidet. Legen Sie ein flauschiges, angewärmtes Handtuch griffbereit, um das Baby nach dem Bad sofort einzuwickeln.

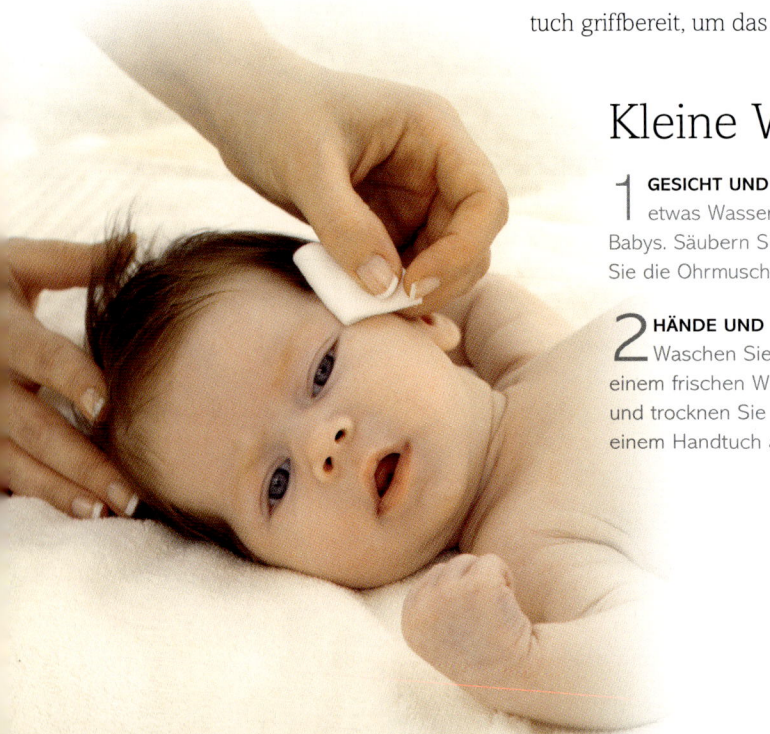

Kleine Wäsche

1 GESICHT UND OHREN Befeuchten Sie einen Waschlappen mit etwas Wasser. Wischen Sie vorsichtig über das Gesicht des Babys. Säubern Sie die Augen von außen nach innen. Reinigen Sie die Ohrmuschel und den Bereich hinter den Ohren.

2 HÄNDE UND FÜSSE Waschen Sie sie mit einem frischen Waschlappen, und trocknen Sie sie dann mit einem Handtuch ab.

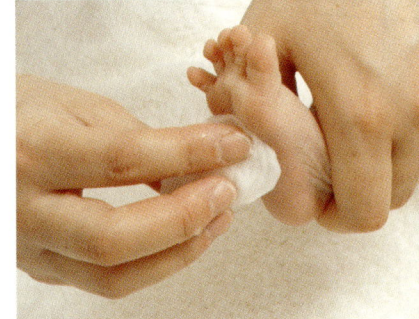

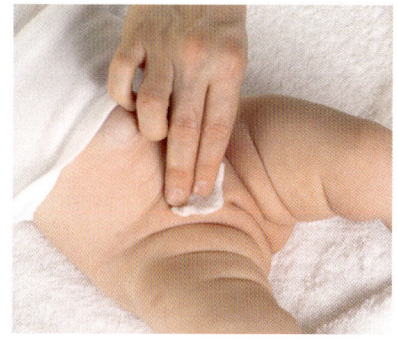
▲ **NASSE WINDEL** Entfernen Sie die Windel. Ist sie nur nass, wischen Sie den Windelbereich mit einem feuchten Waschlappen sauber.

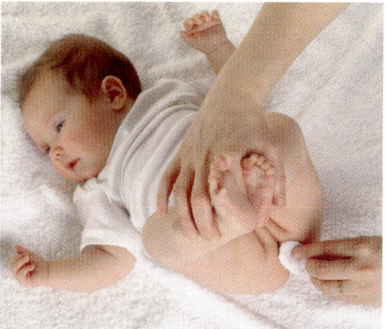
▲ **VOLLE WINDEL** Ist die Windel voll, nehmen Sie möglichst viel vom Kot mit der Windel weg. Säubern Sie den Windelbereich mit Babylotion und Watte (s. S. 74).

Einen Jungen waschen

Schieben Sie die Vorhaut beim Waschen nie zurück; sie ist sehr fest und könnte verletzt werden. Waschen Sie den gesamten Windelbereich, und trocknen Sie ihn sorgfältig ab, insbesondere die Hautfalten. Im Alter von drei oder vier Jahren wird sich die Vorhaut lockern und kann leicht zurückgeschoben werden.

Beschneidung Ist Ihr Baby gerade beschnitten worden, achten Sie auf eine mögliche Blutung. Einige Tropfen Blut sind ganz normal; ebenso eine Anschwellung und leichte Rötung. Dies wird sich geben. Dauert die Blutung jedoch an oder gibt es Anzeichen einer Infektion, gehen Sie zum Arzt. Lassen Sie sich beraten, wie Sie Ihr Baby baden und den Penis pflegen können.

Körperpflege

Sobald Sie den Windelbereich des Babys sauber gemacht und Nahrungsreste oder Schmutz von der Haut entfernt haben, sind besondere Pflegemaßnahmen an der Reihe.

Augen, Nase und Ohren Waschen Sie die Augen des Babys mit einem sauberen Waschlappen und etwas Wasser aus. Wischen Sie vom äußeren zum inneren Augenwinkel: Nehmen Sie für jedes Auge einen frischen Waschlappen, damit eine mögliche Infektion nicht übertragen wird. Stecken Sie nichts in die Nase und Ohren des Babys; sie reinigen sich selbst. Verwenden Sie Nasen- oder Ohrentropfen nur auf ärztliche Anweisung. Säubern Sie die Ohren nur mit angefeuchteter Watte. Sehen Sie Ohrenschmalz im Ohr, versuchen Sie nicht, es herauszukratzen; Ohrenschmalz ist eine natürliche Absonderung des äußeren Gehörganges. Es ist antiseptisch und schützt das Trommelfell vor Staub und Sand. Wird es entfernt, produziert das Ohr nur noch mehr. Sind Sie beunruhigt, fragen Sie den Arzt.

Nägel Die Nägel des Neugeborenen werden kurz gehalten, damit sie nicht die Haut zerkratzen. Am besten schneidet man sie nach dem Bad, wenn sie weich sind. Verwenden Sie dazu eine spezielle, kleine, stumpfe Nagelschere.

Nabel Während der ersten Tage nach der Geburt trocknet und schrumpft der Nabelstumpf (s. S. 15) und fällt dann ab. Sie können Ihr Baby baden, bevor der Nabel abgeheilt ist, müssen ihn danach aber gründlich abtrocknen. Lassen Sie den Nabel so oft wie möglich frei an der Luft, damit der Schrumpf- und Heilungsprozess beschleunigt wird.

Tipps fürs Baden

Gestalten Sie die Badezeit möglichst angenehm:

- Legen Sie alles Notwendige in Reichweite.

- Lassen Sie immer zuerst kaltes Wasser einlaufen. Testen Sie die Wassertemperatur.

- Lassen Sie nur wenig Wasser ein: 5–8 cm sind ausreichend.

- Lassen Sie Ihr Baby nur kurze Zeit unbekleidet; es kühlt schnell aus.

- Tragen Sie eine wasserdichte Schürze zum Schutz Ihrer Kleidung; hat sie an der Oberseite einen Baumwollbezug, fühlt sie sich für Ihr Baby angenehm an.

- Wärmen Sie für Ihr Baby ein Handtuch auf der Heizung an; aber nicht zu heiß.

- Geben Sie einen Spritzer Babylotion ins Badewasser; Seife ist nicht nötig.

Das Baby baden

Sie können Ihr Baby in jedem Zimmer baden, vorausgesetzt, es ist warm, zugfrei und Sie haben genug Platz, um alles Notwendige bereitzulegen. Sie können die Babywanne in der Küche oder dem Bad füllen und in das gewünschte Zimmer tragen.

Ein kleines Baby kann in einer speziellen Babywanne mit einer nicht rutschenden Sitzfläche gewaschen werden. Stellen Sie die Wanne auf eine Arbeitsfläche oder einen Tisch. Sie sollte so hoch stehen, dass Sie sich nicht bücken müssen und Ihr Rücken nicht unnötig belastet wird. Es gibt auch Babywannen mit Ständer; dadurch wird das Baden bedeutend bequemer. Achten Sie darauf, dass die Wanne sicher steht.

Das Baby baden

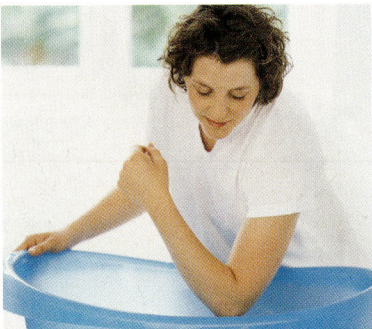

1 DIE WASSERTEMPERATUR PRÜFEN Testen Sie die Wassertemperatur mit Ihrem Ellbogen oder dem Handgelenk. Bis Sie das Gefühl für die richtige Temperatur bekommen, können Sie ein Badethermometer benutzen. Die Wassertemperatur sollte 36 °C betragen.

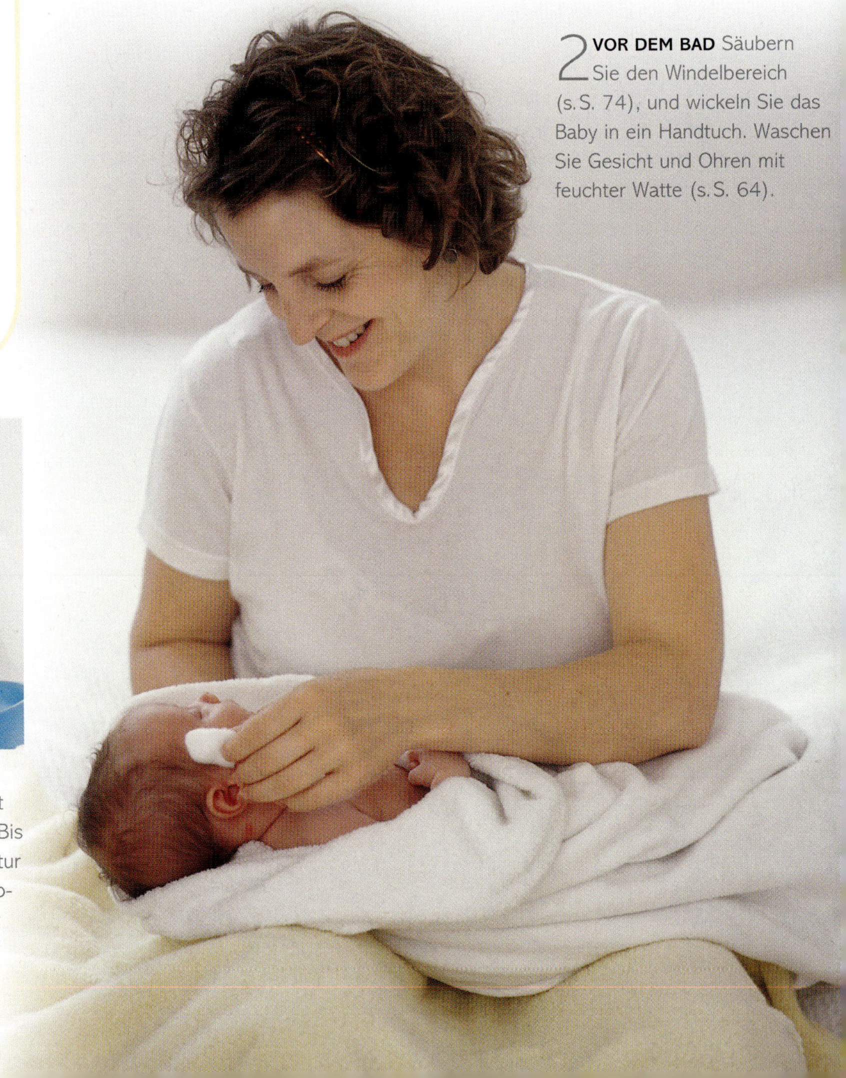

2 VOR DEM BAD Säubern Sie den Windelbereich (s. S. 74), und wickeln Sie das Baby in ein Handtuch. Waschen Sie Gesicht und Ohren mit feuchter Watte (s. S. 64).

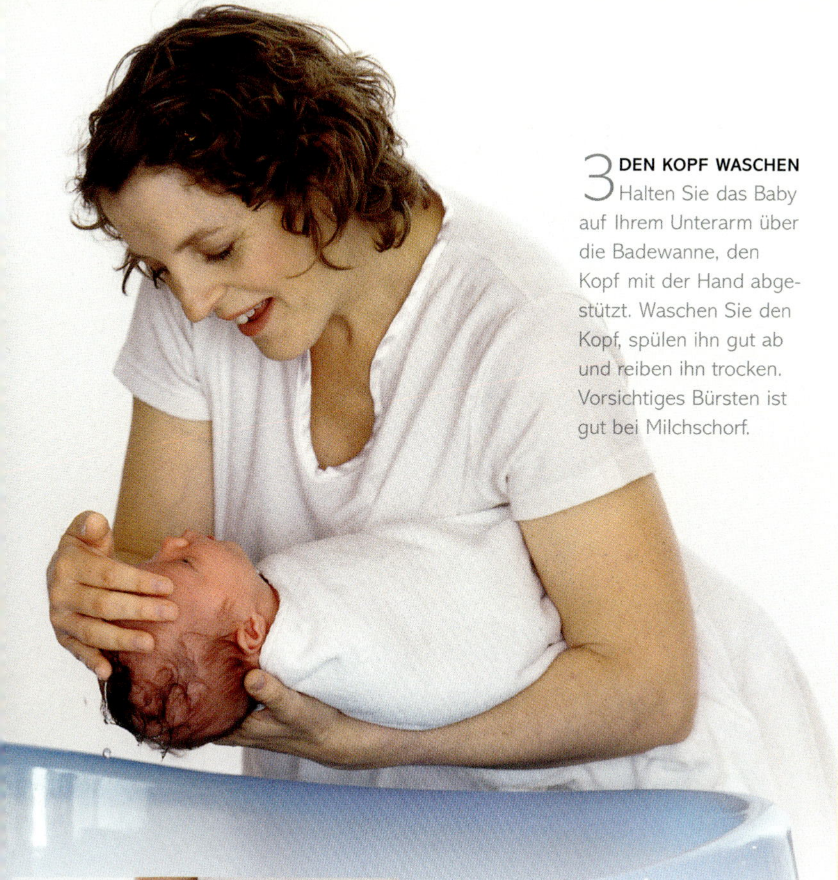

3 **DEN KOPF WASCHEN** Halten Sie das Baby auf Ihrem Unterarm über die Badewanne, den Kopf mit der Hand abgestützt. Waschen Sie den Kopf, spülen ihn gut ab und reiben ihn trocken. Vorsichtiges Bürsten ist gut bei Milchschorf.

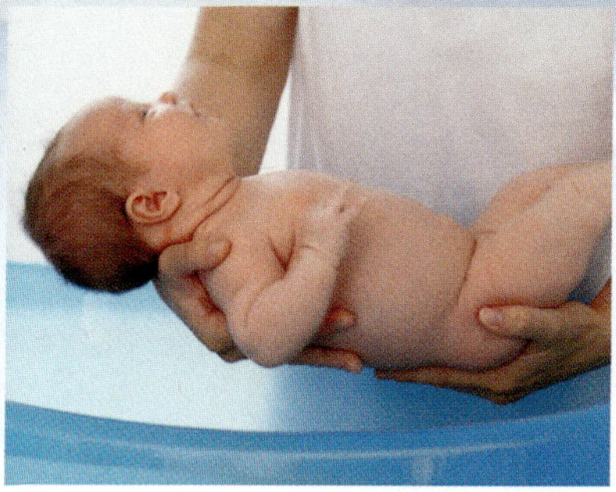

4 **IN DIE WANNE LEGEN** Legen Sie seine Schulter auf Ihren Unterarm. Mit dem anderen Arm halten Sie die Beine. Lächeln Sie, und sprechen Sie mit Ihrem Kind, wenn Sie es in die Wanne legen.

Angst vor dem Baden

Manche Babys haben große Angst vor dem Baden. In diesem Fall sollte man das Baby nicht zwingen, im Wasser zu bleiben. Versuchen Sie es einige Tage später nochmals, und geben Sie dabei nur sehr wenig Wasser in die Badewanne.

Hat Ihr Baby weiterhin Angst vor Wasser, gewöhnen Sie es spielerisch ans Wasser. Füllen Sie eine große Schüssel, und stellen Sie sie in einen warmen Raum. Geben Sie einige Spielsachen in die Schüssel. Ziehen Sie Ihr Baby aus, und lassen Sie es mit den Spielsachen spielen. Gefällt es ihm, ermutigen Sie es, im Wasser zu plantschen. Halten Sie es dabei fest.

Nachdem Sie dies einige Male gemacht haben, tauschen Sie die Schüssel gegen die Babywanne, und lassen Sie Ihr Baby wieder spielen. Versucht es zu dem Spielzeug ins Wasser zu steigen, hat es seine Angst vor dem Wasser verloren. Aber seien Sie geduldig.

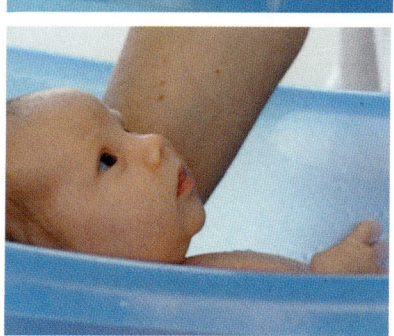

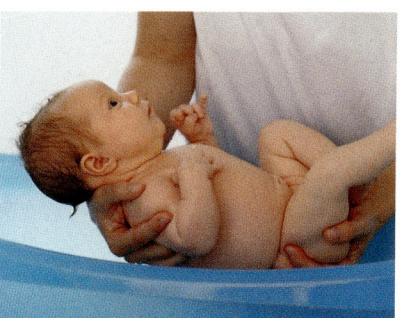

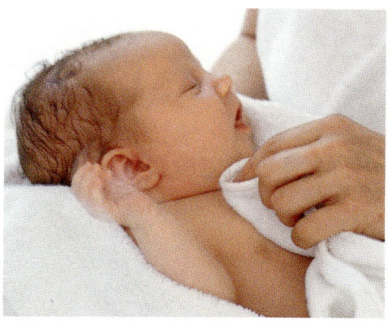

5 **WASCHEN** Halten Sie das Baby mit einer Hand, sodass Kopf und Schulter über dem Wasser bleiben; waschen Sie mit Ihrer freien Hand.

6 **HERAUSHEBEN** Wenn Ihr Baby sauber ist, heben Sie Ihr Kind vorsichtig auf das Handtuch; halten Sie es wie zuvor.

7 **ABTROCKNEN** Trocknen Sie Ihr Baby gründlich ab. Verwenden Sie für den Windelbereich keinen Puder; er kann in den Hautfalten Reizungen verursachen.

Pflegeprodukte

Die Haut eines Neugeborenen ist empfindlich. Die ersten sechs Lebenswochen sollten Sie keine Seife und keine Reinigungstücher verwenden, da sie den natürlichen Fettfilm der Haut zerstören. Spezielle Pflegeprodukte für Babys sind mild und werden die Haut Ihres Babys nicht reizen – viele sind allergiegetestet.

■ Geben Sie dem Badewasser etwas Babyöl zu – dies ist ein guter Feuchtigkeitsspender für sehr trockene Haut.

■ Für empfindliche Hautpartien, z. B. im Windelbereich, ist Babylotion ein ideales Reinigungsmittel und guter Feuchtigkeitsspender.

■ Babypuder kann die Haut austrocknen. Wenn Sie Puder verwenden, geben Sie ihn zuerst in Ihre Hand, da er sonst vom Baby eingeatmet wird. Pudern Sie niemals die Hautfalten; dort kann er verklumpen und Reizungen verursachen.

■ Zinksalbe oder Vaselin sind wasserfest und schützen die Haut Ihres Babys vor Urin.

Kleine Wäsche

Mag Ihr Baby überhaupt nicht ausgezogen werden oder trauen Sie sich nicht, es zu baden, waschen Sie es mit einem Schwamm. Halten Sie Ihr Baby sicher auf Ihrem Schoß, und ziehen Sie ihm jeweils nur das Nötigste aus. Sie können es dazu auch auf die Wickelmatte legen und wie unten dargestellt waschen. Lassen Sie dabei eine Körperhälfte immer halb bedeckt, während Sie die andere waschen.

Mit dem Waschlappen waschen

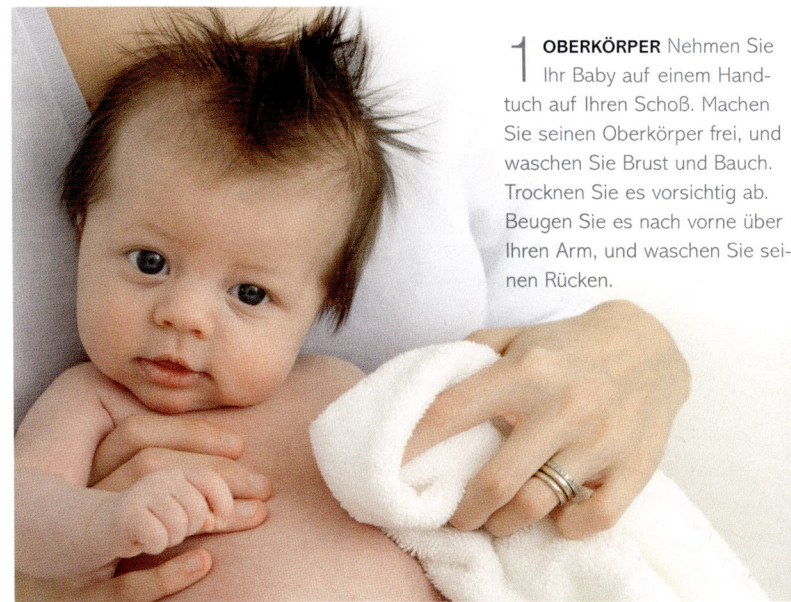

1 OBERKÖRPER Nehmen Sie Ihr Baby auf einem Handtuch auf Ihren Schoß. Machen Sie seinen Oberkörper frei, und waschen Sie Brust und Bauch. Trocknen Sie es vorsichtig ab. Beugen Sie es nach vorne über Ihren Arm, und waschen Sie seinen Rücken.

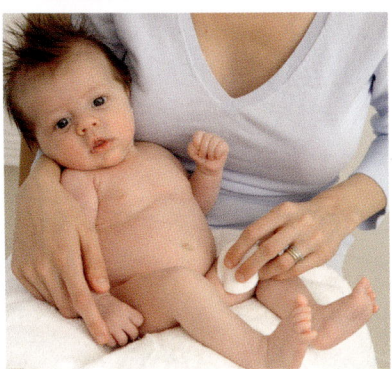

2 WINDELBEREICH Entweder waschen Sie jetzt die Haare Ihres Babys, oder Sie ziehen ihm ein Hemdchen über. Dann ziehen Sie ihm die Windel aus und säubern den Windelbereich (s. S. 74–75).

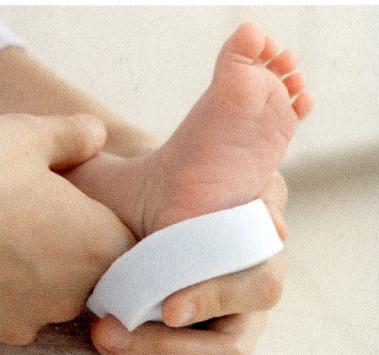

3 UNTERKÖRPER Mit dem Schwamm waschen Sie Beine und Füße des Babys. Trocknen Sie es sachte ab; tragen Sie eine Creme auf, und ziehen Sie ihm eine Windel und Kleidung an.

Die Haarpflege

Von Geburt an können Sie Ihrem Baby täglich die Haare waschen, wenn auch nicht unbedingt mit Shampoo. Es genügt, wenn Sie etwas Waschlotion in Wasser auflösen. Ungefähr ab der 12.–16. Woche waschen Sie seine Haare täglich mit Wasser und ein oder zweimal die Woche mit Babyshampoo. Verwenden Sie ein Shampoo, das nicht in den Augen brennt; achten Sie aber trotzdem darauf, dass nichts in die Augen gelangt. Ein kleines Baby können Sie zum Haarewaschen unter dem Arm halten (siehe Bild rechts). Oder Sie setzen sich auf den Rand der Badewanne

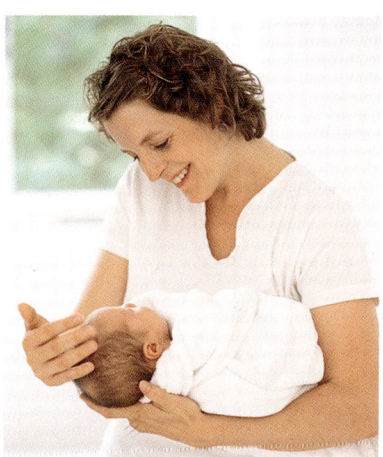

▲ HAAREWASCHEN Schieben Sie die Beine unter Ihre Achseln und stützen Sie den Rücken.

und legen das Baby mit dem Gesicht nach oben quer über Ihre Beine (in dieser Position fühlt es sich sicher). Machen Sie sich wegen der Fontanellen keine Sorgen (s. S. 14); die Membran, die sie bedeckt, ist sehr robust. Geben Sie das Shampoo oder die Lotion auf den Kopf des Babys, und reiben Sie sie ein, bis sich Schaum bildet. Warten Sie 15 Sekunden, bevor Sie ihn abspülen. Es ist nicht nötig, die Haare ein zweites Mal einzushampoonieren. Mit einem in warmes Wasser getauchten Handtuch wischen Sie das Seifenwasser ab. Bedecken Sie beim Abtrocknen der Haare nicht das Gesicht, sonst kann das Baby in Panik geraten und schreien.

Abneigung gegen das Haarewaschen

Babys hassen das Haarewaschen vor allem deshalb, weil Wasser und Shampoo in die Augen geraten können; versuchen Sie also, dies zu vermeiden. Es gibt einen Haarwaschkranz, der um den Haaransatz passt und verhindert, dass Wasser ins Gesicht rinnt. Vielleicht wird Ihr Baby auch ruhiger, wenn Sie es beim Haarewaschen auf dem Schoß halten. Dabei können Sie das Haar mit einem nassen Handtuch anfeuchten.

Machen Sie aus dem Haarewaschen kein Problem. Halten Sie Ihr Baby nie gewaltsam fest, um ihm die Haare zu waschen. Ist das Haarewaschen offensichtlich schlimm für das Baby, lassen Sie es zwei oder drei Wochen sein. Sie können das Haar auch sauber halten, indem Sie es mit dem Schwamm abwaschen oder es mit einer weichen, feuchten Bürste ausbürsten. Das Haar wird wahrscheinlich schuppig, aber das schadet nicht.

Milchschorf

Manchmal bilden sich rote, schuppige Flecken auf der Kopfhaut des Babys. Milchschorf ist sehr verbreitet. Er wird weder durch mangelnde Hygiene noch durch ein bestimmtes Shampoo verursacht. Meist verschwindet er nach einigen Wochen.

Verhindern Sie das Entstehen von Milchschorf, indem Sie Ihrem Neugeborenen jeden Tag mit einer weichen Babybürste und etwas in warmem Wasser verdünnten Babyshampoo den Kopf waschen. Hat sich Milchschorf gebildet, geben Sie über Nacht etwas Olivenöl auf den Kopf. Dadurch wird der Schorf aufgeweicht und löst sich. Am nächsten Morgen kann er leicht abgewaschen werden. Kratzen Sie den Schorf niemals mit dem Fingernagel ab. Hält der Milchschorf an oder wird schlimmer, gehen Sie zum Arzt.

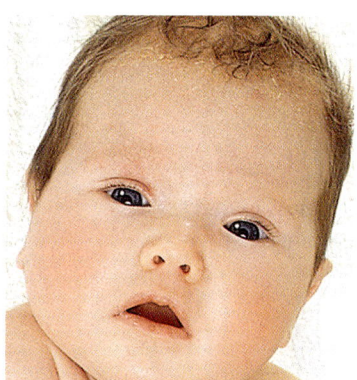

▲ MILCHSCHORF Viele Babys haben schuppige Flecken auf dem Kopf. Sie sind harmlos und heilen normalerweise innerhalb einiger Wochen ohne besondere Behandlung ab.

Nieren- und Blasenfunktion

Nachdem die Nahrungsmittel ins Blut absorbiert und verwertet worden sind, entziehen die Nieren dem Blut die Abfallprodukte und scheiden sie als Urin aus.

Harnbildung Die Nieren entziehen dem Blut die Abfallstoffe und lösen sie in Wasser. Der Urin gelangt dann durch die Harnleiter in die Blase.

Ausscheidung Urin wird in der Blase angesammelt und periodisch durch die Harnröhre entleert. Bis zum Alter von 15–18 Monaten nimmt Ihr Baby nicht einmal wahr, dass es uriniert (s. S. 126–127). Das Gefühl, den Urin ausscheiden zu wollen, entsteht erst einige Monate später. Die Blase des Kleinkindes kann den Urin nur wenige Minuten halten.

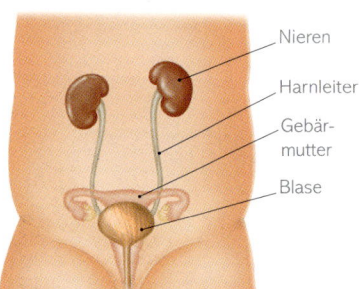

▲ NIEREN UND BLASE Harn- und Fortpflanzungssystem sind eng verbunden; die Blase des Mädchens liegt vor der Gebärmutter.

Darm und Blase

Ein Neugeborenes braucht täglich bis zu zehnmal eine frische Windel. Später muss man das Baby zwar nicht mehr so oft wickeln, doch es erlangt erst im zweiten Lebensjahr eine gewisse Kontrolle über Darm und Blase. Sie können diesen Prozess zwar nicht beschleunigen, aber Ihrem Kind beim Sauberwerden Hilfe und Unterstützung geben.

Wasserlassen

Die Blase eines kleinen Babys entleert sich mehrmals am Tag und in der Nacht automatisch. Sobald sich etwas Urin angesammelt hat, entspannen sich die Blasenwände, und der Harn fließt ab. Das ist völlig normal. Die Blase muss sich erst so weit entwickeln, dass sie den Harn längere Zeit halten kann.

Stuhlgang

Innerhalb der ersten 24 Stunden nach der Geburt scheidet Ihr Kind das Mekonium aus, eine schwarze, klebrige Masse, die bis zur Geburt seine Därme füllte. Danach setzt eine normale Darmbewegung ein.

Sobald Ihr Baby einen regelmäßigen Rhythmus gefunden hat, werden seine Stühle fester und heller. Sie müssen ihnen nicht viel Aufmerksamkeit schenken. Solange Ihr Baby gesund ist und gedeiht, brauchen Sie sich um den Stuhlgang nicht zu kümmern.

Die Zahl der täglichen Stuhlgänge unterscheidet sich von Kind zu Kind. Anfangs haben die meisten mit der Flasche gefütterten Babys bei jeder Mahlzeit Stuhlgang. Ein gestilltes Baby kann wiederum nur einmal täglich oder noch seltener Stuhlgang haben, weil nur wenig Abfallprodukte entstehen. Mit zunehmendem Alter hat das Baby seltener Stuhlgang. Es kann sein, dass Ihr Baby anfangs fünf- oder sechsmal täglich Stuhlgang hat, aber nach drei oder vier Wochen nur zweimal täglich. Dies ist ganz normal und kein Anlass zur Sorge. Lockerer, ungeformter oder grünlicher Stuhl ist typisch für kleine Babys. Solange dieser Durchfall nicht länger als 24 Stunden andauert, brauchen Sie sich keine Sorgen zu machen; dauert er länger an, sollten Sie allerdings zum Arzt gehen.

Veränderungen des Stuhlgangs

Machen Sie sich keine Sorgen, wenn sich der Stuhlgang Ihres Babys von einem Tag zum anderen verändert. Es ist ganz normal, wenn der Stuhlgang an der Luft grünlich oder braun wird. Sind Sie besorgt, fragen Sie die

Hebamme oder den Arzt. Als Regel gilt, dass dünner Stuhl kein Anzeichen für eine Infektion ist.

Wässrige Stühle jedoch, bei denen sich auch Farbe, Geruch oder Häufigkeit verändert haben, sollten dem Arzt gemeldet werden; dies gilt insbesondere, wenn Ihr Baby »Farbe verliert« (s. S. 276).

Blutvermischte Stühle sind nie normal. Die Ursache kann ganz banal sein – ein winziger Riss in der Haut am After –, aber Sie müssen den Arzt fragen. Größere Mengen Blut oder das Auftreten von Eiter oder Schleim kann Symptom einer Darminfektion sein; wenden Sie sich sofort an den Arzt.

Das mit der Flasche ernährte Baby Ein mit Milchnahrung gefüttertes Baby hat meist häufiger Stuhlgang; der Stuhl ist fester, dunkler und geruchsintensiver als der eines gestillten Babys. Oft ist der Stuhlgang recht hart. Am einfachsten kann man Abhilfe schaffen, indem man dem Baby zwischen den Mahlzeiten ein wenig abgekochtes und abgekühltes Wasser zu trinken gibt.

Durchfall

Durchfall ist ein Zeichen einer Reizung der Därme, die zu dünnen, häufigen und wässrigen Stühlen führt. Bei kleinen Babys kann Durchfall wegen der Gefahr der Austrocknung immer gefährlich werden. Eine Austrocknung kann sich sehr schnell entwickeln. Verweigert Ihr Baby die Nahrung oder weist eines der folgenden Symptome auf, setzen Sie sich sofort mit dem Arzt in Verbindung:

- häufiger, wässriger Stuhlgang
- grünlicher und übel riechender Stuhlgang
- Fieber von 38 °C oder darüber
- Eiter oder Blut im Stuhl
- Es ist teilnahmslos und hat dunkle Ringe unter den Augen.

Befürchten Sie bei Ihrem Baby eine Austrocknung, schauen Sie sich die Fontanellen an. Sind sie eingesunken, besteht eine Austrocknung: Rufen Sie sofort den Arzt. Wird Durchfall frühzeitig behandelt, kann er schnell geheilt werden. Bei leichtem Durchfall ohne weitere Symptome können Sie selbst sofort mit der Behandlung beginnen. Stillen Sie Ihr Baby weiterhin; Durchfall heilt mit Muttermilch gewöhnlich gut ab. Milchnahrung sollte nur halb so konzentriert, d.h. die halbe Menge Milchpulver auf die übliche Menge Wasser, zubereitet werden. Das Baby wird vielleicht nur kleine Mengen trinken und daher öfter hungrig sein. Klingt leichter Durchfall nicht innerhalb von zwei Tagen ab, gehen Sie zum Arzt.

Stuhlgang

Die Nahrung gelangt durch den Magen in den Dünndarm und von dort in den Dickdarm. Die Abfallstoffe der Nahrung werden im Mastdarm angesammelt und schließlich als Fäkalien ausgeschieden.

Verdauung Die Nahrung wird durch Enzyme aufgespalten. Die Verdauung beginnt im Mund und setzt sich im Magen und dem oberen Teil des Dünndarms fort.

Absorption Ist die Nahrung in einfache Moleküle aufgespalten, wird sie während ihres Weges durch den Dünndarm in die Blutbahn aufgenommen. Der Rest passiert den Dickdarm, wo das Wasser vom Körper absorbiert wird. Die Abfallprodukte gelangen zum Mastdarm.

Ausscheidung Die Fäkalien werden im Mastdarm angesammelt und durch den After ausgeschieden. Ein Baby kann den Reflex, der die Darmentleerung verursacht, nicht kontrollieren.

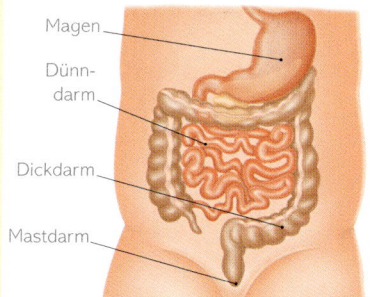

▲ **DER STUHLGANG** Nachdem die Nahrung im Magen und Dünndarm verdaut worden ist, werden die Abfallstoffe ausgeschieden.

Windeln für Mädchen

Ein Mädchen macht die Windel vor allem in der Mitte oder, wenn es liegt, hinten nass.

Um dies zu berücksichtigen, sind Wegwerfwindeln für Tag und Nacht unterschiedlich entworfen; die Saugfläche ist jeweils dort am dicksten, wo sie benötigt wird.

Sie können Ihrem Mädchen hübsche Höschen über die Stoffwindeln ziehen. Mit Spitzen besetzte Höschen schauen unter einem Kleidchen süß aus.

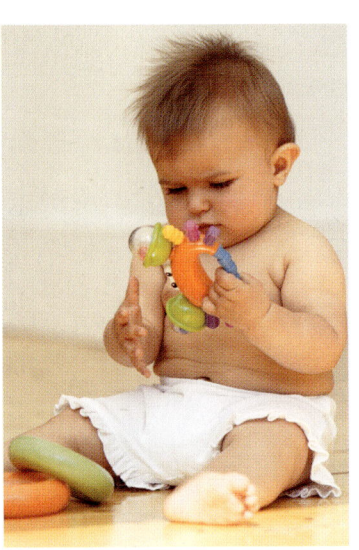

Windeln

Zunächst einmal werden Sie sich zwischen Wegwerf- und Stoffwindeln entscheiden müssen. Die meisten Eltern bevorzugen Wegwerfwindeln, doch dank des zunehmenden Umweltbewusstseins verwenden viele Eltern auch Stoffwindeln, die weniger Müll produzieren. Doch die Umweltbilanz ist nicht eindeutig: Das Waschen der Stoffwindeln belastet durch Waschmittel und hohen Energieverbrauch ebenfalls die Umwelt. Auf längere Sicht sind Stoffwindeln billiger als Wegwerfwindeln; allerdings müssen Sie auch die höheren Kosten für die häufigere Benutzung der Waschmaschine wie auch Ihren Zeitaufwand mitberechnen. Klar ist nur eines: Solange die Windel so häufig wie nötig gewechselt wird und die Grundregeln der Hygiene beachtet werden, wird sich Ihr Baby in jeder Windel wohlfühlen.

Einmalwindeln

Mit Höschenwindeln ist das Wickeln höchst einfach. Sie sind leicht anzulegen – kein Falten, keine Sicherheitsnadeln und keine Plastikhöschen – und werden weggeworfen, wenn sie schmutzig sind. Sie sind auf Reisen praktisch, weil Sie weniger Utensilien mitnehmen müssen und die verschmutzten Windeln nicht zum Waschen wieder mit nach Hause nehmen müssen. Sie sollten immer genügend Windeln vorrätig haben. Damit Sie nicht bei jedem Einkauf ein riesiges Paket mit sich herumschleppen müssen, sollten Sie sie in großen Mengen kaufen.

Werfen Sie Wegwerfwindeln nie in die Toilette, wo sie in den Rohren hängen bleiben. Entsorgen Sie die schmutzige Windel in einem festen Müllbeutel, der vor dem Wegwerfen oben fest verschlossen werden sollte.

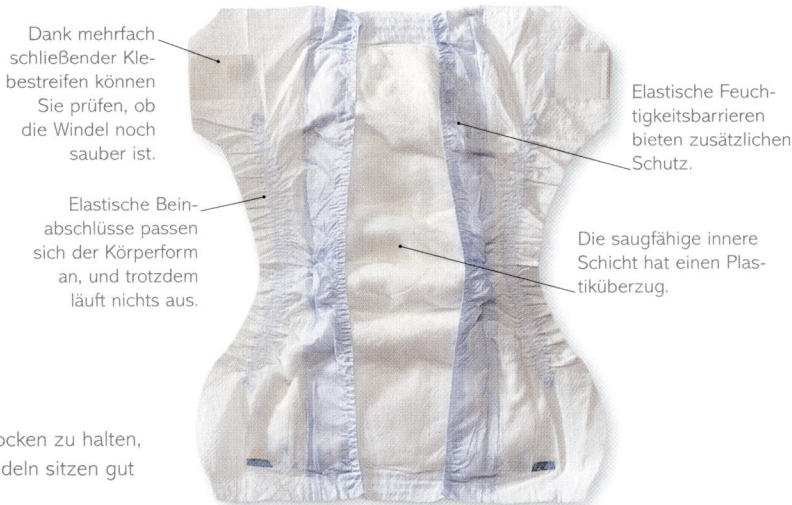

Dank mehrfach schließender Klebestreifen können Sie prüfen, ob die Windel noch sauber ist.

Elastische Beinabschlüsse passen sich der Körperform an, und trotzdem läuft nichts aus.

Elastische Feuchtigkeitsbarrieren bieten zusätzlichen Schutz.

Die saugfähige innere Schicht hat einen Plastiküberzug.

▶ **EINMALWINDELN** Das Baby sauber und trocken zu halten, ist wichtig für sein Wohlbefinden. Einmalwindeln sitzen gut und sind einfach zu benutzen.

Stoffwindeln

Obgleich Stoffwindeln in der Anschaffung viel teurer sind als Einmalwindeln, sind sie auf längere Sicht die billigere Alternative. Stoffwindeln erfordern viel mehr Arbeit als Wegwerfwindeln, weil sie ausgespült, sterilisiert, gewaschen und getrocknet werden müssen. Sie brauchen mindestens 24 Windeln, damit Sie immer genug saubere vorrätig haben. Beim Kauf von Stoffwindeln sollten Sie die besten kaufen, die Sie sich leisten können. Es wird sich auf lange Sicht auszahlen, denn sie halten länger; sie sind auch saugfähiger und daher für das Baby angenehmer.

Quadratische Flanellwindeln können auf verschiedene Art gefaltet werden, je nach der Größe und den Bedürfnissen des Babys. Sie sind sehr saugfähig – saugfähiger als Mullwindeln – und für die Nacht gut geeignet. Sehr weich und anschmiegsam sind auch Moltonwindeln, die ebenfalls atmungsaktiv und kochfest sind. Es gibt sie auch in naturbelassener Baumwolle. Darüber hinaus gibt es Frotteewindeln – auch in Dreiecksform – sowie Baumwollstrickwindeln.

Bei Stoffwindeln brauchen Sie auch Windeleinlagen. Achten Sie darauf, dass diese Einlagen den Urin durchlassen, die Haut des Babys aber trocken halten. Sonst kann sich in der Feuchtigkeit ein Windelausschlag entwickeln. Dank der Einlagen werden die Windeln nicht so stark verschmutzt; sie fangen den Stuhlgang ab und werden weggeworfen. Als wärmenden Abschluss und Nässeschutz brauchen Sie außerdem Windelhöschen oder Wollhöschen. Sie verhindern, dass durch volle Windeln die Kleidung des Babys nass oder verschmutzt wird.

Es gibt auch eine Windelhose, die alle Vorteile der wegwerfbaren Höschenwindeln bietet, aber in der Maschine gewaschen werden kann: Sie hat Klettverschluss, Feuchtigkeitsstopp und extra Saugpolster.

Windeln für Jungen

Bei Jungen wird die Windel vor allem vorne nass; daher weisen Wegwerfwindeln für Jungen vorne eine zusätzliche Verstärkung auf.

- Falten Sie Stoffwindeln so, dass vorne ein dickeres Stoffpolster liegt, insbesondere nachts.

- Jungen urinieren oft beim Wickeln; bedecken Sie daher den Penis mit einer gefalteten sauberen Windel, solange Sie die alte entsorgen.

- Legen Sie den Penis immer nach unten, wenn Sie eine neue Windel anlegen. Sonst kann der Urin oben aus der Windel auslaufen.

▼ **STOFFWINDELN** Sicherheitsnadeln mit Verschlüssen, die sich nicht von selbst öffnen können, sind am besten.

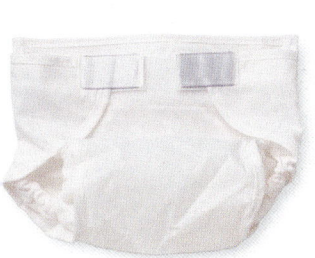

Windelhöschen

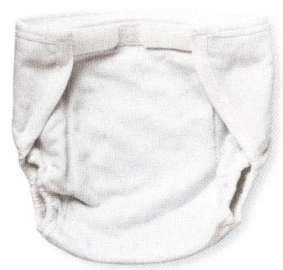

Einmalwindel mit Klettverschluss.

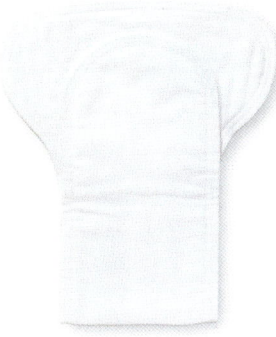

Anatomisch geformte Stoffwindeln

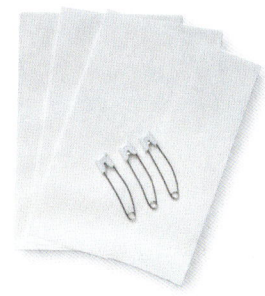

Windeleinlagen

Ein Mädchen sauber machen

Wischen Sie Ihr Baby immer von vorne nach hinten sauber, aber nicht zwischen den Schamlippen.

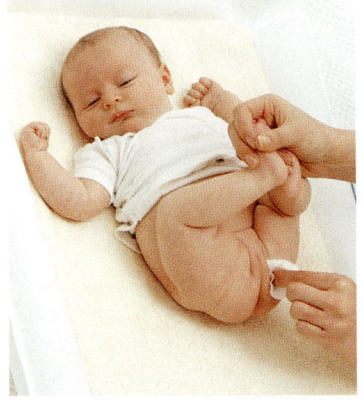

▲ **URIN ENTFERNEN** Verwenden Sie einen nassen Waschlappen, um die Genitalien abzuwaschen.

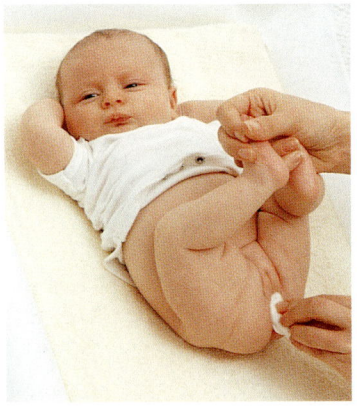

▲ **DEN PO SAUBER MACHEN** Heben Sie die Beine hoch, und wischen Sie von vorne nach hinten. Trocknen Sie gründlich ab.

Wickeln

Eine Windel muss gewechselt werden, sobald sie schmutzig oder nass ist. Wie oft gewickelt werden muss, ist bei jedem Baby verschieden. Als Regel gilt jedoch, dass Sie das Baby morgens nach dem Aufwachen, abends nach dem Baden und nach jeder Mahlzeit windeln.

Höschenwindeln wechseln

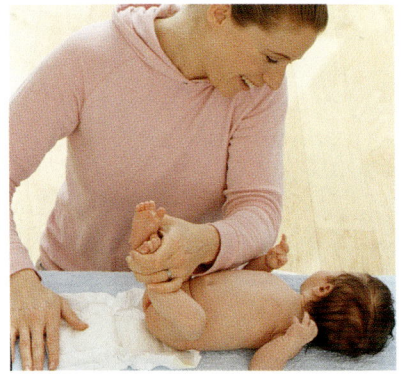

1 DAS BABY AUF DIE WINDEL LEGEN Breiten Sie die Windel flach aus, die Klebestreifen sind hinten. Schieben Sie die Windel unter Ihr Baby, sodass sie oben mit seiner Taille abschließt.

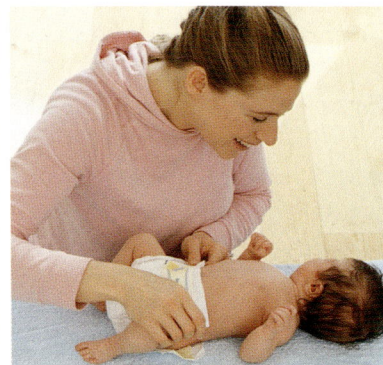

2 VORNE VERSCHLIESSEN Bringen Sie das Vorderteil zwischen den Beinen nach vorne, und legen Sie es um den Bauch. Lösen Sie die Klebestreifen.

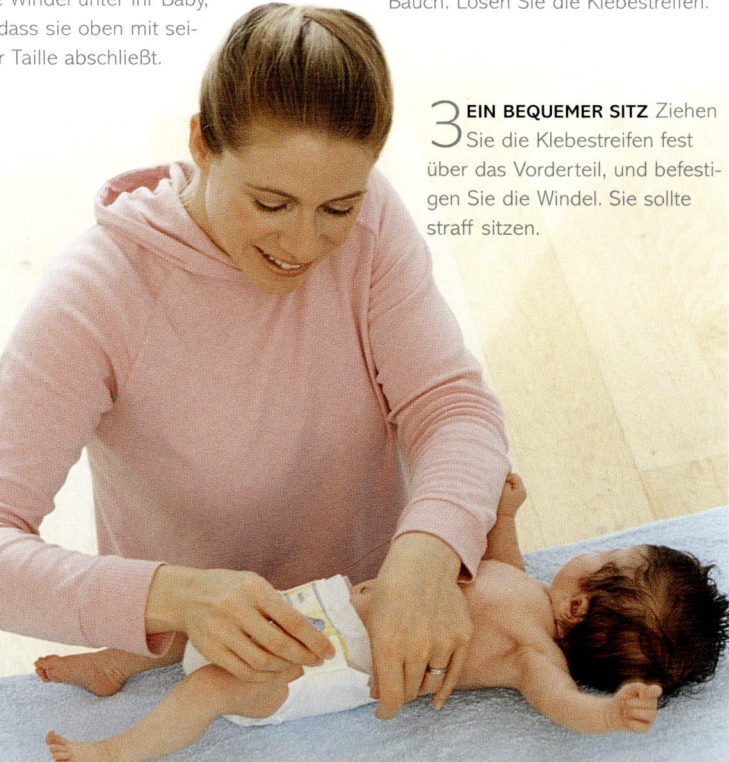

3 EIN BEQUEMER SITZ Ziehen Sie die Klebestreifen fest über das Vorderteil, und befestigen Sie die Windel. Sie sollte straff sitzen.

Das Wickeln mit Höschenwindeln ist besonders unkompliziert, vorausgesetzt, Sie verwenden die dem Baby entsprechende Windelgröße. Achten Sie darauf, dass die Höschenwindel wirklich gut passt und für Ihr Baby bequem zu tragen ist!

Oft ist es nicht notwendig, teure Markenwindeln zu kaufen, die meisten Babys vertragen auch preiswertere Produkte. Entscheidend für die Wahl der Windeln ist die individuelle Verträglichkeit. Solange Ihr Baby keinen roten Po bekommt, können Sie jede Marke verwenden. Wenn Sie eine verträgliche Windel gefunden haben, bleiben Sie bei diesem Produkt. Das wird für Sie und Ihr Baby nur von Vorteil sein.

Bei Stoffwindeln können Sie ausprobieren, welche Faltmethode Ihnen am besten zusagt. In jedem Fall müssen Sie dabei aber auch zusätzlicheWindeleinlagen verwenden.

Eine Windel muss gewechselt werden, sobald sie schmutzig oder nass ist. Wie oft gewickelt werden muss, ist bei jedem Baby verschieden, je nach der Häufigkeit der Nahrungsaufnahme oder der Verdauungstätigkeit. Auch zwischen den Geschlechtern kann es hier durchaus Unterschiede geben.

Einen Jungen sauber machen

Jungen urinieren häufig, wenn die Windel entfernt ist. Wenn Sie ein Tuch über den Penis legen, wird dabei kein Schaden angerichtet.

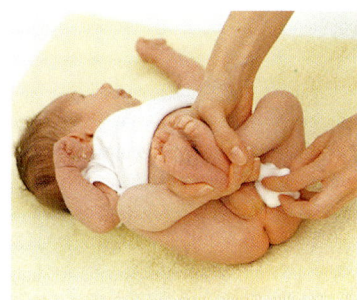

▲ **URIN ENTFERNEN** Wischen Sie mit Watte von den Beinfalten hin zum Penis. Schieben Sie niemals die Vorhaut zurück.

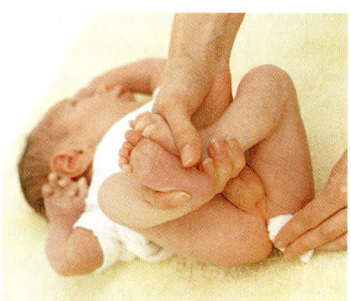

▲ **DEN PO SAUBER MACHEN** Heben Sie seine Beine hoch, indem Sie die Knöchel wie gezeigt halten. Trocknen Sie den Windelbereich gründlich ab.

Stoffwindeln wechseln

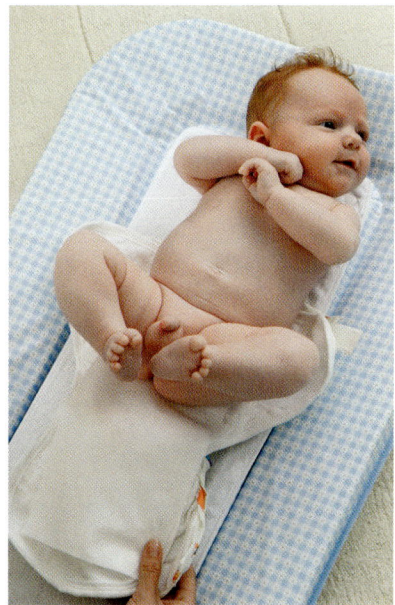

1 DAS BABY AUF DIE WINDEL LEGEN Schieben Sie die Windel unter Ihr Baby, sodass die obere Spitze mit der Hüfte abschließt

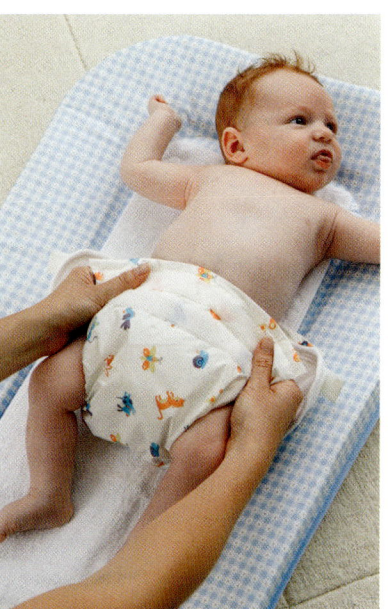

2 GUTER SITZ Bringen Sie das Vorderteil der Windel nach vorne; schlagen Sie die Seiten zur Mitte und befestigen Sie die Klettverschlüsse.

Stressfrei waschen

Wenn Sie Stoffwindeln verwenden, wird das Windelwaschen viel Zeit in Anspruch nehmen. Die folgenden Tipps machen die Wäscherei einfacher.

- Ziehen Sie zum Herausnehmen der Windeln aus der Desinfektionslösung Gummihandschuhe an.

- Wenn Sie nachts wickeln, legen Sie die schmutzige Windel in einen extra Eimer oder eine Plastiktüte. Säubern Sie sie erst am nächsten Morgen, und geben Sie sie dann in die Desinfektionslösung.

- Wenn Sie ein Desinfektionspulver verwenden, geben Sie immer zuerst das Wasser in den Eimer, damit Sie das Pulver nicht einatmen.

- Beim Trocknen auf dem Heizkörper werden Windeln hart und rau. Benutzen Sie einen Wäschetrockner, eine Wäscheleine im Freien oder einen Wäscheständer, der über die Badewanne gestellt werden kann.

- Sie können eine Duftkugel in den Windeleimer geben.

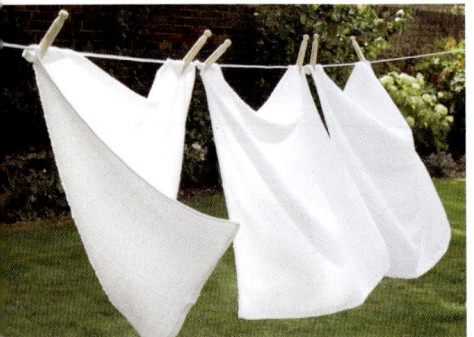

▲ **WINDELN TROCKNEN** Lassen Sie die Windeln möglichst draußen trocknen, die Sonne bleicht Flecken.

Windelhygiene

Stoffwindeln müssen gründlich gewaschen werden; eventuelle Reste von Ammoniak würden die Haut des Babys reizen, und Darmbakterien könnten eine Infektion verursachen. Auch aggressive Waschmittel können die Haut Ihres Babys reizen. Gut geeignet sind Seifenflocken. Verwenden sie keinen Weichspüler. Wenn Sie eine Desinfektionslösung verwenden, müssen Sie lediglich die schmutzigen Windeln waschen; nasse Windeln sollten noch gründlich ausgespült werden. Ausgekocht werden müssen die Windeln nur, wenn sie sehr verschmutzt oder schon grau geworden sind; verwenden Sie für das Spülen und Waschen einfach heißes Wasser.

Das Waschen

Sie erleichtern sich die Arbeit, wenn Sie sich nach einem bestimmten Waschrhythmus richten; dies gilt insbesondere, wenn Sie viele Windeln auf einmal waschen wollen. Dazu brauchen Sie natürlich zunächst einmal einen Windelvorrat – mindestens 24 Stück. Zum Desinfizieren brauchen Sie zwei Plastikeimer mit Deckel und stabilen Griffen: einen für die verschmutzten und einen für die nassen Windeln. Es gibt spezielle Windeleimer, aber im Prinzip erfüllt jeder größere Plastikeimer mit Deckel diesen Zweck.

Füllen Sie den Eimer jeden Morgen mit Desinfektionslösung. Spülen Sie jede Windel aus, bevor Sie sie in den Eimer legen. Nasse Windeln werden in kaltem Wasser ausgespült, ausgewrungen und in die Flüssigkeit gegeben. Bei schmutzigen Windeln entfernen Sie so viel Kot wie möglich in die Toilette. Spülen Sie die Windel aus. Drücken Sie das Spülwasser aus, und legen Sie die Windel in den Eimer für »schmutzige« Windeln. Die Windeln, die lediglich durch Urin verschmutzt waren, müssen nur noch in heißem Wasser gespült und getrocknet werden. Die schmutzigen Windeln müssen bei mindestens 60 °C gewaschen, gespült und getrocknet werden. Plastikhöschen werden hart und unbrauchbar, wenn sie in zu heißem oder zu kaltem Wasser gewaschen werden. Waschen Sie sie in warmem Wasser mit ein wenig Spülmittel, dann drücken Sie sie aus und lassen sie an der Luft trocknen. Werden sie im Wäschetrockner zusammen mit Handtüchern getrocknet, werden sie wieder weich.

Windelausschlag

Bleibt der Urin zu lange in der Windel bzw. auf der Haut, wird er durch die Bakterien aus dem Stuhl des Babys in Ammoniak aufgespalten. Ammoniak reizt und verbrennt die Haut; dies ist die häufigste Ursache für Windelausschlag. Ein leichter Windelausschlag äußert sich in kleinen roten Pusteln auf dem Po Ihres Babys; in schlimmeren Fällen entzündet sich der Windelbereich, die Haut ist wund und offen, eventuell bilden sich eitergefüllte Pickel. Das Bakterium, das Windelausschlag verursacht, gedeiht in einem alkalischen Klima. Gestillte Babys sind weniger anfällig für Windelausschlag als Flaschenbabys. Wenn Sie die Richtlinien (rechts) befolgen, halten Sie das Risiko eines Windelausschlags gering.

Wenn Ihr Baby wund wird, lesen Sie in der Tabelle unten nach, ob eine Behandlung notwendig ist. Wenn nicht, versuchen Sie Folgendes:

- Wickeln Sie das Baby öfter.
- Legen Sie in die Stoffwindel eine zusätzliche wegwerfbare Einlage, die nachts Urin aufnimmt.
- Setzen Sie die Haut beim Wickeln immer wieder 15–20 Minuten der Luft aus.

Nicht alle Hauterscheinungen im Windelbereich sind ein echter Windelausschlag (siehe Tabelle unten). Es ist wichtig, dass Sie einen Ausschlag richtig diagnostizieren, um geeignete Maßnahmen zu ergreifen.

Windelausschlag richtig erkennen

HAUTERSCHEINUNG	URSACHE UND BEHANDLUNG
Flächige Rötung, die eher um die Genitalien als am After beginnt, mit strengem Ammoniakgeruch. In ernsten Fällen kann der Ausschlag auf Gesäß, Leiste und Oberschenkel übergreifen. Unbehandelt kann sich Eiter bilden.	Ammoniakdermatitis, verursacht durch eine Reizung der Haut durch Ammoniak. Wenn die oben angeführten Maßnahmen ohne Erfolg bleiben, gehen Sie zum Arzt.
Kleine Bläschen im Windelbereich; außerdem besteht an anderen Körperteilen ein Ausschlag.	Hitzeausschlag. Verwenden Sie keine Plastikhöschen mehr. Lassen Sie das Baby oft ohne Windel. Ziehen Sie es nicht so warm an.
Rötung und Wundsein an den Hautfalten am Bein.	Mangelhaftes Abtrocknen. Trocknen Sie Ihr Baby gründlichst ab, verwenden Sie keinen Puder.
Bräunlich roter, schuppiger Ausschlag auf den Genitalien und in den Hautfalten und überall dort, wo die Haut fettig ist – z. B. am Kopf. Ist bei Babys selten.	Seborrhoische Dermatitis. Ihr Arzt wird eine Salbe verschreiben. Ist die Kopfhaut betroffen, bekommt das Baby eine spezielle Lotion.
Pickeliger Ausschlag, der am After beginnt und sich zum Gesäß und der Innenseite der Oberschenkel hin ausbreitet, vielleicht auch weiße Flecken im Mund Ihres Babys.	Durch eine Hefepilzinfektion verursachter Ausschlag. Gehen Sie zum Arzt.

Vorbeugung

Entscheidend ist, dass die Haut des Babys trocken bleibt und immer wieder der Luft ausgesetzt wird. Die Windeln müssen immer gründlich gewaschen und gespült werden.

- Tragen Sie bei den ersten Anzeichen einer Rötung eine Salbe gegen Windelausschlag auf. Besonders wirksam sind Zinksalben. Benutzen Sie keine Plastikhöschen mehr, da sie die Verdampfung des Urins verhindern

- Waschen Sie den Po Ihres Babys nicht mit Wasser und Seife; sie entfetten die Haut.

- Verwenden Sie wegwerfbare, saugfähige Windeleinlagen, um die Haut trocken zu halten.

- Tragen Sie Wundschutzcreme auf.

- Waschen und spülen Sie die Windeln gründlich, damit alle Ammoniakreste entfernt werden.

- Lassen Sie Ihr Baby niemals in einer nassen Windel liegen.

- Lassen Sie das Baby möglichst oft ohne Windel, damit frische Luft an die Haut gelangt.

Abends ausgehen

Da kleine Babys leicht zu tragen sind und viel schlafen, sind sie gut transportfähig. Genießen Sie also noch die Freiheit, abends ausgehen und Ihr Baby mitnehmen zu können.

Frischgebackenen Eltern, und insbesondere den Müttern, tut es gut, mal rauszukommen und sich mit Freunden zu entspannen. Solange Ihr Baby noch klein ist und überall schläft, ist das kein Problem. Ein Autokindersitz, der auch als Wippe einsetzbar ist, ist ideal; das Baby kann im Auto sicher angegurtet und dann schlafend im Sitz mitgenommen werden.

Nutzen Sie diese Chance, solange Sie können; sobald Ihr Kind nachts durchschläft, müssen Sie sich an ein regelmäßiges Einschlafritual halten.

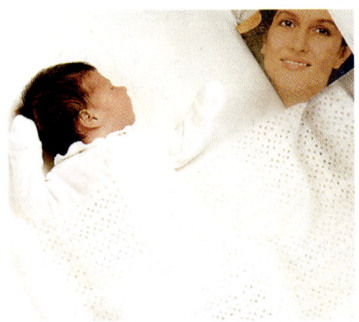

▲ **SCHLAFEN** Ihr Kind muss zugedeckt sein, es darf aber nicht schwitzen (s. S. 81). Die Abbildung eines Gesichts fesselt seine Aufmerksamkeit, wenn es wach ist.

Das Schlafen

Ein Neugeborenes braucht sehr viel Schlaf. Sofern es keinen Hunger hat, nicht friert oder sonstiges Unbehagen verspürt, schläft es mindestens 60 Prozent des Tages.

Manche Babys schlafen sofort nach einer Mahlzeit ein – manchmal sogar während des Trinkens. Gegen Lärm, z.B. zufallende Türen oder Radiogedudel, ist Ihr Baby wahrscheinlich unempfindlich – vielleicht wirken eintönige oder brummende Geräusche sogar einschläfernd. Der Schlafrhythmus verschiebt sich immer wieder; wenn es nach einer Mahlzeit wach ist, sollten Sie nicht darauf bestehen, dass es in seinem Bettchen bleibt.

Es ist wichtig, dass Ihr Baby zwischen Tag und Nacht unterscheiden lernt. Wenn es draußen dunkel wird, schließen Sie die Vorhänge und beleuchten den Raum nur schwach. Betten Sie Ihr Baby bequem und warm; wenn es nachts aufwacht, füttern Sie es schnell und ruhig, ohne das Licht heller zu drehen. Spielen Sie nachts nicht mit ihm. Mit der Zeit lernt es zwischen den Mahlzeiten am Tag und in der Nacht zu unterscheiden.

Wo soll Ihr Baby schlafen?

Am einfachsten ist es, wenn das Baby anfangs eine transportable Schlafstatt hat, z.B. eine Babytragetasche oder der Aufsatz des Kinderwagens, der zum Ausgehen einfach auf dem Kinderwagen befestigt wird. Später braucht es ein eigenes Bettchen.

Bei den Eltern schlafen Es ist schön, mit dem Baby im Bett zu kuscheln und es dort zu stillen, doch am sichersten schläft es im eigenen Bett neben dem Elternbett. Am besten schläft es gar nicht bei Ihnen im Bett, wenn doch, dann sollten Sie es zwischen sich und Ihren Partner legen, damit es nicht herausfallen kann. Lassen Sie Ihr Baby nie in Ihrem Bett schlafen, wenn Sie Alkohol getrunken oder Medikamente genommen haben.

Das Kinderzimmer Achten Sie sorgsam auf die Temperatur, die im Kinderzimmer herrscht. Ein Baby kann seine Körpertemperatur nicht so gut regulieren wie ein Erwachsener. Um die Körperwärme aufrechtzuerhalten, ist eine gleichbleibende Temperatur erforderlich. Außerdem muss es gut zugedeckt werden – darf aber auch nicht zu sehr eingepackt werden (s. S. 123). Wenn Sie ein Nachtlicht oder eine Dimmerlampe brennen lassen, können Sie nachts nach Ihrem Baby schauen, ohne es aufzuwecken.

Draußen schlafen Ein gesundes Baby schläft sehr gerne im Freien; es muss aber gut eingepackt sein. Sie müssen es jederzeit sehen können und dürfen es nie in die pralle Sonne stellen. Wählen Sie eine schattige Stelle, oder schützen Sie es mit einem Schirm. Ist es windig, schieben Sie als Windschutz das Verdeck der Tragetasche hoch. Legen Sie ein Moskitonetz über die Tragetasche. Schauen Sie regelmäßig nach ihm, und kontrollieren Sie, ob es ihm nicht zu heiß oder kalt ist.

Kleidung Ihr Neugeborenes muss oft gewickelt werden. Beim Schlafen sollte es etwas tragen, das Ihnen leichten Zugang zu der Windel ermöglicht. Praktisch sind ein Overall, Strampler oder ein Schlafsack, der sich unten öffnen lässt. Es ist wichtig, dass es Ihrem Baby weder zu heiß noch zu kalt wird. Ist es warm, genügen eine Windel und ein Hemdchen. Im Winter können Sie am Nacken des Babys kontrollieren, ob es ihm warm genug ist. Seine Haut sollte so warm sein wie Ihre Hand. Fühlt sie sich heiß und feucht an, nehmen Sie eine Decke weg.

Probleme

Viele Mütter leiden an Schlafmangel, weil ihr Baby nachts oft schreit. Doch es ist unerlässlich, dass Sie genügend Ruhe bekommen. Teilen Sie sich die Verantwortung für die nächtlichen Mahlzeiten mit Ihrem Partner – wenn Sie stillen, kann Ihr Partner alle paar Tage nachts ausgedrückte Milch aus der Flasche füttern. Oder Ihr Partner kann Ihnen das Baby zum Stillen bringen und es danach wickeln. Sind Sie erschöpft, bitten Sie um Hilfe; treten Sie kürzer, stehen Sie später auf, und schlafen Sie tagsüber.

Bieten Sie Ihrem Kind tagsüber viele Anregungen; dann wird es abends müde sein und nachts besser schlafen. Sprechen Sie mit ihm, tragen Sie es umher, und geben Sie ihm viele verschiedene Dinge zum Betrachten. Wacht es nachts oft auf, weil es nass ist, wickeln Sie es mit zwei Windeln oder zusätzlichen Windeleinlagen. Schreit es, sobald Sie das Zimmer verlassen, drehen Sie nicht sofort wieder um. Nehmen Sie es nicht hoch. Oft genügt es schon, zu schaukeln, die Decke aufzuschütteln oder seine Lage zu verändern. Das Baby findet vielleicht leichter in den Schlaf, wenn es eingewickelt wird. Das Einwickeln beruhigt auch ein quengeliges Baby.

Einwickeln Um Ihr Baby einzuwickeln, benötigen Sie eine kleine, leichte Decke. Falten Sie die Decke zu einem Dreieck, und legen Sie das Baby darauf, mit dem Kopf an den langen Rand. Dann legen Sie eine Ecke der Decke über Ihr Baby und schieben sie fest unter seinen Rücken. Verfahren Sie ebenso mit dem anderen Zipfel. Das untere Ende der Decke schieben Sie unter die Füße Ihres Babys. Der Kopf muss auf jeden Fall frei bleiben. Das feste Einwickeln bringt die Arme des Babys in eine bequeme Stellung, die ihm Sicherheit und Geborgenheit vermittelt.

Wie Ihr Baby zur Ruhe kommt

Folgende Dinge können Sie tun, damit Ihr Baby vor dem Schlafen zur Ruhe kommt.

- Im ersten Lebensmonat können Sie Ihr Baby vor dem Hinlegen einwickeln (siehe unten).

- Geben Sie dem Kind als Trostobjekt unmittelbar vor dem Einschlafen die Brust oder die Flasche.

- Verdunkeln Sie nachts das Zimmer.

- Im Winter wärmen Sie das Bettchen mit einer Wärmflasche vor – aber lassen Sie sie niemals im Bettchen, wenn das Baby drinliegt.

- Hängen Sie ein Musikmobile über das Bettchen; die Bewegung und der Klang wirken beruhigend.

- Kommt es nicht zur Ruhe, wiegen Sie es sanft und streicheln seinen Rücken oder die Gliedmaßen.

- Tragen Sie es in einem Tragetuch umher: Ihre Nähe und Ihr Herzschlag lassen es Ruhe finden.

Risiko reduzieren

Durch die folgenden Maßnahmen können Sie das Risiko des plötzlichen Säuglingstods bedeutend reduzieren:

■ Legen Sie Ihr Baby zum Schlafen immer auf den Rücken.

■ Rauchen Sie nicht. Bitten Sie auch Besucher, nicht zu rauchen. Meiden Sie verrauchte Orte.

■ Passen Sie auf, dass es Ihrem Baby nicht zu heiß wird.

■ Richten Sie sich beim Zudecken Ihres Babys nach der Zimmertemperatur – je wärmer es ist, umso dünnere Schlafbekleidung braucht es.

■ Wickeln Sie das Baby nicht zu fest ein; wenn ihm zu heiß wird, muss es sich selbst freistrampeln können.

■ Wenn Sie das Gefühl haben, dass mit Ihrem Baby etwas nicht in Ordnung ist, gehen Sie zum Arzt.

■ Wenn Ihr Baby Fieber hat, decken Sie es nicht noch mehr zu.

Plötzlicher Säuglingstod

Stirbt ein Baby plötzlich, unerwartet und aus unerklärlicher Ursache, spricht man vom plötzlichen Säuglingstod. Statistisch gesehen kommt auf 2 000 Lebendgeburten ein Fall des plötzlichen Kindstods. Die Ursachen des plötzlichen Säuglingstods sind unbekannt. Daher gibt es keine hundertprozentige Vorbeugungsmaßnahme. Es gibt jedoch Möglichkeiten, das Risiko stark zu reduzieren.

Schlafposition

Ein wesentlicher Risikofaktor ist die Position, in der das Baby schläft. In vielen Ländern war es früher üblich, dass Babys auf dem Rücken schliefen. Auch in Deutschland war dies bis in die Sechzigerjahre die Regel; damals gab es nur wenige Fälle von plötzlichem Säuglingstod. In den Siebzigerjahren führte man jedoch auf Säuglingsstationen für Frühgeborene die Bauchlage ein; diese Lage verbesserte die Atmung, und die Babys erbrachen sich seltener. Im Laufe der Zeit wurde diese Lage für termingerecht geborene Babys übernommen.

Die Bedeutung der Schlafposition für den plötzlichen Säuglingstod wurde untersucht, allerdings mit unklaren Ergebnissen. Erst 1986, als man die Häufigkeit des plötzlichen Säuglingstods in verschiedenen Regionen verglich, wurde deutlich, dass der plötzliche Säuglingstod dort seltener war, wo die Babys auf dem Rücken schliefen. Zu dieser Zeit wurden Babys zum Schlafen üblicherweise auf den Bauch gelegt.

Es war reines Glück, dass ich nach der Geburt meines Sohnes im Jahre 1972 dieses Risiko nicht einging. Ich legte ihn auf die Seite, weil ich dachte, er könne so leichter am Daumen lutschen; an Bauch und Rücken mit weichen Kissen abgestützt, blieb er in dieser Stellung liegen. Forschungen haben unterdessen ergeben, dass der plötzliche Säuglingstod in der Seitenlage ebenfalls seltener ist; man muss das Baby allerdings abstützen, sonst rollt es wieder auf den Bauch.

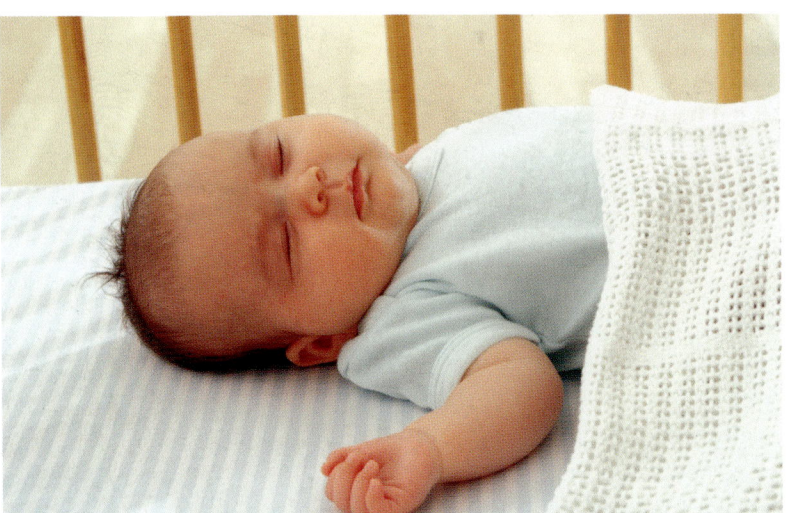

◀ **FÜSSE ANS BETTENDE** Legen Sie Ihr Baby auf den Rücken; die Füße berühren das Bettende, auch wenn sein Kopf dann in der Mitte der Matratze liegt.

Kontrolle der Temperatur

Hängen Sie ein Thermometer auf, um die notwendigen Decken abschätzen zu können. Bei 18 °C reichen ein Laken und zwei dünne Decken aus.

TEMPERATUR	ZUDECKEN MIT
14 °C	Laken und 4 Decken oder mehr
16 °C	Laken und 3 Decken
18 °C	Laken und 2 Decken
20 °C	Laken und 1 Decke
24 °C	Nur Laken

Rauchen

Raucht die Mutter während der Schwangerschaft, steigt das Risiko des plötzlichen Säuglingstods (ebenso wie das Risiko einer Frühgeburt oder einer Mangelgeburt). Mehr noch, das Risiko steigt mit der Anzahl der gerauchten Zigaretten. Das Risiko, am plötzlichen Säuglingstod zu sterben, ist für Babys von Raucherinnen doppelt so groß; bei jeweils zehn Zigaretten täglich verdreifacht sich das Risiko. Es könnten noch mehr Fälle verhindert werden, wenn Mütter und Väter auf das Rauchen verzichten würden.

Temperatur

Ein weiterer Risikofaktor ist ein Wärmestau durch zu warme Kleidung, zu viele Decken und zu hohe Zimmertemperatur. Plötzlicher Säuglingstod tritt bei überhitzten Babys viel häufiger auf. Viele Eltern decken ein krankes Kind noch fester zu. Das ist falsch. Bei Babys, die älter als zehn Wochen sind, vergrößert eine hohe Körpertemperatur in Verbindung mit einer Infektion das Risiko stark. Wird die Wärmeabgabe verhindert, steigt die Körpertemperatur eines unruhigen, an einer Infektion leidenden Babys um mindestens 1 °C je Stunde. Babys geben Körperwärme vor allem über das Gesicht, die Brust und den Bauch ab. Die Körpertemperatur kann daher besser reguliert werden, wenn das Baby auf dem Rücken liegt.

Bei normalen Temperaturen muss das Kinderzimmer nicht die ganze Nacht beheizt werden; achten Sie nur darauf, dass Ihr Baby gut zugedeckt ist.

Weiterführende Forschungen

Zwar sind Risikofaktoren bestimmt worden, doch die letztlichen Ursachen des plötzlichen Säuglingstods sind noch unbekannt. Laufende Forschungen untersuchen die sich in den ersten sechs Lebensmonaten vollziehende Entwicklung der Körpertemperaturkontrolle und des Atemsystems.

Hilfe bekommen

Der unerwartete Tod eines Säuglings bedeutet einen besonders schmerzlichen Verlust; es gibt aber Selbsthilfegruppen, mit deren Hilfe die Eltern den Kummer, die Bestürzung und die Schuldgefühle besser bewältigen können (siehe hilfreiche Adressen, S. 342).

■ Viele Eltern brauchen unmittelbar nach dem Todesfall Hilfe – manchmal schon innerhalb von Stunden; bei der Telefonseelsorge erhält man Adressen und Zuspruch.

■ Manche Eltern brauchen auf lange Sicht professionelle Unterstützung. Die kontinuierliche Begleitung durch eine Beratungsstelle, Selbsthilfegruppe oder kirchliche Organisation kann sehr wertvoll sein. Zögern Sie also nicht, diese Hilfe in Anspruch zu nehmen.

■ Vielen Eltern hilft es, wenn sie mit jemandem sprechen können, der ein ähnliches Schicksal erlitten hat; dies kann in Selbsthilfegruppen oder in Gesprächen unter vier Augen geschehen.

■ In manchen Gegenden gibt es Freundschaftsdienste, die die Eltern über lange Zeit begleiten. Besonders wertvoll sind sie in Phasen besonderen Schmerzes, z. B. am Geburts- und Todestag des Kindes.

■ Ist ein Baby am plötzlichen Säuglingstod gestorben, ist es unter Umständen auch ratsam, spätere Geschwisterkinder unter einem Jahr per Monitor zu überwachen.

Schreiende Mädchen

Mädchen und Jungen schreien unterschiedlich viel und aus unterschiedlichen Gründen.

- Weibliche Babys reagieren weniger empfindlich auf den Geburtsstress als männliche Babys.
- Eine amerikanische Untersuchung ergab, dass Mädchen im Alter von drei Wochen weniger erregbar sind und daher auch weniger schreien.
- Mädchen schreien in neuen Situationen seltener als Jungen.
- Mütter schenken Mädchen, die weinen, zusätzliche Aufmerksamkeit.

Weinen und Trösten

Alle Babys schreien ziemlich viel. Auch Ihr Baby wird immer wieder schreien; seien Sie also darauf vorbereitet. Manchmal ist der Grund leicht ersichtlich: Es hat Hunger, es schwitzt, friert, ihm ist langweilig, es hat eine nasse oder schmutzige Windel oder sucht einfach Ihre Zuwendung und Nähe. Ein weiterer Grund, den Eltern oft nicht erkennen, ist der Wunsch zu schlafen. Ich erinnere mich gut daran, wie ich meinen neugeborenen Sohn auf alle erdenkliche Weise zu trösten versuchte; schließlich kam mir in den Sinn, dass er einfach seine Ruhe haben und schlafen wollte.

Sehr kleine Babys schreien, wenn sie erschreckt werden oder man sie heftig bewegt, zum Beispiel beim Baden. Sie weinen, wenn sie ein lautes Geräusch oder ein helles Licht erschreckt. Ein zwei Wochen altes Baby lässt sich beruhigen, indem man es fest einwickelt oder im Arm hält. Kennen Sie erst einmal die Gründe, aus denen Ihr Baby schreit, brauchen Sie sich deswegen nicht mehr viele Sorgen zu machen – das Schreien ist praktisch sein einziges Kommunikationsmittel.

Verschiedene Arten des Schreiens Innerhalb weniger Wochen werden Sie zwischen den verschiedenen Arten des Babygeschreis unterscheiden können. Das Baby schreit unterschiedlich, je nachdem ob es Hunger hat, quengelig ist, Langeweile hat, schlafen oder schmusen will. Natürlich lernt Ihr Baby auch etwas über Sie. Es schreit aus einem natürlichen Bedürfnis heraus, und Sie geben ihm, was es braucht.

Auf das Baby reagieren

Ich glaube, Sie sollten recht schnell auf das Schreien Ihres Babys reagieren. Stellen Sie sich vor, Sie würden in einer Unterhaltung ständig übergangen – so fühlt sich Ihr Baby, wenn Sie nicht reagieren. Viele Studien zeigen, wie die Reaktion das Baby beeinflusst. So verfügen die Kinder, deren Mütter unverzüglich auf das Schreien reagieren, öfter über gute kommunikative Fähigkeiten. Diese Kinder sprechen später besser und können leichter auf andere zugehen. Babys, deren Schreien unbeantwortet bleibt, schreien im ersten Jahr öfter und länger als Babys, auf die man schnell reagiert. Es scheint so, als ob die Mütter bei ihren Babys Schreiphasen erst auslösten, indem sie nicht adäquat reagieren. Dann entsteht ein Kreislauf: das Baby schreit, die Mutter reagiert nicht, das Baby schreit noch mehr, und die Mutter ist noch weniger geneigt zu handeln. Manche Mütter glauben, dass sie ihre Babys

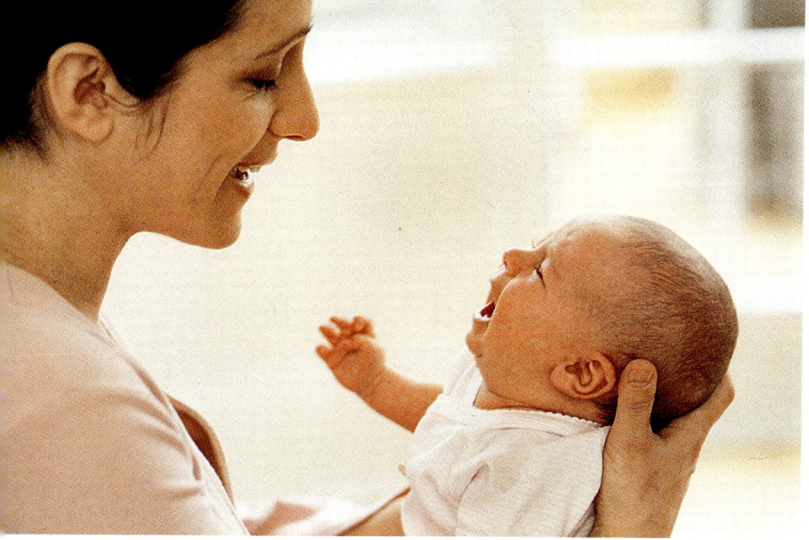

▲ **AUF BEDÜRFNISSE EINGEHEN** Reagieren Sie immer auf die Bedürfnisse des Babys. Sie können es im ersten Lebensjahr gar nicht genug verwöhnen.

durch promptes Reagieren verwöhnen würden. Ein kleines Baby hat eine unbegrenzte Aufnahmekapazität für Liebe; Sie verwöhnen ein Baby im ersten Lebensjahr keineswegs, wenn Sie ihm Ihre Aufmerksamkeit schenken.

Schreiphasen

Die meisten Babys haben bestimmte Schreiphasen. Viele Babys schreien vor allem am späten Nachmittag oder frühen Abend. Hat Ihr Baby Koliken (s. S. 85), können diese Schreiphasen bis zu zwei Stunden andauern. Sie sollten immer versuchen, das schreiende Baby zu trösten.

Hat Ihr Kind erst einmal bestimmte Schreiphasen entwickelt, bleibt dieser Rhythmus oft über mehrere Wochen konstant. Das Schreien ist Ausdruck der Anpassung an die neue Welt des Babys, die sich so sehr von dem Leben in der Gebärmutter unterscheidet. Je einfühlsamer Sie reagieren, umso schneller wird es sich an seinen neuen Lebensstil gewöhnen.

Nächtliches Schreien Alle Eltern haben gewisse Probleme mit den Schreiphasen ihres Babys. Ganz besonders gilt dies, wenn das Baby nachts längere Zeit schreit. Seien Sie nicht frustriert, wenn Ihr Kind auf Ihre Beruhigungsversuche nicht reagiert. Wenn auf- und abgehen, vorsingen, einwickeln nicht funktionieren, können Sie eine kurze Autofahrt machen; diese lässt das Baby bestimmt einschlafen.

Warum schreit mein Baby so viel?

Verschiedene Forschungen belegen, dass manche Kinder einfach schreien, egal ob man sie tröstet, oder nicht. Babys, die unter Vollnarkose oder mit Zangen entbunden wurden, schreien in den ersten Lebenswochen oft mehr als andere. Es steht außer Frage, dass die Mutter ihre Stimmung auf das Baby überträgt; ist sie also angespannt, fühlt es das Baby und reagiert mit Schreien.

Schreiende Jungen

Jungen schreien aus anderen Gründen als Mädchen, und sie reagieren auch anders auf Beruhigungsversuche.

■ Männlichen Babys bekommt von klein auf eine regelmäßige Routine am besten; wird diese Routine gestört, fangen sie an zu schreien.

■ Jungen brauchen länger, um sich an neue Situationen anzupassen; werden sie gedrängt, schreien sie.

■ Jungen werden öfter als schwierig bezeichnet als Mädchen; Studien haben aber gezeigt, dass Kinder, die als Babys »schwierig« waren, mit zwei Jahren keineswegs schwieriger waren als andere Kinder. Dies gilt insbesondere, wenn die Eltern sich angestrengt hatten, sie zu trösten und glücklich zu machen.

■ Jungen brauchen die elterliche Reaktion in größerem Maße als Mädchen; sie schreien sofort, wenn sie keine elterliche Aufmerksamkeit und Liebe bekommen.

■ Ein häufig schreiender Junge bekommt seltener mehr Aufmerksamkeit als ein weinendes Mädchen. Viele Mütter meinen, ihren Jungen zur Härte erziehen zu müssen. Das ist falsch. Jungen brauchen Streicheleinheiten ebenso wie Mädchen.

Schnuller

Babys werden mit einem Saugreflex geboren. Ohne ihn würden sie nicht saugen und keine Nahrung zu sich nehmen. Ich halte es für wichtig, dass Babys ihr Saugbedürfnis stillen dürfen.

Manche Babys sind »saugfreudiger« als andere. Einer meiner Söhne wollte die ganze Zeit saugen, ob er hungrig war oder nicht. Allen meinen vier Söhnen schob ich vorsichtig ihren Daumen in den Mund, sodass sie saugen und sich dadurch selbst beruhigen konnten. Aber ich sehe nichts Verkehrtes darin, als Trostobjekt einen Schnuller zu geben. Sehr kleine Babys lehnen ihn aber manchmal ab.

Für kleine Babys müssen Schnuller genauso desinfiziert werden wie Flaschen und Sauger. Wenn das Kind abgestillt ist und selbst mit den Fingern isst, brauchen Sie den Schnuller nicht mehr sterilisieren. Dann muss er nur noch sorgfältig gewaschen und ausgespült werden.

Das Baby beruhigen

Sie können verschiedene Methoden ausprobieren, um Ihr schreiendes Baby zu beruhigen und zu trösten. Als generelle Regel gilt, dass die meisten Babys auf Bewegung und Geräusche reagieren: Dies erklärt den Erfolg einer Spazierfahrt mit dem Auto; das beständige Brummen des Motors und die Bewegung des Fahrzeugs beruhigen das Kind. Eine der folgenden Bewegungen oder Geräusche hat auf Ihr Baby bestimmt eine beruhigende Wirkung:

- Schaukeln; dabei spielt es keine Rolle, ob Sie das Kind schaukeln oder es in einem Tragetuch, einer Wiege oder einem Schaukelstuhl wiegen.
- Gehen oder tanzen mit einem ausgeprägten Rhythmus. Das Baby wird dabei an die Bewegungen in der Gebärmutter erinnert.
- Es in den Armen oder in der Wiege schaukeln.
- Es in ein Tragetuch legen.
- Jede Form der Musik, solange sie nicht zu laut, aber rhythmisch betont ist – es gibt spezielle Einschlafkassetten.
- Ein Spielzeug, das Geräusche macht und das Ihr Baby schütteln kann.
- Ein gleichmäßiges Haushaltsgeräusch, zum Beispiel die Waschmaschine.
- Vorsingen, vor allem Schlaflieder.

Die Ursache verstehen

Sie müssen lernen, die Signale Ihres Babys zu interpretieren, und einen Einblick in seine Bedürfnisse und Wünsche gewinnen. Reagieren Sie, sobald Sie das Baby schreien hören. Andernfalls wird es nur noch lauter schreien. Achten Sie feinfühlig auf die Bedürfnisse Ihres Babys. Schauen und hören Sie zu. Versuchen Sie zu interpretieren, was es Ihnen durch sein Verhalten mitteilen will. In dem Maße, wie Sie Ihr Baby kennenlernen, werden Sie seine Wünsche verstehen lernen. Wenn Sie zum Beispiel wissen, dass es Hunger hat, verzögern Sie seine Mahlzeit nicht. Auch dann nicht, wenn es normalerweise erst gebadet würde. Gelegentlich müssen Sie von der Routine abweichen, um adäquat auf das Schreien Ihres Babys zu reagieren.

Nach einem anstrengenden Tag mit viel Besuch oder in ungewohnter Umgebung schreit das Baby vielleicht einfach, weil es endlich seine Ruhe braucht.

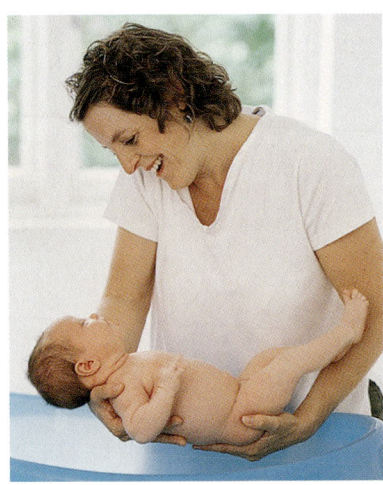

▶ AUSZIEHEN Viele kleine Babys schreien beim Baden. Sie hassen es, wenn ihre Haut der Luft ausgesetzt wird.

Was tun bei Babygeschrei?

URSACHE DES SCHREIENS	WAS SIE TUN KÖNNEN
Hunger Hungergeschrei erkennen die Eltern meist als Erstes. Bei kleinen Babys ist Hunger die häufigste Ursache des Schreiens. Nach einer Mahlzeit schreit ein Baby selten, denn es liebt das Gefühl eines vollen Magens noch mehr als Getragenwerden oder Saugen.	Füttern Sie nach Bedarf. Will Ihr Baby nur nuckeln, brauchen Sie es nicht zu füttern. Geben Sie ihm nur etwas abgekochtes Wasser zu trinken. Geben Sie ihm eventuell einen Schnuller zum Nuckeln.
Müdigkeit In den ersten Lebenswochen weint das Baby, sobald es müde ist. Aufmerksame Eltern erkennen dies und legen das Baby zum Schlafen hin.	Legen Sie Ihr Baby an einen ruhigen, warmen Ort. Sie können es auch vor dem Hinlegen einwickeln.
Kontaktmangel Manche Babys hören auf zu schreien, sobald man sie hochnimmt. Sie suchen die Nähe anderer Menschen. Babys, die in Kulturen aufwachsen, wo sie ständig im Tragetuch liegen, schreien selten.	Nehmen Sie Ihr schreiendes Baby immer so schnell wie möglich hoch. Tragen Sie es in einem Tragetuch umher. Legen Sie Ihr Baby quer über Ihren Schoß, und massieren Sie sanft seinen Rücken.
Erschrecken Eine ruckartige Bewegung, oder ein plötzliches Geräusch können Ihr Baby erschrecken. Bei ruppigen Action-Spielen beginnt es zu weinen.	Schmiegen Sie Ihr Baby eng an Ihren Körper; wiegen Sie es und singen Sie ihm vor. Vermeiden Sie ruckartige Bewegungen, Lärm und helles Licht.
Ausziehen Die meisten Babys mögen das Ausziehen nicht, weil ihr Körper unbekannten und unangenehmen Bewegungen ausgesetzt wird. Sie hassen auch das Gefühl der Luft auf ihrer Haut.	Ziehen Sie Ihr Baby in den ersten Wochen so selten wie möglich aus. Halten Sie es beim Entkleiden mit einem Handtuch bedeckt oder eingewickelt. Reden Sie dabei unentwegt beruhigend auf es ein.
Temperatur Ein Baby weint, wenn ihm zu heiß oder zu kalt ist. Es schreit, wenn eine nasse oder schmutzige Windel es auskühlt oder es an Windelausschlag leidet.	Halten Sie die Zimmertemperatur bei 20–22 °C. Decken Sie es weniger zu, oder ziehen Sie es leichter an, wenn es ihm zu heiß ist. Friert es, legen Sie eine zusätzliche Decke auf. Wechseln Sie wenn nötig die Windel.
Schmerzen Vielleicht weint das Baby wegen einer Ohrentzündung, einer Kolik oder anderen Schmerzen. Bei Koliken zieht es die Beine an den Bauch.	Halten Sie Ihr Baby eng am Körper, und trösten Sie es. Kennen Sie die Ursache seiner Schmerzen, schaffen Sie sofort Abhilfe. Scheint Ihr Baby krank zu sein, gehen Sie zum Arzt.

Koliken

Man erkennt leicht, wenn ein Baby wegen Koliken schreit. Das Schreien ist höher und schriller, das Baby zieht die Beine zum Bauch, und sein Gesicht läuft rot an.

Das Weinen beginnt meist am frühen Abend. Koliken vergehen in der Regel nach drei oder vier Monaten. Sie sind selten ernst und erfordern keine Behandlung. Für die Eltern ist diese Zeit dennoch sehr stressig. Die Ursachen der Koliken sind noch immer unbekannt; Koliken beginnen gewöhnlich in den ersten drei Lebenswochen. Babys, die an Koliken leiden, sind aber in der Regel gesund und gedeihen gut.

Alle möglichen Ursachen wurden schon angeführt, zum Beispiel Verstopfung, Durchfall, Überfütterung, Unterernährung, Blähungen, zu häufiges oder zu seltenes Tragen und Anspannung.

Ich halte Anspannung für die wahrscheinlichste Ursache. Am Abend ist die Mutter mit dem Baden des Babys sowie mit der Zubereitung des Abendessens beschäftigt. Es ist wahrscheinlich, dass das Baby diese Spannung aufnimmt.

Da das Baby voraussichtlich zwölf Wochen lang jeden Abend schreien wird, bin ich gegen eine medikamentöse »Ruhigstellung«. Natürlich sollten Sie versuchen, Ihr Baby zu beruhigen. Erwarten Sie aber nicht, dass es sofort darauf anspricht. Versuchen Sie sich damit zu trösten, dass diese Schreiphasen vorübergehen.

Ihr Baby mit 2 bis 4 Monaten

So können Sie die Entwicklung Ihres Babys fördern:

- Geben Sie ihm Spielzeuge mit unterschiedlichen Oberflächen und sagen Sie laut, wie diese sich anfühlen.

- Singen Sie Kinderlieder und spielen Sie Backe-Backe-Kuchen.

- Spielen Sie häufig Spiele, die mit dem Körper zu tun haben, wie Kitzeln, Armdrücken oder Kniebeugen.

- Ermutigen Sie Ihr Baby beim Baden zum Planschen und Spritzen. Machen Sie ihm seine Hände bewusst, indem Sie mit ihnen aufs Wasser patschen.

- Ziehen Sie es sehr sanft nach oben, wenn es auf dem Rücken liegt.

- Befestigen Sie Gegenstände an einer Schnur über der Wiege, so dass das Baby sie beobachten kann. Irgendwann wird es danach greifen.

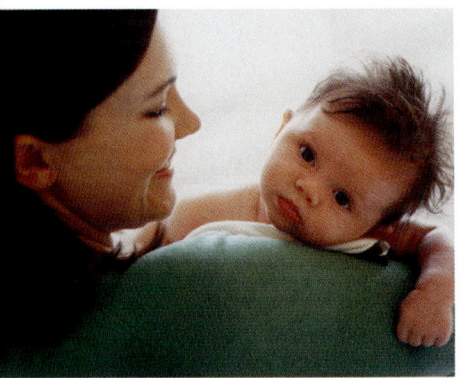

▲ **INTERESSE AN MENSCHEN** Schon als Babys sind Mädchen stärker an Menschen als an Dingen interessiert.

Die Entwicklung

Die Entwicklung verläuft kontinuierlich, auch wenn das Kind zeitweilig keine Fortschritte zu machen scheint. Die Geschwindigkeit und Geschicklichkeit, mit der Fähigkeiten erworben werden, ist individuell vorgegeben. Machen Sie sich daher keine Sorgen, wenn sich Ihr Kind in manchen Bereichen langsamer entwickelt als gleichaltrige Kinder.

Sie können die Entwicklungsgeschwindigkeit in gewissem Maße beeinflussen, indem Sie zur richtigen Zeit die richtigen Anregungen bieten. Die Entwicklungsstadien an sich vollziehen sich jedoch in einer völlig unveränderlichen Abfolge.

Körperliche Entwicklung

Es gibt einige allgemeine Prinzipien, die für die körperliche Entwicklung aller Babys gilt. Der Erwerb der »Meilensteine« erfolgt immer in der gleichen Reihenfolge, da jede neue Fähigkeit von dem vorherigen Stadium abhängt. Ein Beispiel: Ihr Kind kann nicht laufen lernen, bevor es stehen kann. Oft scheint eine bereits erlernte Fähigkeit vergessen, während sich das Baby auf das Erlernen einer neuen konzentriert. Doch sobald es das Neue erfolgreich gemeistert hat, erinnert es sich auch an das früher Erlernte. Manchmal tritt an die Stelle einer unbestimmten Aktivität eine speziellere: Mit sechs Monaten vollführt das Baby eher zufällige Beinbewegungen, die dem Gehen ähneln; aber sie sind ganz anders als die Bewegungen, die es mit ungefähr einem Jahr beherrscht, wenn es laufen lernt.

Ein wichtiger körperlicher Meilenstein ist erreicht, wenn die Zähne durchbrechen. Auf den ersten Blick mag das unbedeutend für die Entwicklung scheinen; doch kann das Baby ohne Zähne keine Beikost essen und nicht sprechen lernen.

Fortbewegung Es mag überraschend klingen, dass jegliche Fortbewegung – d.h. gehen und laufen – mit dem Erwerb der Kopfkontrolle beginnt. Ihr Kind kann weder sitzen, stehen noch krabbeln, solange es die Position seines Kopfes nicht kontrollieren kann. Jede Entwicklung schreitet vom Kopf zu den Zehen fort, sodass die Kopfkontrolle die entscheidende erste Phase der Fortbewegung ist.

Zunächst erschienen die Bewegungen des Babys ziellos; ein neugeborener Säugling bewegt Arme, Beine, Kopf, Hände und Füße, auch wenn er eigentlich nur lächeln will. Im Laufe der nächsten Jahre werden seine Bewegungen allmählich feiner und ausgefeilter. Dann kann er spezielle Aufgaben meistern.

Greifen Erst wenn das Baby den angeborenen Greifreflex (s. S. 20) verloren hat, kann es einen Gegenstand willentlich greifen. Anfangs benutzt es seinen Mund als wichtigstes Tastorgan; die Fingerspitzen übernehmen diese Funktion erst, wenn es lernt, die Hände zu gebrauchen. Es verfeinert seine Fähigkeit, Dinge zu greifen, zunehmend: zuerst greift es mit der ganzen Handfläche; dann lernt es den Pinzettengriff mit Fingern und Daumen. Ebenso wie das Festhalten wird es auch das Loslassen lernen.

Hören und sehen Das Gehör ist für die Sprachentwicklung unerlässlich. Von klein auf können Sie anhand vieler Anhaltspunkte beobachten, ob Ihr Kind richtig hört: Dreht es sich in die Richtung, aus der ein Geräusch kommt, reagiert es auf Ihre Stimme, indem es sich zu Ihnen wendet? Das Sehvermögen Ihres Babys verbessert sich in den ersten Lebenswochen rapide. Es kann zwar nicht in die Ferne sehen, erkennt aber schon bei der Geburt Ihr Gesicht in einem Abstand von 20–25 cm.

Geistige Entwicklung

Das Gehirn Ihres Babys verdoppelt im ersten Lebensjahr sein Gewicht; dies wird nicht durch eine Zunahme der Gehirnzellen, sondern der Verbindungen zwischen ihnen verursacht. Diese Verbindungen bilden sich erst, wenn Ihr Baby über etwas nachdenken muss. Optische Eindrücke, Geräusche, Gerüche, und Berührungen regen Ihr Baby zum Denken an.

Um das Geschehen in seiner Umgebung zu verstehen, muss Ihr Baby seine Sinne, seinen Verstand und seinen Körper einsetzen. Um ein Spielzeug aufzuheben, braucht es folgende Fähigkeiten: Es muss das Spielzeug sehen können, es muss sich erinnern, dass es dieses Spielzeug mag, es dann erreichen und schließlich aufheben können. Die geistigen Fähigkeiten Ihres Babys entwickeln sich durch Anregung; aus diesem Grund ist Ihr Engagement unerlässlich. Sie sind der erste und wichtigste Lehrer Ihres Kindes.

Sozialverhalten

Babys werden soziale Wesen, indem sie uns imitieren. Sie reagieren von Geburt an auf die menschliche Stimme; daher sollten Sie vom ersten Tag an mit Ihrem Baby sprechen. Die Persönlichkeit Ihres Kindes kann den Erwerb der Meilensteine der Entwicklung beeinflussen. Ein unabhängiges und entschlossenes Kind probiert neue Bewegungen früher als ein schüchternes Kind. Ein geselliges Kind sucht soziale Kontakte früher als andere Kinder; und es spricht auch früher. Die Persönlichkeit Ihres Kindes umfasst drei Komponenten: das soziale Verhalten, die Aktivität und die Gefühle. Ist eines dieser Merkmale bei Ihrem Kind besonders ausgeprägt, sollten Sie sich darauf einstellen und gleichzeitig die Entwicklung der beiden anderen Bereiche fördern.

Ihr Baby mit 4 bis 6 Monaten

So können Sie die Entwicklung Ihres Babys fördern:

■ Spielen Sie Hoppe-Hoppe-Reiter.

■ Üben Sie mit ihm, seine Finger zu öffnen und zu schließen: Spielen Sie »Geben und Nehmen«.

■ Üben Sie mit dem Baby, sein Gewicht zu tragen. Halten Sie es auf dem Schoß oder über dem Boden. Heben Sie das Baby sanft hoch und runter. Sie werden spüren, wie es sich selbst mit den Füßen abdrückt.

■ Heben Sie Ihr Baby hoch, wenn es die Arme nach Ihnen ausstreckt.

■ Machen Sie ihm Ursache und Wirkung bewusst. Rollen Sie einen Ball in seine Richtung und sagen Sie laut »der Ball rollt«.

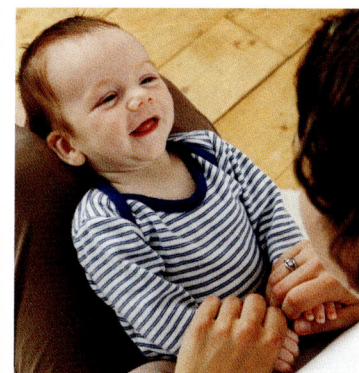

▲ **VIEL ZUNEIGUNG** Geben Sie Ihrem Jungen reichlich Körperkontakt. Erwarten Sie niemals von ihm, seine Gefühle zu unterdrücken, »weil er ein Junge ist«.

Kopfkontrolle

Die wichtigste körperliche Veränderung in den ersten Lebenswochen besteht in der Kontrolle über die Kopfbewegungen.

Der Kopf eines Babys ist im Verhältnis zu seinem Körper sehr groß und schwer; das bedeutet, dass es erst die Kontrolle über seinen Kopf gewinnen muss, bevor es den übrigen Körper beherrschen lernt.

Mit dem ersten Anheben des Kopfes entwickelt das Baby die Kraft, die es zur weiteren Fortbewegung anspornt. Wenn Sie Ihr Baby in der Luft mit dem Gesicht nach unten halten, will es seinen Kopf anheben. In der Bauchlage versucht es dies auch alleine.

Dies ist das erste Stadium des Sitzen-, Krabbeln- und Laufenlernens.

Die Fortbewegung

Die ersten Monate in der Entwicklung des Babys sind für die Eltern eine sehr aufregende Zeit. Sie können beobachten, wie ihr Baby die Welt entdeckt und sich dann bemüht, am Geschehen teilzuhaben.

Wenn sich Koordinationsvermögen und Muskelkraft entwickeln, verfügt es bald über eine bessere Kontrolle seines Körpers. Die zunehmende Genauigkeit seiner Bewegungen und seine wachsende Neugier sind ein Anreiz für seine Entwicklung. Jedes Kind entwickelt sich jedoch gemäß seinem eigenen Tempo. Die unten angeführten Altersangaben sind nur Näherungswerte.

▶ **DAS NEUGEBORENE** Das Baby biegt seine Gliedmaßen zum Körper. Dann wächst es aus der fötalen Haltung heraus. Sein Kopf ist anfangs schlaff, aber es wird ihn beim Liegen auf seine bevorzugte Seite drehen. Stützen Sie Ihr Baby beim Hochnehmen an Kopf und Hals ab.

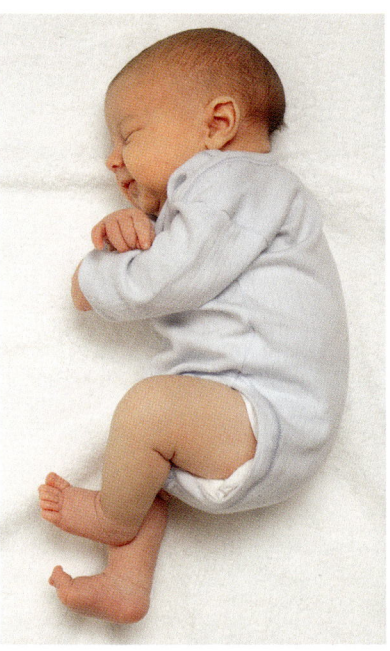

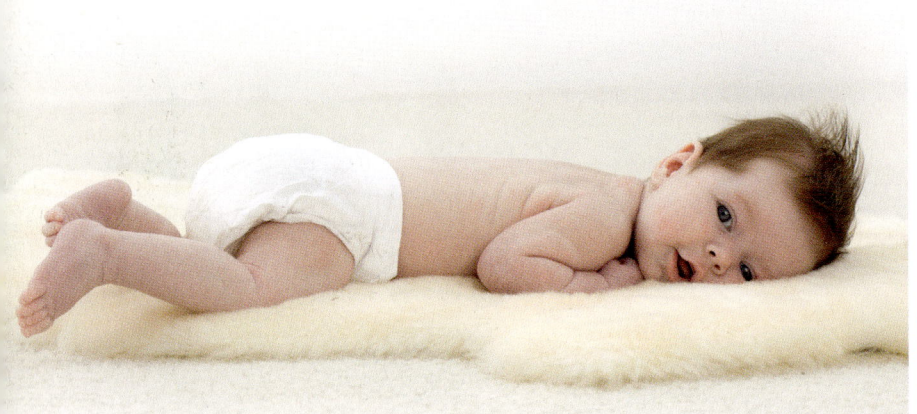

▲ **1 MONAT** Ihr Baby ist in der Lage, seinen Kopf einige Sekunden lang leicht anzuheben. Es sieht nicht mehr aus wie ein Neugeborenes. Wenn Sie das Baby aus dem Bett nehmen, kann es den Kopf für ein, zwei Sekunden auf einer Höhe mit dem Körper halten. Knie und Hüfte werden zunehmend kräftiger, und sein Körper streckt sich immer mehr.

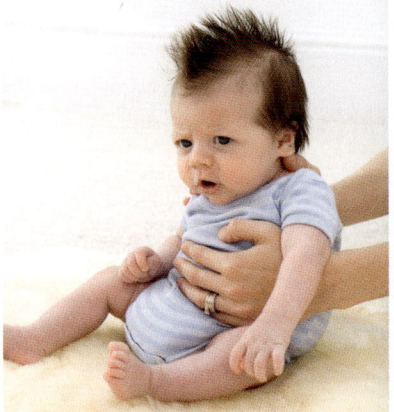

▲ **2 MONATE** Ihr Baby kann seinen Kopf nun länger halten. In der Bauchlage hält es seinen Kopf in einer Linie mit dem Körper. Bald lernt es, den Kopf in der Bauchlage in einem Winkel von 45 Grad anzuheben.

▼ **3 MONATE** Ihr Baby liegt nun flach und kann sich auf den ausgestreckten Armen aufstützen. Bringt man es in eine sitzende oder stehende Position, folgt der Kopf mit nur geringer Verzögerung der Bewegung.

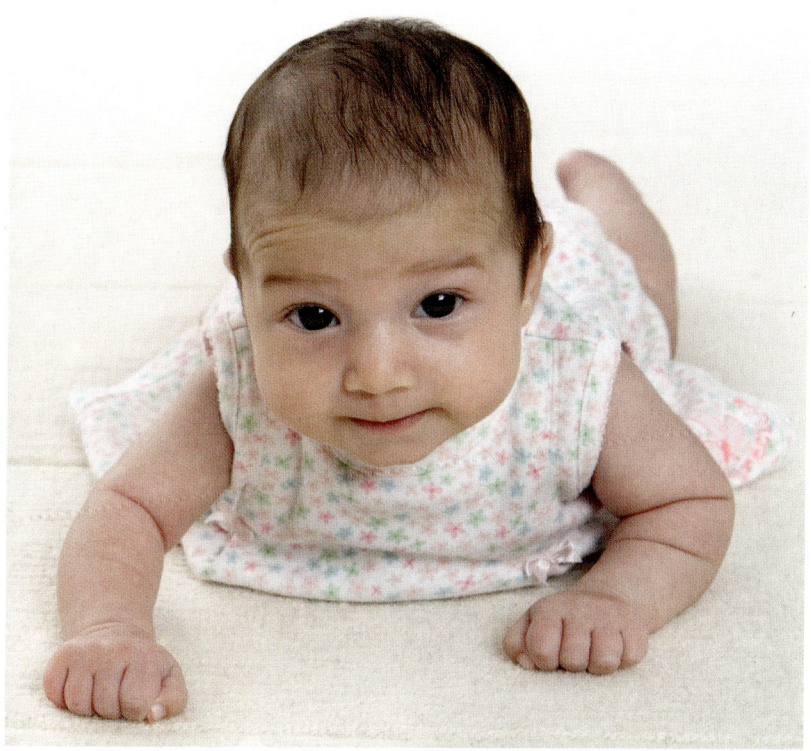

Die Haltung Ihres Babys

Die Haltung Ihres Babys entwickelt sich parallel zur Kräftigung seiner Muskeln. Zur Unterstützung können Sie mit ihm sanfte Beuge- und Streckübungen durchführen.

Das Wickeln bietet eine gute Gelegenheit dazu. Fassen Sie die Füße Ihres Babys vorsichtig an den Knöcheln; beugen und strecken Sie seine Beine einige Male. Führen Sie die Bewegungen langsam aus. Hören Sie auf, wenn Ihr Baby Unwillen zeigt.

DIE FORTBEWEGUNG

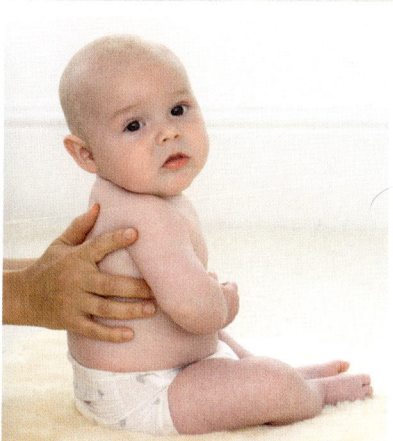

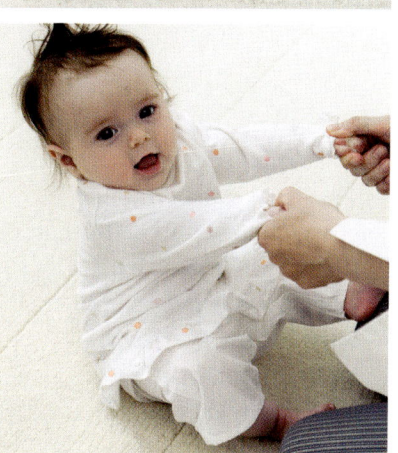

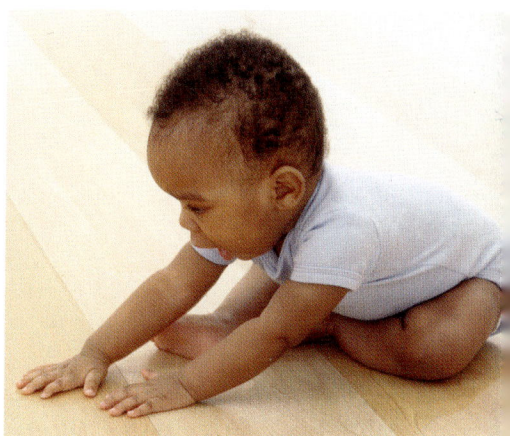

▲ **4 MONATE** Ihr Baby will sitzen. Seine Kopfkontrolle wird immer besser. Es dreht sich nach links oder rechts. In der Bauchlage kann es sich mit den Unterarmen abstützen, beide Beine anheben und schaukeln. Es lernt, sich zu rollen.

▲ **5 MONATE** Ihr Kind beherrscht seine Kopfbewegungen in vollem Umfang, sogar im Sitzen. Es kann das gesamte Gewicht von Kopf, Schultern und Brust auf den ausgestreckten Händen abstützen. Seine Schaukelbewegungen werden kräftiger.

▲ **6 MONATE** Es kann einen Großteil seines Gewichts mit den Armen abstützen und sitzt dabei. Wenn Sie Ihr Baby aufrecht auf Ihrem Schoß wippen, fängt es einen Teil seines Gewichts mit der Beinmuskulatur ab.

Robben

Manche Babys entwickeln vor dem Krabbeln entsprechend dem bereits erworbenen Koordinationsvermögen eine individuelle Art der Fortbewegung.

Manche Babys schieben sich auf dem Po vorwärts, andere bewegen sich seitlich wie ein Krebs, und wieder andere entwickeln ihre eigene einzigartige Methode. Es ist nicht wichtig, wie sich Ihr Baby bewegt. Es hat eine große Leistung erbracht, wenn es sich selbstständig fortbewegen kann, und nur das zählt.

Sie sollten Ihr Baby bei seinen ersten Fortbewegungsversuchen niemals einschränken. Dabei erlernt es die Beherrschung seines Körpers. Es muss die Möglichkeit haben, die Grenzen seiner Fähigkeiten auszuloten. Lassen Sie seiner Neugier und seiner Abenteuerlust freien Lauf.

Beweglichkeit fördern

Die scheinbaren Krabbelbewegungen der ersten Lebenswochen (s. S. 21) verlieren sich, sobald der Körper des Babys die fötale Haltung überwindet und sich streckt. Bevor das Baby richtig krabbeln kann, muss es seinen Körper strecken, die Kopfbewegungen beherrschen, den Oberkörper deutlich in der Bauchlage anheben können und in Armen und Beinen Kraft entwickeln.

So können Sie helfen

Dank Ihrer Förderung und Ihres Lobes wird dieser Entwicklungsprozess für Eltern und Kind zu einer aufregenden und schönen Zeit. Das Training der Kopfkontrolle fördern Sie zum Beispiel, indem Sie ein leuchtendes Spielzeug über das Baby halten. Um die Kräftigung der Rücken- und Schultermuskulatur zu unterstützen, ziehen Sie das auf dem Rücken liegende Baby gelegentlich in die Sitzposition. Sobald es sitzen kann, können Sie Spiele machen, bei denen es sich im Sitzen drehen muss; rufen Sie von einer Seite »Guckguck«. Dann muss es sich drehen, um Sie zu sehen. Wenn das Baby mit ungefähr fünf Monaten über die volle Kopfkontrolle verfügt, lernt es beim Schaukeln, den Kopf stabil zu halten.

Abstützen Integrieren Sie Ihr sechs Monate altes Baby in das tägliche Leben, indem Sie es in einer aufrechten Position mit Kissen abstützen, allerdings nicht länger als eine halbe Stunde. Es sieht nun besser und kann in dieser Stellung das Geschehen verfolgen. Sehr bald wird es sich am Familienleben auch beteiligen wollen.

Zum Krabbeln anspornen

Ihr Baby kann erst dann krabbeln lernen, wenn es kräftig genug ist, um Kopf und Brust in der Bauchlage anzuheben. Mit ungefähr sechs Monaten kann es den Oberkörper bereits deutlich vom Boden hochdrücken und in dieser Stellung auf den Knien verharren. Doch erst mit ungefähr acht Monaten wird es sich auch nach vorne schieben können.

Man kann unmöglich genau vorhersagen, wann ein Baby krabbeln wird – wenn es denn überhaupt krabbelt. Manche Babys sind außerordentlich intensiv damit beschäftigt, im Sitzen ihre Umgebung zu beobachten. Sie hassen die Bauchlage und krabbeln deshalb erst später als andere Babys. Andere Babys überspringen das Krabbelstadium und lernen gleich laufen.

Sie können Ihr Baby auf verschiedene Weise zum Krabbeln anspornen. Wichtig ist Ihre Unterstützung. Loben Sie jede Anstrengung; dann ist Ihr Baby bei fehlgeschlagenen Versuchen nicht entmutigt oder frustriert. Ihre Ermutigung ist viel hilfreicher als Versuche, ihm das Krabbeln »beizubringen«, indem Sie seine Arme und Beine wie beim Krabbeln bewegen.

Wie das Baby stehen lernt

In der Regel verfügt ein Baby erst mit zehn, elf Monaten über genügend Kraft sowie Beherrschung der Beinmuskulatur, um stehen zu lernen. Doch schon in den Monaten zuvor macht es ihm riesigen Spaß, auf dem Schoß eines Erwachsenen zu hüpfen. Stellen Sie Ihr Baby mit dem Gesicht zu Ihnen auf Ihre Knie; heben Sie es nach oben und stellen es wieder auf Ihre Knie, wobei Sie seinen Kopf abstützen. Ihr Baby genießt das Gefühl, sein eigenes Gewicht zu halten. Dieses Spiel stärkt die Beinmuskulatur. Mit ungefähr sechs Monaten wird es in einer stehenden Position versuchen, seine Beine wie beim Hüpfen zu beugen und zu strecken.

Sicherheit

Sobald Ihr Baby mobil wird, muss Ihre Wohnung »kindersicher« sein (s. S. 306–311). Nur so können Sie Unfällen vorbeugen.

- Lassen Sie Ihr Baby niemals unbeaufsichtigt. Schon bevor es mobil wird, sollte es immer bei Ihnen sein.

- Sobald Ihr Baby sich drehen und damit auch rollen kann, dürfen Sie es nur noch auf den Boden legen, außer Reichweite von scharfen oder harten Gegenständen.

- Auch wenn es seinen Kopf halten kann, stützen Sie Po und Rückgrat weiterhin mit Kissen ab.

- Stellen Sie alle giftigen Substanzen außer Reichweite des Babys.

- Sichern Sie zuverlässig alle Feuerstellen, Herd und Treppen.

▼ **ARME STRECKEN** Legen Sie Ihr Baby auf den Rücken, und lassen Sie es Ihre Daumen umfassen. Strecken Sie abwechselnd jeweils einen Arm über seinen Kopf.

▼ **KREUZEN** Strecken Sie seine Arme seitlich aus, und kreuzen Sie sie dann über seine Brust. Wiederholen Sie die Übung.

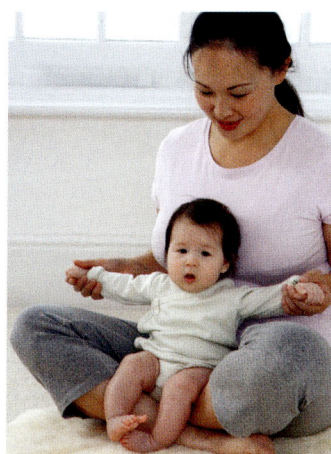

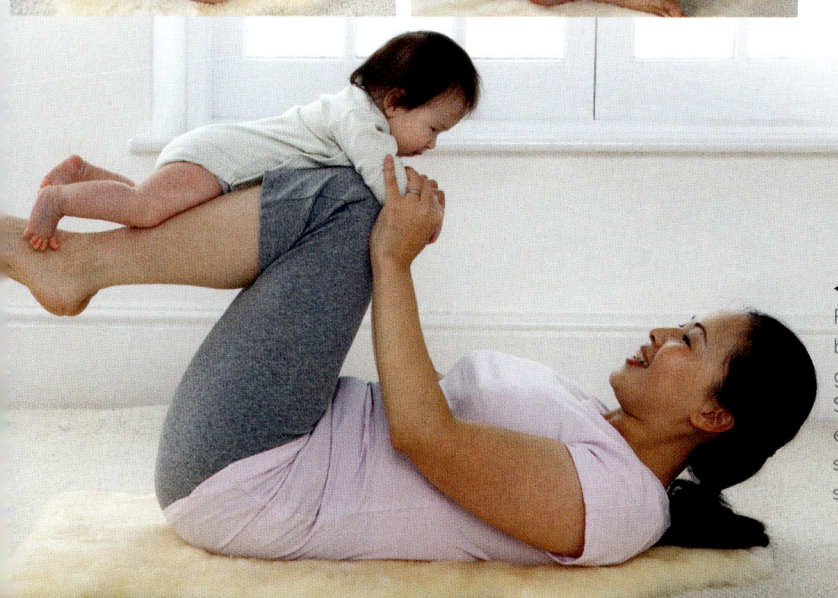

◄ **FLUGZEUG** Legen Sie sich auf den Rücken. Ziehen Sie Ihre Knie an, und balancieren Sie Ihr auf dem Bauch liegendes Baby auf Ihren Knien. Strecken Sie seine Arme seitlich aus – dabei sollte es den Kopf heben; bringen Sie dann seine Arme wieder in die Ausgangsstellung, und wiederholen Sie die Übung.

Die Hände Ihres Babys

Sobald Ihr Baby sich seines Körpers bewusst wird, ist es von seinen Händen fasziniert.

Wenn es die Arme ausbreitet, wird seine Hand zufällig sein Gesicht streifen. Es wird sie in den Mund nehmen, um daran zu saugen. Mit zwei oder drei Monaten findet es die Bewegungen seiner Finger faszinierend und kann ihnen stundenlang zuschauen. Mit vier Monaten »probiert« es die Dinge mit dem Mund aus. Mit sechs Monaten fühlt es mit den Fingern ebenso gut wie mit dem Mund.

Der Gebrauch der Hände

Bei der Geburt verfügt Ihr Baby über einen Greifreflex. Es umklammert alles, was in seine Hand gelegt wird – zum Beispiel einen Finger –, und lässt es nicht los. Sein Griff ist so fest, dass es sein eigenes Gewicht hochziehen kann (was Sie aber nie ausprobieren sollten).

Wenn es nichts umklammert, sind seine Hände zu einer Faust geschlossen. Beim Schreien öffnen sich die Fäuste meist, ebenso wenn es erschrickt (s. S. 20). Dieser frühe Greifreflex muss erst verloren gehen, bevor es das bewusste Greifen erlernen kann. Denn dann nimmt es einen Gegenstand bewusst ins Visier, fasst nach ihm und hebt ihn mit Daumen und Zeigefinger auf. Die meisten Babys entwickeln den »Pinzettengriff« im Alter von ungefähr einem Jahr.

▼ **DAS NEUGEBORENE** Von Geburt an kann Ihr Baby einen Gegenstand festhalten. Dieser Greifreflex ist so stark, dass es sein eigenes Gewicht hochziehen kann.

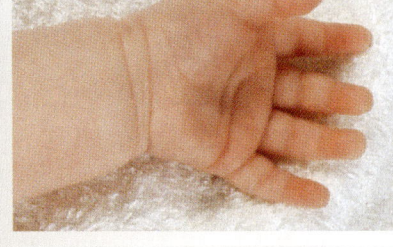

▼ **2 MONATE** Ihr Baby wird sich seiner Hände bewusst. Der Greifreflex ist kaum noch vorhanden. Die Hände sind nun öfter geöffnet.

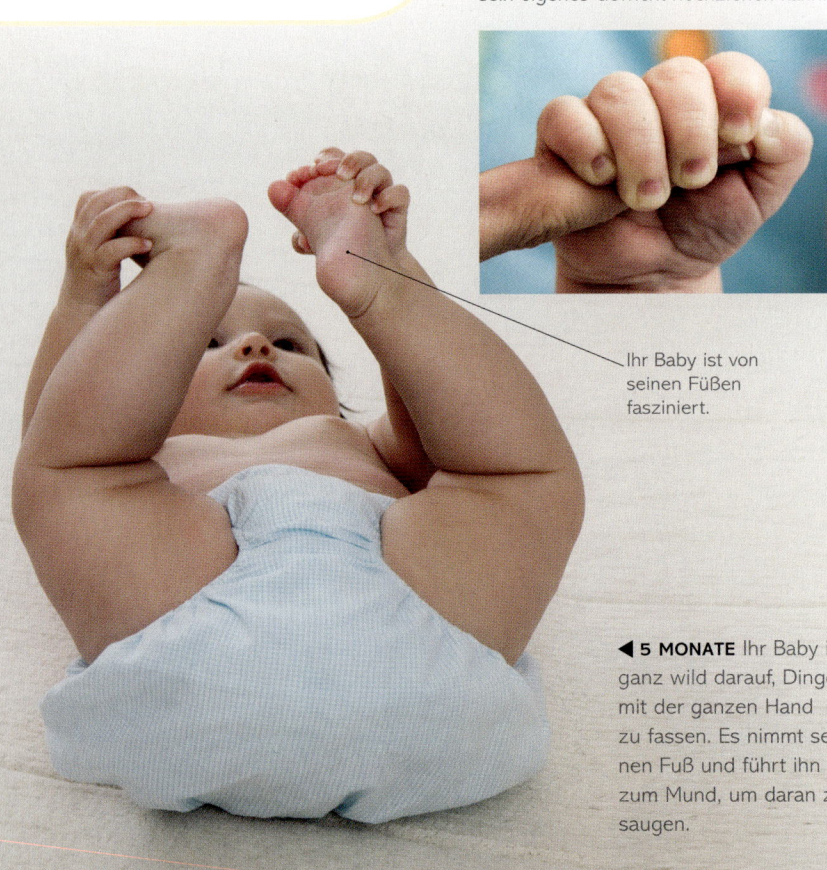

Ihr Baby ist von seinen Füßen fasziniert.

◄ **5 MONATE** Ihr Baby ist ganz wild darauf, Dinge mit der ganzen Hand zu fassen. Es nimmt seinen Fuß und führt ihn zum Mund, um daran zu saugen.

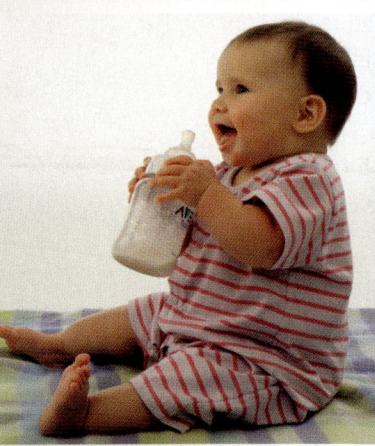

▲ **6 MONATE** Ihr Baby hält seine Flasche oder eine Tasse zwischen beiden Händen.

Die Fertigkeiten fördern

Selbst die einfachsten Aktivitäten vermitteln Ihrem Baby Selbstsicherheit und Stolz auf eigene Leistungen. Es muss allerdings spüren, dass seine harte Arbeit beachtet und gewürdigt wird und Sie sich über seine Klugheit und seine wachsende Unabhängigkeit ebenso freuen wie es selbst.

0–6 Wochen Ihr Baby muss den Greifreflex verlieren, bevor es hantieren kann. Sie können den Greifreflex testen, wenn Sie das Baby Ihre Finger fassen lassen und prüfen, wie weit Sie es vom Bett hochziehen können. Öffnen Sie seine Hände, indem Sie sie vorsichtig einzeln anheben.

6 Wochen Die Hände Ihres Babys öffnen sich. Es wird sich seiner Hände bewusst. Streifen Sie seine Handflächen und Fingerspitzen mit verschiedenen Materialien: weich, pelzig, glatt oder rau. Eine sanfte Massage oder das Reiben der Handflächen regen es an, die Hände zu öffnen.

2 Monate Die Hände Ihres Babys sind nun häufiger geöffnet. Lassen Sie es Gegenstände verschiedener Beschaffenheit halten. Legen Sie jedes Ding auf seine Handfläche, streichen Sie damit über die Handfläche, und lassen Sie es den Gegenstand abtasten.

3 Monate Ihr Baby greift mit der flachen Hand und fasst ungenau nach den Dingen. Fördern Sie das Greifen, indem Sie ihm Dinge zu halten geben. Legen Sie ihm eine Rassel in die Hand, und schütteln Sie sie – es wird sowohl vom Gefühl wie vom Klang fasziniert sein.

4 Monate Es lernt, seine Hand- und Armbewegungen unter Kontrolle zu bringen. Es greift zielgerichteter nach den Dingen. Spornen Sie es an, indem Sie ihm interessante Dinge präsentieren. Es wird meist noch über den Gegenstand hinauslangen; helfen Sie nach.

5 Monate Ihr Baby stöbert in allem herum, was in Reichweite liegt. Ganz besonders liebt es raschelndes Papier. Geben Sie ihm Seidenpapier zum Spielen. Es spielt gerne mit seinen Füßen; machen Sie »Fingerspiele« mit seinen Zehen. Spielen Sie »Geben und Nehmen«, sodass es die Finger öffnet und loslässt. Es wird nach der Flasche greifen und selber trinken wollen.

6 Monate Die Fingerbewegungen werden immer präziser. Lassen Sie es sein eigenes Fläschchen mit zwei Händen halten. Geben Sie ihm verschiedene Knabbereien in die Hand. Sie können ihm beibringen, wie man selber vom Löffel isst.

Augen-Hand-Koordination

Ab dem sechsten Monat verfügt Ihr Baby über eine gute Koordination und Handgeschicklichkeit. Diese Fähigkeiten entwickeln sich rasch weiter.

Sie können ihm eine Trinkflasche in beide Hände geben und zeigen, wie es einen Gegenstand von einer Hand in die andere schieben kann. Sobald es das Loslassen beherrscht, wird ihr Kind mit Vergnügen alles auf den Fußboden werfen. Sobald es Beikost bekommt, kann es Fingerfood, wie Zwieback, halten.

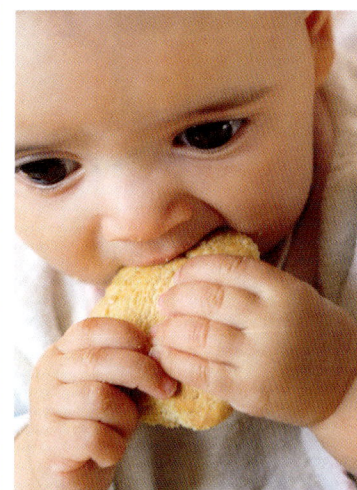

▲ **SELBER ESSEN** Ihr Baby wird versuchen, kleine Nahrungsmittelstücke mit den Fingern zu nehmen und selbst zu essen; doch nicht alles gelangt dabei in den Mund.

So helfen Sie Ihrem Baby

Damit sich ein normales Sehvermögen ausbilden kann, müssen die Augen in Ordnung sein und visuelle Stimulation geboten werden. So fördern Sie das Sehvermögen Ihres Babys:

- Von Geburt an stellen Sie ein Foto von einem Gesicht an die Seitenwand seines Bettchens. Babys sind vom menschlichen Gesicht fasziniert.

- Ein einfaches Mobile über dem Bettchen oder Gegenstände in leuchtenden Farben sind für Ihr Baby ein interessanter Anblick.

- Ihr Baby ist nie zu klein für Besichtigungen. Im Buggy sitzend, kann es sich alles anschauen.

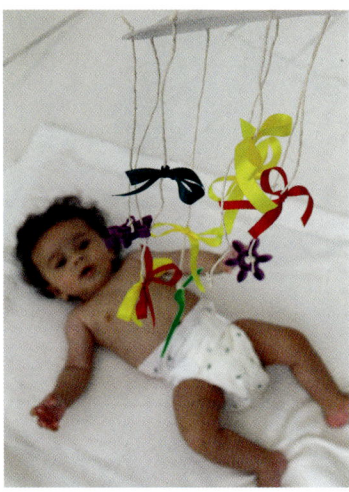

▲ ANREGENDE SPIELSACHEN Viele interessante Spielsachen über seinem Bettchen bieten dem Baby Unterhaltung in seinen Wachphasen.

Das Sehvermögen

Ein Neugeborenes ist keineswegs blind, nur weil es den Blickwinkel nicht verändern kann. Auf eine Entfernung von 20–25 cm kann es alles so deutlich sehen wie Sie. Vom Augenblick der Geburt an braucht Ihr Baby vielfältige visuelle Reize, damit sich sein Sehvermögen voll entwickeln kann.

Ihr Neugeborenes Obwohl das Sehvermögen Ihres Babys eingeschränkt ist, reagieren seine Augen sehr sensibel auf das menschliche Gesicht und auf bewegliche Gegenstände. Passen Sie seine visuelle Welt seinen Fähigkeiten an. Die farbempfindlichen Zellen in den Augen sind noch nicht voll entwickelt, sodass es die Welt nur in Schattierungen sieht.

Wachsendes Wahrnehmungsvermögen Wenn Sie angeregt mit Ihrem Neugeborenen sprechen, Ihre Augen bewegen und Ihren Mund öffnen und schließen, reagiert Ihr Baby bereits innerhalb einiger Minuten nach der Geburt mit Mund- und Zungenbewegungen. Ein nur wenige Stunden altes Baby kann seine Augen auf einen Gegenstand richten. Wenn er sich bewegt, verfolgt es ihn mit den Augen. Mit zwei Wochen hebt ein Baby zum Schutz automatisch die Hand, wenn sich etwas schnell auf es zubewegt. Mit drei Wochen reagiert sein ganzer Körper bei Ihrem Anblick mit aufgeregten Bewegungen. »Scharf einstellen« kann Ihr Baby seinen Blick mit acht Wochen. Dann erkennt es Ihr Gesicht wieder und reagiert darauf mit Lächeln und Armbewegungen.

Sehschärfe Mit drei bis vier Monaten kann Ihr Baby Details wahrnehmen. Es ist in der Lage, ein dreidimensionales Bild der Welt aufzubauen – unerlässlich für die Mobilität. Es wird erst krabbeln, wenn sein Sehvermögen die Tiefe ebenso wahrnehmen kann wie die Höhe und die Breite. Es erkennt, worin sich Bilder in zwei oder drei verschiedenen Details unterscheiden. Auch Muster erkennt es wieder. Mit fünf bis sechs Monaten kann es bereits zwischen verschiedenen Gesichtsausdrücken wie Traurigkeit, Angst und Freude unterscheiden; es reagiert darauf mit eigener Mimik. Es verfällt in Aufregung, wenn seine Mahlzeit zubereitet wird.

Wahrnehmen nach Interesse Ab dem sechsten Lebensmonat kann das Baby Gegenstände identifizieren. Es verändert seine Position, um das zu sehen, was es am meisten interessiert. Der Schwerpunkt der visuellen Entwicklung liegt von nun an in der Art und Weise, wie das Gehirn die von den Augen aufgenommenen Informationen interpretiert.

Das Sehvermögen testen

Als ersten Sehtest können Sie die Reaktion Ihres Babys auf Ihr Gesicht (in 25 cm Entfernung) beachten. Wenn es Ihr Gesicht erblickt, sollte sich sein Gesichtsausdruck verändern; seine Augen starren Ihr Gesicht an, und es öffnet und schließt vielleicht den Mund. Es gibt viele Anhaltspunkte für einen möglichen Sehfehler. Wenn Sie im Zweifel sind oder wenn die Augen Ihres Babys viel Wasser absondern und helles Licht ihm Unbehagen verursacht, konsultieren Sie den Arzt. Die im Folgenden aufgeführten Augenkrankheiten können sich schon bei einem sehr kleinen Baby manifestieren. Wenn Sie folgende Auffälligkeiten beobachten, gehen Sie mit Ihrem Kind zum Arzt.

Schielen (Strabismus) Richtet das Baby nur ein Auge auf den Gegenstand seines Interesses, wobei das andere zu weit nach innen oder außen zeigt, kann Ihr Baby schielen. Vielleicht neigt es seinen Kopf, um seinen Blick in die richtige Stellung zu bringen. Nehmen Sie einen interessanten Gegenstand, und halten Sie den Kopf Ihres Babys ruhig; beschreiben Sie mit dem Spielzeug den Buchstaben H in der Luft. Achten Sie darauf, ob beide Augen dem Spielzeug folgen. (Siehe auch Schielen S. 287.)

Schwache Augenmuskeln Ein Kind mit einer schwachen Augenmuskulatur dreht den Kopf, um mit dem besser sehenden Auge das Geschehen zu verfolgen. Überprüfen Sie, ob beide Augenlider auf gleicher Höhe sind, wenn sich Ihr Baby auf einen sich bewegenden Gegenstand konzentriert. Bevorzugt es ein Auge, konsultieren Sie den Arzt.

Farbenblindheit Meistens handelt es sich dabei um die Unfähigkeit, zwischen grün und rot zu unterscheiden (meist sind Jungen betroffen). Nehmen Sie bunte Süßigkeiten, und bitten Sie Ihr Kind, bestimmte Farben herauszusuchen. Kennt es die Namen der Farben noch nicht, soll es die gleichen Farben heraussuchen wie Sie.

Gesichtsfeld Mit seinem Lieblingsspielzeug können Sie testen, ob Ihr Kind über ein normales seitliches Gesichtsfeld verfügt. Ihr Kind schaut geradeaus, und Sie bewegen das Spielzeug von weit außen zum Gesicht hin, bis es das Spielzeug sieht. Sein Gesichtsfeld sollte sich bis 45 Grad auf jeder Seite ausdehnen.

Sehschärfe Prüfen Sie die Sehschärfe mit folgendem Spiel. Stellen Sie sich in sechs Meter Entfernung vor Ihr Kind, und halten Sie einige Finger hoch. Bitten Sie es, gleich viel Finger hochzustrecken. Gelingt es ihm nicht, sollten Sie den Arzt konsultieren.

Das sehbehinderte Baby

Ist das Sehvermögen des Babys schlecht, müssen Sie besonders auf seine Bedürfnisse achten. Kümmern Sie sich um regelmäßige ärztliche Betreuung.

- Bei weitsichtigen Kindern gehen Sie halbjährlich zum Test; dabei wird überprüft, ob die Brillengläser korrigiert werden müssen. Ein weitsichtiges Kind muss vielleicht nur zwei oder drei Jahre lang eine Brille tragen. Oft entwickeln sich die Augen danach normal.

- Je früher ein Kind eine Brille bekommt, umso eher wird es sie akzeptieren. Anfangs nimmt es sie vielleicht ab; bald wird es aber erkennen, dass es damit klarer sieht.

- Ein visuell beeinträchtigtes Kind braucht Stimulationen durch Berührung, Geräusche und Gerüche; stellen Sie Spielsachen zur Verfügung, die interessante Oberflächen haben und verschiedene Geräusche machen.

So helfen Sie Ihrem Baby

Erklären Sie Ihrem Kind die verschiedenen Geräusche. Machen Sie geeignete Spiele mit ihm. Dadurch schult es sein Gehör und lernt die verschiedenen Geräusche unterscheiden.

- Erklären Sie ihm die Geräusche mit schauspielerischen Gebärden. Legen Sie zum Beispiel Ihren Finger auf die Lippen und sagen: »Psst, jetzt sind wir leise wie die Mäuse«, um die Vorstellung von Ruhe zu erklären.

- Beschreiben Sie Musik und Geräusche mit passenden Adjektiven wie »laut« oder »weich«.

- Bringen Sie ihm den Unterschied von hohen und tiefen Tönen mithilfe von Liedern bei.

- Lehren Sie es Rhythmus durch Reime und klatschen zu Liedern – dies nützt auch der Sprachentwicklung des Kindes.

- Benennen Sie jedes neue Geräusch, wie zum Beispiel das Schnurren der Katze, und imitieren Sie es.

Das Gehör

Um sprechen zu lernen, muss das Baby die ganze Vielfalt an Lauten hören können, die man zum Sprechen braucht. Nur wenn das Kind zeigt, dass es hören, Laute imitieren und eventuell verschiedene Laute korrekt verwenden kann, kann man sicher sein, dass es zwischen den verschiedenen Lauten des normalen Hörvermögens unterscheiden kann.

Ihr Neugeborenes reagiert auf Geräusche, ohne sie wirklich zu verstehen. Wird es durch ein plötzliches lautes Geräusch erschreckt, zum Beispiel Händeklatschen oder Türknallen, wirft es in einer reflexartigen Reaktion Arme und Beine nach außen. Ein wenig später blinzelt es oder öffnet die Augen bei lauten Geräuschen. Mit vier Wochen beginnt es, dauerhaftere Geräusche wahrzunehmen, zum Beispiel das Geräusch Ihres Staubsaugers. Ist ein Kind taub, bemerken die Eltern dieses Problem recht bald. Ein teilweiser Gehörverlust ist schwieriger auszumachen. Entsprechende Symptome werden oft als Unaufmerksamkeit, langsames Lernen oder Schüchternheit gedeutet. Wenn Sie sich wegen des Hörvermögens Ihres Kindes Sorgen machen, lassen Sie es vom Kinderarzt, besser noch von einem HNO-Arzt (Pädaudiologen) untersuchen. So wird das Sprechenlernen nicht verzögert.

Frühe Tests

Der erste Test, bei dem man die Reaktion auf Geräusche misst, erfolgt kurz nach der Geburt auf der Entbindungsstation. Mithilfe sanfter Geräusche (klatschen, singen, klingeln) bestimmt man die Reaktion des Babys auf Lärm. Die Reaktionen können von einer leichten Kopfbewegung bis zu einer Veränderung der Atemfrequenz reichen. Formalere Tests werden während der Vorsorgeuntersuchungen durchgeführt.

Früherkennung durch Hörscreening Viele Ärzte empfehlen heute ein Neugeborenen-Hörscreening innerhalb der ersten 14 Lebenstage. Dabei wird dem Neugeborenen nacheinander in beide Ohren wie eine Art Stöpsel eine Sonde eingeführt, die Lautsprecher und Mikrofon enthält. Die Sonde ist mit einem tragbaren Hörgerät verbunden, das otoakustische Emissionen, das sind sehr leise Schallaussendungen des Innenohrs, misst. Die Untersuchung ist schmerzfrei und unkompliziert. Zeigt sich beim Screening eine Auffälligkeit, kann mit demselben Gerät eine weitere Messung gemacht werden. Dazu werden dem Baby Elektroden am Kopf angeklebt. Diese Messung geht über das Innenohr hinaus und untersucht zusätzlich die Hörbahn über den Hörnerven bis hin zum Hirnstamm. Sollte auch dieser Test auffällig sein, kann eine Behandlung eingeleitet werden.

Die ersten Laute

Babys brauchen und suchen von den ersten Lebenstagen an die Kommunikation. Noch bevor sie mit der Lautbildung beginnen, hören sie auf Laute und versuchen, sie zu imitieren. Die Grundvoraussetzungen der Sprache sind im Gehirn des Babys angelegt. Ein tauber Säugling fängt zur gleichen Zeit an zu plappern wie ein Kind mit normalem Gehör.

Manche Theoretiker behaupten sogar, dass wir irgendwo im Gehirn über ein Spracherwerbsmuster verfügen und daher zwangsläufig sprechen lernen.

Noch bevor Ihr Baby sechs Wochen alt ist, hat es gelernt, dass Sie auf sein Lächeln und Gurgeln reagieren werden.

Bemerkenswert ist, dass es schon in dieser frühen Phase erkennt, wie es Aufmerksamkeit erregen kann: Es lächelt, Sie freuen sich und sprechen noch mehr mit ihm. Das Baby ist imstande, eine gegenseitige Kommunikation aufrechtzuerhalten. Sie lächeln Ihr Baby an, reden mit ihm und zeigen ihm Ihre Freude über seine Reaktion – die erste Lektion in Sachen Kommunikation.

Das Neugeborene Ihr Baby reagiert vom Augenblick der Geburt an auf menschliche Stimmen. Es versucht, Gesten und Gesichtsausdrücke zu imitieren. Es spürt, wenn Sie mit ihm sprechen, und reagiert mit Plappern und Körperbewegungen.

4–6 Wochen Es erkennt bereits Ihre Stimme. Es reagiert mit Gurgellauten auf Ihr Lächeln und Sprechen und wartet auf Ihre Antwort. Sprechen Sie aus geringer Entfernung mit ihm, sodass es Sie sehen kann. Belohnen Sie seine Laute mit Lächeln und Reden.

4 Monate Ihr Baby verfügt nun über ein Repertoire verschiedener Laute; es quiekt und bläst durch die Lippen. Es kommuniziert mit Ihnen durch Lachen; lachen und kichern Sie deshalb viel, wenn Sie mit ihm sprechen.

6 Monate Es gibt viele Anzeichen dafür, dass Ihr Baby allmählich Ihre Worte versteht. Es brabbelt viel und fügt immer neue Laute aneinander. Mit »m«, »p« und »b« bildet es auch schon die ersten Konsonanten. Vorsingen, Reime wiederholen und rhythmisches sprechen unterstützen sein Sprachverständnis und fördern frühes Sprechen.

Erste Laute

Ihr Baby beginnt bei der Geburt mit Ihnen zu kommunizieren.

Innerhalb der ersten halben Stunde nach der Geburt wendet Ihr Baby seine Augen Ihrer Stimme zu. Wenn Sie 25 cm von seinem Gesicht entfernt sind, lächelt es und bewegt den Mund als Zeichen des Wiedererkennens.

Das Schreien ist die erste Möglichkeit, seine Unzufriedenheit auszudrücken; nach weiteren sechs Wochen beginnt es, vor Zufriedenheit zu plappern.

Einige Wochen später beginnt es, Vokale zu bilden wie »eh«, »ah«, »uh«, »oh«. Mit drei oder vier Monaten verfügt es über eine ganze Palette an Äußerungen: Lautbildungen, lachen, quietschen und prusten.

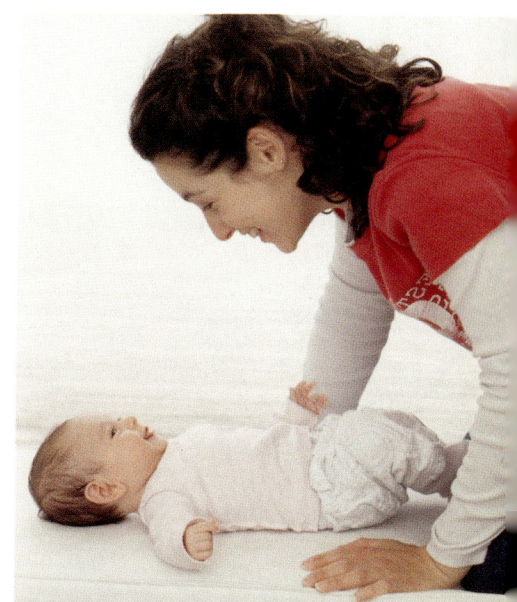

▼ **MIT DEM BABY SPRECHEN** Bei Ihren ersten Unterhaltungen ist lächeln noch wichtiger als sprechen.

Das weibliche Gehirn

Wenn ein Mädchen geboren wird, ist sein Gehirn bereits auf Weiblichkeit programmiert. Die Gehirnstruktur ist verantwortlich für viele entwicklungsbedingte Unterschiede zwischen Jungen und Mädchen.

■ Bereits im Mutterleib entwickelt sich bei Mädchen die Großhirnrinde, die den Intellekt bestimmt, früher als bei Jungen.

■ Die linke Hälfte der Großhirnrinde, die das Denken kontrolliert, entwickelt sich bei Mädchen früher als bei Jungen.

■ Die frühere Entwicklung der linken Gehirnhälfte entspricht der stärkeren Sprachbegabung der Mädchen.

■ Das Corpus callosum, das die rechte Hirnhälfte mit der linken verbindet, ist bei Mädchen besser entwickelt.

■ Die rechte und linke Hälfte »verständigen« sich bei Mädchen früher und besser miteinander; dadurch haben sie bei der Lesefertigkeit, bei der beide Hälften gefordert sind, einen Vorteil.

■ Mädchen zeigen frühere und größere Trennungsangst als Jungen, weil ihre Nervenverbindungen besser ausgereift sind. Dies führt zu einer schnelleren Informationsübertragung; daher erkennen Mädchen früher, was um sie herum vor sich geht.

Die geistige Entwicklung

Das Baby wird mit einer bestimmten Anzahl an Gehirnzellen geboren; doch das Gehirn verdoppelt sein Gewicht zwischen der Geburt und dem ersten Lebensjahr. Die Gewichtszunahme kommt durch das Wachstum der Verbindungen zwischen den verschiedenen Zellen, die für das Denken erforderlich sind, zustande. Wenn das Baby ein Stück Brot sieht, darauf zeigt, danach greift, es nimmt, es in den Mund schiebt, es kaut, es schmeckt und schluckt, baut es acht Gedankenverbindungen auf. Es prägt sie alle in sein Gedächtnis ein.

Die Intelligenz vorhersagen

Natürlich lässt sich nur schwer festlegen, was man unter »normaler« Intelligenz versteht. Doch Entwicklungspsychologen können bei der Abfolge und Qualität der geistigen Entwicklung einen Durchschnittswert bestimmen. Ausgehend von diesem Mittelwert kann man Voraussagen über die Intelligenz machen. Denken Sie daran, dass der Durchschnitt eine theoretische Größe ist. Übertragen Sie diesen Wert daher niemals einfach auf Ihr Kind; vergleichen Sie es auch nicht mit anderen Kindern im gleichen Alter.

Kinder unterscheiden sich stark in ihrem Entwicklungstempo. Es gibt kein »richtiges« Alter, in dem ein Meilenstein erreicht sein muss. Die meisten Kinder erleben Wachstumsschübe und Phasen der Stagnation. Manche bleiben eine Zeit lang auf ihrem Entwicklungsstand und entwickeln sich dann normal weiter; andere sind im Kleinkindalter voraus, liegen in späteren Jahren aber im Durchschnitt. Dann gibt es den wohlbekannten »Spätentwickler«; das Kind, das im Kleinkindalter leicht zurück ist, sich später aber sehr gut entwickelt.

Aus den allermeisten Babys werden völlig normale Kinder. Leider gibt es eine sehr kleine Anzahl von Kindern, die in allen Entwicklungsbereichen stark zurückbleiben. Sofern diese Verzögerung nicht durch eine ernste körperliche Behinderung verursacht wird, bleiben diese Kinder bildungsmäßig unter dem Durchschnitt. Die ersten drei Lebensjahre hindurch zeigt das geistig behinderte Kind eine unterdurchschnittliche Konzentration und wenig Interesse an seiner Umgebung. Es erlangt erst spät bestimmte Entwicklungsschritte, z. B. die Kontrolle des Kopfes, das Sitzen und das Greifen der Zehen. Die angeborenen Reflexe bestehen oft bedeutend länger.

Ein besonders intelligentes Baby wiederum kann die Meilensteine der Entwicklung früher erreichen als der Durchschnitt. Die wirklichen Indikatoren seiner größeren Intelligenz sind aber subtiler: Es legt eine größere Vielfalt an Verhaltensweisen an den Tag, zeigt größeres Interesse an seiner Umwelt und interagiert mehr mit seiner Umgebung.

Die Rolle der Eltern

Sehr wenige Kinder sind zurückgeblieben, und ebenso wenige sind hochbegabt; daher ist es wahrscheinlich, dass Ihr Kind im Bereich der normalen Intelligenz liegt. Ihre Aufgabe als Eltern besteht darin, seine Fähigkeiten zu akzeptieren und ihm zu helfen, seine Stärken zu entwickeln. Denken Sie daran, dass es viele Begabungen gibt: Wir verstehen Intelligenz meist nur im engen Sinn als verbale und mathematische Fähigkeiten, doch Ihr Kind kann über eine kreative und künstlerische Begabung verfügen. Sie ist ebenso wertvoll und muss genauso gepflegt werden. Drängen Sie Ihr Kind niemals. Akzeptieren Sie es so, wie es ist. Geben Sie ihm jede Gelegenheit, seine Talente zu entfalten. Zeigen und sagen Sie ihm, dass Sie es so lieben und schätzen, wie es ist.

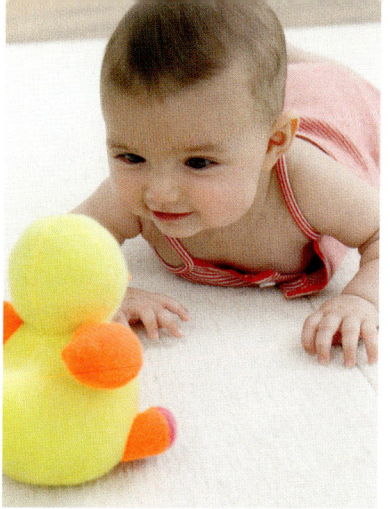

▲ **LERNBEGIERIG** Ihr Baby will lernen. Es nimmt begierig neue visuelle Reize, Geräusche, Gerüche und Tastreize auf.

Vorlesen

Babys lieben Bücher, und Ihr Kind wird erstaunlich früh reagieren, wenn Sie mit ihm Bücher anschauen oder ihm vorlesen. Die ersten gemeinsam »gelesenen« Bücher lehren das Kind Farben und Bezeichnungen einfacher Gegenstände.

Ihr Baby ist nie zu jung zum Vorlesen – Sie werden schnell herausfinden, dass Vorlesen vor dem Zubettgehen ein sehr nützlicher und friedlicher Teil des Abendrituals ist. Sie erweisen Ihrem Kind damit zudem einen langfristigen Dienst: Es entdeckt schon früh das Vergnügen, das Bücher bieten können, und wird später gerne selbst lesen – im Idealfall sein Leben lang.

Kreativität

Alle Kinder verfügen über eine gewisse kreative Begabung. Diese sollte genauso entwickelt werden wie die Fähigkeit, mit Zahlen und Buchstaben umzugehen. Fördern Sie Ihr Kind auch hierin: Weisen Sie es auf das alltägliche Geschehen hin; machen Sie es auf Muster, Farben, Blumen, Tiere, Gerüche aufmerksam. Zeigen Sie Mitgefühl für andere Menschen; sprechen Sie über Gefühle; erfinden Sie Geschichten. Durch praktische Aktivitäten wie Verkleiden, Malen und Zeichnen oder Basteln kann Ihr Kind seine Kreativität und Fantasie entfalten.

Das männliche Gehirn

Unterschiede in der Gehirnstruktur und der Gehirnfunktion beeinflussen die Art und Weise, wie sich Jungen und Mädchen beim Heranwachsen entwickeln.

- Bei einem Jungen hat das Gehirn ein um 10–15 Prozent größeres Gewicht und Volumen.

- Wenn die rechte Gehirnhälfte bereits Verbindungen mit der linken herstellen könnte, existieren bei Jungen die passenden Zellen noch nicht. Deshalb wandern diese Bausteine zurück zur rechten Seite. Dies bereichert die Verbindungen in der rechten Gehirnhälfte und könnte erklären, warum Jungen ein besseres räumliches Vorstellungsvermögen haben als Mädchen.

- Jungen zeigen weniger Trennungsangst als Mädchen, weil sie anfangs eine langsamere Informationsübertragung haben. Sie lenken sich durch Aktivitäten von der Angst ab. Diese Verhaltensweise hält sich bis ins Erwachsenenalter.

Das Lächeln Ihres Babys

Wenn Ihr Baby Sie das erste Mal anlächelt, bedeutet dies einen aufregenden Meilenstein in Ihrer Beziehung. Dieses Lächeln ist auch ein wichtiges Zeichen dafür, dass sich Ihr Kind geistig entwickelt.

Durch sein Lächeln beweist das Baby, dass es Sie wiedererkennt und dass es eine wechselseitige Kommunikation beginnen will – es zeigt bereits soziale Wesenszüge. Es beantwortet Ihre Worte durch sein Lächeln, weil es gelernt hat, dass es Ihnen dadurch Freude macht. Es weiß, dass Sie daraufhin noch mehr mit ihm sprechen – seine ersten Versuche einer »Unterhaltung« (s.S. 105).

Lächeln ist ein wichtiger Indikator für die Reife eines Babys. Es beweist seinen Wunsch nach Kommunikation mit anderen Menschen.

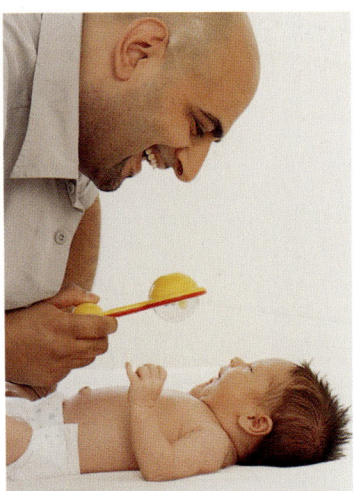

▲ **DAS BABY ANREGEN** Lenken Sie seinen Blick auf Gegenstände, indem Sie in seinem Blickfeld Rasseln und Spielsachen schütteln.

Geistige Entwicklung

Zu den ersten Dingen, die Ihr Baby wiedererkennt, gehören Ihr Gesicht und Ihre Stimme. Es demonstriert sein gutes Gedächtnis und sein Gehör, indem es ruhig wird, wenn Sie ihm eine Aufzeichnung des menschlichen Herzschlags vorspielen – dieses Geräusch hat es neun Monate lang beruhigt

Neugeborenes Innerhalb der ersten halben Stunde nach der Geburt zwinkert das Baby mit den Augen, wenn es angesprochen wird. Nach einer Woche kennt es Ihre Stimme, und nach zwei Wochen zeigt es, dass es Sie wiedererkennt. Spricht man aus 20–25 cm Entfernung mit ihm, reagiert es mit Mundbewegungen.

1 Monat Es reagiert auf den Ton Ihrer Stimme, wird ruhig, wenn Sie besänftigend auf es einsprechen. Beim Versuch zu »sprechen«, wird es ganz aufgeregt, und sein ganzer Körper windet sich. Es verfolgt ein sich bewegendes Objekt mit den Augen.

2 Monate Wenn es Ihr Gesicht erblickt oder Ihre Stimme hört, lächelt es sofort. Hört es ein Geräusch, schaut es sich um. Es betrachtet Gegenstände mit wachsendem Interesse.

3 Monate Ihr Baby wird sich seines Körpers bewusst. Es betrachtet seine Hände und bewegt sie. Es reagiert auf eine Unterhaltung mit Lächeln, Gurgeln und Körperbewegungen.

4 Monate Ihr Baby nimmt voller Neugierde alle optischen Eindrücke, Geräusche und Menschen wahr. Es sitzt gern abgestützt mit Kissen, sodass es sich umschauen kann. Es erkennt nun vertraute Gegenstände wieder und erinnert sich an Gewohntes. Es wird aufgeregt, wenn es die Brust oder die Flasche sieht. In der Rückenlage spielt es mit seinen Füßen.

5 Monate Ihr Baby untersucht nun längere Zeit die Gegenstände und beweist damit, dass sich sein Konzentrationsvermögen entwickelt. Es wendet sich zu Geräuschen hin, deren Ursprung es nicht sieht. Es bewegt Arme und Beine, um Aufmerksamkeit zu erlangen.

6 Monate Ihr Baby macht Geräusche, um Ihre Aufmerksamkeit auf sich zu ziehen. Es streckt seine Arme aus, um hochgenommen zu werden. Es »spricht« und lächelt seinem Spiegelbild zu.

Wie Sie Ihr Baby unterstützen können

Von den ersten Lebenstagen an sollten Sie mit Ihrem Baby sprechen und ihm vorsingen. Seine Bewegungen und Lautäußerungen sind die ersten Sprechversuche; durch Ihre Antworten ermutigen Sie Ihr Kind. Halten Sie Blickkontakt. Für Ihr Baby ist alles neu und interessant. Zeigen Sie ihm daher die verschiedensten Dinge, und geben Sie sie ihm in die Hand. Mit zwei Monaten sitzt es gerne abgestützt, sodass es umherschauen kann. Legen Sie viele kleine, weiche Spielsachen in seine Reichweite, die es anschauen und berühren kann.

Fördern Sie das Bewusstsein der eigenen Person Die Entdeckung des eigenen Körpers ist ein allmählicher Prozess. Mit acht Wochen können Sie ihm seine Hände zeigen. Spielen Sie mit ihm einfache Spiele, die den Körper einbeziehen. Halten Sie Ihr Baby vor einen Spiegel, damit es sich selbst und Sie sehen kann. Nennen Sie Ihr Kind dabei und in vielen anderen Situationen beim Namen, um seinen Sinn für die eigene Identität zu fördern.

Wahrnehmung

Ihr Baby erfährt die Welt ebenso über seine Sinne wie Erwachsene. Helfen Sie ihm, die von den verschiedenen Sinnen gelieferten Informationen zu verbinden: Zeigen Sie ihm eine Rassel. Dann lassen Sie es die Rassel berühren und schütteln. Lenken Sie seine Aufmerksamkeit auf das Geräusch.

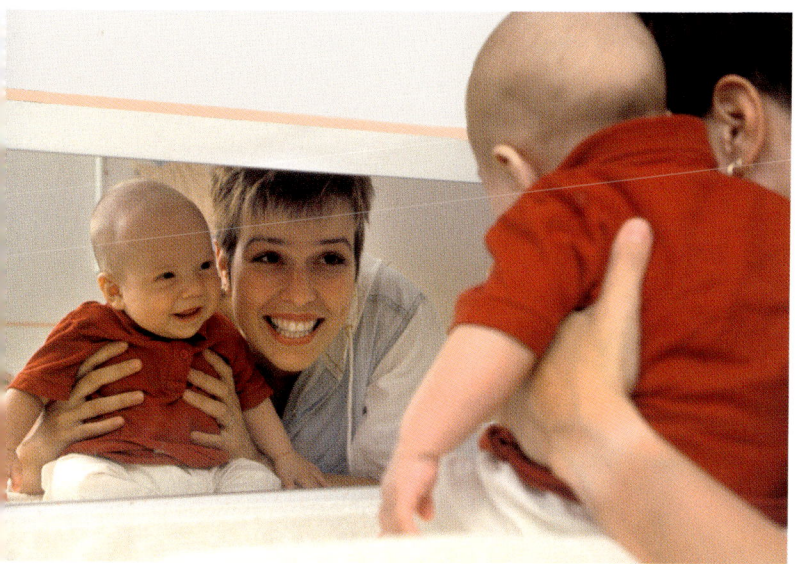

▲ **EINEN SPIEGEL BENUTZEN** Zeigen Sie auf das Spiegelbild Ihres Babys, und nennen Sie seinen Namen. Dadurch beginnt es, eine Vorstellung von sich selbst zu gewinnen.

Wahrnehmung testen

Schon sehr früh kann Ihr Baby zwischen Groß und Klein unterscheiden. Es zeigt auch Interesse an neuen optischen Eindrücken und Geräuschen. Dies demonstriert ab dem vierten Monat folgender Test.

■ Zeigen Sie Ihrem Baby eine Karte mit einer kleinen Raute über einer großen Raute.

■ Als Nächstes zeigen Sie ihm eine Karte mit einem kleinen Kreis über einem großen Kreis. Es beginnt bereits die Beziehung zwischen den Formen zu sehen.

■ Nun zeigen Sie ihm eine Karte mit einem großen Dreieck über einem kleinen. Weil dies dem bekannten Muster entspricht, wird es kein Interesse zeigen.

■ Wenn Sie ihm eine Karte mit einem großen Dreieck über einem kleinen zeigen, wird es wieder Interesse haben, weil das Muster »klein über groß« durchbrochen wurde.

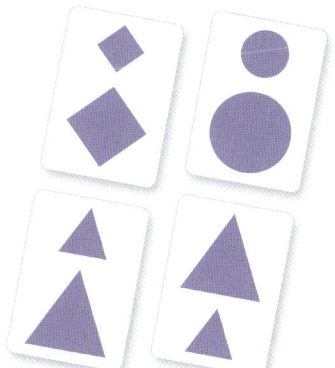

▲ **TESTKARTEN** Ihr Baby ist in der Lage, bei Mustern und Formen auch feine Unterschiede auszumachen.

Spielsachen

Während ihrer Entwicklung benötigen Babys unterschiedliche Anregungen; das müssen Sie bei der Auswahl der Spielsachen beachten.

Es ist sehr wichtig, dass das jeweilige Spielzeug altersgerecht ist. Ist es zu schwierig in der Handhabung, kann das Baby nicht damit umgehen und hat wenig Freude daran. Ist es zu einfach, langweilt es sich.

Geeignetes Spielzeug für Babys unter einem Jahr vermittelt Erfahrungen von Farben, Texturen, Materialien und interessante, abwechslungsreiche Formen und Klänge. Spielsachen, die als Reaktion auf eine Handlung Geräusche erzeugen, wie Rasseln, fördern die Entwicklung der Handgeschicklichkeit und Koordination.

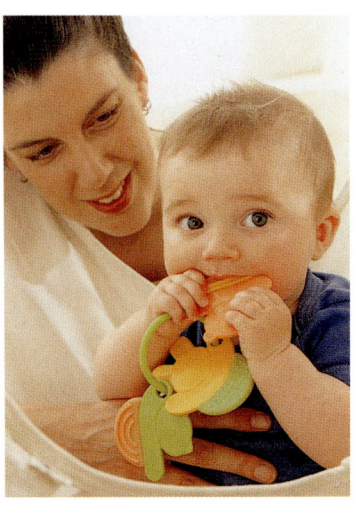

▲ SCHAUEN UND LERNEN Farbe, Form und Geräusch sind für Ihr Baby allesamt interessant; wählen Sie daher Spielsachen, die verschiedene Erfahrungen ermöglichen.

Lernen durch Spielen

Babys und Kinder lernen durch das Spiel, und spielen ist eine sehr ernsthafte Angelegenheit! Alles ist eine Lernerfahrung für Ihr Baby, und alles Neue bedeutet Spaß; daher kann man lernen und spielen nicht trennen. Wenn Sie wissen, welche Fähigkeiten es in den ersten sechs Monaten entwickelt, können Sie Spiele und Spielsachen auswählen, die es am meisten interessieren und seine Fähigkeiten am besten fördern. In diesem Alter sind Spielsachen, die die Sinne anregen, am interessantesten. Und am schönsten ist es für das Baby natürlich, wenn Mutter oder Vater mit ihm spielen und es mit all dem Neuen vertraut machen.

Einfache Spiele Ihr Baby ist von Ihrem Gesicht fasziniert; deshalb ist »Guckguck« eines der beliebtesten Spiele. Verbergen Sie Ihr Gesicht in Ihren Händen oder mit einem Schal oder Handtuch; lassen Sie sich dann kurz sehen, und rufen Sie »Guckguck«. Babys entwickeln sehr früh einen Sinn für Humor, und dieses Spiel amüsiert sie ohne Ende. Wenn Ihr Baby frei sitzen kann, rollen Sie ihm vorsichtig einen großen, weichen Ball zu; mit der Zeit versucht es, ihn mit beiden Händen zurückzuschubsen. Sie spielen nun ein richtiges Spiel, und Ihr Baby entwickelt früh ein Ballgefühl.

Reime und Lieder Schon das kleine Baby hört sehr gerne Reime. Rhythmische Laute gehen leichter in sein Ohr als normale Sprache. Es liebt es, wenn Sie es auf Ihren Knien schaukeln und ihm dabei ein Wiegenlied oder eine lebhaftere Melodie vorsingen. Reime, rhythmische Lieder und Spiele fördern eine frühe Sprachentwicklung.

Körperspiele Schon einem kleinen Baby kommen wiegen, schwingen und schaukeln zugute. Es wird sich dabei seines eigenen Körpers bewusst. Diese Aktivitäten verbessern Gleichgewicht und Koordination.

Geben Sie seinen Sinnen Nahrung Ihr Baby erforscht die Welt über seine Sinne. Setzen Sie es möglichst oft in die Wippe oder mit Kissen abgestützt auf die Couch, sodass es das Geschehen in seiner Umgebung verfolgen kann. Legen Sie kleine Spielsachen in seine Reichweite, mit denen es hantieren kann – am besten Spielsachen, die Geräusche machen oder aus verschiedenen Materialien bestehen. Fesseln Sie sein Interesse, indem Sie ihm die Spielsachen aus der Nähe zeigen und ihm das Geräusch, das man mit ihnen erzeugen kann, demonstrieren. Wenn es älter ist und Gegenstände greifen kann, können Sie ihm Stapelbecher oder zusammenfügbare Ringe geben – aus großen Teilen, da sein Griff noch nicht sehr entwickelt ist. Die Küche bietet äußerst interessante Spielsachen; Kochlöffel, Spatel etc.

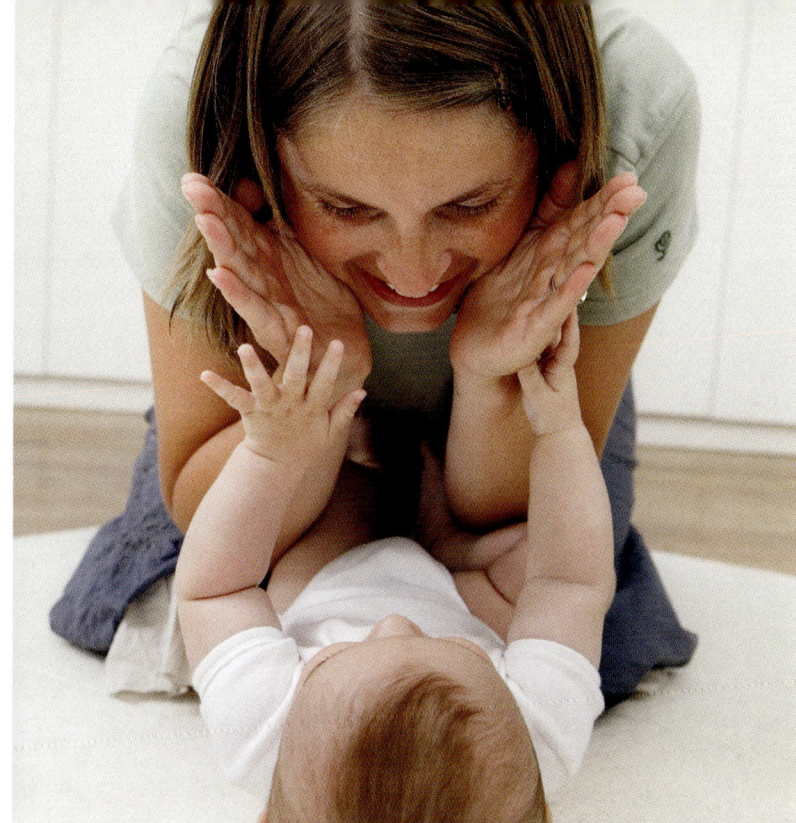

▲ **SPASS BEIM ANSCHAUEN** Babys lieben Gesichter, also spielen Sie »Guckguck« mit ihm und berühren Sie die Teile Ihres und seines Gesichts.

Spielwaren auswählen

Ein kleines Baby kann mit seinen Spielsachen anfangs nicht viel anfangen. Auf jeden Fall sollten sie einfach und robust sein und sich angenehm anfühlen.

Kuscheltiere und Stoffspielsachen Ihr Baby mag weiche Spielsachen, die es drücken kann. Sie müssen waschbar und farbecht sein, weil es sie in den Mund nehmen wird.

Mobiles Einem Neugeborenen bietet ein Mobile, das über dem Bettchen oder dem Wagen aufgehängt wird, visuelle Reize. Wechseln Sie die Teile aus, um sein Interesse wachzuhalten.

Geräuschvolle Spielsachen Rasseln, Quietschtiere und Musikspielzeug sind geeignet. Mit sechs Monaten spielt es gern mit einer Spieluhr.

Bücher Ihr Baby ist nie zu klein zum Vorlesen. Wählen Sie Bücher mit großen, hellen Bildern; zeigen Sie beim gemeinsamen Betrachten auf bekannte Gegenstände und benennen Sie sie.

Sicherheit

Sicherheit ist das wichtigste Kriterium bei der Auswahl von Spielsachen. Bei einem kleinen Baby sollten Sie daran denken, dass es wahrscheinlich alles in den Mund steckt.

■ Spielsachen wie zum Beispiel Rasseln müssen leicht sein, falls Ihr Baby damit auf sich selbst einschlägt.

■ Vermeiden Sie Spielwaren mit kleinen Löchern, in denen sich die Finger des Babys verfangen könnten.

■ Lange Schnüre können verschluckt werden oder sich um den Hals des Babys wickeln.

■ Plüschwaren sollten aus feuerresistentem Material bestehen und farbecht sein; sonst kann das Baby die Farbe ablutschen und seine Gesundheit gefährden.

■ Kleine Teile, die das Baby verschlucken könnte, zum Beispiel die Augen von Stofftieren, müssen sicher befestigt sein.

■ Achten Sie darauf, dass das Spielzeug keine scharfen Kanten hat.

Das Verhalten von Mädchen

Mädchen entwickeln viel früher soziale Fähigkeiten als Jungen und genießen die Gesellschaft anderer Menschen. Natürlich entsprechen nicht alle Menschen einem Stereotyp, doch grundsätzlich gilt:

■ Mädchen sind geselliger als Jungen; sie schließen schon in jüngerem Alter engere Freundschaften.

■ In der frühen Kindheit sind sie Erwachsenen gegenüber nachgiebiger als Jungen.

■ Sie sind weniger ehrgeizig und sozial weniger aggressiv und dominant als Jungen.

■ Sie kommen mit körperlichem, emotionalem und intellektuellem Stress leichter zurecht als Jungen.

Das Sozialverhalten

Viele Eigenschaften der Persönlichkeit Ihres Kindes stehen in einer grundlegenden Beziehung zu seiner Entwicklung wie auch zu seinen zukünftigen Lebensaussichten. Zu den hilfreichen Wesenszügen gehören beispielsweise die Fähigkeiten, gut mit Menschen auszukommen, sich konzentrieren zu können, aus Fehlern zu lernen, die Bereitschaft hart zu arbeiten, ein gutes Beobachtungsvermögen, Gründlichkeit, Kreativität, ein wacher Geist und Entscheidungsfreudigkeit. Weniger hilfreiche Eigenschaften sind langsames Denken, Schwierigkeiten, sich auszudrücken, Überaktivität und verminderte Konzentrationsfähigkeit, die sogar bei einem höchst intelligenten Kind vorkommen kann.

Das neugeborene Baby muss mit den Menschen in Kontakt treten können, insbesondere mit den Eltern. Es lernt Sozialverhalten, indem es die Eltern imitiert, zunächst in der Mimik, dann durch Gesten und Bewegungen und schließlich mit Verhaltensmustern. Auf diese Weise bildet die Beziehung zwischen Eltern und Kind das Grundmuster für alle folgenden Beziehungen; daher liegt es in Ihrer Verantwortung, sich Ihrer eigenen Verhaltensweisen und Reaktionen bewusster zu sein als jemals zuvor. Sobald Sie mit dem Baby sprechen, beginnt es, sich zu einem sozialen Wesen zu entwickeln. Denn es verlangt danach, sich mit Ihnen zu unterhalten.

Die Persönlichkeit vorhersagen

Es wäre fabelhaft, wenn wir die spätere Persönlichkeit eines Kindes schon im Säuglingsalter vorhersagen könnten. Bei der Intelligenz ist dies in gewisser Weise möglich. Persönlichkeit und Charakter hängen jedoch teilweise von der Vererbung und teilweise von der Umgebung ab. Daher besteht immer die Gefahr, dass ein Kind aufgrund einer schädlichen Umgebung oder aus Mangel an sicheren, liebevollen Beziehungen nie die Chance bekommt, zu einem liebevollen und liebenswerten Erwachsenen heranzuwachsen. Wegen der tief greifenden Auswirkung des Milieus und der Familie auf den Charakter, sind Voraussagen während des Kleinkindalters zum Scheitern verurteilt. Jedoch können aufmerksame Eltern mehrerer Kinder von deren Geburt an Unterschiede in ihrer Persönlichkeit aufspüren.

Individualität

Die Individualität Ihres Babys tritt nun, da es wächst und lernt, immer deutlicher hervor. Achten und schätzen Sie die Individualität Ihres Babys, und fördern Sie deren Stärke.

Alle seine Vorlieben, die Dinge, die es zum Lachen und Weinen bringen, die Speisen, die es mag, seine Lieblingsspielsachen und vieles mehr bilden in ihrer Gesamtheit seine einzigartige Persönlichkeit.

Babytypen Es ist heutzutage weitgehend erwiesen, dass Säuglinge innerhalb der ersten Woche nach der Geburt eine rudimentäre Form aller ihrer späteren Wesensmerkmale zeigen. Unbestreitbar hat das Milieu eine tief gehende Wirkung auf die Charakterbildung; viele der grundlegenden Charakterzüge sind aber von den Eltern ererbt. Daher kann man sagen, dass jedes Baby bereits grundlegende Eigenschaften seines Charakters zeigt, die sich beim Heranwachsen kaum noch verändern werden.

Bestimmte Charakterzüge werden von den Eltern leicht erkannt: wie viel Energie das Kind hat, wie gut es seinen Körper beherrscht, Selbstvertrauen, soziale Reaktionen, Familienbindung, Kommunikationsfreude, Anpassungsfähigkeit an unterschiedliche Situationen, Erkundung der Umwelt, Sinn für Humor, emotionale Ausdrucksfähigkeit, Reaktion auf Erfolg, Reaktion auf Beschränkung, Bereitschaft zu lächeln und Bereitschaft zu weinen. Zwischen sechs Wochen und drei Monaten wird sich Ihr Baby wahrscheinlich zu einer der folgenden Persönlichkeitstypen entwickeln. Es kann recht »lieb« oder »einfach« sein. Es trinkt oder schläft, und wenn es wach ist, passt es sich seiner Umgebung an. Seine Reaktionen sind selten heftig.

Das Kind kann ein höchst anstrengendes, munteres Wesen werden, dessen Ansprüche an Unterhaltung und Gesellschaft ebenso fordernd sind, wie es anfangs nach Nahrung und Trost suchte. Seine Lebensgier entwickelt sich beim Spielen weiter.

Es kann »schwierig« sein; ein Kind, das stunden- oder tagelange Hochs oder Tiefs hat und verlangt, dass Sie auf die jeweiligen Launen reagieren.

Persönlichkeitsunterschiede können sehr früh deutlich werden. Bereits in den ersten Monaten beginnt das Baby, sich zu einem unverkennbaren Individuum zu entwickeln. Hier einige Wesenszüge, die Sie allmählich erkennen:

- pflegeleicht, ruhig
- tagträumerisch
- Widerspruchsgeist, reizbar, dominant
- sozial, ein Kamerad
- ernst, bestimmt
- unabhängig, oft launisch
- fantasiereich, manchmal schwierig

Das Verhalten von Jungen

Jungen entwickeln langsamer soziale Fähigkeiten als Mädchen. Zwar zeigen nicht alle Jungen folgende Eigenschaften in ausgeprägter Form, doch verallgemeinernd gilt:

- Jungen entwickeln soziale Fähigkeiten langsamer als Mädchen.
- Sie sind sozial aggressiver als Mädchen.
- Sie haben mehr Freundschaften, doch diese sind oberflächlicher.
- Sie sind emotional verletzlicher als Mädchen.
- Sie neigen eher zu Verhaltensauffälligkeiten.

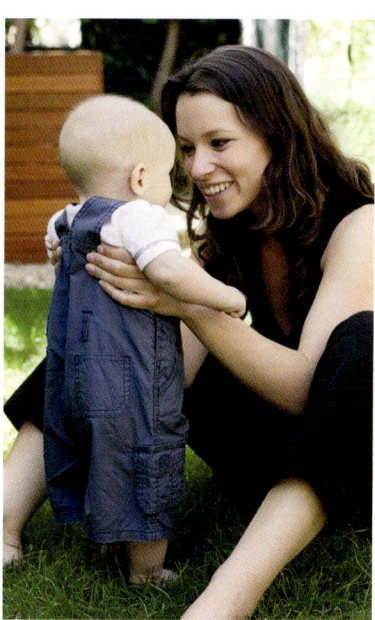

▲ **ERSTE UNTERHALTUNGEN** Ihr Baby liebt es, auf Ihre Worte mit eigenen Lauten zu »antworten«. So lernt es, sich zu unterhalten.

Bindung

Die Beziehung zwischen Ihnen und Ihrem Baby beginnt im Augenblick der Geburt. Jeder Aspekt Ihres Seins bedeutet für Ihr Baby Trost und Freude.

Es reagiert auf Ihren Geruch, den Klang Ihrer Stimme, die Berührung Ihrer Haut und den Anblick Ihres Gesichtes. Dieses Band ist so umfassend, dass Ihr Baby Sie in erstaunlich kurzer Zeit unter anderen Menschen herausfinden kann. Dies gilt auch für Ihren Partner, vorausgesetzt, er widmet sich intensiv seinem Kind.

Versuchen Sie immer, die Beziehung zu Ihrem Baby angenehm, ruhig und liebevoll zu gestalten – auch wenn es manchmal schwerfällt.

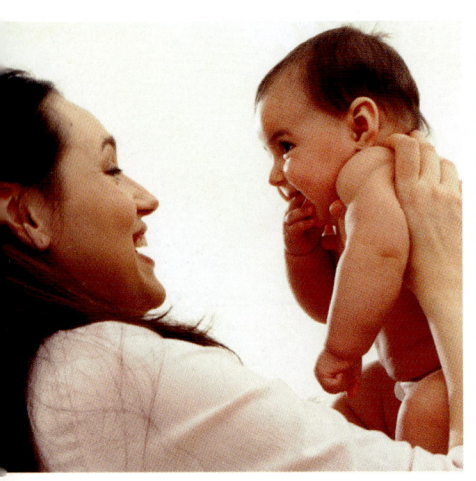

▲ VON ANFANG AN Wenn Sie von Geburt an eine enge, liebevolle Beziehung zu Ihrem Baby entwickeln, legen Sie das Fundament für eine gute Beziehung in späteren Jahren.

Die Kommunikation

Überraschenderweise sind die ersten sechs Lebensmonate von entscheidender Bedeutung für die soziale Entwicklung. In diesen ersten Wochen geht es darum, dass das Baby Freude an der sozialen Interaktion findet und die Bedeutung der Kommunikation erkennt. Wenn es beginnt, die sozialen Aspekte des Lebens zu genießen, entwickelt es sich über die Primärbedürfnisse Wärme und Nahrung hinaus. Da die Eltern für das Baby Trost, Freude und Sicherheit verkörpern, sind sie von Natur aus am besten geeignet, dem Kind die Bedeutung liebevoller Beziehungen zu lehren. Die grundlegenden Strukturen dieser Beziehung erfährt das Baby während der ersten Lebenswochen durch den intensiven Körperkontakt.

Das Neugeborene Von Anfang an wünscht sich das Baby einen engen Kontakt zu den Eltern. Es ruft durch Kopfnicken, Bewegungen von Mund und Zunge sowie Körperbewegungen nach Aufmerksamkeit. Dies sind seine frühesten »Gespräche«: Das Baby verwickelt die Eltern in einen Dialog. Antworten Sie mit Lautäußerungen, Lachen und zustimmenden Kopfbewegungen. Ihr Kind lernt schnell, dass es Sie dazu bringen kann zu antworten.

3 Monate Die kommunikativen Gesten Ihres Babys sind kontrollierter. Es dreht sich zum Klang Ihrer Stimme hin und windet sich vor Vergnügen, wenn es Sie sieht. Es weiß, dass ein Lächeln ein Gruß ist. Ihr Baby lernt, dass sich Freundlichsein lohnt, wenn Sie mit Interesse, Schmusen, Trost und beruhigenden Worten reagieren. Ein Kind, das angelächelt wird, lächelt zurück, und es lächelt zur Begrüßung. Wenn Sie das Kind füttern, bemühen Sie sich um Körperkontakt. Halten Sie es eng an sich gedrückt, sehen Sie ihm in die Augen, und sprechen Sie mit ihm.

4 Monate Jetzt liebt Ihr Baby die Gesellschaft anderer Menschen so sehr, dass es bald weint, wenn man es alleine lässt. Es reagiert freudig, wenn sich Menschen ihm zuwenden; doch auf die Eltern und andere Familienmitglieder reagiert es in besonderer Weise. Stellen Sie möglichst oft Blickkontakt her, und sprechen Sie mit starker Mimik.

5 Monate In diesem Alter verfügt Ihr Baby im Wesentlichen über vier Kommunikationsmethoden: Laute, Gesten, Mimik und Schreien. Wenn es nicht gerade schläft, wird es alle vier Formen einsetzen. Es erkennt den Unterschied zwischen einer ärgerlichen und einer freundlichen Stimme und reagiert jeweils anders. Es zeigt Fremden gegenüber eine gewisse Schüchternheit, lächelt aber beim Anblick eines vertrauten Gesichts.

6 Monate Die soziale Kontaktaufnahme Ihres Babys erfolgt über körperliche Annäherungen, die sogar aggressiver Natur sein können. Dies kann Ausdruck der wachsenden Furcht vor Fremden sein und des Besitzanspruchs, den das Kind auf die Eltern erhebt. Es erforscht mit den Händen, tätschelt und berührt Ihr Gesicht und Ihre Hände.

Auf das Baby reagieren

Jede Ihrer Reaktionen auf die Kommunikationsversuche Ihres Babys verbessert sein Verständnis der Kommunikation. Zeigen Sie immer Ihre Zustimmung. Bleibt das Gurgeln eines Babys ständig unbeachtet, wird es bald entmutigt sein. Dann beschränkt es sich auf die grundlegendsten Kommunikationsformen. Fördern Sie immer eine gegenseitige Unterhaltung, entweder durch die Imitation der Gesten und Geräusche Ihres Babys oder indem Sie mit ihm plaudern und es zum Antworten animieren. Verstärken Sie Stimme und Gestik auf theatralische Weise. Je ausgeprägter Ihre Gestik ist, umso mehr versteht das Baby und umso mehr Spaß hat es dabei.

Ein kleines Baby reagiert sensibel auf plötzliche Geräusche. Es gibt zwar viele Geräusche, die auf das Baby beruhigend wirken; durch misstönende oder sehr laute Geräusche wird es aber erschreckt.

Gewöhnen Sie Ihr Baby langsam an unbekannte Gesichter, indem Sie es Bekannten vorstellen. Dadurch kann es sich innerhalb seines sicheren Zuhauses an fremde Menschen gewöhnen. Je mehr Gefallen Ihr Baby an sozialen Kontakten findet, umso mehr wird es sie später aktiv suchen.

Schwierige Babys

Ein anspruchsvolles Baby, das andauernd schreit und nicht zu beruhigen ist, kann die Eltern zur Verzweiflung bringen. Es ist unerlässlich, dass Sie die Verantwortung mit Ihrem Partner teilen und unbedingt versuchen, Ihr Temperament zu beherrschen. Es gibt viele Ursachen für das Schreien eines Babys und viele Lösungswege. Andauerndes weinen ist eine Phase, die glücklicherweise von kurzer Dauer ist. Zunächst einmal müssen Sie verstehen, warum Ihr Baby schreit oder Sie wach hält. Was auch immer das spezielle Problem ist, ein ruhiges und verständnisvolles Verhalten wird eine weitaus positivere Auswirkung auf Ihr Baby haben als es zu strafen oder zu ignorieren. Ihr Arzt kann Ihnen Rat und Unterstützung bieten.

Verhält sich Ihr Baby unsozial, d.h., es genießt weder das Füttern noch das Tragen oder andere Zuwendung, fühlen Sie sich vielleicht zurückgestoßen. Versuchen Sie diese negativen Gedanken fernzuhalten. Versuchen Sie weiterhin, sein Interesse zu gewinnen. Es gibt allerdings tatsächlich Babys, die von Geburt an einzelgängerisch sind und Liebkosungen zurückweisen. Sind alle Ihre Versuche wirkungslos, geben Sie sich nicht selbst die Schuld dafür.

Teil der Familie

Ihr Baby will am Familienleben mit all seinen Abläufen, Regeln und Gepflogenheiten teilhaben.

Dabei muss es lernen, sich anzupassen. Aus diesem Grunde sollten Sie es so früh wie möglich an Familienaktivitäten, Ausflügen, dem Einkauf, täglichen Pflichten und Besuchen bei Freunden teilnehmen lassen. Sprechen Sie mit Ihrem Kind über alle Familienmitglieder, und zeigen Sie ihm Fotos.

Der familiäre Verband wird die Basis dafür bilden, was Ihr Baby über das Funktionieren von Gruppen lernt. Sein Umgang mit den Familienangehörigen lehrt es das Verhalten, das erwartet wird, und bringt ihm die sozialen Formen der Gesellschaft nahe. Ihr Baby lernt hauptsächlich durch Nachahmung; durch die Imitation Ihres Verhaltens erwirbt es daher seine eigenen Standards der sozialen Interaktion.

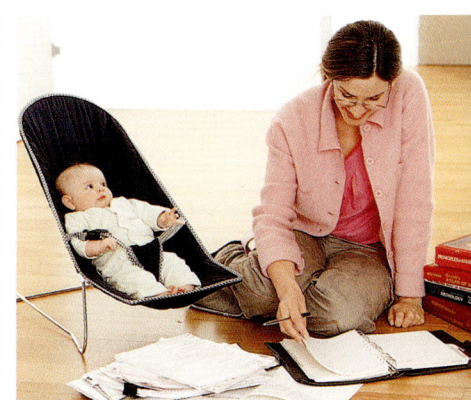

▲ **EIN NEUES FAMILIENMITGLIED** Versuchen Sie Ihr Baby in alle Ihre Aktivitäten einzubeziehen, selbst wenn sie nicht direkt mit dem Baby zu tun haben.

Das ältere Baby

Nach sechs Monaten haben Sie und Ihr Baby einen Lebensrhythmus gefunden. Das Kind schläft nachts länger und isst wahrscheinlich erste feste Kost. Die Babypflege ist für Sie nun ganz selbstverständlich und Sie können sein Schreien richtig einordnen.

In den nächsten zwölf Monaten wird sich Ihr Kind körperlich, geistig und sozial weiterentwickeln. Frei zu sitzen ermöglicht ihm einen aufregenden neuen Blick auf die Welt. Krabbeln und Laufen machen das Kind mobil und es wird lernen, die Hände einzusetzen.

Und dann beginnt die wunderbare Phase, in der Ihr Kind lernt zu sprechen. Damit ist die Zeit endgültig vorbei, in der Schreien das einzige Mittel der Kommunikation darstellte.

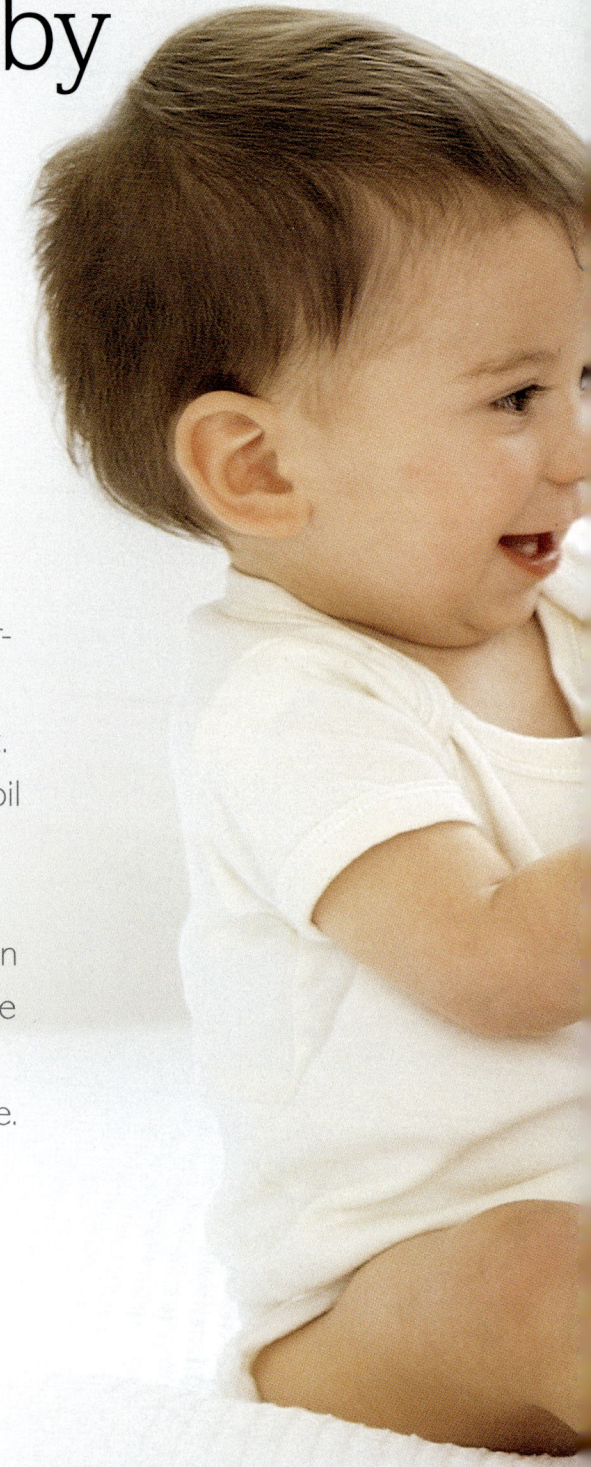

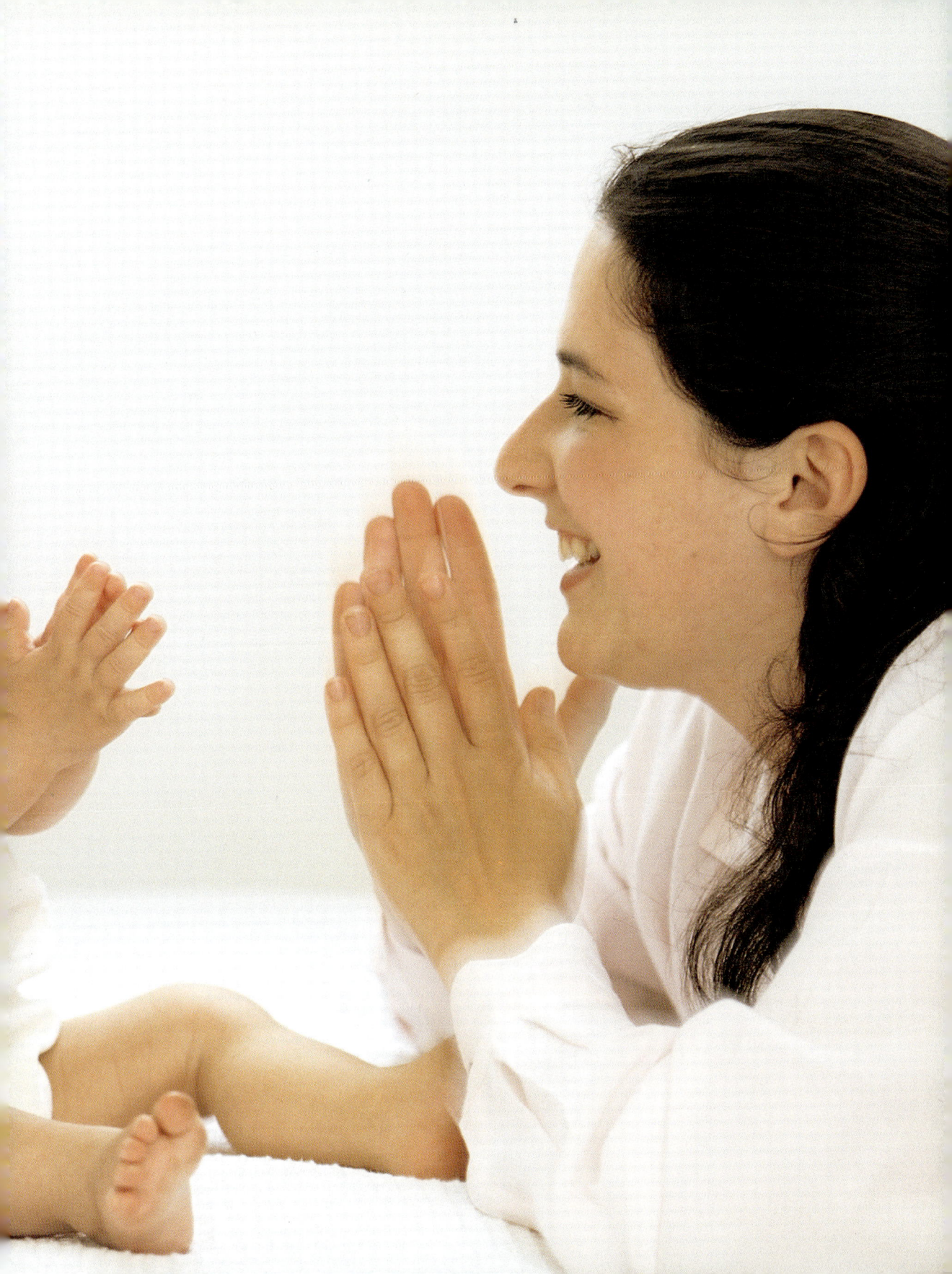

Gewicht eines Mädchens

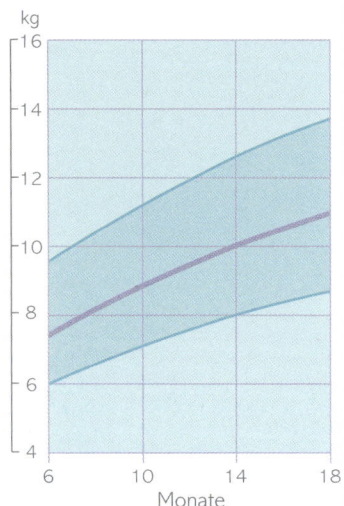

▲ **DAS GEWICHT IHRES BABYS** Die rapide Gewichtszunahme der ersten Monate verlangsamt sich, aber Ihr Baby nimmt weiterhin kontinuierlich zu. Ein Gewicht innerhalb der markierten Bandbreite ist normal.

Füttern und Ernährung

Während des ersten Lebensjahres – jedoch nicht vor dem sechsten Monat – müssen Sie Ihrem Baby die erste Beikost geben. Früher kann sein Verdauungssystem komplexe Nahrungsmittel weder verdauen noch verwerten. Außerdem könnten die nicht ausgereiften Nieren belastet und Allergien ausgelöst werden.

Muttermilch (oder adaptierte Säuglingsmilch) ist die einzige Nahrung, die Ihr Baby in den ersten Monaten braucht. Bekommt ein Baby zu früh Beikost, wird auch sein Interesse am Saugen geringer. Ein gestilltes Baby trinkt dann weniger Milch an der Brust, und die Mutter bildet als Reaktion darauf weniger Milch. Auf diese Weise ist eine den Bedürfnissen des Babys entsprechende Ernährung nicht mehr gewährleistet.

Der Zeitpunkt des Abstillens

In dem Maße, wie Ihr Baby wächst, braucht es immer mehr Milch, um sein Wachstum aufrechtzuerhalten. Doch der Magen des Babys kann bei jeder Mahlzeit nur eine gewisse Menge Milch aufnehmen; mit der Zeit wird es zwar bei jeder Mahlzeit die maximale Menge trinken, aber den notwendigen Kalorienbedarf trotzdem nicht decken. Ihr Baby wird Sie durch ein verändertes Trinkverhalten wissen lassen, dass es mehr braucht. Vielleicht verlangt es nach jeder Mahlzeit noch mehr Milch. Oder es ist sehr quengelig. Oder es verlangt plötzlich nach einer sechsten Mahlzeit, obwohl es bisher mit fünf zufrieden war. Ein klassischer Fall liegt vor,

Beispiele für die Phasen der Entwöhnung

MAHLZEIT	1. WOCHE	3. WOCHE
1. Mahlzeit	Brust oder Flasche	Brust oder Flasche
2. Mahlzeit	Evtl. eine viertel Brust- oder Flaschenmahlzeit; geben Sie ein oder zwei Teelöffel Gemüsebrei, dann die restliche Milchmahlzeit.	Zwei Teelöffel Gemüsebrei Milchmahlzeit
3. Mahlzeit	Brust oder Flasche	Zwei Teelöffel Gemüse- oder Obstbrei Milchmahlzeit
4. Mahlzeit	Brust oder Flasche	Brust oder Flasche
5. Mahlzeit	Brust oder Flasche	Brust oder Flasche

wenn das Baby plötzlich nachts aus Hunger wieder aufwacht, nachdem es lange Zeit durchgeschlafen hat. Dies ist der Zeitpunkt, Beikost anzubieten. Bei vielen Babys ist dies etwa im sechsten Lebensmonat der Fall, wenn das intensive Saugbedürfnis nachlässt; es kann aber auch später sein. Achten Sie auf die Signale Ihres Babys und lassen Sie sich von ihm leiten – manche Leute meinen, der erste Zahn sei ein klarer Hinweis auf die Notwendigkeit von Beikost. Fragen Sie im Zweifelsfall Ihren Kinderarzt.

Die erste Beikost geben

Halten Sie eine kleine Menge Beikost bereit und machen Sie es sich in der normalen Fütterungsposition bequem. Auch wenn Ihr Baby nun groß genug ist, um Beikost zu bekommen, wird es doch noch die gewohnte Kost bevorzugen – die Milch. Geben Sie Beikost zunächst zur Mittagsmahlzeit; zu dieser Tageszeit ist Ihr Baby nicht ausgehungert, jedoch munter und kooperativ. Anfangs wird es meist nur wenige Teelöffel nehmen. Geben Sie anschließend die Brust oder die Flasche. Sobald Ihr Baby Beikost bekommt, braucht es neben Milch auch Wasser zum Trinken. Geben Sie anfangs zwischen oder nach den Mahlzeiten 15 ml Wasser oder stark verdünnten Fruchtsaft. Auch im Laufe des Tages sollte es immer etwas zu trinken bekommen, wenn es Durst hat. Verzichten Sie auf Sirup, Aufbaugetränke und gesüßte Limonaden, da sie den Zähnen des Babys schaden. Auch Saft ist nicht zum Dauernuckeln bestimmt. Geben Sie am Tag nicht mehr als 120 ml Saft und Wasser; Milch ist nach wie vor die Hauptnahrungsquelle des Babys.

Gewicht eines Jungen

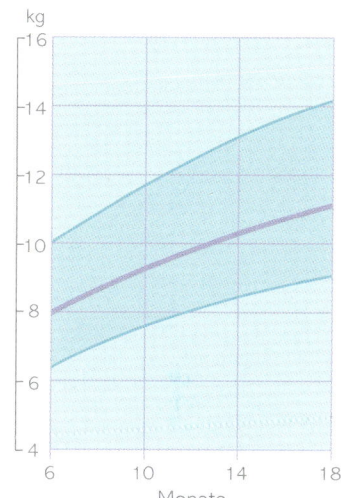

▲ **DAS GEWICHT IHRES BABYS** Die rasante Gewichtszunahme der ersten Monate ist vorbei, aber Ihr kleiner Sohn wird weiterhin zunehmen. Liegt sein Gewicht innerhalb der farbigen Bandbreite, ist es normal.

Tipps zur Beikost

Lassen Sie dem Baby Zeit, sich an Neues zu gewöhnen. Mag es eine Speise nicht, bestehen Sie nicht darauf, dass es sie isst.
- Füttern Sie jeweils nur ein neues Nahrungsmittel. Geben Sie es einmal; warten Sie dann einige Tage ab, um zu sehen, ob Ihr Baby darauf reagiert.
- Geben Sie spezielle Babykost statt normaler Produkte; sie ist schadstoffkontrolliert.
- Geben Sie in den ersten sechs Monaten keine glutenhaltigen Nahrungsmittel, Nüsse, Milchprodukte und Eier, um Allergien vorzubeugen.

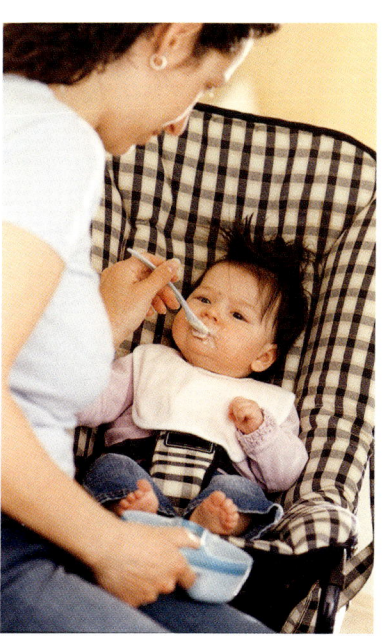

◀ **BEIKOST GEBEN** In der Mitte der Still- oder Flaschenmahlzeit geben Sie etwas Beikost auf einen kleinen Löffel und schieben Sie ihn vorsichtig zwischen die Lippen Ihres Babys. Stecken Sie ihm den Löffel nicht zu weit in den Mund. Es kann einen Monat dauern, bis es sich an den Löffel gewöhnt hat. Schaben Sie die Reste vorsichtig von den Lippen. Wenn es genug hat, dreht es den Kopf weg.

Älteres Baby

Sie können Ihr Baby ab dem sechsten Lebensmonat an eine Tasse gewöhnen. Ziel ist, es bis zum zwölften Monat von der Flasche wegzukommen.

- Schnabeltassen sind am besten, da Ihr Baby dabei halb saugen und halb trinken muss.

- Mit fortschreitendem Alter wird Ihr Baby eine Henkeltasse, die es mit beiden Händen halten kann, vorziehen. Geeignet sind Lerntassen mit einem mundgerechten Trinkaufsatz.

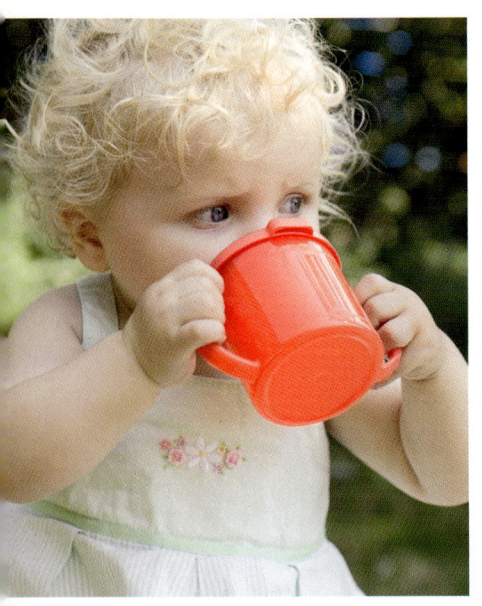

▲ LERNTASSEN Mittags und am Nachmittag ist es am besten, die Tasse zu verwenden; zu diesen Zeiten isst Ihr Baby am liebsten Beikost.

Die erste Beikost

Während des ersten Lebensjahres werden aus den kleinen Kostproben fester Nahrungsmittel, die das Baby zusätzlich zu seinen Milchmahlzeiten bekommt, allmählich drei Beikost-Mahlzeiten täglich.

Hat es erst einmal an verschiedenen Nahrungsmitteln Geschmack gefunden, ist es wichtig, eine reiche Auswahl an Nahrungsmitteln verschiedener Geschmacksrichtungen und Konsistenz anzubieten. Es wird nicht nur pürierte, zerdrückte oder klein geschnittene Speisen essen können, sondern lernen, auch auf größeren Knabbereien (s. »Knabbereien« gegenüber) herumzukauen oder daran zu lutschen. Aber man sollte immer daran denken, dass jedes Baby andere Bedürfnisse und seinen eigenen Appetit hat. Sind Sie im Zweifel darüber, geben Sie Ihrem Baby gerade so viel, wie es gern annimmt. Je mehr Beikostmahlzeiten es bekommt, umso weniger Milch wird es verlangen.

Sobald Ihr Baby die meisten Kalorien durch feste Nahrung zu sich nimmt, wird es auch durstig sein. Bieten Sie statt Milch besser Wasser oder verdünnten Fruchtsaft an. Geben Sie Ihrem Baby keine Limonadengetränke, die Zucker und Farbstoffe enthalten.

Das Kind füttern

Sie werden Ihr Baby anfangs vermutlich in der Wippe oder auf Ihrem Schoß füttern; wenn es sich daran gewöhnt hat, können Sie es in einen Hochstuhl setzen. Gurten Sie Ihr Baby im Hochstuhl immer an und stützen Sie es gegebenenfalls mit Kissen ab. Lassen Sie es niemals unbeaufsichtigt darin sitzen.

Beim Essen sollte Ihr Baby niemals allein sein. Beinahe alle Kinder würgen einmal an einem Nahrungsstück und es ist unerlässlich, in einer solchen Situation schnell zu reagieren. Bekommt es zum ersten Mal ein Nahrungsmittel neuer Beschaffenheit, kann es vor lauter Überraschung würgen. Klopfen Sie ihm in diesem Fall fest auf den Rücken, sodass es das Nahrungsstück wieder heraushustet. Wenn Sie ruhig mit ihm reden und vorsichtig seinen Rücken reiben, ist es eher in der Lage, das neue Nahrungsmittel zu schlucken. Hat sich Ihr Baby richtig verschluckt oder droht zu ersticken, müssen Sie sofort Erste Hilfe leisten (s. S. 326).

Bald werden die Mahlzeiten für das Baby nicht nur Nahrungsaufnahme, sondern auch eine Gelegenheit zum Spielen sein. Das Essen wird dann auch zur Matscherei. Achten Sie darauf, dass das Baby genug Abstand zu den Wänden hat; legen Sie den Boden mit Zeitungspapier aus. Ungefähr einen Monat nach den ersten Versuchen mit Beikost wird Ihr Baby vom Löffel essen können.

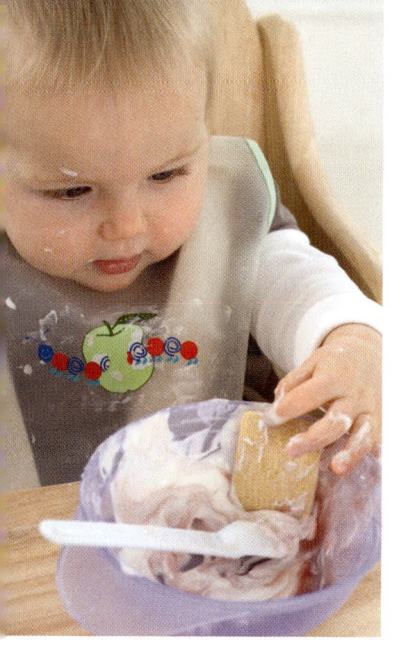

◀ **SELBER ESSEN** Lassen Sie Ihr Kind selber essen; auf diese Weise übt es seine Handgeschicklichkeit.

Selbst essen

Selbst essen lernen ist ein enormer Schritt in der körperlichen und geistigen Entwicklung Ihres Babys. Daher sollten Sie die Bemühungen Ihres Babys fördern. Die manuelle Geschicklichkeit und die Koordination zwischen Hand und Augen werden durch das Selbstessen sehr geübt. Lassen Sie das Baby also nach Lust und Laune experimentieren und machen Sie sich auf eine Pantscherei gefasst. Der Umgang mit dem Essen motiviert Ihr Baby, seine Muskelkoordination und das Gleichgewichtsgefühl zu trainieren.

Es kann mehrere Monate dauern, bis Ihr Baby im Selbstessen geübt ist. Sie können diesen Lernprozess tatkräftig unterstützen, indem Sie ihm Nahrungsmittel geben, die auf dem Löffel bleiben und nicht ständig herunterkullern. Geeignet sind Haferbrei, Rührei oder dicke Pürees. Hat Ihr Baby im Umgang mit dem Löffel große Schwierigkeiten, lassen Sie es Knabbereien mit den Fingern essen. Da Nahrungsmittel für das Baby auch Spielzeug sind, wird viel auf dem Boden statt im Mund landen.

Knabbereien aus der Hand

Hat Ihr Baby Schwierigkeiten mit dem Löffel, geben Sie ihm kleine Knabbereien in die Hand; an festen Nahrungsmitteln wird es saugen.

Wenn Ihr Baby zahnt, kaut es gern, um das Zahnfleisch zu massieren. Lassen Sie es dabei niemals allein, es könnte sich verschlucken!

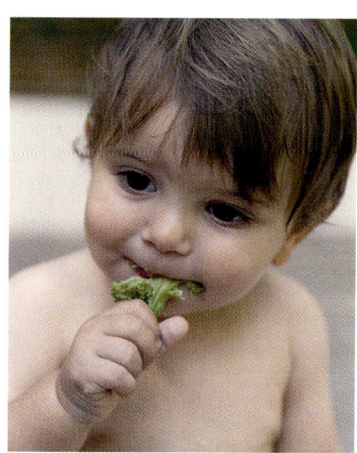

▲ **SICHERHEIT** Schneiden Sie Gemüse in Stücke, die das Baby leicht festhalten kann.

Speisen zum Selbstessen

OBST UND GEMÜSE	GETREIDEPRODUKTE	EIWEISS
Jedes frische Obst, das einfach zu halten ist, zum Beispiel Bananen. Das Obst wird geschält, in Stücke geschnitten und Kerne entfernt.	Kleine Stücke zuckerfreier Frühstücksflocken	Vollkornbrot mit kaltem Braten
	Gekochter Reis	Toastbrotstücke mit Käse
		Fettarmer Käse
Gemüse, insbesondere Möhren oder Karotten. Schneiden Sie Gemüse nicht zu klein.	Vollkornbrot aus fein gemahlenem Mehl oder Zwieback	Fleisch in handlichen Stücken
	Nudeln	Feste Stücke von filetiertem Fisch
Kartoffelbrei		Klein geschnittenes Eigelb

Nahrungsbedarf des Babys

Ihr Baby wird immer genügend Nahrung zu sich nehmen, um seine Bedürfnisse zu befriedigen. Wenn es nicht essen will, dann hat es keinen Bedarf. Dies bedeutet, dass es Tage geben wird, an denen es kaum etwas isst, dann aber wieder Phasen, in denen es sehr viel isst.

Um ausgewogen ernährt zu sein, muss Ihr Baby Nahrungsmittel aus allen Nahrungsgruppen im richtigen Verhältnis zu sich nehmen (siehe unten). Dies muss allerdings nicht täglich geschehen. Wenn Sie sich fragen, ob Ihr Kind gesund ernährt ist, müssen Sie einen längeren Zeitraum betrachten: Überlegen Sie nicht nur, was es heute gegessen hat, sondern was es die letzte Woche über zu sich genommen hat. Wichtig ist, dass ihm eine reiche Auswahl verschiedener Nahrungsmittel angeboten wird: Ihr Baby kann die Nahrungsmittel, nach denen es verlangt, nur essen, wenn sie ihm angeboten werden.

Mit der Zeit isst das Baby immer mehr von den Speisen, die die Eltern essen. Sie sollten jedoch so zubereitet sein, dass sie seinen Bedürfnissen entsprechen. Eine Ernährungsweise, die für Erwachsene empfehlenswert ist, muss nicht auch für das Baby gut sein. So wollen Sie vielleicht Ihren Fettverzehr reduzieren, indem Sie Magermilchprodukte verwenden; Ihrem Kind sollten Sie jedoch bis zum Alter von zwei Jahren Vollmilch geben; danach können Sie fettarme Milch einführen. Salzen Sie das Essen Ihres Babys niemals; seine Nieren sind noch nicht ausgereift.

▶ **DIE NAHRUNGSMITTELPYRAMIDE** Diese Übersicht zeigt das Verhältnis, in dem die Hauptnahrungsgruppen konsumiert werden sollten, damit eine ausgewogene Nährstoffversorgung gewährleistet ist. Die beiden wichtigsten Gruppen sind Kohlenhydrate sowie Obst und Gemüse, gefolgt von eiweißreichen Nahrungsmitteln wie Fleisch, Hülsenfrüchten und Milchprodukten. Zucker, Fette und Öle sollten den kleinsten Teil der Ernährung Ihres Babys ausmachen – denn davon ist schon in anderen Nahrungsmitteln mehr als genug enthalten.

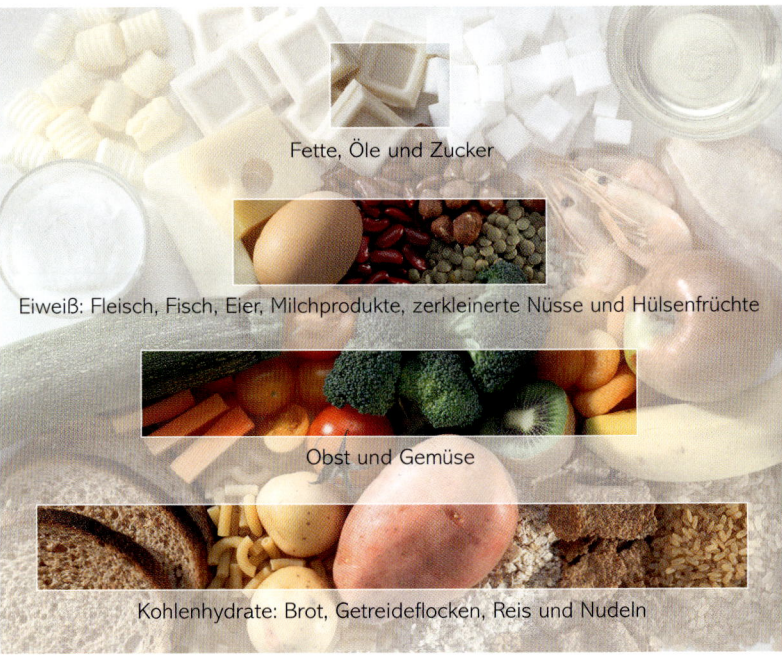

Fette, Öle und Zucker

Eiweiß: Fleisch, Fisch, Eier, Milchprodukte, zerkleinerte Nüsse und Hülsenfrüchte

Obst und Gemüse

Kohlenhydrate: Brot, Getreideflocken, Reis und Nudeln

Menüvorschläge – Alter 8–10 Monate

1. TAG	2. TAG	3. TAG
Frühstück Reiskuchen Hart gekochtes Eigelb Milch	**Frühstück** Zerdrückte Banane Stücke von Vollkorntoast Milch	**Frühstück** Hüttenkäse oder Joghurt Stücke von Vollkorntoast Milch
Mittagessen Püriertes Gemüse und Hähnchen Gedämpfter Apfel Verdünnter Fruchtsaft	**Mittagessen** Kartoffelbrei mit Käse Birnenstücke Verdünnter Fruchtsaft	**Mittagessen** Gekochte Karotten Banane und Frischkäse Verdünnter Fruchtsaft
Zwischenmahlzeit Stücke von Vollkorntoast Orangenschnitze Milch	**Zwischenmahlzeit** Reiskuchen Apfelstücke Milch	**Zwischenmahlzeit** Zwieback Frisches Obst Milch
Abendessen Blumenkohl mit Käse Grießbrei und Obst Verdünnter Fruchtsaft	**Abendessen** Nudeln mit Tomatensoße Joghurt mit Obstmus Verdünnter Fruchtsaft	**Abendessen** Fisch mit Kartoffelbrei und gedämpfter Zucchini Reispudding Verdünnter Fruchtsaft

Eine flexible Einstellung

Die Menübeispiele oben sind nicht verbindlich, sondern dienen lediglich als Richtlinie für die Hauptmahlzeiten Ihres Babys. Denken Sie daran, dass der Magen eines Babys nicht besonders groß ist; daher muss ein Baby öfter essen als ein Erwachsener. Bestehen Sie also nicht darauf, dass es immer alles aufisst. Bieten Sie außerhalb der Hauptmahlzeiten kleine Snacks an. Natürlich sollten Sie darauf achten, dass Ihr Baby regelmäßige Mahlzeiten zu sich nimmt. Wenn Sie sich aber darauf versteifen, dass es nur zu den Mahlzeiten essen darf, ist ein regelrechter Kampf vorprogrammiert. Schließlich soll es die Nahrung dann bekommen, wenn es sie braucht. Ist es satt, zwingen Sie es nicht zum Aufessen.

Natürlich ist es frustrierend, wenn Sie viel Zeit mit der Zubereitung einer Mahlzeit zugebracht haben und Ihr Baby sie dann verweigert oder alles auf den Fußboden wirft. Machen Sie sich deshalb die Mahlzeiten so einfach wie möglich: Kreieren sie keine komplizierten Gerichte und schützen Sie Wände und Boden vor der Panscherei.

Küchenhygiene

In den vergangenen Jahren haben uns Berichte über Lebensmittelvergiftungen die Gefahren mangelnder Hygiene bei der Zubereitung von Speisen bewusst gemacht. Die folgenden Vorsichtsmaßnahmen werden Ihr Baby schützen.

■ Waschen Sie Ihre Hände immer mit Seife, bevor Sie Nahrungsmittel anfassen; insbesondere nachdem Sie auf der Toilette waren, Ihr Baby gewickelt oder mit Haustieren gespielt haben. Alle Familienmitglieder sollten sich ans häufige Händewaschen gewöhnen.

■ Halten Sie die Küche sehr sauber, insbesondere die Arbeitsflächen, die Hackbrettchen und das für die Zubereitung verwendete Geschirr.

■ Verwenden Sie zum Abtrocknen immer saubere Küchen- oder Papiertücher. Sie können das Geschirr auch in einem Gestell trocknen lassen, nachdem Sie es mit heißem Wasser abgespült haben.

■ Verwenden Sie einen Abfalleimer mit Deckel. Leeren Sie ihn oft und spülen Sie ihn danach mit heißem Wasser und Desinfektionsmittel aus.

■ Decken Sie jede Speise ab.

■ Reste sollten Sie nicht noch einmal aufwärmen.

Zubereitung der Nahrung

Sobald Ihr Baby Beikost isst, muss das Zubehör nicht mehr sterilisiert werden. Tassen, Teller und Besteck können mit heißem Spülwasser gewaschen und mit heißem Wasser nachgespült werden. Da Ihr Baby nun aber eine Vielzahl von Nahrungsmitteln bekommt, müssen Sie Vorsichtsmaßnahmen treffen, um es vor schädlichen Keimen – wie z. B. Salmonellen – zu schützen.

Einkauf und Vorratshaltung

Beim Einkauf sollten Sie vor allem auf die Frische achten. Gehen Sie oft einkaufen, und brauchen Sie die Lebensmittel rasch auf. Angestoßenes oder beschädigtes Obst und Gemüse verdirbt schnell, kaufen Sie es also nicht. Waschen Sie ungeschältes Obst immer gründlich, da auf der Schale Rückstände von Chemikalien haften können. Achten Sie auf das Haltbarkeitsdatum und auf mögliche Beschädigungen der Verpackungen.

Nahrungsmittel sollten im Kühlschrank in sauberen, verschließbaren Gefäßen aufbewahrt werden. Gekochte und rohe Nahrungsmittel müssen getrennt aufbewahrt werden. Tauen Sie tiefgefrorene Nahrungsmittel vor der Weiterverarbeitung immer vollständig auf; frieren Sie aufgetaute Nahrungsmittel nicht nochmals ein.

Kochen und Aufwärmen

Die Speisen für Ihr Baby müssen immer gut durchgegart sein; dies gilt insbesondere für Fleisch, Geflügel und Eier. Geben Sie Ihrem Baby niemals rohe oder weich gekochte Eier, Leberpastete, Weichkäse oder Nusspro-

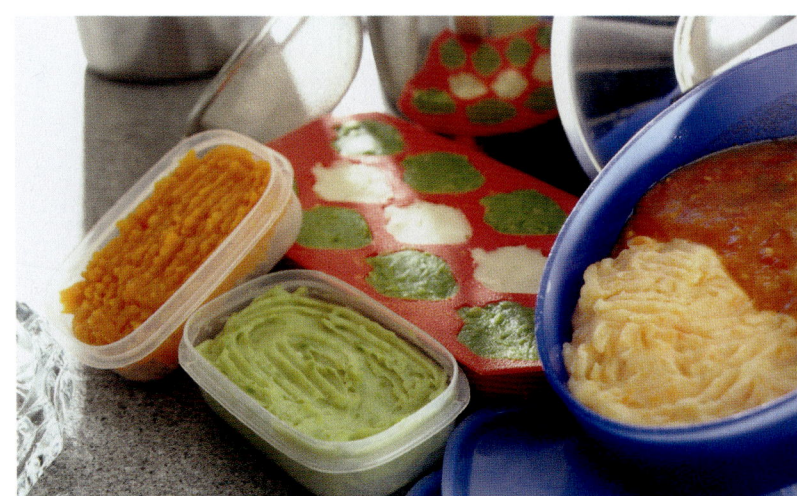

▲ ZUBEREITUNGSMETHODEN Anfangs müssen Sie die Speisen für Ihr Baby pürieren. So lassen Sie sich auch gut portionsweise einfrieren. Dämpfen ist eine schnelle Zubereitungsmethode, die die Nährstoffe schont.

dukte zu essen. Wenn Sie auf Vorrat kochen, sollten Sie die Speisen in den Kühlschrank stellen. Füllen Sie die Speisen in eine kalte Schüssel, decken Sie sie ab und stellen Sie sie in den Kühlschrank oder die Tiefkühltruhe.

Zubereitung

Anfangs müssen Sie alle Speisen für Ihr Baby noch pürieren; doch diese Phase geht vergleichsweise schnell vorbei. Zerkleinern können Sie die Speisen im Mixer oder mit einem Pürierstab. Wird Ihr Baby älter, können Sie ihm gröbere Kost geben. Mit sieben bis neun Monaten kann es schon zerdrückte Speisen essen und mit neun bis zwölf Monaten mag es auch weiche Fleischstückchen und Fingerfood.

Selbst zubereitete Speisen können Sie mit verschiedenen Flüssigkeiten verdünnen: Das Kochwasser von Obst oder Gemüse ist geradezu ideal. Um Speisen anzudicken, können Sie gemahlene Vollkornprodukte oder Weizenkeime verwenden, aber auch Hüttenkäse, Joghurt oder Kartoffelbrei. Zum Süßen verwenden Sie am besten Fruchtsaft oder Dicksäfte.

Fertigprodukte

Fertigprodukte sind teurer als selbst Gemachtes; ist man in Eile oder auf Reisen, sind sie aber sehr praktisch. Halten Sie sich bei der Verwendung von Fertigprodukten immer an folgende Richtlinien:

■ Verzichten Sie auf Produkte mit zugesetztem Zucker oder modifizierter Stärke. Babynahrung darf kein zugesetztes Salz oder Glutamat enthalten.

■ Überprüfen Sie, ob der Verschluss intakt ist; ist er beschädigt, kann der Inhalt verdorben sein.

■ Wollen Sie Reste aufbewahren, sollten Sie Ihr Baby nicht aus dem Gläschen füttern, da die Reste durch den Speichel verdorben sind. Sie können das Baby aus dem Gläschen füttern, wenn es voraussichtlich alles aufessen wird.

■ Bewahren Sie angebrochene Gläschen nicht länger als zwei Tage im Kühlschrank auf und niemals über das Verfallsdatum hinaus.

■ Bewahren Sie Nahrungsmittel niemals in der geöffneten Dose auf; füllen Sie sie in ein anderes Gefäß um, decken Sie es ab und stellen Sie es in den Kühlschrank.

■ Lesen Sie sorgfältig die Zutatenliste, wenn Sie neue Speisen einführen – viele Fertiggerichte enthalten Ei, Gluten und Milchprodukte.

■ Entscheiden Sie sich möglichst für Bioprodukte.

Tipps zur Zubereitung

DAS SOLLTEN SIE TUN:	DAS SOLLTEN SIE NICHT TUN:
Schälen Sie Obst und Gemüse.	Bereiten Sie Gemüse nicht lange vor den Mahlzeiten zu; weichen Sie es nicht in Wasser ein.
Dämpfen Sie Obst und Gemüse in der Schale; dabei bleiben Vitamine erhalten.	Zerdrücken oder zerstampfen Sie Obst und Gemüse nicht; dabei wird das Vitamin C zerstört.
Kochen Sie Obst und Gemüse in einem Dampfeinsatz im fest verschlossenen Kochtopf mit möglichst wenig Wasser. Dabei werden die Vitamine, die sonst beim Kochen verloren gehen, erhalten.	Geben Sie rotes Fleisch nicht öfter als zweimal in der Woche, da es einen hohen Gehalt an gesättigten Fetten hat.
Geben Sie Ihrem Baby gekochtes und püriertes Fleisch/Fisch. Das Püree kann mit dem Kochwasser von Gemüse oder mit Suppe verdünnt werden.	Überhitzen Sie Nahrungsmittel aus der Dose nicht, denn dabei werden die Vitamine zerstört.
Benutzen Sie Sonnenblumen-, Maiskeim- oder Olivenöl. Kochen Sie nicht mit Butter oder gesättigten Fetten.	Fügen Sie den Speisen Ihres Kindes weder Salz noch Zucker zu: Seine unreifen Nieren können das Salz nicht verarbeiten und an Süßes gewöhnt es sich nur allzu schnell.

Fallstudie

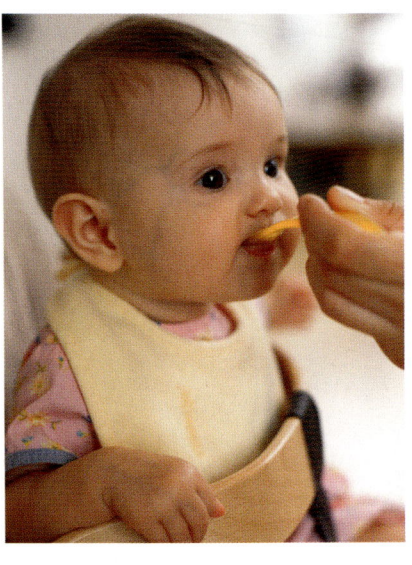

Vegetarische Beikost

Ilona und ihr Mann sind seit drei Jahren Vegetarier. Sie wissen, dass eine Ernährung, die auf Fleisch, Geflügel und Fisch verzichtet, aber Eier und Milch umfasst, alle notwendigen Nährstoffe enthalten kann, sofern die verschiedenen Nahrungsmittel ausgewogen abgestimmt werden. Sie möchten, dass Leo vegetarisch ernährt wird, und machten sich viele Gedanken, als Leo mit sechs Monaten die erste Beikost bekam.

Eine ausgewogene Ernährung planen

Ilona machte sich Sorgen, ob sie Leo wirklich ausgewogen ernährt. Sie fragte sich, ob er genügend Eiweiß, Vitamin D und B12 und Eisen bekommt. Ich erklärte ihr, dass das Baby bei einem sorgfältig zusammengestellten Speiseplan alle für sein Wachstum notwendigen Nährstoffe erhält. Wenn sie Leo allerdings streng vegetarisch ernähren wolle, solle sie einen Ernährungsberater zu Rate ziehen.

Als Leo sechs Monate alt war, begann Ilona mit dem Abstillen. Sie ersetzte einzelne Milchmahlzeiten durch Beikost, bis Leo schließlich drei Mahlzeiten am Tag bekam.

Ilona und ich arbeiteten einen Zeitplan aus; danach würde Ilona jeweils ein Nahrungsmittel einführen. Falls es Leo nicht vertrüge, könne sie es wieder absetzen und es zehn Tage später noch einmal probieren. Leos Speiseplan musste Nahrungsmittel aus jeder der vier großen Nahrungsmittelgruppen beinhalten (s. S. 114).

Gute Nährstoffquellen

Eiweiß, unverzichtbar für das Wachstum, liefern Eigelb, Hülsenfrüchte, Käse und Milch sowie Sonnenblumensprossen, Sojajoghurt und Getreide. Ich erklärte Ilona, dass sie Kuhmilch erst durch Schaf- oder Ziegenmilch ersetzen solle, wenn Leo 12–18 Monate alt sei. Hühnereiweiß solle Leo nicht vor dem neunten oder zehnten Monat bekommen.

Aus Getreide oder Samen zubereitete Speisen enthalten Kohlenhydrate, die Leo die Energie für sein Wachstum und seine Entwicklung liefern; Früchte und Gemüse liefern wichtige Vitamine und Mineralstoffe. Ich erklärte Ilona, dass eine vegetarische Ernährung ballaststoffreicher und kalorienärmer ist als eine fleischhaltige Kost. In der Babyernährung kann dies zum Problem werden, weil das Baby vielleicht satt ist, bevor es die erforderlichen Nährstoffe und Kalorien aufgenommen hat. Daher solle Ilona Leo eine große Auswahl ballaststoffarmer Nahrungsmittel anbieten. Wir stellten zusammen einen Speiseplan auf. Ich gab ihr einige Tipps für den Anfang.

Schonendes Erhitzen der Nahrung

Ich riet Ilona, die Kochzeiten von Obst und Gemüse möglichst kurz zu halten und die Speisen nicht lange Zeit warm zu halten (sonst wird der Vitamingehalt zerstört). Frisches Obst sollte immer geschält und Steine, Kerne oder Stiele entfernt werden. Leo akzeptierte die Beikost problemlos. Er liebte ungesalzene und ungesüßte Speisen geradezu – und Ilona hatte geglaubt, diese Nahrungsmittel wären ihm zu fad. Besonders gern aß er einen Möhrenauflauf, den er schon mit sieben Monaten bekam. Je mehr Beikost er aß, umso mehr Flüssigkeit verlangte er. Sein Standardgetränk wurde ungesüßter Orangensaft, zu zwei Dritteln verdünnt mit Wasser. Bei heißem Wetter trank Leo ohne weiteres 0,3 l verdünnten Saft.

Gesunde Entwicklung

Leo ist nun neun Monate alt. Er isst überwiegend am Familientisch mit; die Speisen müssen für ihn nur zerdrückt werden. Er liebt Soßen; Ilona stellte fest, dass sie ihm damit beinahe jedes neue Nahrungsmittel schmackhaft machen konnte. Er nimmt beständig zu, ist aber nicht dick.

Da Leo das Essen eindeutig genießt, will Ilona ihm immer neue Geschmacksrichtungen anbieten. Sie fragte, welche Nahrungsmittel sie ihm nicht geben solle. Ich riet ihr, mit geschmacksintensiven Gemüsesorten wie Brokkoli, Zwiebeln und Paprika vorsichtig zu sein. Vollkornbrot und ungeschältes Obst solle sie ihm erst mit einem Jahr geben.

Dr. Stoppards Tipps

Die erste Beikost sollte Ilona anbieten, wenn Leo Hunger hat, aber nicht ausgehungert ist; am besten während der Mittagsmahlzeit.

■ Leos erste Speisen sollten eine weiche Beschaffenheit und einen milden Geschmack haben. Babyreis, gekochtes Obstmus aus Äpfeln, aus Birnen oder Karotten oder Kartoffeln (ohne Salz) sind ideal.

■ Ilona sollte auf Gewürze und Zucker weitgehend verzichten.

■ Wird den Speisen ein Löffel der gewohnten Milch beigegeben, akzeptiert Leo den Geschmack leichter.

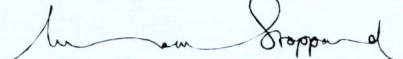

Vegetarisches Menü für ein acht Monate altes Baby

Der wichtigste Kalorienlieferant bleibt die Brust oder die Milchnahrung. Geben Sie dem Baby also bei jeder Mahlzeit seine Milch; zusätzlich sollten Sie ihm aber auch abgekochtes und abgekühltes Wasser zu trinken geben.

Frühstück	■ Brust oder Flasche sowie Fruchtjoghurt	■ Brust oder Flasche sowie ungesüßte Frühstücksflocken mit Milch	■ Brust oder Flasche sowie Babyreis
Mittagessen	■ Verdünnter, ungesüßter Fruchtsaft oder abgekühltes, abgekochtes Wasser ■ Püree aus gekochten Möhren ■ Obstbrei	■ Verdünnter, ungesüßter Fruchtsaft oder Wasser ■ Hartgekochtes Eigelb und Spinat mit Brotstückchen ■ Obstbrei.	■ Verdünnter, ungesüßter Fruchtsaft oder Wasser ■ Käse mit Gemüsebrei ■ Zerdrückte Banane mit Joghurt
Zwischenmahlzeit	■ Brust oder Flasche	■ Brust oder Flasche	■ Brust oder Flasche
Abendessen	■ Kartoffelbrei mit Käse und Gemüse ■ Eingeweichtes Trockenobst, püriert	■ Gemüsesuppe ■ Bratapfel mit Reis oder Weizenkeimen	■ Püriertes Gemüse mit etwas Tofu und Pittabrot

Wie wir Mädchen behandeln

Laut Untersuchungen beginnen wir vom Tag der Geburt an, Mädchen an das weibliche Stereotyp anzupassen. Im Umgang mit einem Mädchen

- säuseln, flüstern und lächeln wir freundlich und wiegen es sanft;

- sind wir nicht wild. So erfährt es z. B. nur selten, wie es ist, wenn man hoch durch die Luft fliegt;

- ist die Badezeit viel ruhiger als bei Jungen;

- verwenden wir kuschelige Spielsachen und halten es von schmutzigen oder gefährlichen Spielen ab;

- haben wir schon bei kleineren Verletzungen Mitgefühl und halten es nicht vom Weinen ab. Somit lernt es Gefühle zu zeigen.

Wollen Sie, dass Ihre Tochter zu einem robusten, unabhängigen und selbstsicheren Mädchen heranwächst, sollten Sie Ihr Verhalten überdenken und sie häufiger wie einen Jungen behandeln (s. rechts).

Der Umgang

Jetzt sollte Ihnen das Tragen Ihres Babys keine Probleme mehr bereiten. Bestimmt haben Sie sich auf zwei bevorzugte Tragetechniken festgelegt, je nachdem ob Ihr Baby mit Ihnen schmusen oder beim Herumtragen die Umgebung betrachten will. Es ist jetzt viel schwerer; achten Sie beim Hochnehmen auf Ihren Rücken.

Das Baby hochnehmen und tragen

Ihr Baby kann jetzt seinen Kopf halten. Sie müssen ihn also nicht länger abstützen. Am besten nehmen Sie das Kind hoch, indem Sie es unter den Achseln fassen und es zu sich heranziehen. Auf diese Weise können Sie es auch gut in den Hochstuhl setzen: Seine Beine hängen in der Luft und es kann in den Hochstuhl geschoben werden. Sie können es auch hochheben, indem Sie eine Hand diagonal um seinen Rücken legen und es mit der anderen am Po abstützen.

Sie können Ihr Baby in Ihrer Armbeuge oder an Ihre Schulter gelehnt tragen, sodass es Blickkontakt hat. Sie können es auch auf Ihrer Hüfte tragen; dabei liegt Ihr Arm diagonal über seinem Rücken, und Sie halten das Kind am Oberschenkel. Ein Tragesitz ist immer noch praktisch; auf längeren Ausflügen gibt eine Rückentrage jedoch mehr Halt.

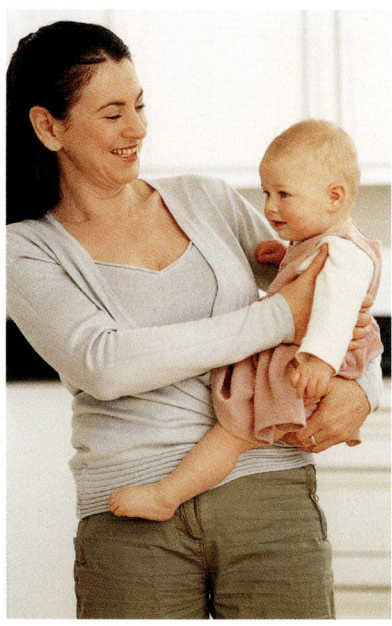

▶ **AUF DER HÜFTE** Ihr Baby kann sich nun gut genug halten, um auf Ihrer Hüfte zu sitzen. Dabei kann es sich umschauen.

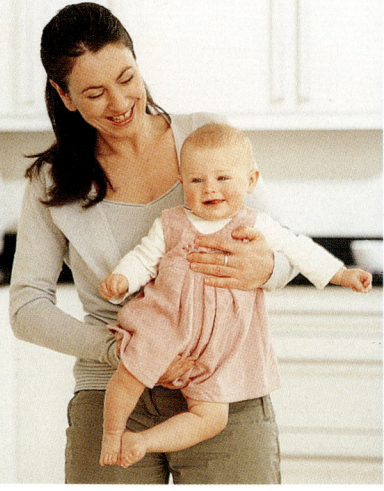

▲ **KOPF NACH VORNE** Halten Sie Ihr Baby fest um die Taille, damit es sich umschauen kann. Sie können es mit der anderen Hand abstützen.

Spiele beim Schaukeln und Wippen

Alle Babys lieben das Schaukeln und Wippen. Hoch in die Luft zu fliegen ist für Ihr Baby aufregend. Dabei kann es seine Umgebung aus einer ganz neuen Perspektive betrachten. Manchmal mag es aber lieber auf Ihren Knien wippen oder sanft gewiegt werden. Nach einem ausgelassenen Spiel darf es wieder beim ruhigen Schmusen entspannen.

▼ **SCHAUKELN** Aus dem Schaukeln wird ein Spiel, wenn Sie Ihr Baby hoch schwingen. Oder Sie wiegen es ganz bedächtig, damit es zur Ruhe kommt.

▼ **WIPPEN** Wippen Sie Ihr Baby rhythmisch auf Ihren Knien. Sie sollten es immer festhalten, damit es nicht nach hinten rutschen kann.

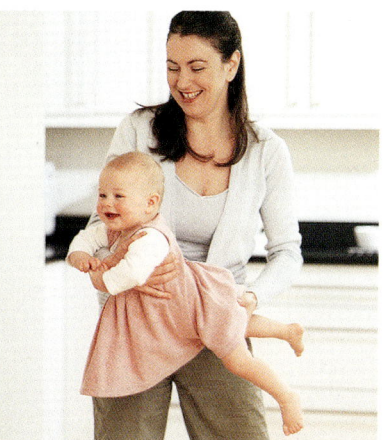
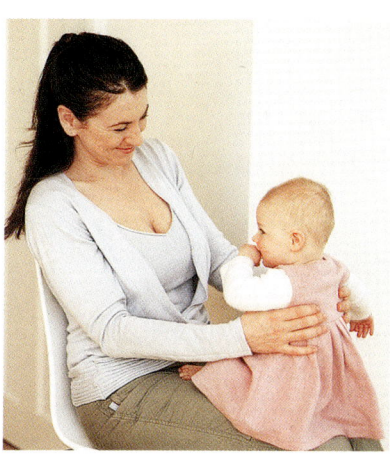

Wie wir Jungen behandeln

Untersuchungen haben gezeigt, dass wir männliche Babys anders behandeln als weibliche. Im Umgang mit einem Jungen

- sprechen, lachen und schreien wir sogar laut. Wir packen ihn fest an;

- wirbeln wir ihn herum, sodass er an viel Aktion und körperliche Bewegung gewöhnt wird;

- ermutigen wir ihn, in der Badewanne zu plantschen und strampeln;

- geben wir ihm robustes, festes Spielzeug. Wir fördern durch bestimmte Redewendungen Abenteuertum, sogar Frechheit;

- handeln wir bei Verletzungen eher sachlich als zärtlich. Wir missbilligen Gefühle und loben Härte.

Wenn Sie wollen, dass Ihr Junge stärker seine weiche Seite auslebt, überdenken Sie Ihr Verhalten und behandeln ihn stärker wie ein Mädchen (s. links).

◀ **SCHWINGEN** Heben Sie Ihr Baby weit nach oben, und schwingen Sie es dann zwischen Ihren Beinen hindurch. Es liebt es, von oben auf Ihr Gesicht zu schauen.

So passt die Kleidung länger

Babys wachsen schnell, notieren Sie sich daher seine letzten Größen und überprüfen Sie sie regelmäßig. Mit den folgenden Tricks kann Ihr Kind seine Sachen länger tragen:

■ Machen Sie Shorts aus langen Hosen, die zu kurz geworden oder an den Knien abgeschabt sind.

■ Trennen Sie die Ärmel aus einer zu klein gewordenen Jacke und schneidern Sie eine Weste daraus.

■ Verstärken Sie neue Jeans von innen mit Stoff oder Aufbügel-Flicken.

■ Wenn der Schlafstrampler unbequem kurz geworden ist, schneiden Sie die Füße ab – so kann das Baby ihn noch einige Monate tragen.

Das Anziehen

Hat Ihr Baby erst einmal krabbeln gelernt, wird es beim Anziehen kaum mehr still sitzen oder liegen wollen. Andererseits kann es nun beim Anziehen aktiv mithelfen. Ein elf Monate altes Kind kann z. B. eine Faust machen, den Arm ausstrecken oder den Arm ruhig halten, während Sie den Ärmel anziehen. Ist es sehr zappelig, können Sie ihm ein Lied vorsingen oder es mit einem Spielzeug ablenken. Sie können es auch in die Prozedur einbeziehen, indem Sie beim Anziehen jedes Kleidungsstück benennen und es die Namen wiederholen lassen. Sie können aus dem Anziehen auch ein lustiges Suchspiel machen: »Wo ist dein Füßchen? Ah, schau, da ist es ja!«

Hier einige Tipps, wie Sie ein zappelndes Baby anziehen können:
■ Wenn Sie seine Hosen hochziehen, stellen Sie es zwischen Ihre Beine, sodass es sich nicht bewegen kann.
■ Setzen Sie es zum Schuheanziehen in den Hochstuhl.
■ Auch das Schuheanziehen kann zum Spiel werden: Stellen Sie die Schuhe unter die Treppe und lassen Sie Ihr Kind von der untersten Stufe aus hineinsteigen. Dabei halten Sie es natürlich.

▶ **PRAKTISCH ZUM KRABBELN (RECHTS)**
Schützen Sie die Knie Ihres Krabbelkindes. Lange Baumwollhosen oder Trainingshosen eignen sich gut dafür, Kleidchen und Hemden sind dagegen im Weg.

▶ **DIE ERSTEN SCHUHE (RECHTS AUSSEN)**
Wählen Sie stabile Schuhe, die genug Halt geben, und lassen Sie sie im Fachgeschäft anpassen. Rauen Sie die Sohlen der ersten Laufschuhe mit einem Messer auf oder machen Sie sie mit selbstklebendem Kreppband rutschfest.

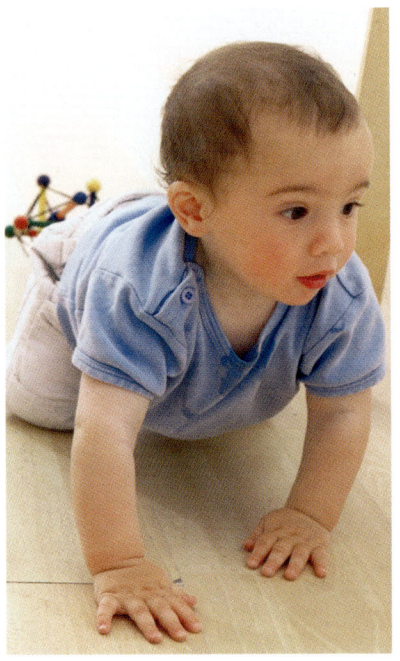
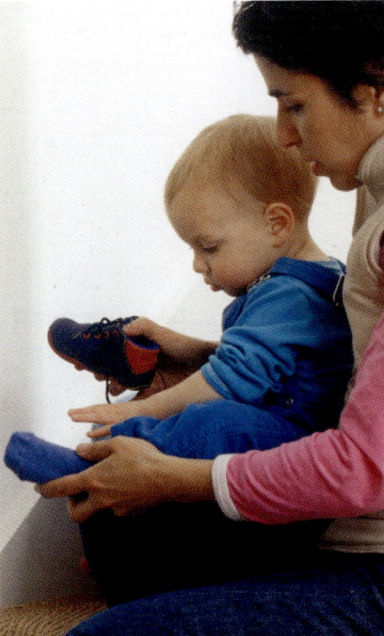

Kleidung aussuchen

Jetzt, da Ihr Baby aktiver ist, braucht es Kleidung, die Bewegungsfreiheit erlaubt. Es ist länger wach und mobiler, sodass seine Sachen auch schneller schmutzig werden und Sie mehr Kleidung brauchen. Überlegen Sie, ob das Kleidungsstück die Beanspruchung aushält. Wählen Sie feste, strapazierfähige Stoffe und Verschlüsse, die nicht gleich kaputtgehen. Bei einem Krabbelkind muss die Kleidung die Knie schützen. Sobald es läuft, braucht es Schuhe (s. links). Beim Kleiderkauf sollten Sie auf dem Etikett nachlesen, aus welchen Materialien das Stück besteht. Naturfasern sind robust und bequem; bevorzugen Sie daher reine Baumwolle oder Mischungen mit hohem Baumwollanteil. Frottee, Denim und Kord sind fest und strapazierfähig.

Sobald Ihr Kind aufs Töpfchen geht, müssen Sie auch darauf achten, dass die Kleidungsstücke leicht hoch- und heruntergezogen werden können. Wenig geeignet sind Reißverschlüsse oder Knöpfe; mit Elastikbündchen kommt das Kind am leichtesten zurecht. Bei Baby- und Kinderkleidung gibt es sehr große Preisunterschiede. Dabei muss nicht immer das Teuerste auch das Beste sein. In vielen Fällen bezahlt man einfach den Markennamen. Sehr billige Stücke sind allerdings oftmals nicht sehr langlebig und geraten beim vielen Waschen schnell aus der Form.

Schuhe kaufen

Sobald Ihr Baby zu laufen beginnt, braucht es Schuhe. Kaufen Sie Kinderschuhe in einem Fachgeschäft. Dort werden die Kinderfüße fachmännisch gemessen und die Schuhe angepasst. Zuerst misst man Länge und Breite des Fußes. Beim Anprobieren sollte der Verkäufer überprüfen, ob die Fußgelenke nicht behindert sind und die Schuhe fest an den Füßen sitzen. Sie müssen den Füßen einen guten Halt geben. Ihr Kind sollte aufstehen und in den Schuhen ein paar Schritte gehen. So kann man am besten prüfen, ob der Zeh nicht anstößt, der Schuh nirgends drückt und der Fuß nicht herausrutscht.

Für draußen ist ein robustes Paar Lederschuhe am geeignetsten, vor allem wenn Ihr Kind viel herumrennt und draußen spielt. Für Regenwetter und Matsch sollte es auch ein Paar Gummistiefel haben. Lederschuhe und Sandalen sind solide und halten lange; doch auch gegen Turnschuhe ist nichts einzuwenden, solange sie richtig passen. Drinnen und im Sommer sollte Ihr Kind soviel wie möglich barfuss laufen.

Hat Ihr Kind in seinen Schuhen plötzlich einen schlechten Stand, kann dies ein Zeichen dafür sein, dass es herausgewachsen ist. Gut passende Schuhe sind für die Entwicklung gesunder Füße unverzichtbar. Sparen Sie nicht, indem Sie Secondhandschuhe kaufen; sie haben sich entsprechend den Füßen des Vorbesitzers verformt.

Kleidung für draußen

Ihr Kind wird jetzt immer aktiver und braucht bequeme Sachen für draußen, die es in seinem Bewegungsdrang nicht einschränken.

■ Kaufen Sie »Draußenklamotten« immer eine Nummer größer. So kann das Kind hineinwachsen, und es passt noch eine wärmende Extraschicht darunter.

■ Meiden Sie synthetische Stoffe – da sie nicht atmungsaktiv sind, schwitzt Ihr Kind vermehrt, vor allem im Sommer.

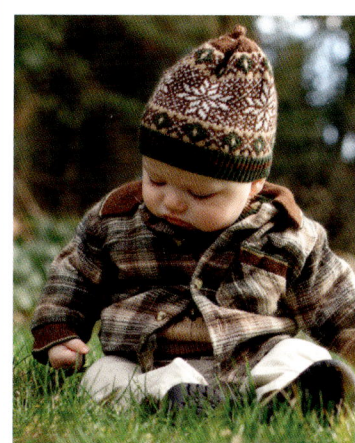

▲ **DEN KOPF WARM HALTEN** Achten Sie beim Baby auf warme, trockene Füße und einen warmen Kopf, wenn es draußen kalt ist. Über den Kopf verliert ein Baby die meiste Wärme.

Prüfliste: Sicherheit

Seien Sie beim Baden Ihres Kindes sehr vorsichtig – es gibt einige Punkte, die man beachten muss:

- Legen Sie eine rutschfeste Einlage in die Wanne.

- Überprüfen Sie immer die Wassertemperatur, bevor Sie Ihr Baby in die Wanne setzen. Selbst bei größeren Babys muss das Wasser bedeutend kühler sein, als es Erwachsene gewohnt sind.

- Drehen Sie die Wasserhähne fest zu, bevor Sie das Baby in die Wanne setzen.

- Decken Sie die Hähne mit einem Handtuch ab, damit sich das Baby nicht stößt oder verletzt.

- Lassen Sie Ihr Baby nicht frei im Wasser stehen oder hopsen. Wenn es fällt, wird ihm das Baden verleidet.

- Geben Sie ihm Plastikspielzeug ohne scharfe Kanten.

- Nehmen Sie den Stöpsel nicht aus dem Abfluss, solange Ihr Baby im Wasser ist. Viele Babys haben Angst vor dem Geräusch und dem Gefühl des abfließenden Wassers.

- Sie müssen einen festen Stand haben, wenn Sie das Baby aus der Wanne heben. Belasten Sie dabei Ihre Beine, nicht den Rücken.

- Trocknen Sie Ihr Baby nach dem Bad gut ab. Wenn Sie mit ihm schmusen, sobald es in sein warmes Handtuch geschmiegt ist, ist dies ein schöner Abschluss des Bades.

Baden und Körperhygiene

Zwischen dem sechsten und zehnten Lebensmonat wird Ihr Baby zu groß für die Babywanne. Nun werden Sie die normale Badewanne benutzen müssen. Um Ihrem Baby den Übergang zu vereinfachen, stellen Sie zunächst die Babywanne in die Badewanne. Hat es sich an die große Wanne gewöhnt, wird es darin bestimmt viele glückliche Stunden mit seinen Lieblingsspielsachen verbringen.

Das tägliche Bad

Sobald Ihr Baby mobil ist, macht es sich viel schmutziger als bisher. Dann wird das Bad zu einem regelmäßigen Ereignis. Schonen Sie Ihren Rücken, indem Sie sich neben die Badewanne knien. Stellen Sie alle Badeutensilien griffbereit in Reichweite. Lassen Sie nur wenig Wasser einlaufen: ca. 10–13 cm. Legen Sie eine rutschsichere Einlage in die Badewanne, damit Ihr Baby nicht ausrutscht. Behalten Sie es immer im Blick; ein kurzer Augenblick genügt, und schon gleitet ein Baby unter die Wasseroberfläche. Deshalb sollten Sie es nie allein lassen oder sich wegdrehen.

Mit ungefähr sechs Monaten wird sich Ihr Baby im Wasser recht sicher fühlen und sich nicht mehr vor dem Ausziehen fürchten. Versuchen Sie die Badezeiten so lustig und stressfrei wie möglich zu gestalten.

Angst vor der Badewanne

Hat Ihr Kind vor der Badewanne Angst, müssen Sie es mit viel Geduld langsam daran gewöhnen. Füllen Sie die Babywanne mit Wasser, und legen Sie einige Spielsachen hinein; stellen Sie sie dann in die große Wanne. Daneben legen Sie eine rutschfeste Matte. Setzen Sie Ihr Baby in die Wanne, wo es mit den Spielsachen spielen und, wenn es will, auch in die Babywanne klettern kann. Hat es sich erst einmal daran gewöhnt, können Sie einige Zentimeter Wasser in die Badewanne einlaufen lassen. Ihr Kind kann dann in und aus

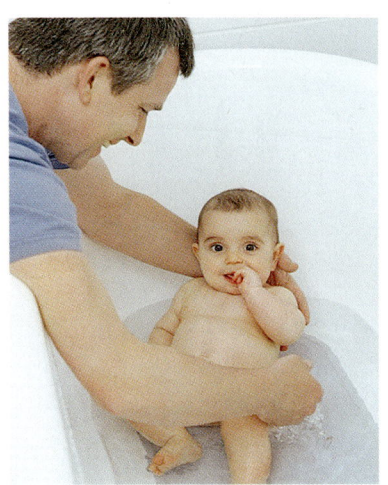

◀ **DIE »GROSSE WANNE«** Legen Sie eine rutschfeste Matte in die Wanne, damit Ihr Baby nicht wegrutschen kann.

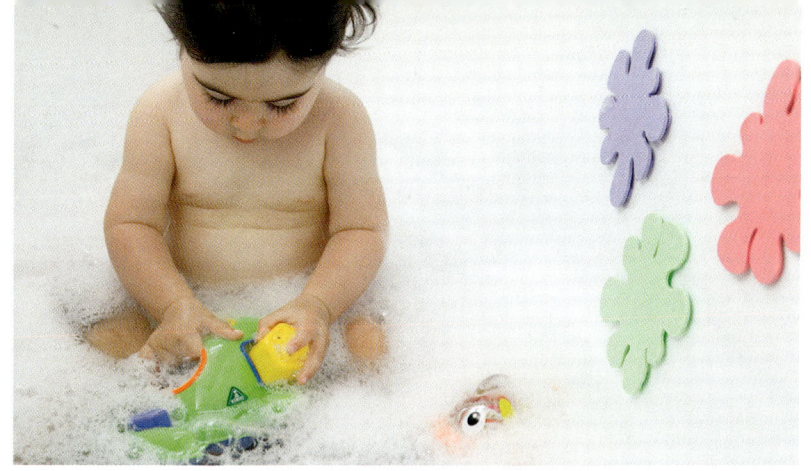

▲ BADESPASS Einfache, schwimmende Spielsachen verschaffen Ihrem Baby zusätzlichen Spaß beim Baden.

der Babywanne klettern und gewöhnt sich an das niedrige Wasser in der Badewanne. Allmählich können Sie die Wasserhöhe steigern; nach einer Weile werden Sie feststellen, dass Ihr Kind nicht mehr darauf achtet, ob die Babywanne da ist oder nicht. Fühlt es sich immer noch nicht sicher, baden Sie mit ihm, setzen es auf Ihren Schoß und plantschen mit ihm.

Badewannenspiele

Sobald Ihr Baby sitzen kann, gönnen Sie ihm nach dem Waschen noch Zeit zum Spielen in der Wanne. Sie müssen kein spezielles Spielzeug zur Verfügung stellen; Schwämme, Schüsseln und Trichter bieten genug Unterhaltung. Haben Sie zwei kleine Kinder, lassen Sie sie gemeinsam baden. Sie sparen dabei Zeit und Ihr älteres Kind kann das Baby an seinen Spielen teilhaben lassen. Es kann dabei manchmal aber auch recht turbulent zugehen, denn gemeinsames Plantschen macht besonderen Spaß! Seifenlauge ist immer willkommen; dabei bilden sich eine Menge Blasen im Wasser. Hin und wieder sollten Sie auch mit dem Baby zusammen baden und gemeinsam Spaß haben.

Spielzeug für die Badewanne

Ihr Baby wird beim Spiel mit Haushaltsgegenständen eine Menge Spaß haben. Achten Sie darauf, dass die Gegenstände sauber, leicht und wasserfest sind und keine scharfen Kanten haben. Geben Sie Ihrem Baby gründlich ausgewaschene Plastikflaschen, z. B. alte Shampooflaschen. Entfernen Sie die Deckel, denn Ihr Baby wird alles in den Mund stecken. Interessant ist es auch, wenn manche Gegenstände untergehen, andere dagegen schwimmen.

Viele Spielsachen, insbesondere aus hartem Plastik, z. B. Rasseln und Becher, sind auch für die Badewanne geeignet. Als Wasserspielzeug sind Boote und Enten immer beliebt; für ein älteres Baby gibt es auch Plastikbilderbücher oder Activity-Center, die mit Wasser funktionieren.

Erste Zahnpflege

Gewöhnen Sie Ihr Kind mit kleinen Spielen so früh wie möglich an das Zähneputzen.

Lassen Sie Ihr Baby zuschauen, wenn Sie die Zähne putzen. Geben Sie ihm dann eine weiche Zahnbürste zum Spielen. Es wird Sie imitieren und die Bürste im Mund hin und her bewegen. Sie müssen noch nicht darauf achten, dass die Putzbewegungen korrekt sind. In diesem Alter ist es ein Spiel, das zum Zähneputzen hinführen soll. Wollen Sie seine Zähne reinigen, befeuchten Sie ein Taschentuch und geben ein erbsengroßes Stück Zahnpasta darauf. Reiben Sie damit vorsichtig Zahnfleisch und Zähnchen ab. Sie können das Zahnfleisch auch säubern, bevor Zähne da sind; dabei wird es von Bakterien befreit. So entsteht ein gesundes Milieu, in das die Milchzähne hineinwachsen können.

Entwicklung bei Mädchen

Mädchen beherrschen Darm und Blase oft früher als Jungen. Die folgenden Altersangaben sind Näherungswerte.

Frühes Stadium: 1–1 ½ Jahre
- Ihre Tochter gibt zu erkennen, dass sie weiß, wann sie uriniert.

**Mittleres Stadium:
1 ½ –2 ½ Jahre**
- Eines Tages wird Ihnen Ihre Tochter das Töpfchen bringen. Wenn Sie schnell reagieren, wird es klappen.
- Ungefähr zwischen 18 Monaten und 2 Jahren kommt das Kind zu Ihnen und sagt, wenn es das Töpfchen braucht. Sobald es ungefähr 5 Minuten warten kann, ziehen Sie ihm tagsüber Trainerhöschen an.

Spätes Stadium: 2 ½ –3 ½ Jahre
- Mädchen erreichen die Darmkontrolle sehr schnell. Ihre Tochter ist nun Tag und Nacht sauber.
- Ihr Kind ist den ganzen Tag trocken. Bleibt es während des Mittagsschläfchens trocken, können Sie nachts Trainerwindeln versuchen.
- Es ist nachts meistens trocken. Die Darmkontrolle funktioniert.

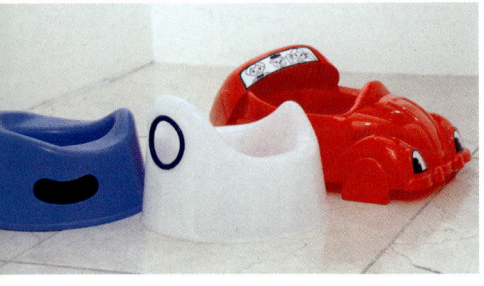

▲ **TÖPFCHEN** Speziell geformte Töpfchen unterstützen das Kind und sind für Jungen wie für Mädchen geeignet.

Darm und Blase

Sobald Ihr Kind Beikost bekommt, hat es seltener volle Windeln. Mit zunehmender Reife des Verdauungssystems verändert sich sein Stuhlgang bis zum Alter von fünf, sechs Jahren immer wieder. Nach einigen Monaten Beikost wollen Sie es vielleicht ans Töpfchen gewöhnen; doch Sie sollten nichts überstürzen (s. rechts).

Veränderungen im Stuhlgang

Ganz allgemein können Sie erwarten, dass die Stühle Ihres Babys mit zunehmendem Alter fester und seltener werden. In jeder Altersstufe tritt eine Veränderung ein; folgende Ausführungen dienen nur zu Ihrer Beruhigung; Sie sollen nun keineswegs zwanghaft den Stuhl Ihres Kindes untersuchen. Alle Angaben sind Näherungswerte.

0–6 Monate Das Baby kann bei jeder Mahlzeit weichen Stuhlgang haben. Er verändert sich in der Farbe und ist erst grünlich schwarz (Mekonium, s. S. 104), dann gelblich, schließlich hellbraun.

6–12 Monate Seit Ihr Baby Beikost bekommt, ist der Stuhlgang trockener, dunkler und seltener. Es hat ungefähr dreimal täglich Stuhlgang. Bekommt es zwischendurch etwas zu trinken, wird der Stuhl weicher.

1–3 Jahre Sobald Ihr Kind bei den »Großen« mitisst, hat es wahrscheinlich nur noch zweimal am Tag Stuhlgang.

3–5 Jahre Der Stuhlgang ist wie beim Erwachsenen. Ihr Kind hat selten mehr als einmal am Tag Stuhlgang.

Argumente gegen das »Sauberkeitstraining«

Kinder, die die Darm- und Blasenkontrolle gemäß ihrer eigenen Geschwindigkeit erlangen dürfen, lernen schneller, aufs Töpfchen zu gehen, und haben weniger »Unfälle«. Die Sache funktioniert nur dann nicht, wenn die Eltern in den Lernprozess ihres Kindes eingreifen, indem sie Zeitpläne aufstellen oder zu früh zu viel erwarten. Babys werden mit dem Wunsch, sauber und trocken zu werden, geboren; unsere Aufgabe besteht lediglich darin, sie dabei zu unterstützen.

Übermäßig autoritäre Eltern können schon im frühen Alter unglaublichen Schaden anrichten. Stellen Sie sich folgendes Szenario vor: Eine dominante, unnachgiebige Mutter sagt ihrem Baby, dass es erst vom Töpfchen aufstehen darf, wenn das Geschäft erledigt ist. Doch das Baby kann nicht

Ans Töpfchen gewöhnen

So können Sie Ihrem Kind beim Sauberwerden helfen; beginnen Sie aber erst, wenn es eindeutig anzeigt, dass es Urin oder Stuhl ausscheidet:

1. Schritt Geben Sie ihm ein eigenes Töpfchen. Lassen Sie es zuschauen, wie Sie oder sein Vater auf die Toilette gehen.

2. Schritt Lassen Sie es sich angezogen auf das Töpfchen setzen und lesen Sie ihm eine Geschichte vor.

3. Schritt Gewöhnen Sie es daran, ohne Windel aufs Töpfchen zu gehen.

4. Schritt Wenn es seine Windel voll oder nass gemacht hat, setzen Sie es vorsichtig aufs Töpfchen, nachdem Sie es sauber gemacht haben.

5. Schritt Sobald es Interesse zeigt, lassen Sie es sich zwei- oder dreimal am Tag aufs Töpfchen setzen.

---

verstehen, was sie will, denn Blase und Nervensystem sind noch nicht ausreichend entwickelt. Selbst wenn das Kind versteht, was die Mutter meint, beherrscht es dennoch nicht seine Schließmuskeln. Das Kind hat keine Ahnung, wie es seine Mutter zufriedenstellen kann. Steht es vom Töpfchen auf, wird die Mutter ungehalten. Das Kind ist verwirrt und beginnt zu weinen. Und wenn die Mutter weiterhin darauf besteht, wird es die Sauberkeitserziehung bald als Waffe gegen die Mutter benutzen.

Üben Sie zu keinem Zeitpunkt Druck auf Ihr Kind aus und schelten Sie es auch nicht. Loben Sie jeden Erfolg. Lassen Sie kleine Jungen zusehen, wie der Vater uriniert. Kinder, die zu frühem Sauberkeitstraining gezwungen werden, neigen öfter zum Bettnässen und Einkoten als die Kinder, die sich gemäß ihrer eigenen Geschwindigkeit entwickeln durften.

Schlechte Nahrungsverwertung und Zöliakie

Eine unzureichende Verwertung der Nahrungsmittel kann Folge einer Allergie, eines Enzymmangels oder einer Zöliakie sein. Bei Zöliakie kann der Darm das vor allem in Getreideprodukten enthaltene Klebereiweiß Gluten nicht verwerten und ist chronisch entzündet. Daher nimmt der Darm auch keine anderen Nährstoffe auf und es droht Unterernährung. Babys mit Zöliakie gedeihen schlecht, sind anfällig und ihre gesamte Entwicklung verzögert sich.

Ein erstes Anzeichen für Zöliakie sind voluminöse Stühle – das Baby scheint mehr auszuscheiden, als es isst. Der Stuhl sieht cremefarben und fettig aus, er erinnert an Kitt. Wenn Sie Zöliakie vermuten, gehen Sie unverzüglich zum Arzt. Behandelt wird die chronische Erkrankung durch eine glutenfreie Ernährung – die entsprechenden Lebensmittel dafür gibt es heute im Supermarkt.

Entwicklung bei Jungen

Jungen erlangen gewöhnlich später als Mädchen die Kontrolle über Blase und Darm. Bettnässen ist häufiger. Die Altersangaben sind nur grobe Näherungswerte.

Frühes Stadium: 1 ½ –2 ½ Jahre
- In dieser Phase hat Ihr Sohn keine »Kontrolle«.
- Er zeigt an, dass er Wasser lassen muss, kann aber nicht warten, bis Sie das Töpfchen geholt haben.

Mittleres Stadium: 2 ½ –3 ½ Jahre
- Ihr kleiner Junge kann Ihnen das Töpfchen erst bringen, wenn er den Urin ein oder zwei Minuten anhalten kann.
- Er sagt, dass er muss; es geht aber noch oft mal was in die Hose.
- Wenn er mit dem Urinieren einige Minuten warten kann, können Sie ihm tagsüber Trainerwindeln anziehen – aber nicht vorher.

Spätes Stadium: 3 ½ –6 Jahre
- Er ist tagsüber sauber, auch wenn es Unfälle gibt; nachts nässt er noch ein.
- Er ist Tag und Nacht sauber; es gibt aber noch Unfälle. Wenn er den ganzen Tag über sauber ist, versuchen Sie es mit Trainerwindeln während des Mittagsschläfchens.
- Er ist tagsüber trocken; braucht nachts noch eine Windel.
- Er bleibt nachts trocken; Missgeschicke sind sehr selten.

Ursachen der Schlaflosigkeit

Was Sie tun können, wenn Ihr Baby nachts wach ist.

- Stellen Sie sicher, dass es weder friert noch schwitzt.

- Überprüfen Sie, ob es kein Unbehagen empfindet, z. B. wegen einer vollen Windel oder eines Windelausschlags.

- Schauen Sie nicht ständig ins Kinderzimmer, ob es schläft.

- Schläft Ihr Kind plötzlich schlecht, suchen Sie nach möglichen Ursachen, z. B. eine Veränderung der täglichen Gewohnheiten, neue Menschen in seinem Leben oder Ihre Berufstätigkeit. Was auch immer die Ursache sein mag, es wird viel Zuwendung brauchen.

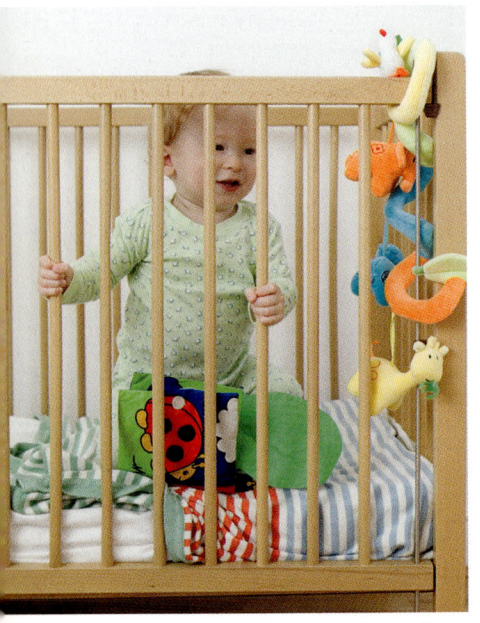

▶ RUHELOSIGKEIT Bringen Sie am Bettrand einen Spiegel und Spielsachen an. So hat Ihr unruhiges Baby seinen Spaß.

Schlaf und Schlafprobleme

Meist findet ein Baby im Laufe der ersten Lebensmonate seinen individuellen Schlafrhythmus. Wenn Ihr Kind im ersten Jahr viel schläft, wird dies wahrscheinlich auch noch im zweiten Lebensjahr der Fall sein. Irgendwann in den ersten zwölf Monaten schläft es nachts durch (Ausnahmen bestätigen die Regel!). Wenn es erst einmal krabbelt, verbraucht es tagsüber so viel Energie, dass es zehn oder elf Stunden ohne Unterbrechung durchschlafen kann.

Doch selbst ein müdes Baby hält sich manchmal wach, um sich nicht von den Eltern trennen zu müssen. Vielleicht wimmert und schreit es, läuft rot an, wird heiß und gerät völlig außer sich. Dann ist es so angespannt und unglücklich, dass Schlafen unmöglich wird. Will das Kind nicht schlafen, sondern ist anhänglich und verstört, ist körperliche Nähe die beste Therapie. Bleiben Sie bei ihm; halten Sie es an Ihren Körper; wiegen Sie es; singen Sie ihm vor; beruhigen Sie es; gehen Sie mit ihm auf und ab. So lange, bis es durch Ihre Nähe Sicherheit gefunden hat und fühlt, dass Sie es nicht verlassen werden. Dies kann eine halbe Stunde dauern, aber gewöhnlich wird es in Ihren Armen innerhalb von fünf oder zehn Minuten einschlafen. Dann können Sie es in sein Bettchen legen.

Schlaflose Babys

Es steht außer Frage, dass manche Babys sehr wenig Schlaf brauchen. Solch wache Babys sind gewöhnlich aufgeweckt, neugierig, intelligent und sehr liebevoll. Sie haben sehr schnell heraus, dass die Eltern die ganze Nacht über da sind und sie durch Schreien ihre Aufmerksamkeit erlangen können. Ich bin der festen Überzeugung, dass das Schreien eines Babys niemals ignoriert werden sollte. Lässt man das Baby schreien, lernt es, dass Erwachsene auf sein Bedürfnis nach Hilfe und Liebe nicht reagieren. Mit der Zeit sucht es die Aufmerksamkeit nicht mehr, zieht sich zurück und kann zum Einzelgänger werden. Regen Sie sich nicht darüber auf, dass Sie ein waches Baby haben; es lernt ständig Neues und beweist seine Geselligkeit und Intelligenz. Ist Ihr Baby abends noch lange wach, tragen Sie es in einem Tragetuch umher oder setzen Sie es in eine Wippe, damit es müde wird.

Was man tun kann Ein waches Baby braucht Ablenkung; sobald es sitzen kann, legen Sie ihm weiche Spielsachen oder Plastikbücher in das Bettchen. Bringen Sie am Bettrand einen Spiegel an, damit es sich betrachten und mit sich plappern kann. Auch ein Musikmobile über dem Bett fesselt lange Zeit sein Interesse.

Wenn Ihr Baby nur wimmert, stehen Sie nicht sofort auf. Vielleicht schläft es von selbst wieder ein. Geht das Wimmern jedoch in Weinen oder Schreien über, müssen Sie nach ihm sehen. Reden Sie zunächst nur beruhigend mit ihm und streicheln Sie seinen Rücken. Reicht das nicht aus, nehmen Sie es hoch. Wenn es sich beruhigt hat, legen Sie es wieder in sein Bettchen und verlassen den Raum. Schreit es weiter, gehen Sie alle fünf Minuten in sein Zimmer. Beruhigen Sie das Baby nach Möglichkeit, ohne es hochzunehmen; rütteln Sie leicht am Bettchen oder reden Sie mit ihm.

Einschlafrituale

Mit zunehmendem Alter fordert Ihr Kleinkind beim Zubettgehen mehr Aufmerksamkeit. Wahrscheinlich hat es ein Ritual entwickelt, ohne das es nicht einschlafen kann, z. B. eine Geschichte, ein Lied oder ein ruhiges Spiel. Tun Sie alles, damit Ihr Kind vor dem Einschlafen zur Ruhe kommt und zufrieden ist. Wenn nötig, lassen Sie auch ein unbedeutendes Vergehen ohne Schelte durchgehen; Sie wollen ja nicht, dass Ihr Kind weinend und unglücklich ins Bett gehen muss.

Jedes Kind sollte von klein an lernen, selbst zur Ruhe zu finden. Ein älteres Kind ist aber manchmal vielleicht sehr glücklich, in Ihrer Anwesenheit einschlafen zu können. Sobald es schläft, können Sie es in sein Bettchen tragen. Auf diese Weise schläft es bestimmt die Nacht durch.

Trostspender

Vielleicht gewöhnt sich Ihr Kind an ein bestimmtes Kuschelobjekt: eine Puppe, ein kleines Taschentuch, einen Bettzipfel. Auch Gewohnheiten wie Hinundherschaukeln, Daumenlutschen, Haaredrehen oder das Reiben der Lippen können Teil des Einschlafrituals werden. Dagegen ist nichts einzuwenden. Wenn das Kind ein Trostobjekt findet, das ihm in den Schlaf hilft, greift es auf seine inneren Kräfte zurück. Das verschafft Selbstsicherheit. Irgendwann wird es diese Gewohnheit von selbst wieder aufgeben.

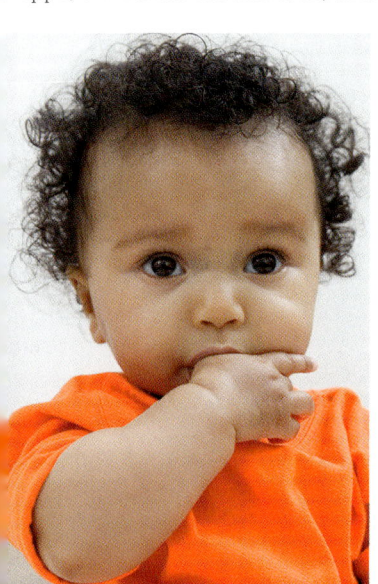

◀ **TROST ZUM EINSCHLAFEN** Lassen Sie Ihr Baby beim Einschlafen an einem Gegenstand oder seinem Daumen nuckeln, wenn es ihm hilft.

Schlafverhalten verändern

Manche Babys schlafen von klein auf nachts durch, andere nicht. Als Regel gilt, dass Ihr Baby umso fester schläft, je mobiler es ist und je mehr Energie es verbraucht. Der Schlaf verteilt sich auf Tag und Nacht.

Wird das Baby größer, schläft es nachts durch; tagsüber schläft es zu regelmäßigen Zeiten – einmal morgens und einmal nachmittags.

Später verändern sich die Schlafgewohnheiten: Es verschiebt sein Morgenschläfchen bis nach dem Mittagessen und macht dann um 15.30 oder 16 Uhr noch ein Nickerchen. Abends geht es ungefähr um 19 Uhr ins Bett.

Lassen Sie Ihr Baby immer schlafen, wenn es müde ist; versuchen Sie nicht, feste Schlafenszeiten durchzusetzen. Und versuchen Sie gleichzeitig mit dem Baby ein Nickerchen zu machen; nach dem Aufwachen haben Sie beide neue Kräfte gesammelt.

Trostspender

Wenn Kinder Trost suchen, greifen sie dabei oft auf einen Gegenstand zurück, z. B. eine Decke oder ein bestimmtes Spielzeug, oder sie lutschen am Daumen.

Beinahe alle Kinder verfügen über einen solchen Trostspender an dem sie in Angst- oder Stresssituationen saugen oder den sie festhalten; das vermittelt ihnen das Gefühl, selbst gestreichelt oder getröstet zu werden. Lassen Sie ihnen ihre Trostobjekte und mischen Sie sich nicht ein.

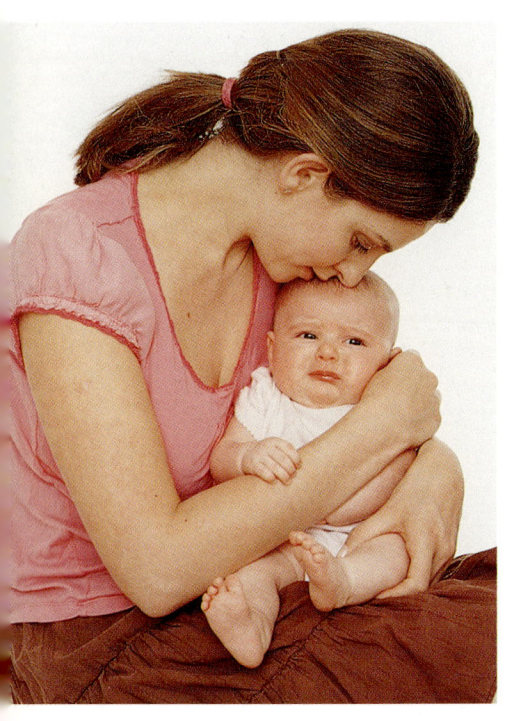

▼ ÄNGSTE ABBAUEN Fremde Menschen und Orte versetzen Ihr Baby in Angst; vermitteln Sie ihm durch liebevolle Zuwendung Sicherheit.

Weinen und Trösten

Wenn das Baby älter wird und seine Welt vielschichtiger erlebt, verändern sich die Ursachen des Schreiens. Bei einem älteren Baby liegt die Ursache beinahe immer in einer emotionalen Verstörung: die Mutter ist nicht da und es fehlt ihm ihre Liebe, es hat Angst, Kummer oder erlebt eine Trennung.

Langeweile

Je älter das Baby wird, umso länger ist es wach und umso eher hat es Langeweile. Viele Kinder schreien aus purer Langeweile, insbesondere wenn sie allein sind und keine Ablenkung, d. h. nichts zum Betrachten und nichts zum Spielen haben. Ihr einjähriges Kind genießt nichts so sehr wie Ihre Gesellschaft. Es interessiert sich ständig für das, was Sie tun.

Was können Sie tun? Lassen Sie immer Spielsachen im Bettchen, vor allem alte farbige Zeitschriften oder Bilderbücher aus Plastik. Mobile, Babytrainer oder eine über das Bettchen gespannte Schnur mit interessanten Gegenständen vergnügen Ihr Baby. Wenn Sie Ihr Baby möglichst oft bei sich haben, wird es viel seltener aus Langeweile schreien.

Trennungsangst

Mit sechs bis acht Monaten bedeuten Trennungen von den Eltern den größten Stress für das Baby. Es wird dabei beinahe immer weinen. Gewöhnen Sie Ihr Baby langsam im Laufe der Monate an Trennungen. Gehen Sie anfangs nur 20 Minuten weg, dann eine Stunde, dann drei Stunden. Wenn Sie wieder arbeiten gehen, wird Ihr Baby vor Furcht völlig außer sich sein. Diese Phase geht vorüber. Es gewöhnt sich daran, dass Sie zwar gehen, aber immer wieder zurückkehren. Überlegen Sie sich gut, wie Sie von Ihrem Baby Abschied nehmen. Lassen Sie es in einer bekannten Umgebung von vertrauten Menschen betreuen. Empfindet es die Trennung beim ersten Mal als unangenehm, wird es beim nächsten Mal wahrscheinlich weinen. Es liegt an Ihnen, die Trennung so erträglich wie möglich zu gestalten.

Was Sie tun können Seien Sie einfühlsam. Machen Sie sich nie über die Ängste Ihres Kindes lustig. Ihr Kind wird besser auf Taten als auf Worte reagieren; wenn Sie ihm also versprechen, dass Sie zurückkommen, halten Sie sich immer daran. Wenn Sie angeben, dass Sie nur fünf Minuten weggehen, kommen Sie genau nach fünf Minuten zurück.

Unsicherheit und Ängstlichkeit

Das ältere Baby wird sich fremder Menschen immer stärker bewusst. Am meisten Furcht empfindet es, wenn Sie mit ihm einen unbekannten Ort aufsuchen oder zu fremden Menschen gehen. Solange Sie dabei sind, kommt es mit der Situation zurecht; wird es aber an einem unbekannten Ort mit fremden Menschen allein gelassen, verliert es völlig die Fassung. Tun Sie dies niemals. Hat Ihr Kind Angst, wird es anhänglich. Es sucht bei Ihnen Trost. Es verweigert vielleicht sogar die Nahrung. Wenn Sie bemerken, dass Ihr Kind Angst hat, sollten Sie sofort reagieren.

Viele Studien belegen, dass sich sicher gebundene Kinder besser entwickeln als unsichere Kinder. Es ist wichtig, dass sich ein Kind vom Augenblick der Geburt an sicher und geborgen fühlt.

Was Sie tun können Am besten ist eine zusätzliche Portion Trost, Körperkontakt, Liebe und ruhiges Zureden. Ihr Kind wird aus dieser Fremdelphase herauswachsen. Zwingen Sie es nie, zu einem Fremden zu gehen. Erklären Sie Fremden, dass Ihr Kind Zeit braucht, sich an sie zu gewöhnen. In Ihrer Gegenwart wird es mit neuen Situationen zurechtkommen, auch wenn es sich zunächst ängstlich und unwohl fühlt. Lassen Sie Ihrem Baby immer sein Trostobjekt; liebkosen Sie es viel, um es zu beruhigen.

Dies bedeutet nicht, dass Sie Ihr Kind nicht behutsam ermutigen können, Neugierde und Abenteuerlust zu entwickeln. Um Selbstvertrauen zu gewinnen, braucht Ihr Kind Wertschätzung, Liebe und Lob. Zeigen Sie ihm diese Anerkennung jedes Mal, wenn es sich unabhängig zeigt.

Frustration

Der Wunsch des Kindes, bestimmte Dinge zu tun, übertrifft bei Weitem seine Fähigkeiten. Das führt zu Frustrationen und diese wiederum zu Geschrei. Wenn es anfängt zu krabbeln, sich dann an den Möbeln entlanghangelt und schließlich läuft, müssen Sie ihm zwangsläufig Beschränkungen auferlegen. Auch das ist frustrierend und es schreit. Mit ungefähr 18 Monaten ist seine Abenteuerlust viel weiter entwickelt als sein Gleichgewichtsgefühl, seine Mobilität und die Koordination. Es wagt sich an Aufgaben, die seine Fähigkeiten überfordern, und wird dabei sehr frustriert. Auch wenn Sie wissen, dass Ihr Kind zornig wird, müssen Sie es zu seinem eigenen Schutz von bestimmten Dingen abhalten.

Was Sie tun können Machen Sie Ihre Wohnung so kindersicher wie möglich (s. S. 306–309): Stellen Sie kostbare Gegenstände außer Reichweite. Bringen Sie überall Sicherheitsriegel und Gitter an, damit es sich nirgends verletzen kann. Manchen Frustrationen kann man durch Ablenkung vorbeugen; halten Sie daher immer ein Lieblingsspielzeug griffbereit.

Abendliches Weinen

Viele Babys schreien abends, weil sie müde und überreizt sind und sich nicht von der Mutter trennen wollen. Ein Ritual beruhigt das Baby vor dem Schlafengehen (s. S. 129).

■ Gestalten Sie die Stunde vor dem Schlafengehen schön. Setzen Sie das Kind auf Ihren Schoß, lesen Sie eine Geschichte vor, spielen Sie ein ruhiges Spiel oder singen Sie ihm etwas vor.

■ Ein ruhiges Bad macht Ihr Baby schläfrig; auch ein warmes Getränk vor dem Schlafengehen macht müde.

■ Ihr Baby hat bestimmt ein Lieblingsspiel, ein Lieblingslied oder eine Geschichte, die es immer wieder hören will. Für ein Baby bedeutet Wiederholung Glück und Sicherheit. Daher sollten Sie diesem Wunsch nachkommen.

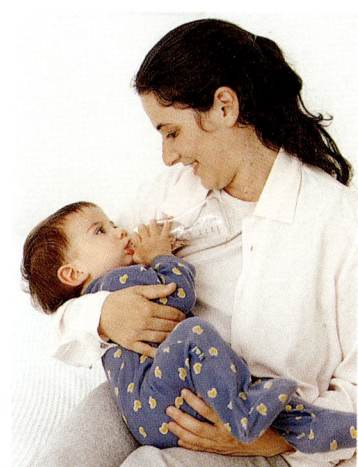

▲ **ENTSPANNTE SCHLAFENSZEITEN**
Machen Sie vor dem Zubettgehen mit Ihrem Kind ein entspannendes Spiel. Dabei kommt es zur Ruhe.

Spielsachen auswählen

In den ersten drei Jahren wächst und lernt Ihr Kind sehr schnell; Spielsachen können diese Entwicklung fördern.

- Einfache Spielsachen sind länger interessant und fördern fantasievolle Spiele.

- Ein Baby braucht Spielsachen, die alle fünf Sinne anregen. Machen Sie Ihr Baby mit verschiedenen Farben, Formen und Geräuschen bekannt.

- Ältere Babys lieben Spiele, bei denen man etwas bauen oder bewegen muss, z. B. hineinstecken – herausholen. Bauklötze verschiedener Größe sind ideal.

- Sobald sich die Fingerfertigkeit Ihres Babys entwickelt, mag es Steckspiele und erste Puzzles.

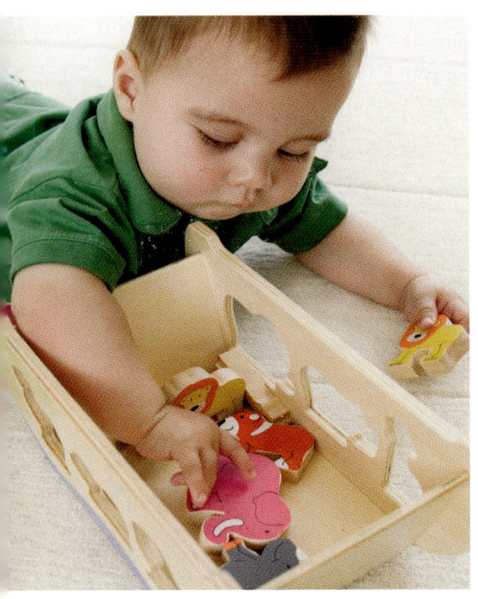

▲ HINEIN UND HERAUS Babys lieben Spiele, bei denen sie etwas ein- und ausräumen dürfen.

Die Entwicklung fördern

Die ersten Monate sind eine entscheidende Lernphase für Ihr Baby. In dieser Zeit sollten Sie sich aktiv engagieren. Ihre Rolle als Lehrer beginnt bei der Geburt des Babys und dauert viele Jahre. Es ist Ihre Aufgabe, seine Welt interessant und anregend zu gestalten, sodass es sich körperlich und geistig entwickeln kann.

Ich bin der Überzeugung, dass die nächste Bezugsperson der wichtigste Lehrer im Leben eines Babys ist – d. h. meistens die Mutter. Schon sehr bald erkennt das Baby seine Mutter, zuerst am Geruch und am Klang ihrer Stimme. Es entsteht ein einzigartiges Band zwischen Mutter und Kind. Damit verfügt die Mutter über die besten Voraussetzungen, ihrem Kind die Welt zu lehren. Schließlich lernen wir auch noch als Erwachsene am leichtesten von den Menschen, bei denen wir uns wohlfühlen oder zu denen wir eine Beziehung haben. Auch dem Vater kommt eine wichtige Rolle zu. Er sollte zu dem Baby so früh wie möglich eine enge, liebevolle Beziehung aufbauen. Dann wird auch er ein guter Lehrer sein. Nutzen Sie jede Gelegenheit, an den Fortschritten Ihres Babys Anteil zu haben; seine frühe Entwicklung ist zum großen Teil abhängig von einer sicheren und fürsorglichen Umgebung. Schenken Sie ihm daher viel Aufmerksamkeit.

Die richtige Umgebung schaffen

Ihr Baby fordert und verdient eine reiche, anregende Umgebung. Es muss möglichst viele Empfindungen erleben, denn es ist beim Lernen noch auf seine Sinne angewiesen. Machen Sie Ihr Baby in den ersten sechs Monaten mit vielerlei Geräuschen, Gerüchen, Eindrücken und Texturen vertraut. Anfangs kann sich Ihr Baby seine Umgebung noch nicht aktiv aneignen. Das geschieht erst später, wenn es sich fortbewegen und sprechen kann. Seine Entwicklung wird daher nur durch die Erfahrungen, die Sie ihm verschaffen, verbessert.

Anstatt Ihrem Kind ständig etwas Neues zum Spielen zu kaufen, spornen Sie es an, seine Spielsachen immer wieder anders zu verwenden – zeigen Sie ihm zum Beispiel, wie man eine Pappschachtel als Auto oder Schiff verwenden kann. Oft bieten improvisierte Dinge viel mehr Anregungen: ein Zelt aus Bettlaken, ein Balancierbrett, ein kleiner Berg aus Sand oder ein Tunnel aus Decken und Stühlen bieten einen interessanten Hintergrund für fantasievolle Spiele. Oft ist es sinnvoll, bestimmte Spielsachen eine Zeit lang wegzupacken; später sind sie dann wieder interessant.

Der Spielbereich muss sicher sein, Gefahrenquellen beiseitegeräumt, sodass sich das Kind nicht verletzen oder etwas kaputt machen kann. Ein

Sandkasten im Garten ist ideal (muss aber zum Schutz vor Tieren abgedeckt werden). Auch eine Ecke in einem Zimmer kann als Spielbereich reserviert werden.

Sich mit dem Kind beschäftigen

Damit Ihr Kind sein Potenzial voll entfalten kann, sollten Sie sich immer wieder intensiv mit ihm beschäftigen. Dabei passen Sie sich seinem Entwicklungsstand an. Verantwortungsbewusste Eltern finden sich mühelos und ganz natürlich in die Rolle des Lehrers. Ihr Kind ist immer begierig, Neues zu lernen. Wenn Sie diese Zeit lustig und fröhlich gestalten, haben Sie beide etwas davon. Ergreifen Sie jede Gelegenheit – beim Spiel oder Erzählen –, um z. B. auf Farben, Texturen oder Gegensätze usw. hinzuweisen.

Dieser »Unterricht« hat nichts Formelles, bei dem bestimmte Regeln und Ziele eingehalten werden müssten. Die Lehrstunden werden immer spielerisch gestaltet. Nähren Sie die wachsende Neugier Ihres Kindes. Loben Sie es häufig, sodass der Lernprozess unbewusst abläuft. Dann wird daraus eine angenehme Erfahrung, die Ihr Kind immer wieder erleben will.

Hören Sie aber auf, sobald Ihr Kind Anzeichen der Langeweile zeigt. Setzen Sie es nicht unter Druck. Wenn es schon früh erfährt, dass Lernen Spaß macht, wird es auch später gern lernen und wissbegierig sein.

Die Bedeutung des Spiels

Die Entwicklung Ihres Kindes zentriert sich um das Spiel. Das Spiel ist die natürlichste Art des Lernens. Erst in den letzten 20 Jahren wurde der volle Wert des Spiels für die Entwicklung erkannt; zuvor wurde das Spiel als Zeitvertreib betrachtet, wenn die Kinder nicht sinnvoll beschäftigt werden konnten. Heute erkennen wir, dass Kinder im Spiel die Fähigkeiten Erwachsener erwerben, insbesondere im sozialen Bereich. Ihr Kind lernt im Spiel, Beziehungen zu knüpfen und einzugehen und mit gleichaltrigen Kindern zusammenzuarbeiten.

Spielsachen spielen eine wichtige erzieherische Rolle bei allen Meilensteinen der Entwicklung, wählen Sie sie daher nach ihrem erzieherischen Wert aus. Lesen, Schreiben und Zählen erfordern grundlegende Fertigkeiten, die Ihr Kind durch Konstruktionsspiele und Baukästen, durch Puzzles und Geduldsspiele erwirbt. Wichtig sind auch Spiele, bei denen man Farben, Formen und Texturen zuordnen muss. Den besten Spielsachen wenden sich Kinder immer wieder zu, weil sie in ihrer Anwendung unbegrenzt sind. Sie fördern den Erfindergeist. Aus diesem Grund kann ein Haushaltsgegenstand wie ein Schneebesen oder ein Sieb dauerhafteres Vergnügen bieten als viele teure Spielsachen. Indem Sie am Spiel Ihres Kindes teilhaben und es fördern, stärken Sie die Beziehung zwischen ihnen. Ihr Kind betrachtet Sie als Vermittler von Wissen und Spaß.

Fernsehen

Das durchschnittliche westliche Kind sieht täglich drei bis fünf Stunden fern. Eine Stunde am Tag ist für ein kleines Kind mehr als genug.

Verbringt ein Kind längere Zeit vor dem Bildschirm, kann es Fähigkeiten wie Kommunikation, Fantasie und Koordination nicht schulen; diese Fertigkeiten werden durch Spiele, Geschichtenerzählen und aktives Tun besser entwickelt. Schreiben Sie auf, wie lange Ihr Kind fernsieht. Hüten Sie sich davor, den Fernseher als bequemen Babysitter zu missbrauchen. Wird das Fernsehen mit Bedacht eingesetzt, kann es aber durchaus eine Hilfe sein, um dem Kind neue Welten zu vermitteln.

Forschungen zeigen, dass ein Kind nach einer Sendung noch lange in der Fantasiewelt des Fernsehens weiterlebt. Dies kann zu Albträumen führen, wenn es etwas Erschreckendes oder Brutales gesehen hat.

Schwedische Wissenschaftler haben gezeigt, dass die negativen Auswirkungen des Fernsehens abgebaut werden können, wenn man das Kind behutsam in die reale Welt zurückführt – mit einer Geschichte, dem Zähneputzen oder dem Herrichten der Kleidung für den nächsten Tag.

So lernt Ihr Baby stehen

Wenn Ihr Baby längere Zeit frei sitzen kann, verbessert sich sein Gleichgewichtsgefühl. Nun wächst der Wille, gehen zu lernen.

■ Mit ungefähr sechs oder sieben Monaten trägt Ihr Baby sein ganzes Gewicht mit den Knien und Hüften. Sie müssen ihm aber noch als Balancierhilfe zur Seite stehen. Es testet seine Kraft in den Beinen durch tänzelnde Bewegungen; es hüpft schnell von einem Fuß auf den anderen. Wenn es mehr Selbstvertrauen gewinnt, wird es die Beine beugen und strecken.

■ Mit neun Monaten kann es sein Gewicht bedeutend besser ausbalancieren. Vielleicht kann es schon sein ganzes Gewicht mit den Beinen tragen, muss sich aber immer noch an etwas festhalten. Jedes stabile Möbelstück bietet eine Stütze. Lassen Sie es in dieser Phase niemals allein; es hat noch Probleme damit, sich aus dem Stehen wieder hinzusetzen. Ein Sturz könnte sein Selbstvertrauen und seine Freude am Stehen ernsthaft beeinträchtigen.

■ Mit ungefähr zehn Monaten kann Ihr Baby beim Stehen einen Fuß anheben – vorausgesetzt, es wird gehalten. Es kann sich selbst zum Stehen hochziehen, hat aber immer noch Schwierigkeiten mit dem Hinsetzen.

Krabbeln und Laufen

In den ersten Monaten erwarb Ihr Baby die Kontrolle über seinen Kopf und lernte, als die Muskeln kräftiger und das Gleichgewichtsgefühl besser wurde, seine Bewegungen zu koordinieren und zu verfeinern. Jetzt verfügt es über die Voraussetzungen der Fortbewegung. Es lernt Krabbeln und Laufen.

Denken Sie aber daran, dass sich jedes Baby in seinem eigenen Tempo entwickelt. Die hier angeführten Altersangaben sind Richtwerte, d.h., die meisten Babys erwerben bestimmte Fähigkeiten in diesem Zeitraum. Einige wenige Babys laufen mit acht Monaten; andere zeigen lange kein Interesse am Laufen, können es später aber gleich perfekt. Machen Sie sich also keine Sorgen, wenn die Entwicklung Ihres Babys nicht genau diesen Angaben entspricht. Manche Babys überspringen das Krabbelstadium und gehen vom Robben gleich zum Laufen über. Andere krabbeln wie Bären auf Händen und Füßen statt auf Händen und Knien. Beides ist normal.

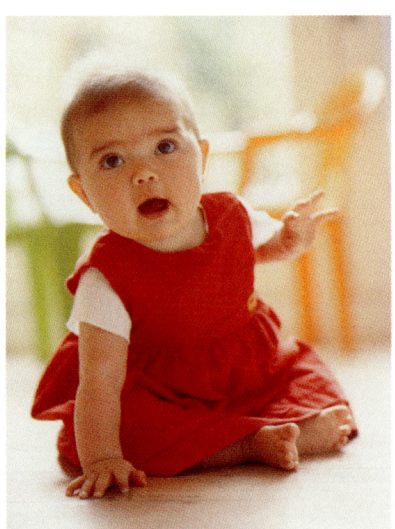

▲ **8 MONATE** Ihr Baby streckt sich nach Dingen, die außerhalb seiner Reichweite sind. Es sitzt einige Zeit frei. Es kann sich nach vorne und zur Seite beugen und testet beim Sitzen sein eigenes Gleichgewichtsgefühl durch Schaukelbewegungen nach vorne und hinten. Es versucht, sich im Sitzen zu drehen, kippt dabei aber meist um.

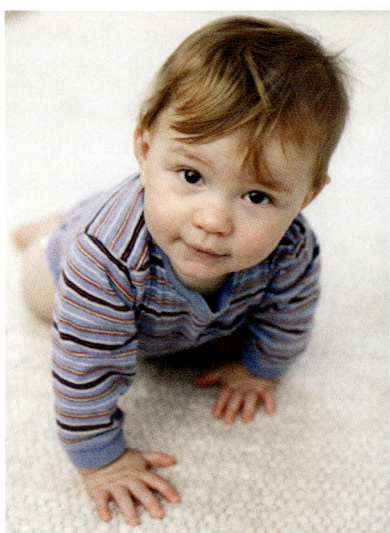

▲ **10 MONATE** Wahrscheinlich kann es robben. Es zieht sich zum Stehen hoch. Beim Stehen müssen Sie es aber immer noch halten und ihm helfen, sich wieder hinzusetzen. Es kann ungefähr zehn Minuten frei sitzen.

▼ **12 MONATE** Das Baby kann sich im Sitzen umdrehen und krabbeln oder robben. Wenn Sie es aufrecht halten, versucht es erste Schritte und hangelt sich seitwärts an Gegenständen entlang.

▼ **14 MONATE** Nun kann Ihr Baby sicher stehen und macht bald seine ersten freien Schritte, um von einem festen Halt zum anderen zu gelangen. Will es sich aus dem Stehen hinsetzen, braucht es noch Unterstützung.

Gleichgewicht

Zwischen dem siebten Lebensmonat und dem ersten Geburtstag entwickelt das Kind Gleichgewichtsreflexe, die seine grundlegenden Körperbewegungen kontrollieren.

Diese Reflexe helfen ihm, von der Bauchlage zum Stehen zu kommen, und umgekehrt, auf die Hände und Knie zu gelangen und sich hinzusetzen. Sie kontrollieren Haltung und Bewegung seines Kopfes und die Balance.

■ Mit acht Monaten beugt sich Ihr Kind nach vorne und nach hinten, um sein Gleichgewichtsgefühl zu testen.

■ Mit neun Monaten beugt es sich nach vorne und zur Seite, ohne das Gleichgewicht zu verlieren.

■ Mit zehn Monaten kann es den Oberkörper beim Sitzen drehen.

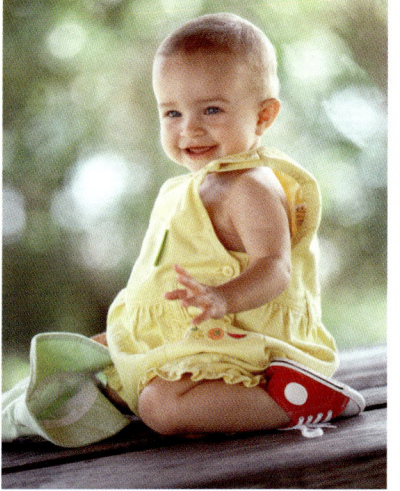
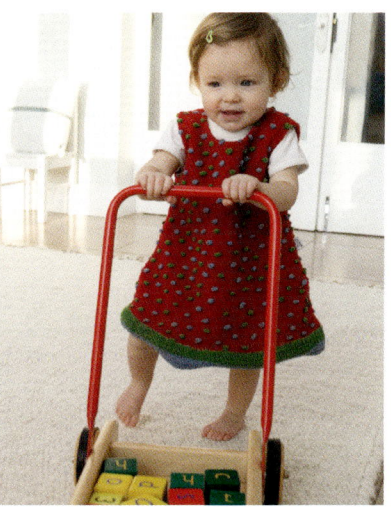
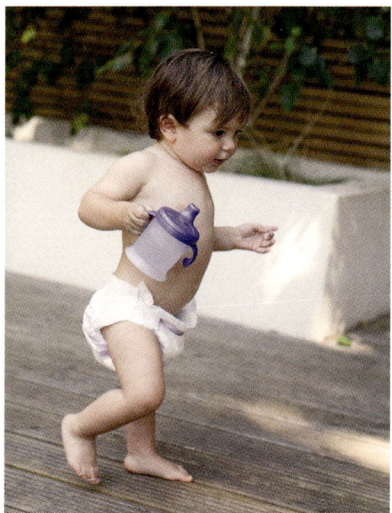
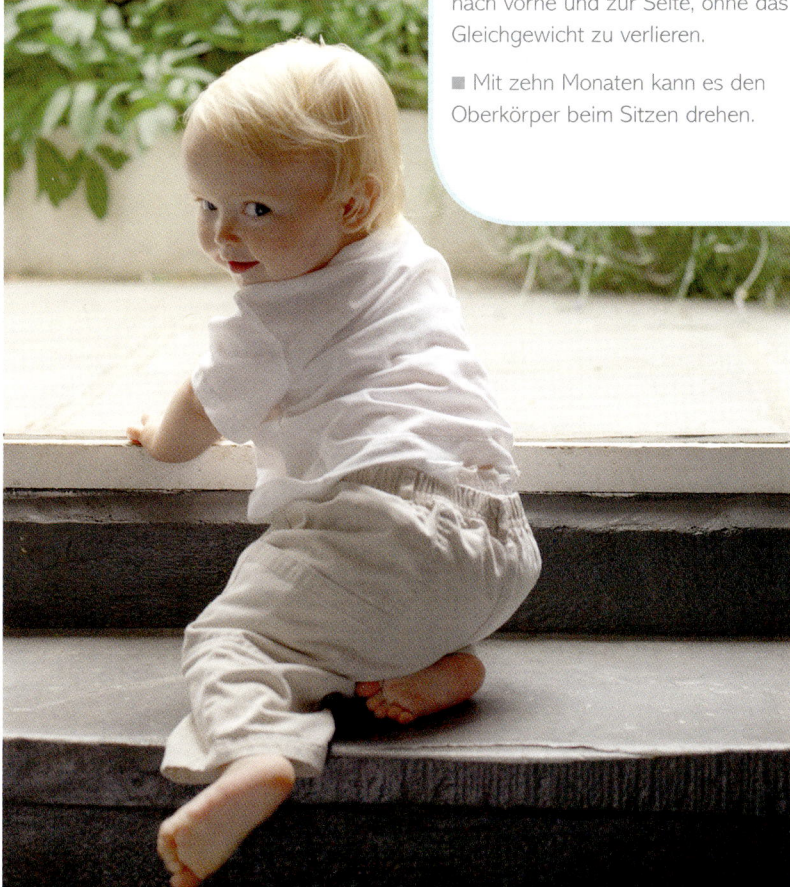

▲ **16 MONATE** Die Schritte Ihres Babys sind storchenartig und ungleichmäßig. Sein Gehstil verfeinert sich aber bald. Es steht auf und setzt sich ohne Hilfe.

▶ **18 MONATE** Ihr Kleinkind kann ohne Hilfe Treppen hochklettern. Seine Schritte sind flacher und gleichmäßiger. Es verliert selten das Gleichgewicht.

Die Phasen des Laufenlernens

Die ersten Gehversuche Ihres Babys sind unbeholfen, und es hält sich dabei an Gegenständen fest; doch in zwei Monaten wird es frei laufen können.

■ Bevor es frei läuft, hangelt sich Ihr Baby seitwärts an Möbelstücken entlang. Stellen Sie sicher, dass wackelige Möbelstücke weggestellt werden.

■ Als Nächstes kreuzt es beim Hangeln eine Hand über die andere, anstatt sie wie bisher zusammenzuschieben. In dieser Phase erwirbt Ihr Kind das Selbstvertrauen und Gleichgewichtsgefühl, um sein Gewicht kurzzeitig auf einen Fuß zu verlagern.

■ Sein nächstes Ziel ist es, Abstände zwischen zwei Haltepunkten zu bewältigen. Es hält sich an beiden Gegenständen fest und lässt den einen Halt erst los, wenn es den anderen fest im Griff hat.

■ Nun kann es schon größere Lücken überwinden. Während es sich mit einer Hand noch festhält, bewegt es sich in die Mitte der Lücke und lässt den Halt los, macht einen Schritt und umfasst den nächsten mit den Händen.

■ Schließlich »wackelt« Ihr Kind die ersten freien Schritte bis zum nächsten Halt, dann in den freien Raum. Natürlich verliert es bald sein Gleichgewicht und plumpst auf den Po; aber es nimmt sein Ziel gleich wieder neu in Angriff und tappt mit gekrümmten Beinen und weit ausgestreckten Armen darauf zu.

Wie Sie das Stehen und Gehen fördern können

Wenn aus dem hilflosen Baby ein unabhängiges Kleinkind wird, ist ein Wendepunkt in der Entwicklung vollzogen. Helfen Sie Ihrem Kind dabei, indem Sie es zum Stehen ermutigen und seine ersten Gehversuche fördern.

Damit Ihr Kind seine neu erworbene Freiheit voll genießen kann, braucht es viel Bewegungsfreiheit und einen weichen Fußbodenbelag.

So helfen Sie Ihrem Kind beim Stehenlernen

Sobald Ihr Baby über die Kontrolle der Kopfbewegungen verfügt, lassen Sie es immer mehr von seinem eigenen Standgewicht übernehmen. Beinmuskulatur, Hüften und Knie werden allmählich kräftiger. Es wird Geschmack daran finden, sein eigenes Gewicht zu tragen. Wenn Sie es an den Händen halten, wird es herumhüpfen. Das Stehen und Hüpfen wird ein lustiges Spiel. Lassen Sie es an Ihren Händen auf Ihrem Schoß, auf Kissen, auf einem Bett oder in der Badewanne stehen. Fördern Sie diese aktiven Spiele.

Mit ungefähr neun Monaten kann Ihr Baby beinahe sein ganzes Gewicht auf seinen Beinen abfangen. Es braucht aber weiterhin eine hilfreiche Hand, weil seine Muskulatur besser entwickelt ist als sein Gleichgewichtssinn. Lassen Sie es sich zum Ausbalancieren an stabilen Möbelstücken festhalten. Bleiben Sie aber immer bei ihm. Um sicher stehen zu können, muss es sein Gleichgewichtsgefühl entwickeln; üben Sie daher mit ihm, sich im Sitzen nach vorne und zu den Seiten zu neigen. Am besten legen Sie dazu Spielsachen in einem weiten Bogen um das Kind. Probleme bereitet es dem Kind, wenn es sich aus dem Stand hinsetzen will. Helfen Sie vorsichtig nach.

Mit zehn Monaten ist Ihr Baby auf allen vieren schon sehr mobil. Seine Rumpfmuskulatur wird mit jeder Drehbewegung kräftiger. Reichen Sie ihm Ihre Finger, damit

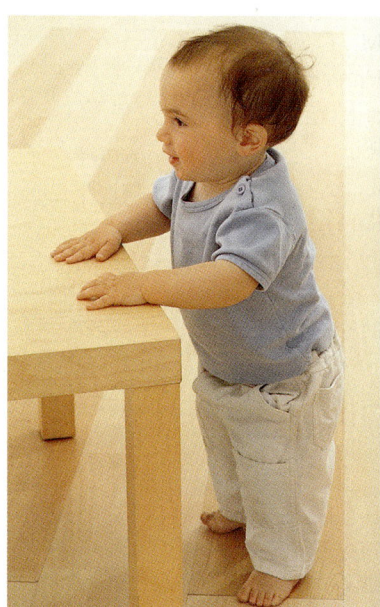

▲ STEHEN LERNEN Spornen Sie Ihr Kind an, sich hinzustellen und sich an Möbelstücken festzuhalten.

▶ **SPIELSACHEN ZUM GEHENLERNEN**
Die Mobilität und Unabhängigkeit Ihres Kleinkindes wird durch robuste, fahrbare Laufhilfen gefördert.

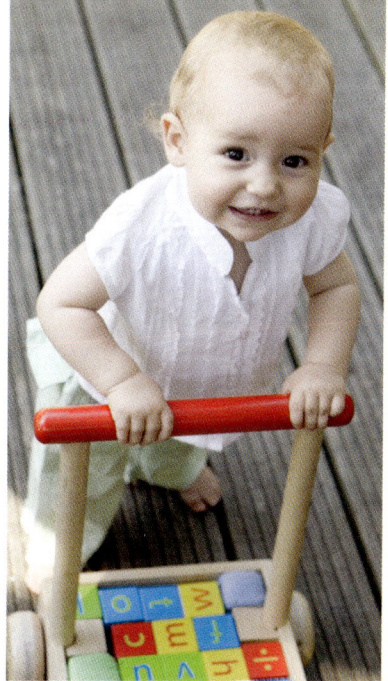

es sich selbst zum Sitzen oder Stehen hochziehen kann.

So helfen Sie Ihrem Kind beim Laufenlernen

Natürlich lernt Ihr Baby auch ohne spezielle Förderung laufen. Doch es macht Spaß, ihm dabei zu helfen. Lassen Sie Ihr Baby den Vierfüßlerstand einnehmen und setzen Sie sich wenige Meter entfernt hin. Es wird den Wunsch haben, sich zu Ihnen zu bewegen. Es kommt noch eifriger, wenn Sie Ihre Arme ausbreiten, seinen Namen rufen oder ein Spielzeug anbieten. Damit Ihr Baby die Drehbewegung übt, legen Sie ein Spielzeug hinter seinen Rücken. Halten Sie es, wenn es sich dreht. Mit zehn Monaten kann Ihr Baby aufstehen, wenn es sich an einem Möbelstück hält.

Mit elf Monaten können Sie das Laufen üben, indem Sie Ihr Kind an den Händen halten und führen. Stellen Sie in einem Zimmer stabile Möbelstücke eng nebeneinander; dann kann sich Ihr Kind leicht daran entlanghangeln. Rufen Sie Ihr Kind, während es im Zimmer umherhangelt. Setzen Sie sich 2–3 Meter vor dem Kind auf den Boden. Öffnen Sie Ihre Arme, und rufen Sie es zu sich, während es sich noch am Möbelstück hält – Sie müssen aber immer nah genug sein, um es bei einem Sturz aufzufangen.

Mit ungefähr 13 Monaten kann Ihr Baby allein stehen und macht vielleicht seinen ersten freien Schritt. Ein stabiles großes Spielzeug, z. B. eine kleine Schiebekarre, spornt es zum Laufen an. Mit 15 Monaten kann Ihr Baby knien, seinen Körper ohne Hilfe senken und aufstehen.

Beim Spiel mit einem großen, weichen Ball können Sie die Beinbewegungen mit Ihrem Baby üben. Es kann versuchen, den Ball zu Ihnen zu kicken. Dies fördert auch das Gleichgewichtsgefühl. Machen Sie Spiele, bei denen man rückwärts- oder seitwärtsgehen muss; dabei wird das Geh- und Balanciervermögen besonders trainiert. Beim »Ringelreihen« halten Sie die Hände Ihres Babys beim Gehen, Hinsetzen und Stehen. Es gibt kein »richtiges« Alter, in dem ein Baby laufen lernen »muss«; wahrscheinlich macht es seine ersten freien Schritte im Alter von 9 bis 15 Monaten.

Sicherheit

Sobald das Baby mobil wird, ist eine sichere Umgebung von höchster Bedeutung.

■ Bleiben Sie dabei, wenn Ihr Baby seine ersten wackeligen Schritte macht. Seien Sie besonders achtsam, wenn es Treppen hochsteigt oder -kriecht. Der Fußboden darf nicht rutschig sein. Ziehen Sie dem Kind erst Schuhe an, wenn es draußen läuft.

■ Verschaffen Sie Ihrem Baby für seine ersten Gehversuche viel freien Raum. Kabel oder kleine Möbelstücke sind Stolperfallen.

■ Für Möbel und Tische gibt es speziellen Kantenschutz zu kaufen.

■ Gegenstände mit gläsernen Oberflächen sollten weggestellt werden.

■ Bringen Sie an Treppen oben und unten Sicherheitsgitter an. Oben an der Treppe sollte sich das Gitter zum Treppenabsatz hin öffnen lassen; es darf keine horizontalen Streben haben, sonst klettert das Kind darüber.

■ Bewahren Sie alle giftigen Substanzen außer Reichweite und außer Sichtweite in einem verschließbaren Schrank auf. Selbst Vitamintabletten sind gefährlich.

■ Lassen Sie keine scharfen oder heißen Gegenstände in Reichweite des Babys.

Rechts- oder Linkshänder?

Die Rechts- oder Linkshändigkeit entwickelt sich in den ersten Monaten, wenn die eine oder andere Seite des Gehirns dominant wird: dominiert die rechte Seite, wird es Linkshänder und umgekehrt.

Schon als Neugeborenes hat Ihr Baby seinen Kopf vielleicht lieber nach rechts als nach links gedreht. Nun beginnt es, eine Hand zu bevorzugen. Versuchen Sie niemals, es vom Gebrauch der linken Hand abzubringen – das könnte psychologische Auswirkungen haben und Lese- und Schreibprobleme verursachen.

Der Gebrauch der Hände

Mit sechs Monaten hat das Baby gelernt, Gegenstände willentlich zu greifen. Wenn es nun lernt, seine Hände bei den verschiedensten Tätigkeiten zu gebrauchen, beim Essen, Anziehen, Waschen usw., verbessert es seine manuelle Geschicklichkeit. Für die Eltern ist diese Zeit spannend, aber auch stressig. Das Baby will immer mehr selbst tun, wird sich anfangs aber nicht sehr geschickt anstellen.

Mit zwölf Monaten beherrscht das Baby den Pinzettengriff ebenso wie ein Erwachsener. Bei dieser feinen Bewegung werden Daumen und Zeigefinger zusammengeführt (s. rechts). Ihr Kind kann Ihnen etwas reichen, indem es den Griff lockert. Es kann Ihnen nun auch einen Ball zurollen.

Wie Sie Ihrem Kind helfen können

Wie bisher können Sie die neuen Fähigkeiten Ihres Babys durch eine Vielzahl von gemeinsamen Spielen fördern. Jetzt, da es älter ist, kann es bestimmte Aktivitäten auch schon allein ausführen; und es kann bei den täglichen Pflichten mithelfen.

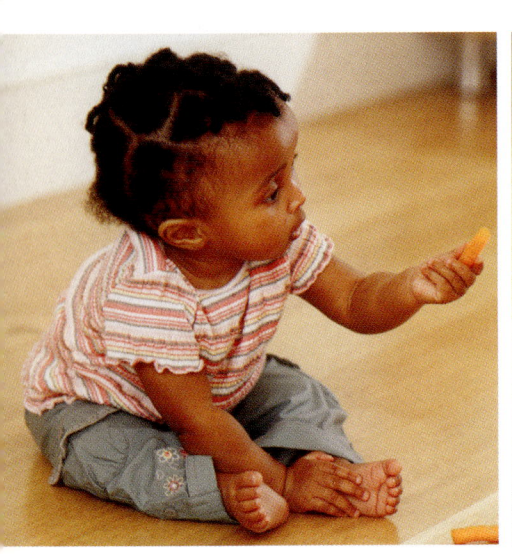

▲ **9 MONATE** Ihr Baby kann kleine Dinge aufheben, indem es Daumen und Zeigefinger zusammenführt. Es zeigt mit dem Zeigefinger, was es will. Es will selbst essen.

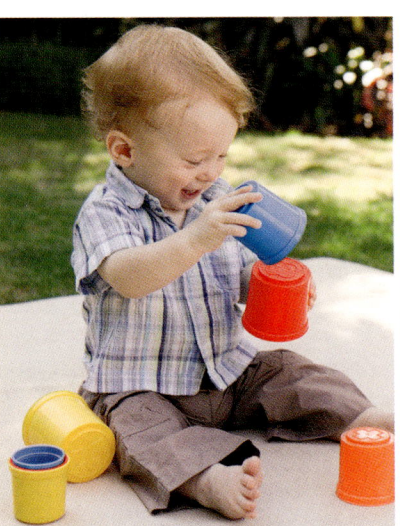

▲ **12 MONATE** Ihr Baby wirft immer noch gern alles auf den Boden, da es das »Loslassen« übt. Es kann aus zwei Bauklötzen einen Turm bauen und mit einem Stift Linien ziehen. Seine Koordination wird besser, sodass es beim Essen weniger kleckert.

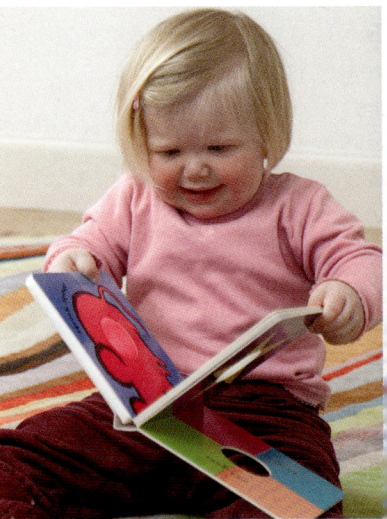

▲ **18 MONATE** Nun kann Ihr Kleinkind zwei oder drei Buchseiten auf einmal umblättern und einen Turm aus drei Bauklötzen bauen. Es kann allein mit dem Löffel essen und aus einer Tasse trinken. Es zieht einige Kleidungsstücke an und liebt Fingerfarben.

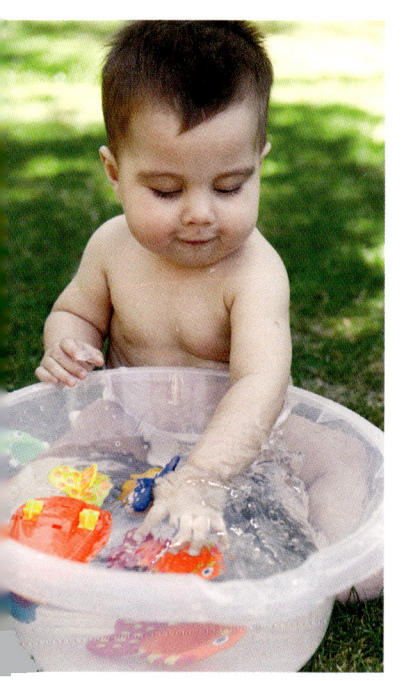

▲ **WASSERSPIELE** Ihr Baby kann sich mit einer Schüssel voll Wasser und einfachen Bechern stundenlang amüsieren. Und es erlernt dabei Fertigkeiten wie Dinge ins und aus dem Wasser zu befördern.

Tägliche Aktivitäten Beim Essen ist Ihr Kind hervorragend motiviert, die Koordination zwischen Hand und Augen zu verbessern. Sobald es dazu in der Lage ist – ungefähr mit sechs Monaten – lassen Sie es das Fläschchen beim Trinken selber halten. Geben Sie ihm Knabbereien in die Hand, damit es feine Fingerbewegungen übt. Nicht lange, dann wird es mit dem Löffel essen können; geben Sie ihm halbfeste Speisen, die auf dem Löffel bleiben

Das Anziehen ist eine weitere alltägliche Pflicht, die Ihr Baby in zunehmendem Maße allein bewältigen will. Vielleicht kann es einige Kleidungsstücke schon selbst an- und ausziehen.

Bauklötze Sobald Ihr Baby in der Lage ist, einen Baustein zu greifen, zeigen Sie ihm, wie man einen auf den anderen legt. Mit sechs oder sieben Monaten gelingt es ihm. Zeigen Sie ihm höhere Türme oder andere Konstruktionen – damit es angeregt wird und weiter übt. Wenn es das Greifen beherrscht (s. rechts), übt es als neue Fertigkeit, die Dinge loszulassen und fallen zu lassen. Es wirft mit Bauklötzen. Mit einem Jahr errichtet es einen Turm aus zwei Bauklötzen, und mit 15 Monaten schafft es einen Turm aus drei Klötzen.

Spiele Sie können die Fähigkeiten Ihres Babys durch einfache Spiele entwickeln. Es macht gern Krach, z. B. mit einem Kochlöffel und einigen Töpfen und Pfannen. Sobald es das Loslassen beherrscht, wirft es alles aus dem Kinderwagen oder vom Hochstuhl. Machen Sie daraus ein Spiel, indem Sie ihm zeigen, wie man Sachen in einen Behälter wirft und wieder herausholt.

Zeichnen Erst mit ungefähr einem Jahr wird Ihr Baby mit einem Stift oder Bleistift umgehen können. Aber dann kritzelt es mit Begeisterung. Geben Sie ihm viel Papier und Wachsmalblöckchen und hängen Sie seine Bilder dort auf, wo es sie betrachten kann.

Der Griff des Babys

Die Fähigkeit, kleine Dinge exakt mit Daumen und Finger zu packen, ist eine der großen Leistungen des ersten Lebensjahrs.

■ Mit ungefähr fünf Monaten fasst Ihr Baby Gegenstände mit der ganzen Hand.

■ Mit acht Monaten ist es in der Lage, einen Gegenstand zwischen den Fingern zu halten.

■ Als Nächstes lernt es das Loslassen. Es übt diese Fertigkeit, indem es wirft und alles fallen lässt.

■ Mit ungefähr neun Monaten benutzt es zum Zeigen seinen Zeigefinger – ein weiterer Schritt auf dem Weg zum Pinzettengriff.

■ Wenn es erst ein Jahr alt ist, hat es einen ausgefeilten »Pinzettengriff« erworben. Nun kann es die Gegenstände zwischen Daumen und Zeigefinger packen.

Geistige Entwicklung

Sie können das Gedächtnis Ihres Kindes trainieren, wenn Sie mit einem Spielzeug Verstecken spielen. Legen Sie das Spielzeug vor Ihr Kind, und lassen Sie es einige Male danach greifen. Dann legen Sie ein Stück Papier darüber, um es zu verstecken. Ihr Baby wird das Papier wegnehmen und das Spielzeug finden.

Kaufen Sie weiche Bilderbücher mit großen, bunten Abbildungen und nehmen Sie sich jeden Tag Zeit zum Vorlesen. Kinder lieben Geschichten über Tiere und sie lernen dabei die Tierlaute. Sie können Ihrem Baby auch andere reich illustrierte Bücher vorlesen.

Mit einem Jahr beginnt Ihr Baby, Ursache und Wirkung zu verstehen. Sie müssen allerdings jeweils beschreiben, was Sie tun, z. B. dem Kind den Mantel an- und ausziehen. Beschreiben Sie, was beim Spielen passiert. Wenn es zum Beispiel seinen Turm aus Bauklötzen umwirft, sagen Sie »alles umgefallen«. Legen Sie seine Spielsachen außer Reichweite. Holen Sie sie wieder, wenn es danach fragt. Fördern Sie die Selbstständigkeit beim Selbstessen.

Einem Kind von ungefähr 15 Monaten können Sie einfache Aufgaben übertragen, wie aufräumen oder etwas holen. Dadurch entwickeln Sie seinen Sinn für Leistungen und fördern seinen Stolz. Führen Sie den Begriff des Eigentums ein: »Das ist Michaels Ball, dein Ball.«

Die geistige Entwicklung

Ihr Baby entwickelt erstaunlich schnell neue geistige Fähigkeiten; die meisten erwirbt es beim Spielen. Unterstützen Sie es, indem Sie ihm viele interessante neue Erfahrungen bieten. Machen Sie sich keine Sorgen darüber, was Ihr Kind im jeweiligen Alter lernen sollte. Lassen Sie sich von ihm leiten und reagieren Sie auf seine Bedürfnisse. Es wird sich schneller entwickeln, wenn es das lernen darf, was es will, statt das, was Sie für das Beste halten.

7 Monate Ihr Baby lernt allmählich die Bedeutung von Wörtern. Es versteht »Nein«. Es zeigt Anzeichen der Willenskraft, indem es auf Spielsachen zusteuert, die außer Reichweite liegen. Ihr Baby ist eifrig an Spielen interessiert und vertieft sich in seine Spielsachen. Es schaut sich suchend um, wenn ein Spielzeug hinuntergefallen ist, und demonstriert damit sein sich entwickelndes Gedächtnis.

8 Monate Das Gedächtnis Ihres Babys entwickelt sich rapide; es erkennt bekannte Spiele und Reime wieder; es dreht seinen Kopf, wenn es seinen Namen hört. Es kann Bewegungen antizipieren. Es streckt seine Hände aus, damit sie gewaschen werden, aber wendet das Gesicht vom Handtuch weg.

9 Monate Ihr Baby wird mit den alltäglichen Gepflogenheiten vertraut – z. B. zum Abschied winken. Oder es streckt die Füße aus, damit Sie ihm seine Strümpfe anziehen können. Es kennt auch das Lied »Backe, backe Kuchen«, wenn Sie es mit ihm gesungen haben. Ihr Baby weiß, was eine Puppe oder ein Teddy ist. Es sucht ein Spielzeug auch um die Ecke oder sucht den Vater, wenn Sie fragen »Wo ist Papa?«. Dies ist ein außerordentlich wichtiger Schritt in der Auffassungsgabe: Ihr Kind hat erkannt, dass die Dinge auch dann noch da sind, wenn es sie nicht sehen kann.

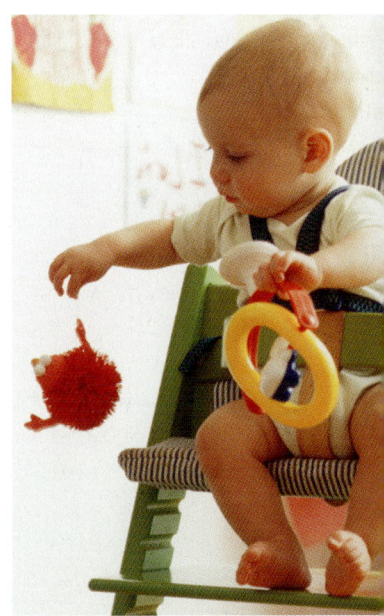

▲ **LOSLASSEN** Sobald es die Hand öffnen kann, wird Ihr Baby alles vom Hochstuhl fallen lassen und dabei zusehen – und von Ihnen verlangen, es wieder aufzuheben.

10 Monate Mit 10 Monaten deutet das Baby in einem Buch vielleicht schon auf manche Dinge; es kann sich aber noch nicht lange konzentrieren. Es hat das »Loslassen« gelernt und wirft nun andauernd Sachen aus seinem Kinderwagen. Dabei erwartet es allerdings, dass sie wieder aufgehoben werden.

11 Monate Ihr Baby liebt Späße und wiederholt alles, was Sie zum Lachen bringt. Das Interesse an Büchern entwickelt sich. Deuten Sie im Buch auf bestimmte Dinge, und bitten Sie dann Ihr Kind, auf denselben Gegenstand zu zeigen. Jetzt ist es auch schon in der Lage selbstständig seinen eigenen Namen zu wiederholen. Wenn es etwas nicht möchte, schüttelt es jetzt den Kopf, um »Nein« zu sagen.

1 Jahr Wenn Ihr Baby ein Jahr alt ist, kann es küssen und zwei oder drei Wörter mit Bedeutung sagen. Es hebt ein Spielzeug auf und gibt es Ihnen. Es deutet auf einen Gegenstand, den es in einem Bild spontan wiedererkennt. Es beginnt, einfache Fragen zu verstehen.

Formen der Wahrnehmung

Mit ungefähr sechs Monaten entwickelt ein Kind seinen eigenen »Wahrnehmungsstil«. Damit ist die Zeit und Sorgfalt gemeint, mit der es eine Situation betrachtet, bevor es dann schon seine eigene Entscheidung trifft. Die meisten Menschen lassen sich in zwei Typen einteilen: nachdenklich oder impulsiv. Ein nachdenkliches Baby schaut einen Gegenstand mit fixierter Konzentration an und bleibt sehr still, während ein impulsives Baby aufgeregt wird und nach einer kurzen Musterung wieder wegschaut.

Wenn Ihr Baby etwa 18 Monate alt ist, können Sie einen einfachen Test machen, um seinen Wahrnehmungstyp zu überprüfen: Zeigen Sie ihm ein Bild und mehrere Variationen davon, von denen eine identisch mit dem Original ist. Bitten Sie das Kind, die beiden gleichen Bilder zu zeigen.

Ein nachdenkliches Kind wird erst alle Bilder sorgsam prüfen, ehe es seine – meist richtige – Wahl treffen wird. Ein impulsives Kind wird einen kurzen Blick auf die Bilder werfen und dann rasch wählen – dabei aber öfter einmal falsch liegen.

Nachdenkliche Kinder sind in der Schule oft besser, insbesondere beim Lesenlernen. Ein impulsives Kind braucht in der Schule mehr Hilfe. Nachdenklichkeit hat jedoch nicht nur Vorteile. Es gibt Situationen, in denen ein Kind schnell denken muss, z. B. beim Spielen. Ein impulsives Kind trifft manchmal die besseren Entscheidungen, wenn Schnelligkeit gefragt ist.

Gedächtnis

Jetzt, da Ihr Baby älter ist, fällt sein sich entwickelndes Gedächtnis stärker auf. Sie können es durch viele Aktivitäten fördern.

■ Sprechen Sie Ihrem Kind einen kurzen Reim immer wieder vor, bis es lernt, ihn selbst aufzusagen.

■ Singen Sie Ihrem Baby ein kurzes Lied vor, wobei Sie den Rhythmus durch Händeklatschen und Körperbewegungen unterstreichen.

■ Vorlesen ist die beste Methode, das Gedächtnis zu entwickeln. Wenn eine Geschichte mehrere Male wiederholt wird, nimmt es die Ereignisse vorweg und erzählt sie, bevor Sie an die Stelle kommen. Wenn Sie mitten im Satz eine Pause machen, wird es das fehlende Wort liefern.

■ Das Aufsagen von Zahlenreihen oder Wortspielen trainiert sein Gedächtnis, insbesondere, wenn Sie einen bestimmten Rhythmus einhalten.

Spielsachen aus dem Haushalt

Ein Baby unter einem Jahr braucht keine gekauften Spielsachen. Geben Sie ihm bunte Haushaltsgegenstände, mit denen es Geräusche erzeugen kann. Sie sind sehr anregend.

- Alles, was rollt: Nähgarnrollen oder Toilettenpapierrollen

- Interessante Texturen: Filzstücke, Perlenkette, dicke Wollknäuel oder mit Bohnen gefüllte Säckchen

- Interessante Formen: Eiswürfelbehälter aus Plastik, Siebe, Eierschachteln, Rührbesen, Plastikflaschen

- Alles, was Krach macht: Kochlöffel und Spatel, kleine Töpfe mit Deckel, Kuchenformen oder Plastikbecher

- Alles, was rasselt: Plastikbecher, gefüllt mit Samen, Perlen oder Büroklammern (achten Sie darauf, dass der Deckel fest zugeschraubt ist)

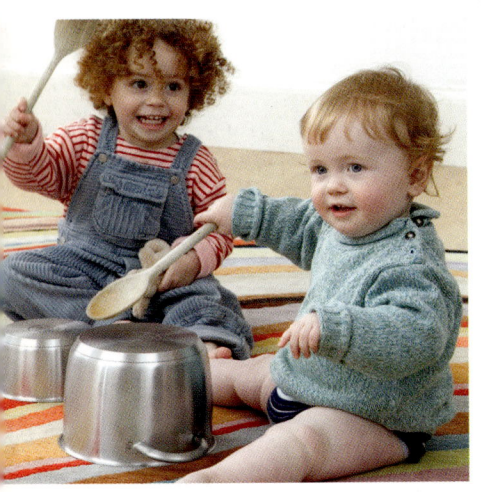

▲ KRACH MACHEN Ein Baby spielt für sein Leben gern mit Töpfen, Pfannen und Deckeln. Je mehr Krach es machen kann, umso mehr Spaß hat es.

Lernen durch Spielen

Spielen ist die »Arbeit« des Kindes; um sich entfalten zu können, müssen alle seine Sinne gefordert sein: sehen, hören, riechen, tasten und schmecken. Um die notwendige Anregung zu liefern, sollten seine Spielsachen abwechslungsreich sein und alle diese Sinne ansprechen. Natürlich sollten Sie so viel wie möglich mit Ihrem Baby spielen; aber es ist auch wichtig, dass es lernt, allein zu spielen. Dabei wird seinem Forscherdrang und seiner Fantasie freier Lauf gelassen.

Mit sieben Monaten ist der Mund immer noch ein wichtiges Sinnesorgan. Seine Spielsachen sollten leuchtend bunt sein und eine interessante Form haben, um seine Wahrnehmung von Form und Raum ebenso anzuregen wie seinen Sinn für Farben. Primärfarben sind in diesem Alter am besten. Benennen Sie immer die Farbe des Gegenstandes, mit dem es spielt.

Lieblingsspielzeuge

Regen Sie das Gehör Ihres Kindes durch Spielsachen an, die beim Schütteln klingeln oder rasseln. Spieluhren sind für das kleine Kind immer wieder faszinierend, insbesondere wenn es sie an einer Schnur selbst aufziehen kann. Wenn sich die Handgeschicklichkeit des Babys verbessert, wird es vom Berühren ebenso beansprucht wie vom Hören. Es liebt Spielsachen, die beim Drücken ein Geräusch erzeugen. Activity-Center, bei denen man durch die Betätigung verschiedener Hebel und Drehknöpfe Geräusche erzeugen kann, können an das Bettchen oder die Badewanne angebracht werden. Sie regen nicht nur das Gehör und den Tastsinn an, sondern machen dem Baby auch die Verbindung zwischen Ursache und Wirkung deutlich.

Ideal ist jeder kleinere Gegenstand, der interessant zu berühren ist oder Löcher oder Henkel hat, in die das Baby seine Finger bohren oder die es umklammern kann. Halten Sie besonders nach Gegenständen Ausschau, die leuchtend bunt sind und auch ein Geräusch erzeugen, wie zum Beispiel Ringe, an denen Glöckchen befestigt sind. Ihr Kind betrachtet sich gern in einem großen speziellen Babyspiegel, der in seinem Bettchen angebracht wird. Stellen Sie niemals einen normalen Spiegel ins Kinderbett, da er leicht zerbrechen kann.

Neue Aufgaben stellen

Wenn es zehn Monate bis ein Jahr alt ist, hebt Ihr Baby kleine Dinge wie Kulis, Stifte und Farbpinsel auf. Es ist jetzt mobiler und schiebt oder zieht gern Züge, Autos oder Laufhilfen umher.

Zwischen einem Jahr und 18 Monaten hat es eine gewisse Handgeschicklichkeit erworben und liebt Spielsachen, die seine manuellen Fertigkeiten

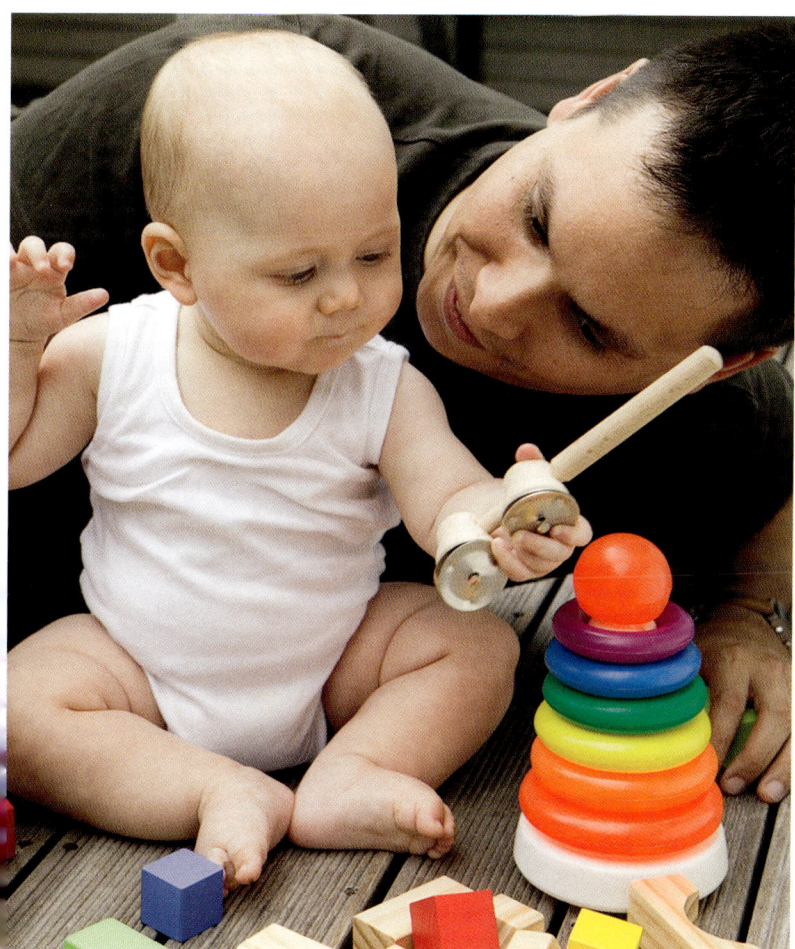

▲ **SPASS BEIM LERNEN** Ihr Kind braucht jetzt Spielsachen, die ihm gefallen, aber auch seine Handgeschicklichkeit und Fantasie fördern.

herausfordern, z. B. Puzzles. Steck- oder Setzspiele fördern die Handgeschicklichkeit und die räumliche Vorstellungskraft. Jetzt, da es einige Worte spricht und versteht, liebt es Geschichten und Bücher.

Spielsachen und Spiele

Entsprechend der sich entwickelnden Fertigkeiten und geistigen Fähigkeiten verändern sich auch die Spielsachen, die das Interesse des Kindes finden. Anfangs amüsieren es auf einem Saugnapf stehende Rasseln, die es beim Füttern hin und her schleudern kann. Große, weiche Klötze sind für ein sechsmonatiges Baby ideal, weil sie zum Bauen wie zum Werfen benutzt werden können. Ein älteres Baby bevorzugt dagegen harte Klötze aus Holz oder Plastik, die stabil genug sind, um damit auch komplizierte Strukturen bauen zu können. Puzzles und Steck- oder Bauspiele sind wichtig für seine Entwicklung.

Gemeinsam spielen

Ihr Baby spielt am liebsten mit Ihnen. Zeigen Sie ihm, wie neue Spielsachen benutzt werden können. Leiten Sie es an, fantasievoll zu spielen.

■ Rollen Sie ihm einen Ball zu und fordern Sie es auf, ihn zurückzurollen; Ballspielen fördert die Koordination zwischen Hand und Augen.

■ Zeigen Sie ihm, wie man aus Bauklötzen eine kompliziertere Struktur errichtet, z. B. eine Brücke.

■ Füllen Sie einen Behälter mit Wasser oder Sand. Zeigen Sie ihm, wie man Messbecher und Behälter füllt; es erfährt dabei die Bewegung verschiedener Substanzen.

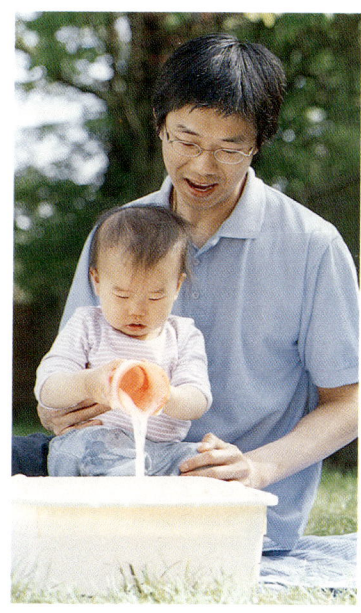

▲ **WASSERSPIELE** Alle Babys genießen das Plantschen im Wasser oder lassen gern ein Boot in einer Schüssel schwimmen.

Das hörgeschädigte Kind

Kinder müssen hören können, um sprechen zu lernen. Und sie müssen sprechen, um lesen und schreiben zu lernen. Deshalb ist es wichtig, jede Beeinträchtigung des Gehörs so früh wie möglich zu erkennen und rasch Hilfe zu suchen.

Kinder mit Hörschädigung kommen mit einer Hörhilfe gut zurecht und die meisten Ärzte passen diese heute schon Kleinkindern an. Bei stark hörgeschädigten oder gehörlosen Kindern allerdings bleiben Sprachverständnis und Sprache deutlich beeinträchtigt.

Für schwer hörgeschädigte Kinder gibt es heute verschiedene Möglichkeiten, um die Kommunikation zu verbessern: Cochlea-Implantate, Gebärdensprache oder Lippenablesen.

Die ersten Worte

Um sprechen zu lernen, muss das Baby die Sprache erst verstehen. Sein Sprachverständnis wächst gegen Ende des ersten Lebensjahrs rapide. Mit sechs Monaten versteht es, wenn Sie bestimmt »nein« sagen; mit neun Monaten kann es einfache Anweisungen befolgen, z. B. zum Abschied winken. Erleichtern Sie ihm das Verständnis, indem Sie die Bedeutungen durch theatralische Betonungen und Gesten unterstreichen. Lesen Sie ihm vor, zeigen Sie ihm Bilder und wiederholen Sie die Namen der Dinge, die es sehen kann. Kommentieren Sie Ihre Tätigkeiten immer klar und langsam.

Kinder, denen man vorsingt und Reime vorsagt, mit denen man rhythmisch betont spricht und die man zum Singen, Reimen und Klatschen anleitet, sprechen früher und besser als andere Kinder. Beginnen Sie daher vom ersten Tag an damit. Sobald Ihr Kind sein erstes Wort spricht, wiederholen Sie es. Zeigen Sie ihm Ihre Freude über seine Leistung.

7 Monate Jetzt können Sie in den Lauten Ihres Kindes klare Silben ausmachen wie »ba« oder »ga«. Es wird wahrscheinlich einen besonderen Ruf verwenden, um Ihre Aufmerksamkeit auf sich zu lenken. Es beginnt mit Zunge und Lippen zu spielen.

8–9 Monate Das Spektrum an Lauten wird breiter; das Baby hat nun auch die Konsonanten »t«, »d« und »w« in sein Repertoire aufgenommen. Es ahmt die Melodie gesprochener Sprache nach und verwendet vielleicht schon ein Wort richtig. Es verfolgt die Unterhaltung Erwachsener.

11 Monate Jetzt äußert Ihr Kind bestimmt schon ein richtiges Wort; es versteht einige einfache Worte wie baden, trinken, essen. Loben Sie es für jedes neue Wort und wiederholen Sie es. Wenn es Ihre Freude über seine Leistung sieht, wird es das Wort immer wieder sagen. Sie sind das erste Vorbild Ihres Kindes in Sachen gute Sprache; sprechen Sie daher deutlich und langsam mit ihm.

15 Monate Nun bricht Ihr Kind allmählich in ein Kauderwelsch aus – d. h., es bildet Lautfolgen um das bekannte Wort. Dabei intoniert es wie Erwachsene. Dies ist ein Zeichen dafür, dass es bald sprechen wird. Es wiederholt vielleicht einige Ihrer bevorzugten Redewendungen, z. B. »Oh Schatz«.

18 Monate Ihr Baby wendet ungefähr zehn Worte richtig an. Sein Verständnis wächst ständig. Es zeigt auf eine Vielzahl von Gegenständen in seinen Bilderbüchern oder seiner Umgebung, wenn Sie es danach fragen.

Die Zähne

Früher hielt man die Milchzähne für nicht so wichtig. Heute wissen wir, dass sie unentbehrlich sind; sie führen den zweiten Zahn, sodass er in der richtigen Position wächst. Geht der erste Zahn vorzeitig verloren, kann sich dies auf den darunterliegenden Knochen auswirken und dort eine Zahnschädigung verursachen.

Zahndurchbruch Es gibt keinen bestimmten Zeitpunkt, zu dem die ersten Zähne durchbrechen müssen. Manche Babys haben schon bei der Geburt einen Zahn, während andere mit zwölf Monaten noch zahnlos sind. In der Regel beginnt das Zahnen ungefähr im Alter von sechs Monaten. Denn in dieser Zeit braucht das Baby die erste Beikost, d. h., seine Ernährung verändert sich. Bis zum Ende des ersten Lebensjahres sind meist einige Zähne gekommen. Wenn Sie darauf achten, bemerken Sie zunächst eine kleine, helle Beule im Zahnfleisch, wo sich der Zahn seinen Weg bahnt. Im zweiten Lebensjahr zahnt Ihr Baby beinahe ständig.

Anzeichen fürs Zahnen Zahnende Babys sind meist quengelig. Das Zahnfleisch ist rot und geschwollen. Vielleicht können Sie den Zahn durch das Zahnfleisch hindurch fühlen. Die Wangen Ihres Babys können gerötet sein, und es wird wahrscheinlich sabbern. Oft hilft es, wenn das Baby auf einem Beißring herumkauen kann. Symptome wie hohes Fieber, Erbrechen oder Durchfall werden niemals vom Zahnen ausgelöst; in diesem Fall sollten Sie den Arzt informieren.

Die Zähne kräftigen

Ihr Kind wird gern auf etwas Festem herumknabbern; gut geeignet sind Zwieback und rohe Karotten – auch wenn das Kind alle Zähne hat.

Gesunde Knabbereien, insbesondere frisches Obst und rohes Gemüse, fördern die Entwicklung einer kräftigen Kaumuskulatur. Sie stärken die Zähne und haben eine reinigende Wirkung, da die darin enthaltenen Fasern wie ein Schrubber wirken. Die Ernährung Ihres Babys sollte viel Kalzium und Vitamin D enthalten (aus Milchprodukten), um ein gesundes Wachstum der bleibenden Zähne, die sich bereits im Kieferknochen bilden, zu gewährleisten.

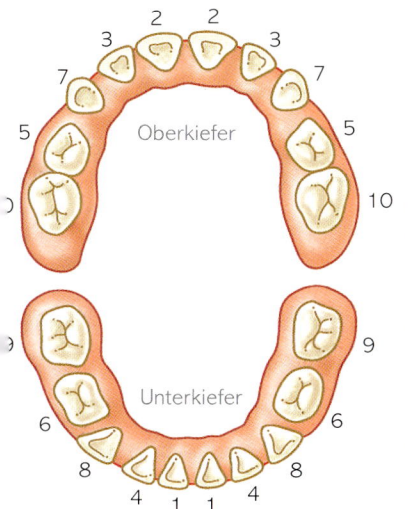

◀ **WIE DIE ZÄHNE DURCHBRECHEN** Die Zahlen bezeichnen die Reihenfolge, in der die Zähne durchkommen. Als Erstes kommen normalerweise die unteren beiden Schneidezähne, dann die oberen Schneidezähne. Die oberen Eckzähne brechen als Nächstes durch, dann die unteren Eckzähne. Danach erscheinen die ersten oberen Backenzähne und dann die ersten unteren Backenzähne. Die äußeren oberen Eckzähne kommen als Nächstes, danach die unteren Eckzähne. Die zweiten Backenzähne brechen erst unten und dann oben durch.

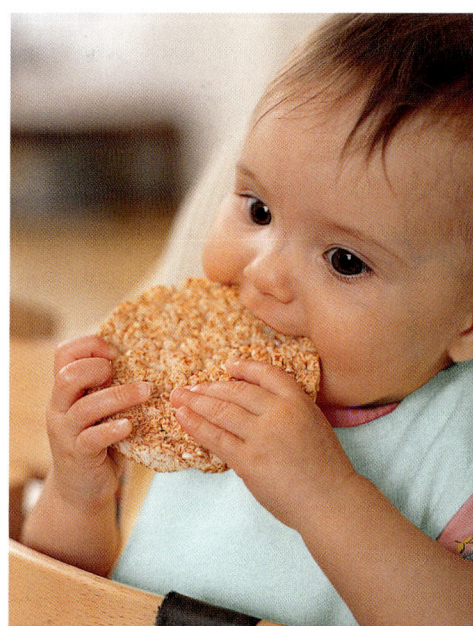

▲ **TRAINING FÜR DIE ZÄHNE** Das Kauen festerer Lebensmittel stärkt die Zähne und die Kaumuskulatur.

Ein eigener Wille

Mit sechs Monaten will Ihr Baby seine Wünsche und Vorlieben durchsetzen. Ihr größeres Baby

- ist sehr erpicht darauf zu zeigen, wie erwachsen es geworden ist;

- will unabhängig sein und ohne Hilfe zurechtkommen;

- demonstriert Vorlieben und Abneigungen mit Bestimmtheit und Nachdruck und bleibt beharrlich;

- ist nicht in der Lage, Konsequenzen zu verstehen. Es wird zornig, wenn es warten muss;

- ist sich bewusst, dass es ein von Ihnen getrenntes Wesen ist. Als solches ist es entschlossen, seinen eigenen Willen zu haben;

- ist oft unglücklich durch den Konflikt, der zwischen seinem Unabhängigkeitsbedürfnis und dem Wunsch, Sie zu lieben, entsteht;

- ist willensbestimmter als es seine intellektuelle Reife erlaubt;

- ist fasziniert von dem Wort »Nein«.

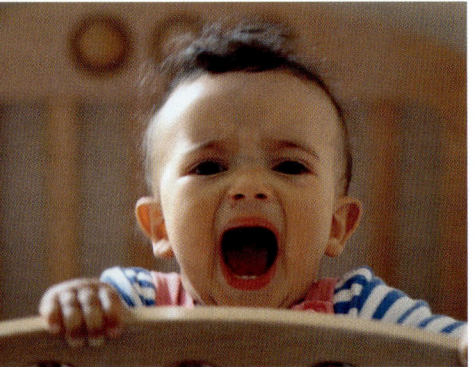

▲ **GEFÜHLE** Ihr Baby kann jetzt extreme Gefühle erleben, von größter Freude bis zu Wutanfällen.

Das Sozialverhalten

Das Baby ist nun sozial erfahrener und hat viel Vergnügen an der Gesellschaft anderer Menschen. Seine Verständigung mit den Eltern wird zunehmend klarer. Es beginnt, bestimmte Wörter und Sätze zu verstehen, und benutzt die erlernten Kommunikationsmethoden, um mit den Menschen in seiner Umwelt in Kontakt zu treten.

Berührungen, Lächeln und soziale Kontakte sind in dieser Phase unverzichtbar für die Zufriedenheit des Babys. Es lernt, seine Gesten und Lautäußerungen in wiedererkennbare Symbole der Kommunikation zu bringen.

6–8 Monate Die Gegenwart eines anderen Babys ruft Entzücken hervor. Es berührt neue Freunde und liebt gesellige Spiele wie »Guckguck«. Es versucht durch schrille Schreie, Grunzlaute, Räuspern und Hüsteln zu kommunizieren. Es imitiert Mimik und Gestik. »Antworten« Sie Ihrem Baby, um diese »Gespräche« anzuregen. Sie verstärken dadurch seinen Eindruck, dass die zwischenmenschliche Verständigung eine gegenseitige Aktivität ist.

8–12 Monate Das Baby reagiert auf seinen Namen. Es versteht, dass »Nein« bedeutet, dass es mit seinem Tun aufhören soll. Es ist zuwendungsbedürftig und sucht die Nähe der Eltern. Es liebt Küsse und ein intimes Lächeln. Bestimmte soziale Rituale sind ihm bekannt und werden imitiert – z. B. »Auf Wiedersehen« sagen. Es nimmt nicht länger hin, dass ihm ein Spielzeug weggenommen wird, sondern äußert seinen Ärger.

12–15 Monate Seine Geselligkeit entwickelt sich ständig weiter. Es ist gern in Gruppen, insbesondere wenn es Unterhaltungen verfolgen kann. Es mischt sich ein, sobald eine Gesprächspause entsteht. Trotz seiner extrovertierten Haltung braucht es zur Sicherheit immer noch die Nähe der Eltern. Begegnet es unbekannten Menschen, schaut es Sie oft an – oftmals hat es bereits genug Rückhalt, wenn es nur Ihre Hand hält. Es spricht einige Worte, fragt nach Dingen und zeigt Dank. Es möchte hilfsbereit sein und erledigt gern gemeinsam mit einem Erwachsenen bestimmte Aufgaben.

15–18 Monate Jetzt ist Ihr Baby noch hilfsbereiter bei den täglichen Pflichten. Es ist stolz darauf, sich selbst an- und auszuziehen. Es ist sehr anhänglich und zeigt die Liebe für seine Familie, für Haustiere und Lieblingsspielsachen. Es imitiert das Verhalten Erwachsener und ist fasziniert von deren Verständigung. Obwohl es Gesellschaft liebt, spielt es doch eher allein. Es ist zwar gern in der Nähe anderer Kinder, spielt aber kaum mit ihnen.

Wie Sie Ihrem Kind helfen können

Die Vorstellung vom Teilen ist für ein Baby besonders schwer begreiflich. Es ist unrealistisch zu erwarten, dass Ihr Baby einem anderen Kind ein Spielzeug gibt, mit dem es noch spielt. Es versteht ebenso wenig, dass es einem anderen Kind das Spielzeug nicht einfach wegnehmen kann. In einer solchen Situation können Sie die Prinzipien des Gebens und Nehmens demonstrieren. Ihr 18 Monate altes Kind ist grundsätzlich in der Lage, die Vorstellung von Gegenseitigkeit zu verstehen. Sie müssen dieses Prinzip aber so demonstrieren, dass es ihm einleuchtend ist; wenn es das Spielzeug eines anderen Kindes nimmt, muss es ihm ein Spielzeug von sich geben, damit beide spielen können. Ihr Baby kann durchaus selbstlos handeln, aber jede solche Tat muss beiden Seiten Freude machen. Ist Ihr Baby bereit, seine Süßigkeiten mit anderen Familienmitgliedern zu teilen, fördern Sie diese kleinen Akte der Großzügigkeit.

Machen Sie es mit vielen neuen Gesichtern bekannt; dann ist seine soziale Integration nicht nur von Ihnen und anderen Familienmitgliedern abhängig. Ist es an andere Menschen gewöhnt, fühlt es sich nicht gleich verloren, wenn Sie einmal nicht da sind – was allerdings nicht zu oft und nicht zu lange der Fall sein sollte.

Disziplin einführen

Disziplin sollte zunächst durch den Ton der Stimme eingeführt werden, später durch das Wort »Nein«, dann durch Ablenkung und erst ganz zum Schluss durch leichte Bestrafung. Prügel, Drohungen und Fernhalten von Freuden sind bei kleinen Kindern fehl am Platz. Sind Sie zu streng oder zu liberal, wird Ihr Baby verunsichert. Bis zum Alter von drei Jahren kann ein Kind nicht auf eine Begründung reagieren. Es begreift die Verbindung zwischen Ursache und Wirkung noch nicht. Es versteht, dass es etwas Verkehrtes gemacht hat oder dass Sie ärgerlich sind; es dauert aber einige Zeit, bis es eine Aktion mit einem Ergebnis in Verbindung bringen kann. Aus diesem Grund müssen Sie Ihr Kind sofort auf einen Fehler hinweisen; nur dann kann es die Tat mit dem Tadel in Verbindung bringen. Denken Sie daran, dass das Gedächtnis Ihres Kindes noch nicht sehr ausgeprägt ist; wenn Sie erst über Ihren Ärger brüten und später strafen, versteht das Kind den Grund nicht. Im ersten Lebensjahr gibt es sehr wenig Gründe für ein »Nein«. Ich begrenze die Regeln für meine Kinder auf ein Minimum. Im ersten Jahr gab es nur eine unumstößliche Regel: Wenn sie etwas taten, das sie selbst oder andere in Gefahr brachte, sagte ich bestimmt »Nein«. Dabei räumte ich den Gegenstand weg oder brachte mein Kind von der gefährlichen Aktivität ab. Ich gab aber immer eine Erklärung dafür, warum ich sie von der Sache abhielt. Denn ihr Baby reagiert sehr sensibel auf Gerechtigkeit, Fairness und das Gegenteil. Es erkennt Inkonsequenz sofort.

Fremdeln

Es ist nicht ungewöhnlich, dass sich ein Kind zurückzieht, wenn es Fremden vorgestellt oder an einen unbekannten Ort mitgenommen wird. Diese Furcht ist ganz normal und sollte niemals lächerlich gemacht werden.

Bestehen Sie nicht darauf, dass sich Ihr Kind sogleich der Gruppe anschließt. Eine behutsame Hinführung funktioniert am besten. Dann wird Ihr Baby seine Scheu bald vergessen und seinen Platz in der Runde finden.

Sogar ein sehr schüchternes Kind schließt sich neuen Freunden nach ungefähr einer Stunde an. Man muss es allerdings umsichtig ermutigen. Wird es gedrängt, wird es noch unsicherer. Ein vertrautes Kuscheltier stärkt das Selbstvertrauen; nehmen Sie ihm dieses also nicht weg.

Kapitel 4

Das Klein- und Vorschulkind

In diesen Jahren wird Ihr Kind alle körperlichen Fähigkeiten verbessern, die es in den ersten 18 Monaten erworben hat, und es wird eine der schwierigsten intellektuellen Aufgaben bewältigen – sprechen zu lernen. Ihr Kind wird sich bemühen, seine Gedanken und Wünsche sprachlich auszudrücken, und mit seinem rasant wachsenden Verstand wird es sich nun als eigenständige Person erkennen – es entwickelt Selbstbewusstsein. Manchmal wird es ziemlich frustriert sein und dies kann sich in Wutausbrüchen äußern. Aber die Eltern sind immer noch der Mittelpunkt seiner Welt, und das Kleinkind braucht eine Menge Liebe, Ermutigung und Unterstützung.

Das Spiel nimmt eine wichtige Rolle in der kindlichen Entwicklung ein. Ihr Kind kommt nun in die eigentliche Spielphase und haucht mit seiner Fantasie den Spielsachen Leben ein. Im Spiel mit anderen Kindern kann es Freundschaft entdecken und den Umgang mit anderen Menschen üben.

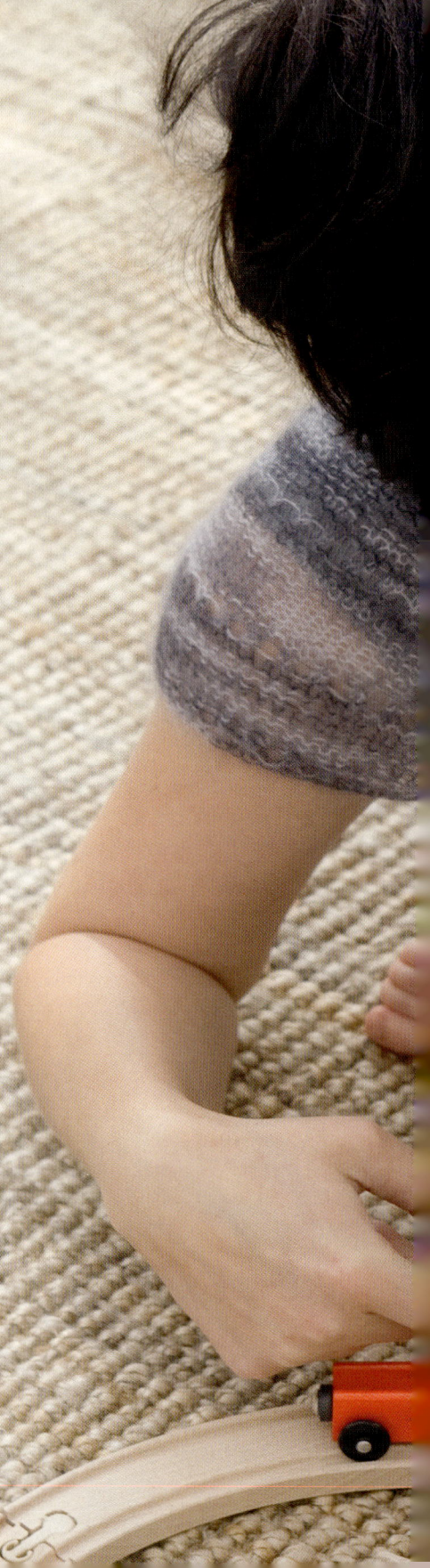

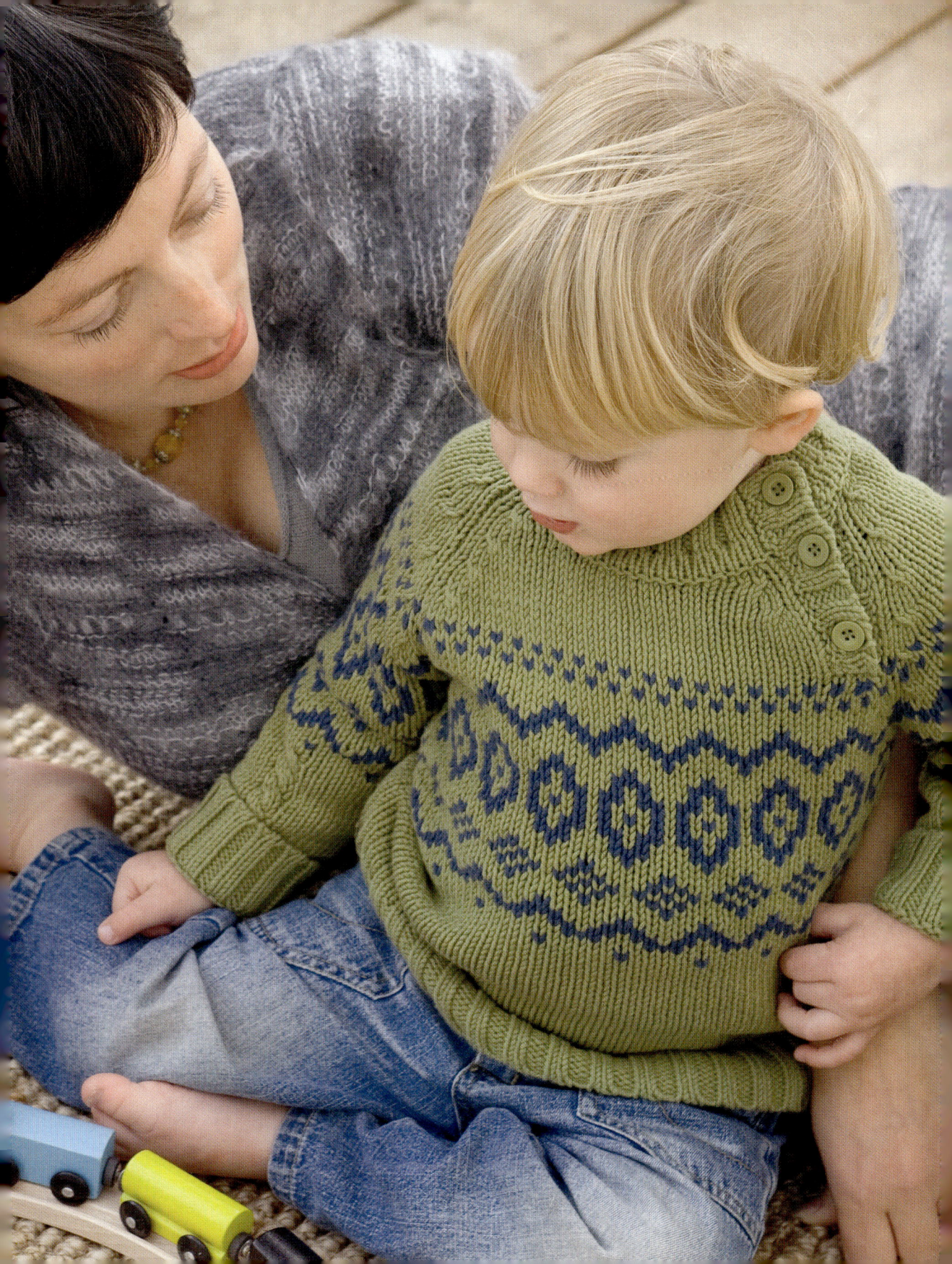

Gewicht eines Mädchens

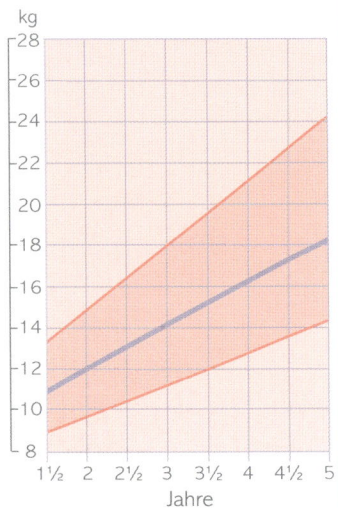

▲ **DAS GEWICHT IHRES KLEINKINDES**
Während eines Wachstumsschubs kann die Gewichtszunahme unregelmäßig sein; liegt sie innerhalb der Bandbreite, ist sie normal.

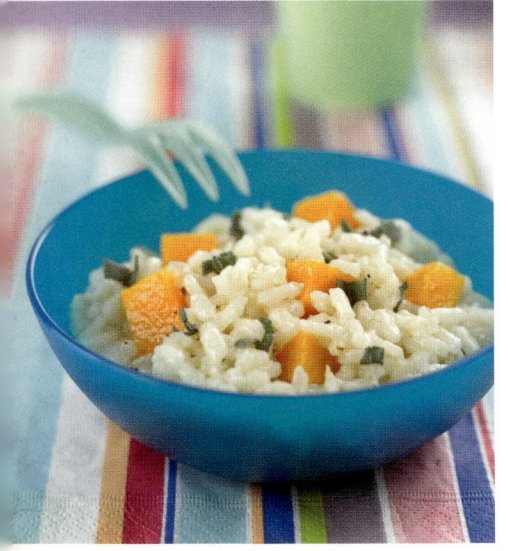

▲ **EINE AUSGEWOGENE ERNÄHRUNG**
Vielfalt ist der Schlüssel zu einer gesunden Ernährung.

Gesunde Ernährung

In dem Maße, wie Ihr Kind wächst, erhöhen sich auch seine Nährstoffbedürfnisse; während eines Wachstumsschubs werden größere Mengen benötigt. Seine Ernährung sollte ausreichend Eiweiß, Kohlenhydrate, Fette, Vitamine und Mineralstoffe enthalten. Solange Sie ihm eine breite Auswahl an Nahrungsmitteln anbieten, wird es alle Nährstoffe bekommen. Es braucht im Verhältnis zum Körpergewicht weiterhin mehr Eiweiß und Kalorien als ein Erwachsener.

Zwar erfüllen viele der Nahrungsmittel aus drei der vier Nahrungsmittelgruppen (s. S. 114) – Kohlenhydrate, Obst und Gemüse (Ballaststoffe) und eiweißreiche Nahrungsmittel – die Bedürfnisse Ihres Kindes, doch haben einige Nahrungsmittel innerhalb der Gruppen besonderen Nährstoffwert.

Gute Nährstoffquellen

NAHRUNGSGRUPPEN	NÄHRSTOFFE
Brot und Getreidekost Vollkornbrot, Nudeln, Reis	Eiweiß, Kohlenhydrate, B-Vitamine, Eisen und Kalzium
Zitrusfrüchte Orangen, Grapefruit, Zitronen	Vitamine A und C
Fette Butter, Margarine, Pflanzenöle, Fischöle, Nussöle	Vitamine A und D, lebenswichtige Fettsäuren
Grünes und gelbes Gemüse Kohl, Sprossen, Spinat, Grünkohl, grüne Bohnen, Kürbis, Kopfsalat, Sellerie, Zucchini	Mineralstoffe, einschließlich Kalzium, Fluor, Chrom, Kobalt, Kupfer, Zink, Mangan, Natrium, Kalium und Magnesium
Fische, Fleisch und Eier Geflügel, Fisch, Lamm, Rind, Schwein, Eier	Eiweiß, Fett, Eisen, Vitamine A und D, B-Vitamine, insbesondere B12 (das nur in tierischem Eiweiß vorkommt)
Milch und Milchprodukte Milch, Sahne, Joghurt, Quark, Eis, Käse	Eiweiß, Fett, Kalzium, Vitamine A und D, B-Vitamine
Anderes Gemüse und Obst Kartoffeln, Rote Beete, Mais, Karotten, Blumenkohl, Ananas, Aprikosen, Nektarinen, Erdbeeren, Pflaumen, Äpfel, Bananen	Kohlenhydrate, Vitamine A, B und C

So liefern z. B. alle Obst- und Gemüsesorten Kohlenhydrate und Ballaststoffe; darüber hinaus ist jedoch Blattgemüse besonders mineralstoffreich, und Zitrusfrüchte sind eine gute Vitamin-A- und Vitamin-C-Quelle (s. Tabelle gegenüber).

Zwischenmahlzeiten

Bis es vier oder fünf Jahre alt ist, braucht Ihr Kind häufigere Zwischenmahlzeiten. Viele Kinder haben unregelmäßig Hunger; sie können drei große Mahlzeiten noch nicht bewältigen. Manche Kinder haben dreimal, andere 14-mal am Tag Hunger. Typisch sind allerdings fünf bis sieben Mahlzeiten.

Wichtiger als die Anzahl der Mahlzeiten ist die Frage, was das Kind isst. Als Regel gilt, dass die Mahlzeiten umso kleiner sein werden, je öfter es isst. Sie sind vielleicht gewohnt, Zwischenmahlzeiten als etwas »Zusätzliches« zu betrachten; doch für ein Kind sind sie wesentlicher Bestandteil der Ernährung. Sie sollten nicht verweigert werden. Solange Zwischenmahlzeiten nicht den Appetit auf die Hauptmahlzeiten verderben und nicht zum Ersatz richtiger Mahlzeiten werden, sind sie sehr geeignet, um nach und nach neue Nahrungsmittel einzuführen. Geben Sie Ihrem Kind keine stark raffinierten und verarbeiteten Nahrungsmittel wie Kekse, Süßigkeiten, Kuchen und Eis. Sie enthalten sehr viel Kalorien, aber sehr wenig Nährstoffe. Frisches Obst und Gemüse, Käsewürfel, belegte Vollkornbrote und verdünnte Fruchtsäfte sind gute, nahrhafte Snacks.

Zwischenmahlzeiten planen Die Zwischenmahlzeiten sollten zu der täglichen Nährstoffversorgung beitragen; überlassen Sie sie also nicht dem Zufall. Planen Sie sie sorgfältig; stimmen Sie Mahlzeiten und Snacks aufeinander ab, sodass Sie jeweils verschiedene Speisen anbieten.
- Milch und Milchmixgetränke sind sehr gute Zwischenmahlzeiten; sie enthalten Eiweiß, Kalzium und viele B-Vitamine. Bis zum Alter von zwei Jahren sollten Sie Vollmilch verwenden; dann können Sie fettarme, aber keine entrahmte Milch verwenden. Auch frische Fruchtsäfte sind sehr nährstoffreich und enthalten viel Vitamin C.
- Manche Speisen werden Ihrem Kind vielleicht langweilig; bieten Sie ihm daher eine reiche Auswahl. Sie können die Snacks auch lustig gestalten: Schneiden Sie Käse oder Brot in lustige Formen oder zaubern Sie mit Obststücken ein lachendes Gesicht auf ein Butterbrot.
- Ein Nahrungsmittel, das Ihr Kind ablehnt, akzeptiert es vielleicht in anderer Form: Joghurt kann wie Eis gefroren werden. Statt Käsebrot isst es vielleicht Käse- und Tomatenstücke aus einer Eiswaffel.
- Beteiligen Sie Ihr Kind an der Zubereitung der Snacks. Es wird voller Stolz ein Sandwich essen, wenn es z. B. bei der Auswahl des Belages mitbestimmt oder das Salatblatt gewaschen und daraufgelegt hat.

Gewicht eines Jungen

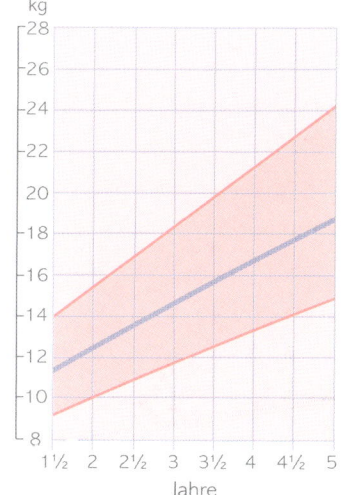

▲ **DAS GEWICHT IHRES JUNGENS** Ihr Kind wird Wachstumsschübe durchlaufen, die sich durch Phasen geringerer Gewichtszunahme ausgleichen. Wenn sein Gewicht innerhalb der markierten Bandbreite liegt, ist es normal.

▼ **WENIG UND OFT** Ein Kind braucht öfter Zwischenmahlzeiten, weil es noch keine üppigen Mahlzeiten zu sich nimmt.

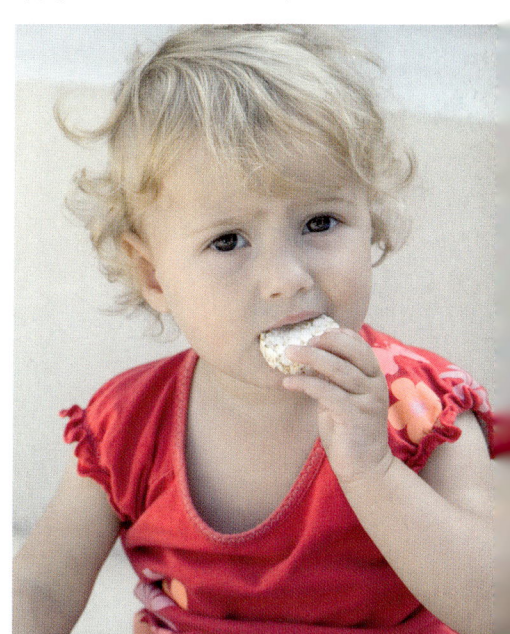

Tragbare Sitze

Ihr Kind kann im Hochsitz am Tisch mitessen; es gibt aber auch Sitze, die transportabel sind und ihm größere Unabhängigkeit verleihen.

Sitzerhöhung Damit erreicht Ihr Kind die Tischhöhe. Die Sitzerhöhung eignet sich für Kinder ab etwa 18 Monaten und ist stabiler als ein Kissen.

Tischsitze Diese leicht zusammenklappbaren Sitze sind geeignet für Kinder über sechs Monate. Einige klemmen am Tisch fest, wenn das Kind darin sitzt; andere werden durch Klemmschrauben am Tisch befestigt. Sie sind nicht für alle Tische geeignet.

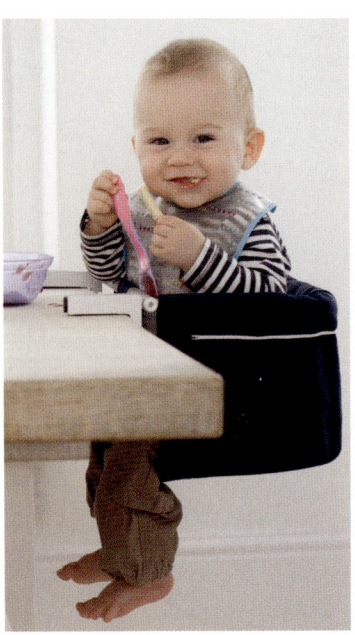

▲ **TISCHSITZ ZUM ANKLEMMEN** Dieser Sitz ist flexibler als ein Hochstuhl. Prüfen Sie stets die Sicherheit der Halterung, ehe Sie das Baby hineinsetzen.

Die Ernährung des Kindes

Im Alter von 18 Monaten isst Ihr Baby schon mehr oder weniger die gleichen Speisen wie Sie. Zu den Mahlzeiten verzehrt es wahrscheinlich eine drittel bis halbe Erwachsenenportion. Achten Sie darauf, dass es bei jeder Mahlzeit wenigstens ein eiweißhaltiges Nahrungsmittel gibt und täglich vier Portionen Obst und Gemüse. Bemühen Sie sich, eine ausgewogene Mischung der Nahrungsmittel aus den verschiedenen Gruppen in der Tabelle auf S. 150 zusammenzustellen.

Geben Sie Ihrem Kind keine stark gewürzten oder süßen Speisen – es sollte lieber frisches Obst und Joghurt statt Pudding bekommen. Vermeiden sollten Sie auch kleine, harte Stücke, die Ihr Kind verschlucken könnte, z. B. ganze Nüsse oder Popcorn, Obst mit Kernen oder Stiel und sehr kleine, rohe Obst- oder Gemüsestückchen.

Mit der Familie essen

Jetzt, da Ihr Kleinkind selbst isst, sitzt es liebend gern bei den Mahlzeiten mit der Familie am Tisch. Wenn Sie seine Portion zerdrücken oder klein schneiden, kann es ohne Hilfe essen. Ein Kind, das viel matscht, kann zuerst abgefüttert werden und darf dann mit einigen Knabbereien am Tisch sitzen bleiben. Schwierige Esser haben bei gemeinsamen Mahlzeiten oft einen besseren Appetit.

Es wird jedoch auch Phasen geben, in denen Ihr Kind bei den Mahlzeiten nicht still sitzen kann. Will es aufstehen, lassen Sie es gehen. Zwingen Sie es nicht aufzuessen, wenn es offensichtlich kein Interesse mehr hat. Es wird dafür bei der nächsten Mahlzeit mehr essen.

Kleckern

Ihr Kind betrachtet die Mahlzeiten auch als Spiel. Es kann nichts Verkehrtes daran finden, das Essen überall zu verteilen. Auch wenn es aussieht, als mache es dies absichtlich, so ist dies doch nur ein Entwicklungsstadium. Mit der Zeit wird seine Koordination besser. Breiten Sie einfach unter dem Hochstuhl altes Zeitungspapier aus. Spornen Sie Ihr Kind an, indem Sie »schön essen« zu einem

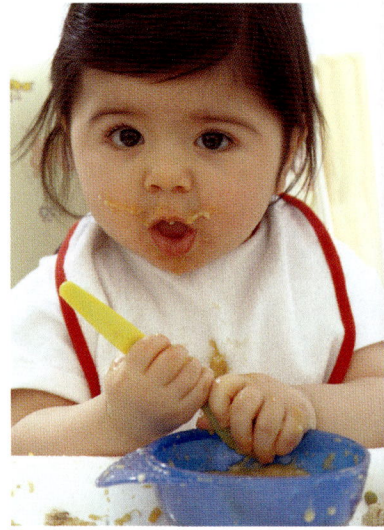

▲ **SAUBERHALTEN** Dank Saugnäpfen und Plastikgeschirr ist die Kleckerei beim Essen nicht allzu schlimm.

Spiel machen: Markieren Sie auf dem Tablett durch einen Kreis, wie weit es kleckern darf; hält es sich dran, belohnen Sie es.

Menüplanung

Die Menüplanung unten basiert auf drei Hauptmahlzeiten und mehreren Zwischenmahlzeiten. Nimmt Ihr Kind weniger Hauptmahlzeiten und mehr Zwischenmahlzeiten ein, wählen Sie für die Snacks Nahrungsmittel, die Sie sonst zu den Hauptmahlzeiten serviert hätten.

Menüvorschläge – Alter 18 Monate

1. TAG	2. TAG	3. TAG
Frühstück	**Frühstück**	**Frühstück**
½ Scheibe Vollkorntoast	25 g Frühstücksflocken mit ½ Tasse Milch	1 Tasse verdünnter Fruchtsaft
1 klein geschnittenes hartes Ei	1 Tasse verdünnter Fruchtsaft	1 Esslöffel Babymüsli mit 50 ml Milch
1 Tasse verdünnter Fruchtsaft	Birnenstücke ohne Schale	½ zerdrückte Banane
	½ Scheibe Vollkorntoast	1 kleiner Becher Fruchtjoghurt
Mittagessen	**Mittagessen**	**Mittagessen**
50 g weißer Fisch	1 Frikadelle aus Rindfleisch mit Vollkornbrötchen	1 Käsesandwich mit Vollkornbrot
50 g brauner Reis (Trockengewicht)	30 g gedämpfter Brokkoli	Rohe Karottenstücke
1 Esslöffel Mais	1 mittlere Tomate	Apfelschnitze ohne Schale
1 Tasse verdünnter Fruchtsaft	1 Tasse verdünnter Fruchtsaft	1 Tasse Milch
Zwischenmahlzeiten	**Zwischenmahlzeiten**	**Zwischenmahlzeiten**
1 Tasse Wasser	1 Tasse Milch	1 Orange in Schnitzen
1 kleiner Joghurt	einige ungesüßte Vollkornkekse	1 kleiner Becher Quark
1 Banane	1 Tasse Wasser	1 Tasse verdünnter Fruchtsaft
1 Vollkornbrötchen	1 Stück Reiswaffel	
Abendessen	**Abendessen**	**Abendessen**
50–75 g Blumenkohl mit 50 g geriebenem Käse	½ Vollkornbrötchen	2 Sardinen (nicht in Öl)
50 g dicke Bohnen	50 g Gemüse	50 g weiße Bohnen
50 g Hühnerfleisch ohne Haut	50 g klein geschnittene Leber	1 mittlere Tomate
½ Banane, gemixt mit 1 Tasse Milch	50 g Vollkornnudeln (Trockengewicht)	1 Tasse Milch
1 Vollkornbrötchen	1 Tasse Wasser	

Essen macht Spaß

Wenn Sie die Mahlzeiten für Ihr Kleinkind spannend gestalten, wird es eher neue Lebensmittel probieren. Das ist nicht schwierig, ein bisschen Fantasie reicht aus.

Seien Sie flexibel beim Essen – servieren Sie z. B. Ihrem Kind gelegentlich eine Mahlzeit auf einem Spielzeugteller oder füllen Sie eine Eiswaffel mit Käse, Tomate oder Tunfischsalat.

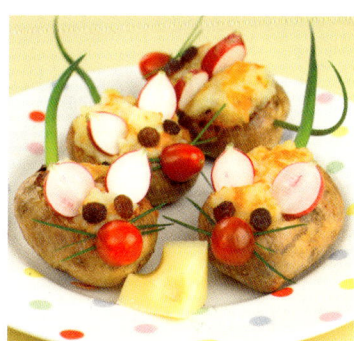

▲ **KARTOFFELMÄUSE** So entstehen bunte Mäuse: Mit Radieschen-Ohren, Rosinen-Augen, einer Tomaten-Nase und Schnittlauch-Schnurrhaaren.

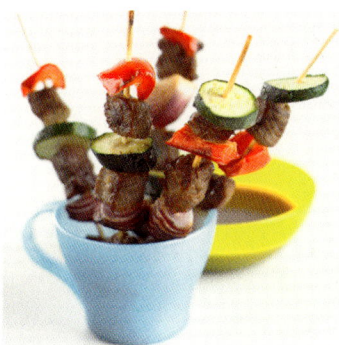

▲ **BUNTE SPIESSE** Zucchini und Paprika werden als bunte Spieße mit kleinen Fleischstücken deutlich attraktiver.

Übergewicht

Übergewicht ist das größte Ernährungsproblem bei Kindern.

Wenn Sie Ihr Kind für übergewichtig halten, weil es deutlich dicker ist als seine Freunde: Fragen Sie Ihren Arzt, ob das Gewicht Ihres Kindes oberhalb der Norm liegt.

Die häufigsten Ursachen für Übergewicht sind eine schlechte Ernährungsweise und zu wenig Bewegung. Am besten isst die ganze Familie gesünder: weniger Fett und Zucker, mehr frisches Obst und Gemüse und mehr unraffinierte Kohlenhydrate.

Ziel ist nicht, dass Ihr Kind abnimmt, sondern dass sein Gewicht konstant bleibt, während es wächst. Beachten Sie Folgendes:

- Backen, grillen und kochen Sie Nahrungsmittel, anstatt sie zu schmoren oder zu braten.

- Geben Sie Ihrem Kind Wasser oder verdünnten Fruchtsaft, keine gesüßten Getränke.

- Als Zwischenmahlzeiten sind Vollkornbrot, rohes Gemüse und Obst geeignet.

- Vollkornbrot und -nudeln sowie Naturreis sind sättigender als Weißmehlprodukte.

- Ermuntern Sie Ihr Kind zur Aktivität und toben Sie selbst mit ihm herum.

- Kein Kind braucht mehr als 250 ml Milch am Tag. Ein übergewichtiges Kind, das älter ist als ein Jahr, kann entrahmte oder fettarme Milch trinken.

Probleme mit dem Essen

Manche Kinder werden als »schwierige Esser« bezeichnet. Oft liegt die eigentliche Schwierigkeit aber in der Erwartungshaltung der Eltern. Das Kind soll ein Essverhalten zeigen, das nicht seinen Bedürfnissen entspricht. Wenn Sie Essprobleme mit Einfühlungsvermögen und Flexibilität angehen, legen sie sich meist. In einigen Fällen liegt ein echtes Problem zugrunde, z.B. eine Unverträglichkeit oder eine Allergie auf bestimmte Nahrungsmittel. Dann sollten Sie den Arzt konsultieren.

Lieblingsspeisen

Im zweiten Lebensjahr beginnt Ihr Kind, seine Vorliebe für und Abneigung gegen bestimmte Speisen zu zeigen. Es kommt sehr häufig vor, dass Kinder zeitweise nur eine einzige Speise essen und alles andere ablehnen. Vielleicht isst Ihr Kind eine Woche lang nur Joghurt und Obst; danach lehnt es vielleicht Joghurt rigoros ab und isst nur noch Käse und Kartoffelbrei. Streiten Sie deswegen nicht mit Ihrem Kind. Bestehen Sie auch nicht darauf, dass es bestimmte Speisen isst. Kein einzelnes Nahrungsmittel ist unverzichtbar für Ihr Kind; es gibt immer einen gleichwertigen Ersatz. Solange Sie Ihrem Kind eine reiche Auswahl an Nahrungsmitteln anbieten, ist eine ausgewogene Ernährung gesichert. Es ist weit besser, wenn es etwas isst, was es mag – selbst wenn Sie diese Speise missbilligen –, als dass es gar nichts isst. Allerdings müssen Sie darauf achten, dass Ihr Kleinkind nicht alle Nahrungsmittel aus einer Gruppe verweigert – z.B. alle Obst- oder Gemüsesorten. Denn dann wird die Ernährung einseitig. In diesem Fall müssen Sie Wege suchen, dem Kind Obst und Gemüse schmackhaft zu machen, z.B. indem Sie es anders zubereiten oder attraktiv anrichten (s. S. 153).

Versuchen Sie nicht, ein ungeliebtes Nahrungsmittel unter eine andere Speise zu mogeln. Sie sollten Ihr Kind auch nicht damit bestechen, dass es seine Lieblingsspeise bekommt, wenn es das ungeliebte Nahrungsmittel isst. Bieten Sie ein neues Nahrungsmittel nur an, wenn Ihr Kind hungrig ist; dann wird es eher probieren. Zwingen Sie das Kind nie, etwas zu essen, was es nicht mag. Sobald es merkt, dass Ihnen seine Mahlzeiten am Herzen liegen, wird es das Essen als Machtinstrument benutzen.

Nahrungsverweigerung

Verweigert Ihr Kind das Essen, kann dies ein erstes Zeichen sein, dass es ihm nicht gut geht: Beobachten Sie es sorgfältig. Sieht es blass aus, ist quengelig und anhänglicher als gewöhnlich, messen Sie seine Temperatur (s. S. 278). Gelegentlich mag Ihr Kind auch viel zwischendurch gegessen oder vor der Mahlzeit Milch getrunken haben und deshalb nicht den üblichen Appetit haben. Solange die Zwischenmahlzeiten nährstoffreich sind, besteht kein Anlass zur Sorge. Ihr Kind wird immer so viel essen, wie es wirklich braucht. Wenn Sie darauf bestehen, dass es isst, werden die Mahlzeiten zu einem Kampf, den Sie immer verlieren werden.

Nahrungsmittelunverträglichkeit

Die Unfähigkeit, bestimmte Nahrungsmittel vollständig zu verdauen, muss von einer echten Nahrungsmittelallergie unterschieden werden. Eine Unverträglichkeit entsteht, wenn das Verdauungssystem wichtige Enzyme, die die Nahrungsmittel im Körper aufspalten, nicht produziert. Eine der häufigsten Formen einer Nahrungsmittelunverträglichkeit bei Kindern ist die Laktoseintoleranz – die Unfähigkeit, den Zucker in der Milch zu verdauen. Das Enzym, in diesem Fall Laktase, fehlt entweder von Geburt an oder seine Produktion wird durch eine Darmerkrankung gestört. Helle, voluminöse, übel riechende Stühle sind charakteristisch für die Erkrankung. Hat Ihr Kind häufig Durchfall, Übelkeit oder Schmerzen nach dem Verzehr eines bestimmten Nahrungsmittels, kann eine Unverträglichkeit die Ursache sein. Das beste Heilmittel ist, das betreffende Nahrungsmittel zu meiden. Versuchen Sie aber nicht, es selbst herauszufinden; Sie brauchen ärztliche Unterstützung.

Nahrungsmittelallergie

Eine wirkliche Nahrungsmittelallergie ist selten; sie tritt auf, wenn das Immunsystem des Körpers eine übertriebene Reaktion auf ein Eiweiß oder eine Chemikalie, die es als »fremd« deutet, auslöst. Symptome einer Allergie sind Kopfschmerzen, Übelkeit, Erbrechen, Ausschlag und das Anschwellen von Mund, Zunge, Gesicht und Augen.

Anfangs produziert das Allergen – die Substanz, die die Reaktion auslöst – oft nur leichte Symptome; doch wenn das Kind das betreffende Nahrungsmittel immer wieder zu sich nimmt, können die Symptome schwerwiegender werden. Nahrungsmittel, die häufiger Allergien auslösen, sind Weizen, Erdbeeren, Schokolade, Eier und Kuhmilch.

Früher wurden Allergien auch für Verhaltensauffälligkeiten bei Kindern verantwortlich gemacht. Neuere Studien legen Zweifel an dieser These nahe: Viele Eltern berichteten weiterhin über Verhaltensauffälligkeiten, selbst wenn das vermutete Nahrungsmittel dem Kind ohne ihr Wissen vorenthalten wurde. In manchen Fällen ist bewiesen, dass Nahrungsmittel das Verhalten verursachten, aber weitaus häufiger ist auffallendes Verhalten ein Weg, fehlende Liebe und Aufmerksamkeit von den Eltern einzufordern. Sie sollten niemals versuchen, eine Nahrungsmittelallergie auf eigene Faust ohne ärztlichen Rat aufzuspüren. Erst die Diagnose eines allergologisch tätigen Kinderarztes kann bestätigen, dass eine Allergie besteht.

Wenn Ihr Kind krank ist

Appetitlosigkeit ist oft eines der ersten Anzeichen einer Krankheit; kurzzeitig ist Fasten aber nicht besorgniserregend.

■ Ihr Kind muss viel trinken, insbesondere wenn es erbricht oder Durchfall hat.

■ Die meisten Ärzte empfehlen, bei Gastroenteritis keine Milchgetränke zu geben.

■ Eine spezielle Diät ist nicht notwendig; bei verdorbenem Magen sollte das Kind allerdings auf schwere Speisen verzichten.

■ Bieten Sie ihm seine Lieblingsspeisen an. Geben Sie ihm kleinere Portionen als normal.

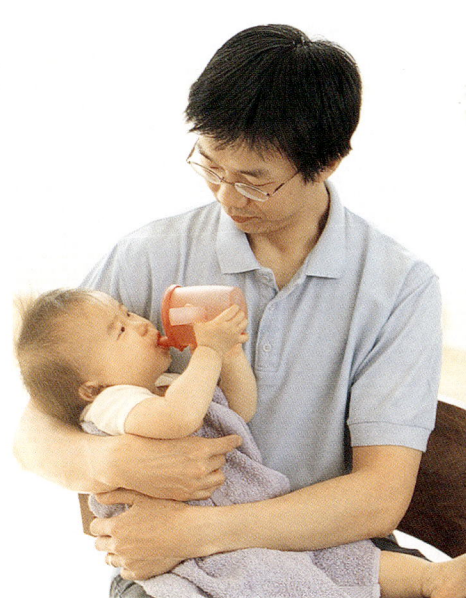

▲ VIEL TRINKEN Ein krankes Kind hat meist wenig Appetit; achten Sie aber darauf, dass es viel trinkt. Bieten Sie ihm sein Lieblingsgetränk an.

Süße Extras

Alle Eltern wissen, dass es Situationen gibt, in denen man gutes Benehmen belohnen muss oder eine »Bestechung« als Gegenleistung für eine Zusammenarbeit anbieten muss.

Süßigkeiten mögen als geeignetste Form der Belohnung erscheinen, denn alle Kinder lieben sie. Doch wenn Sie regelmäßig Süßigkeiten als Belohnung geben, ist Ihre kritische Einstellung zu Süßigkeiten bald nicht mehr glaubwürdig. Es gibt keinen Grund, warum Sie Ihr Kind nicht gelegentlich mit Süßigkeiten belohnen sollten. Sie sollten aber deutlich machen, dass dies eine Ausnahme ist.

Suchen Sie aber auch andere Formen der Belohnung: ein Lieblingsjoghurt, ein kleines Spielzeug oder einige Buntstifte, ein ausgiebiges Bad oder eine besondere Gutenachtgeschichte.

Ich halte nichts von einer totalen Verbannung aller Süßigkeiten. Dies kann ein Kind dazu verleiten, heimlich zu naschen.

Besser finde ich die Rationierung von Süßigkeiten. Bei meinen eigenen Kindern funktionierte diese Methode gut. Wenn Sie Ihrem Kind nach dem Mittagessen und nach dem Abendessen jeweils eine Süßigkeit zugestehen, fördern Sie seine Selbstkontrolle und gesunde Essgewohnheiten. Sie sollten es aber dazu anhalten, danach regelmäßig die Zähne zu putzen; dann entwickelt es auch eine gute Mundpflege.

Essen mit der Familie

Ihr Kindergartenkind wird weitgehend dasselbe essen wie Sie – dank der Beschäftigung mit seinen Bedürfnissen haben Sie vielleicht sogar Ihre eigene Ernährung verbessert. Nun wollen Sie ihm vermutlich auch gutes Benehmen beibringen. Jetzt ist der richtige Zeitpunkt, es Tischmanieren zu lehren, die ihm noch als Erwachsener nützlich sein werden.

Das Essen als gemeinsames Erlebnis

In vielen Familien bedeuten die Mahlzeiten viel mehr als Sättigung. Sie sind ein sozialer Treffpunkt; alle Familienmitglieder sitzen um den Tisch, tauschen Neuigkeiten aus und genießen das Zusammensein. Für ein kleines Kind bedeuten diese Fixpunkte einen wichtigen Lernprozess; es lernt den sozialen Aspekt der Mahlzeiten schätzen. Sein eigenes Verhalten am Tisch wird zum größten Teil davon geprägt, wie die anderen Familienmitglieder essen – viel mehr als durch Ermahnungen. Jede Familie hat ihre eigenen Verhaltensregeln. Wichtig ist, dass das Kind lernt, sich einzufügen; nur so kann die Familie ihre Mahlzeiten gemeinsam genießen, ohne ständig durch schlechte Manieren herausgefordert zu werden. Die Mahlzeit sollte in einer entspannten Atmosphäre stattfinden.

Seit Ihr Kind zum ersten Mal in seinem Hochstuhl am gemeinsamen Tisch gesessen hat, hat es beobachtet und gelernt. Es will die Speisen, die Sie essen, versuchen und sich an der Unterhaltung beteiligen. Lassen Sie Ihr Kind so oft wie möglich beim Essen dabei sein. Spornen Sie es an, wenn es versucht, Ihrem (guten) Beispiel zu folgen. Loben Sie es z. B., wenn es um eine Speise bittet, anstatt sie vom anderen Ende des Tisches grapschen zu wollen. Kinder lernen ganz natürlich und einfach durch das Vorbild. Sie werden schnell die Verhaltensnormen, die die übrige Familie beachtet, übernehmen. Steht allerdings in Ihrer Familie jeder vom Tisch auf, wann er will, dann werden Sie Ihr Kind wohl kaum überzeugen können, still zu sitzen und abzuwarten.

Bei bestimmten Gelegenheiten erwarten Sie, dass sich Ihr Kind bei den Mahlzeiten besonders gut benimmt – etwa wenn Besuch da ist. Lassen Sie es auch an der Vorfreude auf das nicht alltägliche Essen teilhaben, zum Beispiel indem es beim Tischdecken helfen darf. Wenn es versteht, dass eine Gelegenheit spezielle Vorbereitungen erfordert, kann es leichter verstehen, warum es sich besonders gut benehmen soll.

Entspannte Mahlzeiten

Die gemeinsamen Mahlzeiten dürfen keinesfalls zum Austragungsort familiärer Konflikte werden. Zwischen Essen und Liebe wird oft ein sehr enger Zusammenhang gesehen; wird wegen des Essens gestritten, so spielen oft

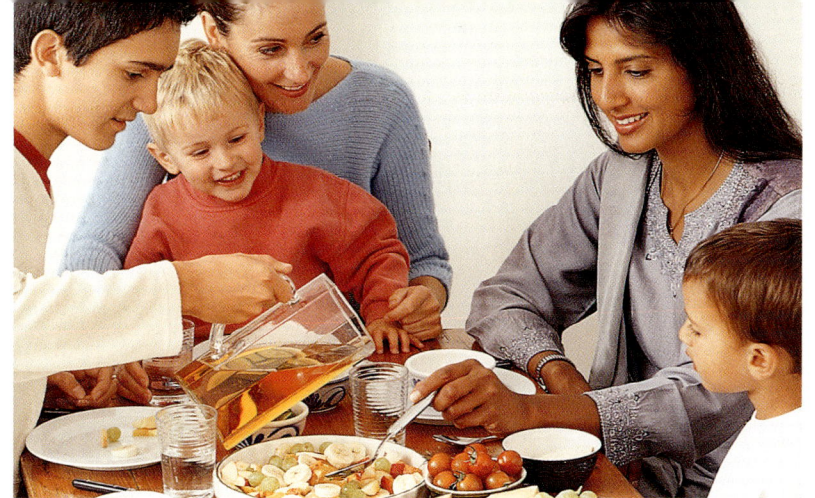

▲ **WOANDERS ESSEN** Auswärts zu essen macht der ganzen Familie Spaß und ermutigt die Kinder eher, Neues zu probieren.

Essen gehen

Sie werden mit Ihrem Kind immer wieder einmal außer Haus essen. Mit etwas Vorbereitung wird daraus eine angenehmes Erlebnis.

■ Versuchen Sie vorab festzustellen, welche Annehmlichkeiten es für Kinder gibt. Wenn Sie einen Tisch bestellen, geben Sie an, dass Sie kleine Kinder mitbringen. Fragen Sie, ob es ein Spielzimmer und einen Hochstuhl gibt.

■ Kindermenüs sind oft sehr eintönig – Schnitzel mit Pommes oder Bratwurst sind die Regel. Fragen Sie stattdessen, ob Sie eine kleine Portion eines normalen Gerichts bestellen können.

■ Die meisten Kinder gehen gern ins Restaurant essen. Beteiligen Sie Ihr Kind voll an dem Ereignis: Lassen Sie es sein Gericht auswählen und selbst bestellen.

■ Wenn Sie einen Tischsitz haben, bringen Sie ihn mit. Solange Ihr Kind noch Schwierigkeiten hat, aus einem normalen Glas zu trinken, können Sie seine Lerntasse mitbringen.

■ In vielen Restaurants sind Kinder willkommen; manchmal gibt es für sie eine besondere Aufmerksamkeit, z. B. Strohhalme, Malutensilien zur Beschäftigung und zum Nachtisch einen Lutscher.

Spannungen aufgrund anderer Konflikte hinein. In solchen Fällen kann das Essverhalten zu einer Waffe werden, mit der das Kind Aufmerksamkeit erzwingen möchte oder Wut und Kummer ausdrückt. Deshalb sollte man keine allzu strengen Tischsitten einführen, die das Kind unnötig belasten. Die Mahlzeiten sollten möglichst entspannt verlaufen. Bestehen Sie nur auf den Tischmanieren, die Ihnen wirklich wichtig sind.

Auswärts essen

Ein älteres Kind findet oft Möglichkeiten, an seine Lieblingsspeisen zu gelangen. Wenn das Kind bei Freunden oder im Kindergarten isst, können Sie natürlich nicht jeden Bissen kontrollieren; Kinder sind sehr kreativ, wenn es darum geht, das Vesper zu tauschen oder die Oma um Süßigkeiten anzugehen. Versuchen Sie dennoch sicherzustellen, dass die guten Essgewohnheiten, die es zu Hause erlernt hat, außer Haus nicht ständig außer Kraft gesetzt werden. Bitten Sie vor allem Freunde und Verwandte, bei denen Ihr Kind öfters zu Besuch ist, ihm nur gesunde Knabbereien zu geben.

Bevor Ihr Kind morgens in den Kindergarten geht, geben Sie ihm ein gutes Frühstück. Für die Vesperpause bekommt es Obst oder ein belegtes Vollkornbrot mit. Kinder probieren oft neue Nahrungsmittel aus, wenn ihre Freunde diese mögen. Vielleicht knabbert auch Ihr Kind plötzlich mit Begeisterung rohe Karotten oder Äpfel wie die Freundin. Leider kann der Einfluss aber auch nachteilig sein. Vielleicht können Sie im Kindergarten anregen, dass Süßigkeiten nur bei besonderen Anlässen mitgebracht werden dürfen.

Pommes, Hamburger und Limonade Versuchen Sie, nicht allzu oft in den Schnellimbiss zu gehen. Hamburger, Pommes frites und Limonaden enthalten viel Salz, Fett oder Zucker und relativ wenig Nährstoffe. Nehmen Sie auf Ausflüge lieber ein gesundes Picknick mit wie belegte Brote, Obst und Gemüsestücke.

Das Kleinkind hochheben

Heben Sie Lasten immer so, dass Sie den Rücken nicht belasten.

Sobald Sie ein Baby haben, wird Ihr Rücken belastet. Ständig muss Ihr Kind hochgehoben und getragen werden. Kinderwagen, Wippe und andere Ausrüstungsgegenstände müssen verstaut werden. Deshalb müssen Sie lernen, wie man Lasten sicher hebt. Halten Sie den Rücken gerade und beugen Sie die Knie. Heben Sie die Last, indem Sie die Oberschenkelmuskeln einsetzen. Heben Sie nie etwas mit gebeugtem Rücken hoch.

▼ **SICHER HOCHHEBEN** Selbst kleine Kinder können erstaunlich schwer sein. Knien Sie sich immer hin, um Ihr Kind aufzunehmen.

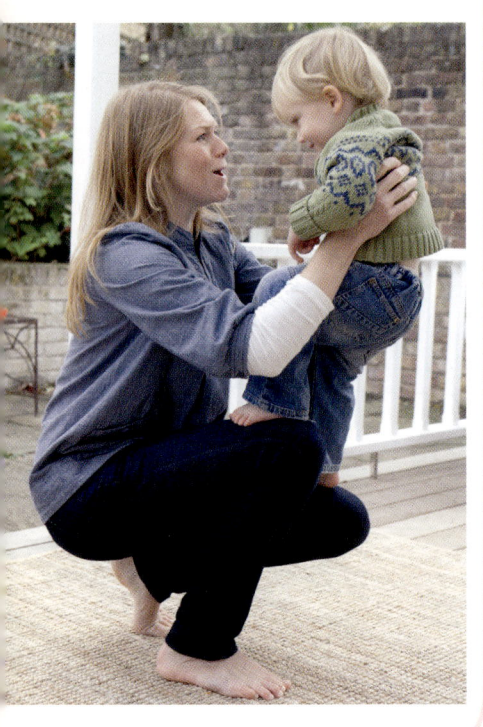

Der Umgang

Verweigern Sie Ihrem Kleinkind niemals eine Liebkosung; auch wenn es weniger Körperkontakt benötigt als ein kleines Baby, will es oft getragen werden, wenn es müde oder quengelig ist. Besonders anhänglich ist es, wenn es Schmerzen hat oder sich unwohl fühlt, wenn es zahnt oder fremdelt. Hat Ihr Kind Geborgenheit »aufgetankt«, wird es von Ihrem Schoß herunterklettern und wieder seiner Wege gehen. Babys, die immer dann Liebe und Zärtlichkeit erfahren durften, wenn sie sie nötig hatten, wachsen in der Regel zu selbstständigen und selbstbewussten Individuen heran.

Der Wunsch nach körperlicher Zuwendung bleibt uns immer erhalten. Eltern sollten niemals über die Bedürfnisse ihrer Kinder spotten, sondern immer darauf eingehen. Auch als Schulkinder mochten meine Kinder immer mal wieder umarmt werden; vor allem wenn sie müde waren, in der Schule Ärger hatten, sich einsam fühlten oder einfach nicht gut drauf waren.

»Anhängliche« Kinder

Auch ältere Kinder wollen gelegentlich noch auf dem Schoß sitzen. Wenn sie sich in ungewohnten Umständen unwohl fühlen, wollen sie vielleicht sogar auf Mutters Schoß essen. Oft ist dies der Fall, wenn Fremde da sind und sie das Gefühl haben, beobachtet zu werden. Sie sollten Ihrem Kind nach Möglichkeit diesen Wunsch erfüllen. Oft stärken schon einige Augenblicke der Intimität das Selbstvertrauen des Kindes und es kommt mit der Situation zurecht.

Die Schlafenszeit ist eine besonders wichtige Gelegenheit, Zuneigung zu zeigen. Meiner Meinung nach sollte ein Kind niemals ohne Zärtlichkeiten zu Bett gehen müssen. Eine Umarmung gibt Sicherheit und die Gewissheit, umsorgt zu sein. Grundsätzlich gilt, dass Sie immer einen offenen Arm und ein tröstendes Wort haben sollten, wenn Ihr Kind sich wehgetan hat, ängstlich, verstört oder erschreckt ist.

Das teilnahmslose Kind

Es gibt Babys, die von klein an bei Berührungen den Körper versteifen und schreien. Als Kinder meiden sie körperlichen Kontakt – sie drehen sich z. B. weg, wenn sie geküsst werden, und machen selbst nie körperliche Avancen. Die Eltern haben mit diesem Verhalten Probleme, weil sie sich zurückgestoßen fühlen. In diesem Fall sollte man nicht auf Zärtlichkeiten bestehen, die das Kind eindeutig nicht wünscht. Äußern Sie körperliche Zuneigung nur, wenn Ihr Kind sie mag.

Zuneigung zeigen

Im Alter von drei oder vier Jahren wird Ihr Kind unabhängiger. Vielleicht glauben Sie deshalb, dass es nun weniger offenkundige Zuneigung braucht. Dies mag zwar stimmen, doch es wäre ein Fehler zu meinen, dass es überhaupt keine körperliche Zuwendung mehr wünscht. Seien Sie bei Jungen besonders sensibel. Oft verzichtet man schon bei kleinen Jungen auf Zärtlichkeiten, weil Gefühle zeigen als »unmännlich« gilt.

Nur allzu leicht verliert man die Gewohnheit, Zuneigung zu zeigen. Nehmen Sie sich deshalb vor, Ihr Kind jeden Tag möglichst oft im Arm zu halten und zu berühren. Sie können es auf Ihren Schoß nehmen, beim Zeitunglesen den Arm um es legen und es beim Zubettgehen umarmen.

Älteren Kindern ist es oft peinlich, in der Öffentlichkeit geküsst oder umarmt zu werden; zeigen Sie Einfühlungsvermögen. Wählen Sie Momente, in denen das Kind Ihre Fürsorge und Liebe genießen kann.

Die Aufmerksamkeit teilen

Es ist oft schwer, seine Zeit und Aufmerksamkeit gleichmäßig zwischen mehreren kleinen Kindern zu teilen. Eine Freundin von mir, Mutter von Zwillingen, ging ganz pragmatisch vor: Anstatt zu versuchen, jedem Zwilling immer gleich viel Zuwendung zukommen zu lassen, kümmerte sie sich jeweils um den, der sie in diesem Augenblick brauchte. Dabei ging sie davon aus, dass ihre Liebe über die Jahre hinweg schon gerecht verteilt würde. Ihr Beispiel sollte Schule machen; Eltern widmen sich so oft ihren Kindern in gleicher Weise; daher sollten sie die Freiheit haben, einem Kind, das sie gerade besonders braucht, auch einmal mehr Zuwendung zu schenken.

Trost und Rückhalt

Kindergartenkinder brauchen jeden Tag viel Zärtlichkeit; das Kind braucht vor allem Lob, wenn es etwas Neues gemeistert hat. Tröstende Umarmungen helfen besonders bei den ersten Tränchen. Ein Kind spricht auf eine Zärtlichkeit viel besser an als auf einen Tadel. Trostspendende Liebkosungen lindern Schmerzen, sei es von einem Stich, einem Schlag oder einem Schnitt, in Sekunden. Schicken Sie Ihr Kind nie ohne einen Kuss und die Versicherung »Ich habe dich lieb« ins Bett.

Mit zunehmendem Alter des Kindes werden die Zärtlichkeiten durch andere Äußerungen der Zuwendung ersetzt, die die gleiche Wirkung haben. Die Hand auf die Schulter legen, kurz über den Rücken streichen oder nur die Hand nehmen sind Zeichen der Liebe. Sie festigen das Selbstwertgefühl des Heranwachsenden. Ihr Kind sehnt sich nach Ihrer Liebe und Achtung; lassen Sie es nie im Zweifel, dass es beides in vollem Umfang genießt.

Soziale Entwicklung

Als Eltern haben Sie die Verantwortung, in Ihrem Kind den Wunsch und die Fähigkeit zu wecken, beim Heranwachsen liebevolle, offene Beziehungen zu anderen Menschen einzugehen.

Bei ihrer Geburt besitzen Babys die Fähigkeit, Liebe zu geben und zu empfangen. Wir müssen auf ihren Wunsch nach Liebe und Zuwendung eingehen.

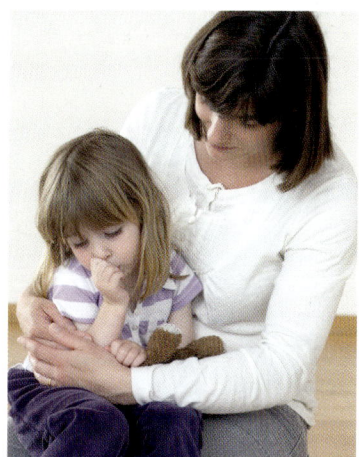

▲ TRÖSTEN Viele Kümmernisse Ihres Kindes können durch einen Kuss und einige mitfühlende Worte aus der Welt geschafft werden.

Ein Mädchen anziehen

Ihre kleine Tochter wird nun versuchen, sich selbst anzuziehen. Stellen Sie ihr also Kleidungsstücke zur Verfügung, mit denen sie leicht zurechtkommt. Da sie schnell wächst, sollten Sie nicht allzu viel Geld in die Kleidung investieren.

- Kaufen Sie Kleidungsstücke, die den Verschluss vorne haben; am Rücken kann sie noch keinen Verschluss zumachen.

- Zeigen Sie Ihrer Tochter, wie sie die Strumpfhosen richtig herum anzieht und wie man sie vor dem Reinschlüpfen zusammenrafft.

- Kaufen Sie keine genau passende Kleidung; sie ist schnell wieder zu klein.

Das Anziehen

Mit zunehmendem Alter erwirbt Ihr Kind das Koordinationsvermögen, um sich allein anziehen zu können. Sie sollten es bei seinen Anziehversuchen anspornen, auch wenn es langsam oder unbeholfen ist. Diese Versuche sind ein Zeichen wachsender Unabhängigkeit und Reife. Es verbessert dabei seine körperliche Geschicklichkeit und bildet neues Selbstvertrauen; daher sollten Sie bei seinen ersten ungeschickten Versuchen Geduld zeigen.

Legen Sie die Kleidungsstücke Ihres Kindes so hin, dass es leicht damit zurechtkommt. Sie können z. B. die Strickjacke über eine Stuhllehne hängen, sodass es sich nur hinsetzen und in die Ärmel schlüpfen muss. Lassen Sie es so viel wie möglich selbst machen. Greifen Sie nur ein, wenn es wirklich nötig ist. Die Verschlüsse werden Sie in der ersten Zeit allerdings noch zumachen müssen.

Mit 18 Monaten wird es sich an den Verschlüssen schon selbst versuchen; mit zweieinhalb Jahren kann es einen Knopf mit einem großen Knopfloch zuknöpfen. Dann kann es auch Hosen, T-Shirt und Sweatshirt selbst anziehen. Mit vier kann es sich ganz an- und ausziehen. Folgende Maßnahmen vereinfachen Ihrem Kind das Anziehen:
- Zeigen Sie ihm, wie man ein Hemd von unten nach oben zuknöpft.
- Nähen Sie an Kleinkinderkleidung große Knöpfe.
- Mit Klettverschlüssen kommt es gut zurecht.
- Kaufen Sie Hosen mit Gummizug anstatt mit Reißverschlüssen.
- Kinder haben Probleme, Pullis richtig herum anzuziehen; erklären Sie ihm, dass das Etikett immer hinten ist.

Kleidung aussuchen

Wenn Ihr Kind beim Anziehen mitmacht, wird es auch die Kleidungsstücke bewusster erkennen und differenzieren. Kleinkinder nehmen allmählich die Farben und den Stil ihrer Kleidung wahr. Bestimmt entwickelt Ihr Kind spezielle Vorlieben. Besonders attraktiv findet es Kleidungsstücke, die den Sachen von Vater und Mutter ähneln. Wichtig ist auch, wie sich ein Stück anfühlt – ob es z. B. weich ist oder juckt oder dehnbar ist. Entwickelt es gegen ein Kleidungsstück eine Abneigung, dann vielleicht deshalb, weil es nicht richtig passt und unbequem ist.

Beziehen Sie Ihr Kind ein. Beim Kleiderkauf sollten Sie Einwände Ihres Kindes ernst nehmen, sonst werden Sie beide mit dem Kauf unglücklich. Sofern Ihre Anforderungen erfüllt sind – Qualität, Tragbarkeit, Wärme, Haltbarkeit, Waschbarkeit und Preis – gibt es keinen Grund,

▼**ALLEINE ANZIEHEN** Mit drei Jahren ist ein Kleinkind in der Lage, sich ganz allein anzuziehen; allerdings kann es ziemlich lange dauern. Gestatten Sie ihm diese Unabhängigkeit. Greifen Sie nur ein, wenn es wirklich nötig ist.

▼**KLEIDUNG AUSWÄHLEN** Mit zunehmendem Alter wird Ihr Kind Vorlieben für bestimmte Kleidungsstücke entwickeln. Lassen Sie es möglichst mit seiner Kleidung experimentieren und seinen eigenen Stil finden.

Einen Jungen anziehen

Sie unterstützen die Anziehversuche Ihres kleinen Sohns, indem Sie ihm Kleidung ohne trickreiche Verschlüsse kaufen.

- Jungen lernen meist später aufs Töpfchen zu gehen als Mädchen. Achten Sie darauf, dass die Hosen keine hinderlichen Verschlüsse haben.

- Achten Sie bei Latzhosen auf verstellbare Träger.

- Hosen mit Gummizug in der Taille sind am einfachsten. Zeigen Sie Ihrem Sohn, wie man einen Reißverschluss beim Schließen vom Körper weg heraufzieht, damit der Stoff nicht einklemmt.

- Zeigen Sie Ihrem kleinen Jungen, wie man sich hinsetzt, um die Füße in die Hosen zu stecken, und dann aufsteht und sie hochzieht.

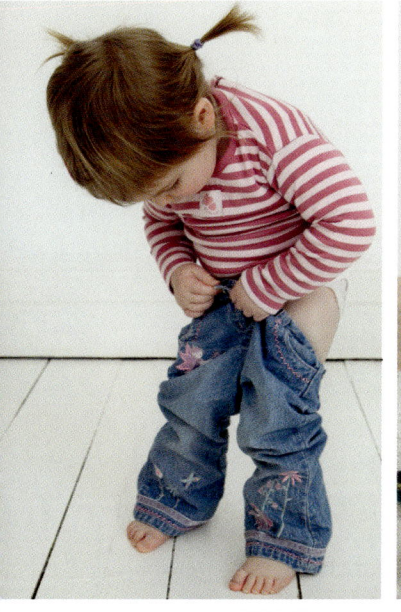
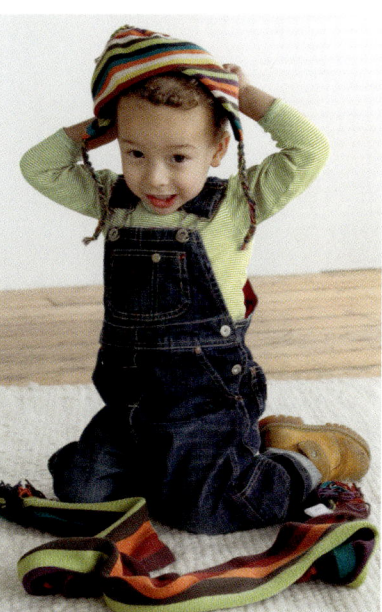
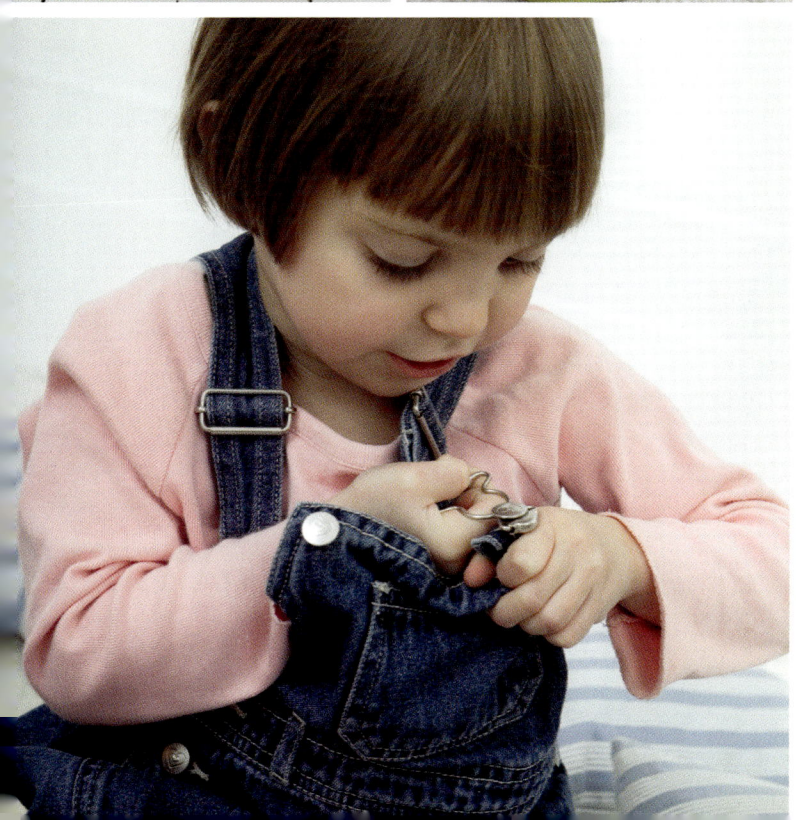

◀ **VERSCHLÜSSE** Bis Ihr Kind geschickt genug ist, kleine Knöpfe und Reißverschlüsse zuzumachen, sollten Sie Kleidung und Schuhe mit einfacheren Verschlüssen kaufen.

▶ **BEGRENZTE AUSWAHL (RECHTS)** Wenn Sie Ihr Kind fragen, was es anziehen möchte, dann bieten Sie ihm nur zwei oder drei verschiedene Teile zur Auswahl an – sonst verwirren Sie es.

▶ **STRÜMPFE ANZIEHEN (GANZ RECHTS)** Strümpfe anziehen geht einfacher, wenn das Kind dabei auf einem Stuhl oder auf dem Fußboden sitzt. Dehnen Sie die Socken ein wenig vor, falls sie nach dem Waschen etwas geschrumpft sind.

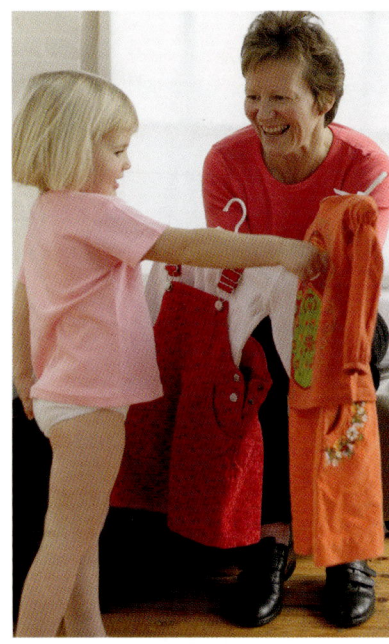
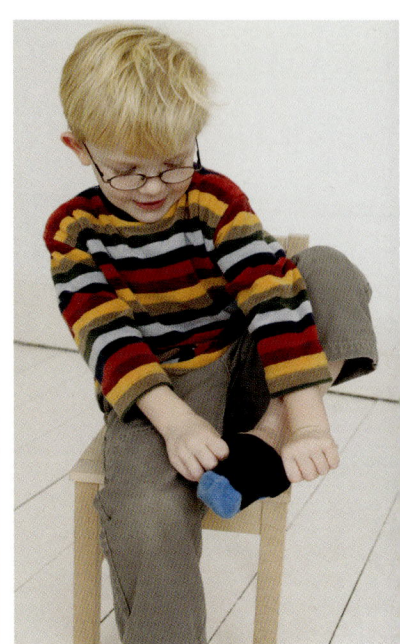

weshalb Sie ihm nicht entgegenkommen sollten; für das Kind mag der Aufdruck einer Comicfigur oder eine bestimmte Farbe den Ausschlag geben.

Lassen Sie es jeden Tag selbst entscheiden, was es tragen will. Sie müssen Ihrem Kind natürlich den Rahmen, der durch das Wetter und den Anlass vorgegeben ist, verständlich machen. Sicher bestehen Sie darauf, dass es an einem kalten Tag warme Hosen anzieht – gut, aber lassen Sie es zwischen geeigneten Hosen wählen. Diese Prozedur erleichtern Sie sich selbst und dem Kind dadurch, dass Sie nicht zu viele Wahlmöglichkeiten vorgeben. Also stellen Sie die Frage auf keinen Fall allgemein und offen: „Welches T-Shirt willst Du anziehen?", sondern geben Sie dem Kind ganz konkret zwei oder drei Möglichkeiten zur Auswahl.

Das Kind mag scheinbar irrationale Vorlieben und Abneigungen hinsichtlich bestimmter Kleidungsstücke entwickeln – es besteht z. B. darauf, ein bestimmtes T-Shirt ständig zu tragen, oder es lehnt den Pullover ab, den die Oma zu seinem Geburtstag gestrickt hat. Manche Kinder lieben z. B. Latzhosen, andere können sie überhaupt nicht ausstehen. Und manches kleine Mädchen, das die Mutter lieber burschikos kleiden würde, steht total auf Spitzenbluse und Rüschenkleidchen. Am einfachsten lässt man solche Vorlieben so weit wie möglich gelten, auch wenn gelegentlich ein Handel vertretbar ist: z. B. bekommt es eine Belohnung, wenn es den selbst gestrickten Pulli von Oma anzieht, wenn diese zu Besuch kommt.

Schuhe kaufen

Ihr Kind ist jetzt schon viel unterwegs: im Kindergarten, mit Freunden auf dem Spielplatz und vielleicht schon bei ersten sportlichen Aktivitäten wie z. B. im Kinderturnen, aber auch auf Familienfesten und Geburtstagen. Dies bedeutet, dass das Kind nun nicht nur zur Jahreszeit, sondern auch zur Betätigung passende Schuhe benötigt. Da die Füße schnell wachsen, kann das teuer werden – trotzdem sollten Sie auf gebrauchte Schuhe nur in ganz besonderen Fällen, z. B. für einen einmaligen, sehr feierlichen Anlass, zurückgreifen. Denn Schuhe nehmen die Form des ersten Fußes an, der den Schuh trägt – und jeder Mensch hat schon als Kind einen ganz individuellen Fuß.

Alle Schuhe, die das Kind häufiger trägt, kaufen Sie am besten im Fachgeschäft. Dort werden die Füße bei jedem Besuch neu vermessen, bevor Schuhe anprobiert werden. Achten Sie darauf, dass auch die Weite der Schuhe zum Fuß Ihres Kindes passt – ein zu weiter Schuh kann zu groß erscheinen, obwohl er zu kurz ist, ein zu enger Schuh drückt. Sportschuhe lassen Sie am besten in einem Sportfachgeschäft anpassen. Dort werden Sie beraten, welcher Schuh sich für die Fußform, aber auch für die Sportart und den Fußbodenbelag eignet, auf dem Ihr Kind Sport treibt.

Trägt Ihr Kind am liebsten Turnschuhe oder Chucks? Wenn ja, kaufen Sie möglichst immer zwei Paar gleichzeitig, damit das Kind wechseln kann und die Schuhe zwischendurch austrocknen. Dies ist auch bei anderen, vor allem luftdichten Schuhen wie Gummistiefeln wichtig, um Müffelfüßen und Fußpilz vorzubeugen.

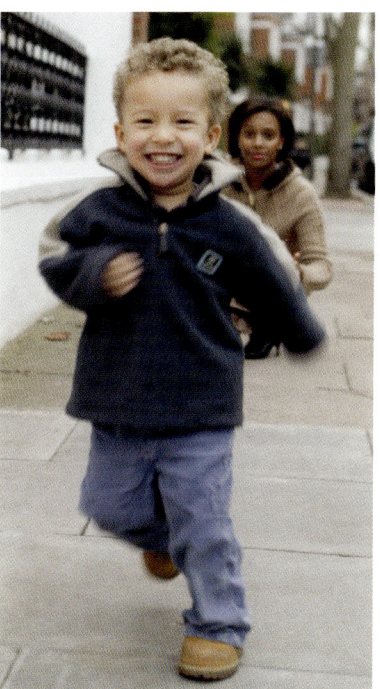

STABILES SCHUHWERK Es lohnt sich, in gute Kinderschuhe zu investieren. Lassen Sie die Füße jedes Mal messen – Kinder wachsen schnell, und die Schuhgröße kann sich von einem Monat auf den nächsten ändern.

Schuhe für gesunde Füße

Neue Schuhe müssen von der ersten Anprobe an bequem sitzen. Schuhe, die das Kind „einlaufen" muss, sind ungeeignet – sie passen nicht. Weitere wichtige Kriterien für Schuhe sind:

■ Der Schuh sollte sich gut putzen lassen.

■ Mit verstellbaren Verschlüssen kann der Schuh genau an den Fuß angepasst werden. Spangen, Schnallen und Klettverschlüsse können kleine Kinder leichter selbst schließen und öffnen als Schnürsenkel.

■ Die Ferse sollte nicht höher als 4 cm sein.

■ Zwischen großem Zeh und Schuhspitze sollte noch Platz sein – mindestens 0,5 cm, aber nicht mehr als 1,25 cm.

■ In einer breiten Schuhkappe haben die Zehen Ihres Kindes gut Platz. Außerdem sollte sie so hoch sein, dass sie nicht auf die Zehennägel drückt.

■ Die Sohle muss leicht, biegsam und rutschfest sein.

Sicherheit im Badezimmer

Das Baden muss gewissenhaft überwacht werden, da ein Kind auch in diesem Alter noch ausrutschen und untergehen kann. Auch wenn Ihr Kind nun allein in der Badewanne sitzen kann, gelten die bisherigen Sicherheitsvorschriften weiter (s. S. 124).

Kleinkinder sind gewöhnlich darauf erpicht, alles selbst zu machen – z. B. das Gesicht zu waschen –; dadurch besteht die Gefahr, dass Ihr Kind den heißen Wasserhahn aufdreht oder die Seife und das Shampoo in die Augen bekommt.

Auch wenn das Kind bisher sehr gern gebadet hat, kann es nach einem Schreckerlebnis eine plötzliche Abneigung entwickeln. Mit viel Spaß in der Wanne und einem gemeinsamen Bad mit einem Geschwisterkind kann man dieses Problem überwinden. Wenn Sie selbst mit dem Kind baden, sind Ängste schnell abgebaut.

▶ **ALLEIN HÄNDE WASCHEN** Stellen Sie einen Schemel ins Badezimmer, damit Ihr Kind das Waschbecken erreichen kann. Außerdem muss es erst zuverlässig den Warm- und Kaltwasserhahn unterscheiden können.

Baden und Körperhygiene

Badezeit ist für Ihr Kleinkind Spielzeit und Sie können ihm spielerisch beibringen, sich selbst zu waschen. Schenken Sie ihm einen eigenen Schwamm und zeigen Sie ihm, wie man zuerst das Gesicht wäscht, dann Arme, Beine usw. Natürlich wird das anfangs nicht so gut klappen, und Sie werden einige Körperteile mit einem anderen Waschlappen noch gründlich reinigen müssen. Seifen Sie Ihr Kind ein und zeigen Sie ihm, wie man die Seife auf Körper und Armen verteilt.

Waschgewohnheiten

Nach dem Aufwachen ist ein Kind meist hungrig; deshalb wartet man mit dem Waschen am besten bis nach dem Frühstück. Dann hält das Kind beim Waschen, Zähneputzen (s. gegenüber) und Kämmen eher still. Mit ca. 18 Monaten lernt es, die Hände selbst unter fließendem Wasser abzuspülen. Bald seift es sie auch selbst ein; allerdings kann es mit Seife und Wasser eine Panscherei veranstalten.

Reinlichkeit

Je früher Sie beginnen, Ihrem Kind Sauberkeit zu lehren, desto besser. Am besten lernt das Kind durch das elterliche Vorbild. Waschen Sie Ihre Hände gemeinsam mit dem Kind. Seifen Sie sie zusammen ein, waschen Sie sich gegenseitig die Hände; zum Schluss vergleichen Sie, welche Hände am saubersten sind. Ist dem Kind der Waschlappen zu rau, geben Sie ihm einen weichen Schwamm.

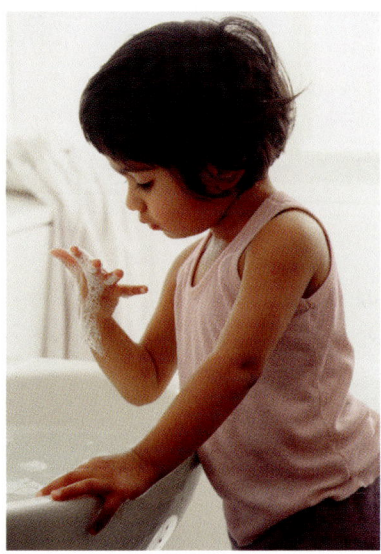

Machen Sie deutlich, dass die Hände nach dem Gang zur Toilette immer gewaschen werden müssen. Dies sollten Sie schon im Töpfchenalter beginnen (s. S. 126) und es jedes Mal mit Ihrem Kind gemeinsam tun. Gewöhnen Sie Ihr Kind auch daran, die Hände immer vor den Mahlzeiten und nach dem Spiel mit Haustieren zu waschen.

Mit der Zeit sollte das Kind seine Hände gewohnheitsmäßig ohne Aufforderung waschen. Stellen Sie ins Badezimmer einen Schemel, damit es Waschbecken und Toilette gut erreichen kann.

Haarpflege

Ihr Kind hat jetzt bestimmt dichtes Haar. Es muss regelmäßig gewaschen werden. Leider lieben nur wenige Kinder diese Prozedur. Reduzieren Sie das Konfliktpotenzial mit folgenden Tipps:
- Schneiden Sie dem Kind die Haare kurz.
- Ist Ihrem Kind das Haarewaschen verhasst, lassen Sie ihm Mitsprachemöglichkeiten. Es soll bestimmen, ob es den Kopf nach vorne oder hinten halten oder mit der Brause das Haar selber nass machen will.
- Verwenden Sie ein Shampoo, das nicht in den Augen brennt und das Ziepen beim Kämmen reduziert. Ein Haarwaschkranz verhindert, dass Wasser und Shampoo ins Gesicht rinnen.
- Sie können auch Belohnungen anbieten, z. B. nach dem Haarewaschen eine Geschichte vorlesen oder als Gegenleistung erlauben, Ihnen die Haare zu waschen.

Zahnpflege

Sie haben sicher die Zähne Ihres Babys von Anfang an gepflegt (s. S. 125). Reinigen Sie die Zähne nun zweimal täglich, einmal morgens und einmal nach der Abendmahlzeit. Ihr Kind will jetzt die Zahnbürste selbst halten – fördern Sie dies, aber putzen Sie gründlich nach. Setzen Sie dazu das Kind quer auf Ihre Knie, halten es im Arm und bürsten die Zähne vorsichtig oben, innen und außen. Für Milchzähne benutzen Sie eine kleine Bürste mit weichen Borsten. Geben Sie ein erbsengroßes Stück fluoridhaltige Kinderzahnpasta darauf. Diese hat einen geringeren Fluoridgehalt als Zahnpasta für Erwachsene. Zuviel Fluorid kann zur Verfärbung des Zahnschmelzes führen.

Mit etwas Glück – und wenig Süßigkeiten – wird Ihr Kind jahrelang keine zahnärztliche Behandlung brauchen. Gewöhnen Sie es trotzdem an den Gang zum Zahnarzt, indem Sie es zu Ihren eigenen Routineuntersuchungen mitnehmen. Vielleicht lässt der Zahnarzt das Kind im Stuhl »probesitzen« und bittet es, den Mund zu öffnen, um die Zähne zu zählen.

Nagelpflege

Schneiden Sie die Finger- und Zehennägel Ihres Kindes relativ kurz; das ist hygienischer und verhindert, dass das Kind sich oder andere kratzt. Am einfachsten lassen sich die Nägel nach dem Baden schneiden, weil sie dann weich sind. Planen Sie bei Ihrem Kind am besten einmal wöchentlich Nagelpflege fest ein. Verwenden Sie eine Nagelschere mit stumpfen Enden oder einen Nagelknipser und folgen Sie bei den Fingernägeln der natürlichen Nagellinie; Zehennägel werden dagegen gerade abgeknipst.

Haustiere und Hygiene

Wenn Sie ein Haustier haben, befürchten Sie vielleicht Gesundheitsrisiken für Ihr Kleinkind. Doch wenn Sie einige Hygienemaßnahmen befolgen, besteht kein Anlass zur Sorge. Die Freude, die ein Tier dem Kind bringt, ist bestimmte Hygienemaßnahmen wert.

- Ringelflechte (s. S. 167) ist eine ansteckende Hautkrankheit, die von Haustieren übertragen werden kann. Sie kommt bei Kindern häufig vor. Vermuten Sie eine Ringelflechte, gehen Sie sofort zum Arzt.

- Halten Sie Ihr Kind immer davon ab, sein Haustier zu küssen, vor allem nicht um Nase und Mund.

- Bringen Sie Ihrem Kind bei, immer die Hände zu waschen, wenn es mit dem Tier gespielt hat – vor allem, bevor es isst.

- Sowohl Flöhen wie Würmern kann man durch regelmäßige Maßnahmen wirksam vorbeugen.

- Ist ein Befall erfolgt, behandeln Sie das Tier unverzüglich. Halten Sie Ihr Kind vom Haustier fern, bis die Behandlung gewirkt hat.

Reinlichkeit bei Mädchen

Die meisten Mädchen sind von Natur aus penibel. Nutzen Sie das, um Ihrer Tochter Körperpflege beizubringen.

■ Fördern Sie bei Ihrem kleinen Mädchen von klein auf die Gewohnheit, sich regelmäßig zu waschen und die Zähne zu putzen.

■ Lassen Sie Ihre Tochter sich selbst kämmen; das macht ihr bestimmt Spaß.

■ Geben Sie ihr eigene Waschutensilien: Waschlappen, eine Seifenschale und Handtuch.

■ Erlauben Sie ihr, sich nach dem Baden mit einer Körperlotion einzucremen.

■ Gewöhnen Sie sie daran, täglich Unterwäsche und Strümpfe zu wechseln.

■ Stellen Sie ihr einen eigenen Wäschekorb zur Verfügung, in den sie ihre schmutzigen Sachen werfen kann.

Waschen, Kämmen & Co.

Mit drei Jahren hat Ihr Kind seine eigenen Ansichten zu vielen Aspekten seines täglichen Lebens entwickelt; nun will es mehr Mitsprache bei der Gestaltung seines Tagesablaufs. Dies äußert sich oft negativ in einem Widerwillen oder gar der Verweigerung täglicher Verrichtungen wie dem Baden und Kämmen. Diese Pflichten werden als lästige Unterbrechungen des spannenden Spiels angesehen. Am besten vermeidet man Streitigkeiten, wenn man das Waschen und Kämmen zu einem Spiel macht oder etwas Lustiges in die Pflicht einbaut.

Das Kind zeigt sich meist kooperativer, wenn es selbst größere Verantwortung übernehmen darf, wenn nötig unter Aufsicht, oder Wahlmöglichkeiten hat – z. B. welchen Kamm oder welches Shampoo es benutzen will. Die folgenden Hinweise erleichtern die tägliche Routine und machen sie für beide Seiten angenehmer:

■ Drängen Sie Ihr Kind nicht, wenn es versucht, eine Aufgabe selbst zu bewältigen. Dies führt nur zu Spannungen; das nächste Mal wird es dann nicht mehr mithelfen wollen.

■ Das Bad sollte nicht erst kurz vor dem Schlafengehen stattfinden; dann ist Ihr Kind schon zu müde, um es zu genießen.

■ Fördern Sie die Einsicht, dass Zähneputzen notwendig ist, indem Sie gelegentlich Färbetabletten benutzen. Jedes Kind sieht ein, dass man die Farbe wegputzen muss und dabei werden die Zähne auch richtig sauber.

■ Haarewaschen kann sehr lustig sein, wenn man mit dem einshampoonierten Haar witzige Frisuren macht.

■ Stellen Sie als Belohnung für seine Kooperation beim Baden die Verwendung eines besonderen Pflegeprodukts der Erwachsenen in Aussicht, z. B. eine parfümierte Seife oder ein Schaumbad.

Über die Hygiene sprechen

Mit drei Jahren ist Ihr Kind in der Lage, wichtige Dinge zu verstehen, darüber nachzudenken und sie einzusehen. Begründen Sie, warum es etwas Bestimmtes tun soll, anstatt

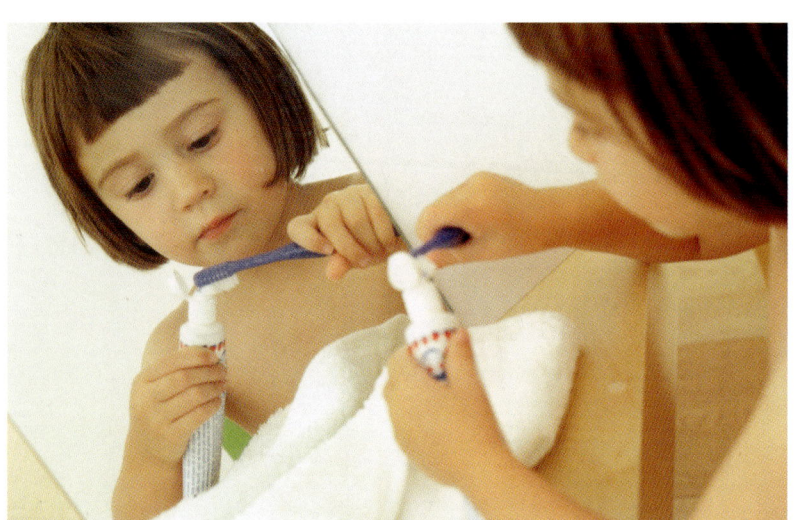

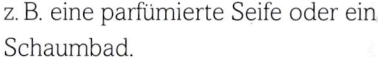

◀ ZAHNPUTZ-ROUTINE Gewöhnen Sie Ihr Kind an regelmäßiges Zähneputzen, auf jeden Fall morgens nach dem Frühstück und vor dem Schlafengehen.

es einfach zu befehlen. Dann gibt es sicher nach. Sie können es leichter zur Mitarbeit bewegen, wenn Sie Argumente anführen. Erklären Sie ihm, dass seine schmutzigen Hände voller Keime sind, die es krank machen können oder dass es Zahnschmerzen bekommen kann, wenn es Süßes gegessen hat.

Aber sobald Ihr Kind die Gründe für das Waschen und Zähneputzen versteht, müssen Sie konsequent sein. Kinder denken sehr logisch. Wenn Sie Ihr Kind davon überzeugt haben, dass es wichtig ist, vor dem Essen die Hände zu waschen und nach dem Essen die Zähne zu putzen, müssen Sie sich selbst strikt daran halten.

Von Kind zu Kind übertragbare Erreger

Sobald Ihr Kind mit anderen Kindern zusammenkommt, besteht das Risiko, dass es sich bestimmte harmlose Erkrankungen zuzieht. Regen Sie sich darüber nicht auf; diese Erkrankungen sind nicht notwendigerweise eine Folge unzureichender Hygiene. Sie können problemlos behandelt werden. (Weitere Informationen finden Sie unter Parasiten S. 296).

Ringelflechte Eine Pilzinfektion, die die Kopfhaut (Tinea capitis), das Gesicht oder den Körper (Tinea corporis) befällt. Eine Ringelflechte verursacht kleine kahle Stellen auf dem Kopf oder rötliche bzw. graue schuppige Flecken auf der Haut. Sie sind normalerweise rundlich oder oval. Die Ränder der Flecken bleiben schuppig, während das Zentrum abheilt und somit Ringe zurückbleiben. Gehen Sie zum Arzt, da diese Erkrankung ansteckend ist und die Haut stark reizt.

Kopfläuse Kinder sind besonders anfällig für Läuse, die leicht von einem Kind zum anderen Kind gelangen. Gelegentlich sind ganze Kindergartengruppen oder Schulklassen befallen. Die Tiere selbst sind schwierig auszumachen; meistens erkennt man als Erstes die weißlichen, ovalen Nissen, die fest an den einzelnen Haaren kleben und erkennbar werden, wenn das Haar wächst. Sie finden die Nissen bevorzugt im Nacken und hinter den Ohren. Die Kopfhaut des Kindes kann stark jucken. Vom Arzt oder Apotheker erhalten Sie ein Spezialshampoo. Damit waschen Sie das Haar mehrmals. Textilien, Bettwäsche und Handtücher des Kindes müssen heiß gewaschen oder tief gefroren (Plüschtiere!) werden.

Würmer In unseren Breiten sind Maden-, Band- und Spulwürmer am häufigsten. Sie leben im Kot und legen Eier am After ab, die das nächtliche Afterjucken verursachen. Der Arzt kann entsprechende Medikamente verordnen. Als Vorbeugung gegen Wurmbefall sollten Sie Haustiere wie Hunde und Katzen regelmäßig entwurmen.

Reinlichkeit bei Jungen

Jungen sträuben sich häufiger als Mädchen gegen das Waschen. Sie werden sich den Mund fusselig reden, so oft werden Sie Ihren Sohn ans Waschen und Kämmen erinnern müssen.

■ Gestalten Sie die Badezeiten so lustig wie möglich. Geben Sie ihm Spielsachen, lassen Sie ihn Schaum bilden.

■ Zeigen Sie ihm, wie man sich wäscht. Wahrscheinlich müssen Sie ihm das mehrmals erklären.

■ Machen Sie sich wegen der Sauberkeit nicht allzu viele Sorgen.

■ Erlauben Sie ihm, sich selbst zu waschen. Zum Schluss können Sie noch »nachbessern«.

■ Achten Sie darauf, dass er täglich Unterhose und Strümpfe wechselt.

■ Geben Sie ihm einen eigenen Wäschekorb für Schmutzwäsche.

Zähne und Ernährung

Ihr wichtigster Beitrag zur Zahngesundheit besteht darin, Ihrem Kind die richtigen Nahrungsmittel anzubieten.

- Überlassen Sie Ihrem Baby nie ein Nuckelfläschchen mit Saft oder Tee, an dem es nach Belieben nuckelt; dabei werden die Zähne Ihres Babys ständig in Zucker gebadet. Die Folge ist »Flaschenkaries« – und das Kind hat im Alter von drei Jahren einen Mund voller verrotteter Zähne.

- Wird zwischen den Mahlzeiten Süßes gegessen, sind die Zähne häufiger und länger schädlichen Säuren ausgesetzt. Geben Sie Süßigkeiten daher besser zum Abschluss einer Mahlzeit.

- Wenn schon Süßigkeiten, dann wenigstens keine klebrigen Kaubonbons, die lange an den Zähnen hängen bleiben.

- Reichen Sie am Ende einer Mahlzeit ein Stück Käse; er macht den Speichel alkalisch und wirkt gegen die zerstörerischen Säuren.

- Es ist besser, dem Kind ein Stück Kuchen zu geben, als eine Tüte Süßigkeiten, an denen es den ganzen Nachmittag knabbert.

- Geben Sie als Belohnung Obst oder Naturjoghurt, um das Bedürfnis nach Süßem nicht zu fördern.

Zahnpflege

Mit drei Jahren sollte das tägliche Zähneputzen schon Routine geworden sein (s. S. 165). Das morgendliche und abendliche Zähneputzen will das dreijährige Kind selbst machen; es muss aber von einem Erwachsenen sorgfältig überwacht werden. Wichtig ist, alle sechs Monate zur Vorsorgeuntersuchung zum Zahnarzt zu gehen. Dabei kontrolliert er die Stellung und den Zustand der Zähne, und Ihr Kind gewöhnt sich an den Zahnarztbesuch.

Die meisten Menschen wissen heutzutage, wie schädlich Zucker für die Zähne ist. Zuckerhaltige Esswaren produzieren im Mund Säuren, die Kalzium abbauen und dadurch den Zahnschmelz schädigen. Ist dies erst einmal geschehen, ist der Zahn ungeschützt dem Verfall preisgegeben und es bildet sich Karies. Zwar können Löcher durch Füllungen repariert werden, doch der Zahn wird unweigerlich geschwächt. Ist er schwer geschädigt, muss er entfernt werden. Dies kann zu späteren Fehlstellungen der bleibenden Zähne führen.

Karies vorbeugen

Ein Baby isst nur die Nahrungsmittel, die ihm von Eltern und Betreuern angeboten werden. Wird es älter und unabhängiger, drückt es seine Vorlieben für bestimmte Speisen nachdrücklicher aus. Es kann nun auch häufiger selbst auswählen, was es isst – und Süßes ist eben oft am beliebtesten. Aus diesem Grund können gute Essgewohnheiten nicht früh genug eingeführt werden. Kein Kind braucht Zucker oder Süßigkeiten. Belohnungen können auch aus Obst oder Müsliriegeln bestehen. Erklären Sie Freunden und Verwandten, dass diese Ihrem Kind keine Süßigkeiten geben sollen.

Aber leider ist es eben Realität, dass Kinder eine gewisse Menge Süßigkeiten bekommen und essen. Sie können den Schaden für die Zähne begrenzen, indem Sie die Süßigkeiten in die Mahlzeiten integrieren. Am schädlichsten ist es, wenn Süßes zwischen den Mahlzeiten gegessen wird. Hat Ihr Kind etwas besonders Süßes gegessen, sollte es danach so bald wie möglich die Zähne putzen.

Eine weitere Ursache für Zahnverfall sind unverdünnte Fruchtsäfte. Sie enthalten Säuren, die die Zähne ebenso schädigen wie Zucker. Oft bekommen solche Säfte auch Kinder, die sonst wenig Süßigkeiten essen. Verdünnen Sie den Saft immer mit Wasser. Schlecht ist auch, wenn das Kind nachts etwas anderes als Wasser trinkt. Die Säuren bleiben im Mund und der den Zahnschmelz schädigende Prozess dauert stundenlang an. Hat sich Ihr Kind an ein nächtliches Fläschchen gewöhnt, geben Sie es ihm schon vor dem Schlafengehen.

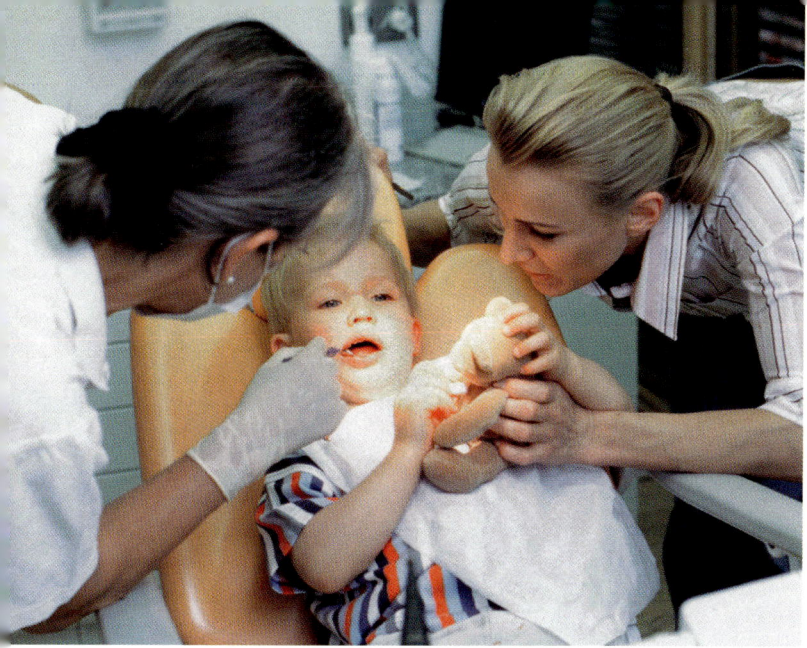

▲ ZAHNARZTBESUCH Bleiben Sie während einer Behandlung, auch bei einer Routineüberprutung, immer bei Ihrem Kind; Ihre Gegenwart vermittelt ihm Sicherheit.

Erste Zahnfüllungen

Wenn Sie Glück haben, braucht Ihr Kind während seiner Kindheit nur wenig oder gar keine zahnärztliche Behandlung. Bei den regelmäßigen halbjährlichen Kontrolluntersuchungen wird der Zahnarzt Anzeichen einer Schädigung erkennen. Wenn Ihnen selbst eine ungewöhnliche Verfärbung auffällt oder Ihr Kind über Zahnschmerzen klagt, sollten Sie einen außerplanmäßigen Termin vereinbaren. Handelt es sich bei Milchzähnen nur um einen leichten Schaden, wird der Zahnarzt den Zahn vielleicht nicht einmal füllen, um Ihr Kind nicht unnötigerweise zu verängstigen. Zahnschmelz regeneriert sich von selbst wieder, wenn das Loch nicht zu groß ist.

Erfahrene Zahnärzte wenden Techniken an, die dem Kind keine Angst machen.

Unfälle mit Zahnschäden

Bei Kindern bis zum Alter von fünf Jahren sind zahnärztliche Behandlungen, mit Ausnahme der Kariesbehandlung, selten. Wird bei einem Unfall der Nerv eines Zahns verletzt, kann dieser Zahn »absterben«, auch wenn er nicht ausgefallen ist. In diesem Fall verfärbt sich der Zahn; er kann ohne Weiteres an seinem Platz belassen werden, bis der zweite Zahn nachkommt. Ist ein Zahn abgebrochen, sollten Sie zum Zahnarzt gehen. Wird ein Milchzahn ganz ausgeschlagen, bringen Sie Ihr Kind sofort zum nächsten Zahnarzt und nehmen den in Milch oder Salzlösung gelegten Zahn mit. Je nach Alter des Kindes und der Position des Zahnes kann er in manchen Fällen wieder im Kiefer verankert werden.

Fluorid

Der Mineralstoff Fluor reduziert Zahnverfall, indem er den Zahnschmelz härtet. Fluorid wird den meisten Zahnpasten zugesetzt.

■ Fluorid wird Kindern auch in Form von Tabletten verschrieben. Zahnärzte empfehlen fluoridhaltige Zahnpasten sowohl für Kinder als auch für Erwachsene.

■ Viele Zahnärzte sind der Meinung, dass fluoridhaltige Zahnpasta allein keinen ausreichenden Schutz vor Zahnverfall bietet.

■ Fragen Sie vor der Verabreichung von Fluorid immer den Zahnarzt oder Arzt und befolgen Sie seinen Rat.

■ Fluorid darf aber nicht im Übermaß verabreicht werden. Sonst kann eine Fluorosis entstehen, bei der sich die bleibenden Zähne verfärben.

Einem Mädchen helfen

Hygiene muss von klein auf erlernt werden. Gewöhnen Sie Ihr kleines Mädchen daran, die Hände zu waschen und das Badezimmer ordentlich zu hinterlassen. Bestimmt macht es gern mit.

Mädchen machen aus dem Saubermachen und Waschen gern ein Spiel: »Nun spülen wir das Klo … nun schrubben wir den Topf – nun waschen wir die Hände.«

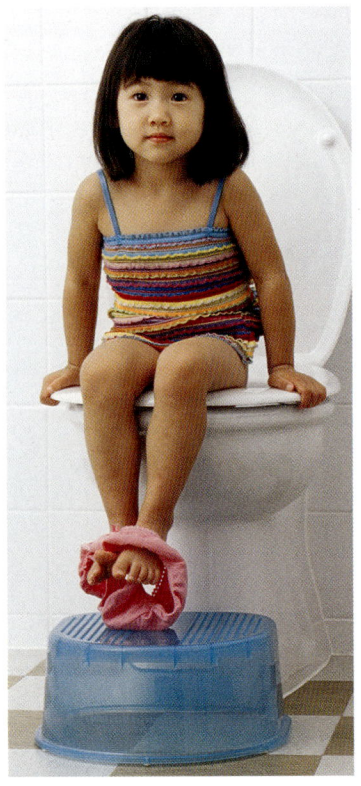

▲ **HYGIENE** Mädchen sind oft von Natur aus reinlicher als Jungen.

Darm und Blase

Sobald Ihr Kind die Bereitschaft zeigt, aufs Töpfchen zu gehen, sollten Sie darauf eingehen und es unterstützen. Mit Ihrer Hilfe wird es die Kontrolle über seine Ausscheidungen bestimmt bald und ohne große Aufregung erlangen. Bestehen Sie nicht darauf, dass es das Töpfchen benutzt, noch bevor es dazu bereit ist. Denn sonst ist es unglücklich darüber, dass es Sie nicht zufriedenstellen kann. Mit der Zeit bekommt es Schuldgefühle und entwickelt einen Widerwillen. Die Beziehung zu Ihrem Kind würde darunter leiden.

Darmkontrolle

Das Kind wird sich zwar als Erstes der Entleerung der Blase bewusst, doch erlangt es zuerst die Kontrolle über den Darm. Es ist viel einfacher, einen vollen Darm als eine volle Blase »anzuhalten«. Lassen Sie es deshalb zunächst den Stuhlgang in das Töpfchen machen; dies ist in jedem Fall leichter, weil der Stuhlgang vorhersehbarer ist und länger dauert als das Wasserlassen. Wenn Ihr Kind signalisiert, dass es ein Häufchen machen will, schlagen Sie ihm vor, aufs Töpfchen zu gehen.

Wenn es fertig ist, wischen Sie ihm den Po (von vorne nach hinten); dann spülen Sie Toilettenpapier und den Inhalt des Töpfchens in die Toilette. Reinigen Sie das Töpfchen und spülen Sie es mit Desinfektionsmittel aus. Waschen Sie sich danach die Hände und leiten Sie Ihr Kind auch dazu an. Will es noch nicht aufs Töpfchen gehen, verzichten Sie darauf; versuchen Sie es einige Tage später nochmals.

Blasenkontrolle

Sobald sich das Kind bewusst wird, dass es Wasser lässt, entwickelt es die Kontrolle über seine Blase. Vielleicht macht es Sie darauf aufmerksam und zeigt auf seine Windel. In dem Maße, wie die Blase reift und es Urin längere Zeit halten kann, wird die Windel auch nach dem Mittagsschläfchen öfter trocken sein. Bleibt die Windel öfter trocken, kann es mittags ohne Windel schlafen. Bitten Sie es vorher, zur Toilette oder aufs Töpfchen zu gehen. Wenn es mit dem Töpfchen klappt und es Ihnen auch mitteilen kann, wann es aufs Töpfchen will, können Sie die Windeln tagsüber ganz weglassen. Ihr Kind muss aber bereits einige Minuten abwarten können, bis Sie die Hosen heruntergezogen und es aufs Töpfchen gesetzt haben.

In diesem Stadium kann Ihr Kind eine volle Blase noch nicht längere Zeit anhalten; Missgeschicke sind unvermeidlich. Schelten Sie Ihr Kind deswegen niemals. Putzen Sie das Malheur auf, wechseln Sie seine Kleidung, und versichern Sie ihm: »Macht nichts. Das nächste Mal klappt's.«

Nachts trocken bleiben

Die Blasenkontrolle während der Nacht erfolgt als Letztes, denn ein Kind von zwei oder drei Jahren kann den Urin nicht viel länger als vier bis fünf Stunden halten. Sobald Ihr Kind regelmäßig mit einer trockenen Windel aufwacht, können Sie nachts auf die Windel verzichten.

Vor dem Schlafengehen schicken Sie das Kind aber noch aufs Töpfchen. Nachts stellen Sie für den Notfall ein Töpfchen neben das Bett. Achten Sie auch darauf, dass es seinen Schlafanzug leicht herunterziehen kann. Lassen Sie ein Nachtlicht brennen, damit es sich orientieren kann. Haben Sie Geduld, wenn es um Hilfe bittet. Versuchen Sie es eine Woche lang; wenn Ihr Kind mehrere Male einnässt, bieten Sie ihm wieder eine Windel an – andernfalls wird es durch den unterbrochenen Schlaf sehr übernächtigt. Zeigt es Anzeichen, dass es selbstsicherer wird, versuchen Sie es wieder. Es wird aber immer noch gelegentlich ein Malheur geben. Schützen Sie daher die Matratze durch eine Gummieinlage, die unter das Laken gelegt wird.

Die Toilette benutzen

Geht Ihr Kind tagsüber regelmäßig aufs Töpfchen, spornen Sie es an, sich auch auf die Toilette zu setzen. Viele Kinder haben Angst, sich auf die Toilettenbrille zu setzen, weil sie meinen, herunter- oder sogar hineinzufallen. Um Ihrem Kind mehr Sicherheit zu verschaffen, können Sie einen speziellen Kindersitz für die Toilette verwenden. Das Kind soll sich seitlich abstützen, um das Gleichgewicht zu halten. Bleiben Sie bei ihm, bis Sie sicher sind, dass es bequem sitzt. Damit es auf die Toilette kommt, stellen Sie einen kleinen Schemel vor die Toilette; den kann es auch benutzen, um ans Waschbecken zu gelangen.

Einem Jungen helfen

Jungen sind beim Benutzen der Toilette oft nachlässiger als Mädchen; aber es gibt Möglichkeiten, Abhilfe zu schaffen.

Jungen spielen eher mit ihren Fäkalien als Mädchen. In einem solchen Fall sollten Sie keinen Ekel zeigen; waschen Sie ohne Aufregung die Hände Ihres Kindes, so als ob sie voller Schlamm oder Farbe wären.

Zeigen Sie Ihrem kleinen Jungen, wie man vor der Toilette steht und in die Toilettenschüssel zielt. Sie können ein Stück Toilettenpapier in die Schüssel legen, auf das er zielen soll. Lassen Sie ihn seinem Vater beim Urinieren zusehen, sodass er ihn imitieren kann.

Tipps

DAS SOLLTEN SIE TUN	DAS SOLLTEN SIE NICHT TUN
Loben Sie Ihr Kind. Spornen Sie es an, die Beherrschung von Blase und Darm als eine Leistung zu betrachten.	Bestehen Sie nicht darauf, dass sich Ihr Kind aufs Töpfchen setzt.
Lassen Sie Ihr Kind das Tempo bestimmen. Sie können Ihr Kind unterstützen, aber Sie können den Prozess nicht beschleunigen.	Zeigen Sie vor den Fäkalien des Kindes keinen Ekel. Es betrachtet die Benutzung des Töpfchens als Leistung und ist stolz darauf.
Schlagen Sie Ihrem Kind vor, das Töpfchen zu benutzen. Die Entscheidung sollten Sie aber dem Kind überlassen.	Lassen Sie das Kind nicht warten, nachdem es selbst nach dem Töpfchen gefragt hat. Lassen Sie es nicht einmal einen Moment warten – es kann Stuhlgang und Urin nur sehr kurze Zeit »anhalten«.
Lassen Sie es selbst bestimmen, ob es auf die Toilette oder aufs Töpfchen gehen will. Loben Sie es dafür.	Schimpfen Sie nicht bei Fehlern und Missgeschicken.

Trainerhöschen

Bis Ihr Kind seine Blase zuverlässig beherrscht, können Sie Trainerhöschen benutzen.

- Wegwerfbare Trainerhöschen sind wie ein Höschen geschnittene Windeln und können heruntergezogen werden.

- Wiederverwendbare Trainerhöschen sind saugfähiger und können auch nachts angelassen werden. Sie tragen allerdings mehr auf und manche Kinder finden sie unbequem.

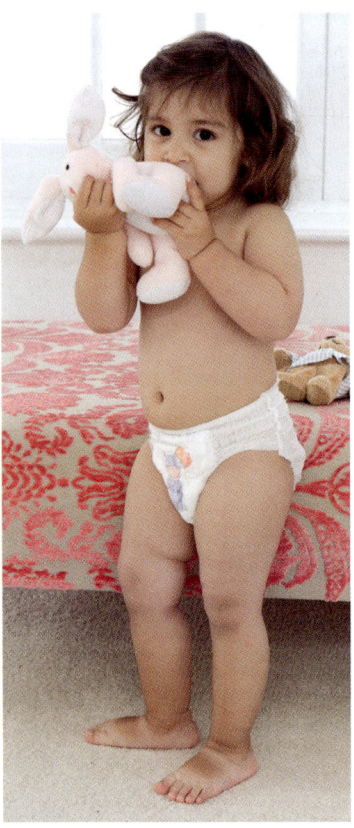

▲ **TRAINERHÖSCHEN** Viele Kinder ziehen lieber Trainerwindeln an als Windeln, weil sie dann keine »Babys« mehr sind.

Kleine Missgeschicke

Mit drei Jahren verfügen die meisten Kinder über eine einigermaßen verlässliche Blasen- und Darmkontrolle; es passiert aber immer noch gelegentlich ein Malheur. Tagsüber macht das Kind in die Hose, wenn es die Signale einer vollen Blase ignoriert. Oder auch, weil es in einer fremden Umgebung nicht auf die Toilette gehen will. Erinnern Sie Ihr Kind in regelmäßigen Abständen daran, auf die Toilette zu gehen. Wenn Sie in einer fremden Umgebung sind, begleiten Sie das Kind auf die Toilette. Reden Sie Ihrem Kind zu, an vertrauten Orten so bald wie möglich selbstständig auf die Toilette zu gehen. Bestehen Sie aber niemals darauf, dass es allein auf eine fremde Toilette gehen muss.

Spätentwickler

Manche Kinder gewinnen die Kontrolle über Darm und Blase später, weil sich die Verbindungen zwischen Gehirn und Blase langsamer entwickeln. Es ist falsch und grausam, das Kind dafür auszuschimpfen.

Oft ist diese langsame Entwicklung erblich bedingt; befragen Sie Ihre Eltern und Schwiegereltern darüber. Die meisten Ärzte sehen bis zum vierten Lebensjahr keinen Grund, etwas zu unternehmen. Falls ein Kind nur nachts einnässt, warten viele Ärzte sogar bis zum 5. Lebensjahr ab – beides liegt innerhalb der normalen Entwicklungsspanne.

Nasse Hosen und Bettnässen

Ihnen ist es bestimmt lästig, wenn Ihr Kind in die Hose macht. Doch denken Sie daran, dass es Ihrem Kind auch peinlich ist. Versichern Sie ihm, dass Ihnen klar ist, dass es nur ein Malheur war. Sagen Sie ihm, dass Sie deswegen nicht enttäuscht sind. Wenn Sie auf ein gelegentliches Missgeschick vorbereitet sind, ärgern Sie sich beide weniger. Nehmen Sie auf Ausflüge immer Reserveunterwäsche und Hosen mit.

In jedem Alter kann ein Kind nachts ins Bett machen. Besonders häufig passiert es Jungen bis fünf Jahren. Die meisten Kinder wachsen aus dieser Phase ohne spezielle Hilfe heraus.

Ziehen Sie dem Kind nachts Windeln an, bis Sie glauben, dass es die ganze Nacht trocken bleiben kann. Sobald es ohne Windeln schläft, sollten Sie mit gelegentlichen Unfällen rechnen. Sprechen Sie nicht vor dem Kind darüber, wenn Sie sich wegen des Bettnässens sorgen; es erhöht nur seine Anspannung. Spornen Sie es stattdessen an, indem Sie es besonders loben, wenn es eine Nacht lang trocken geblieben ist.

Verstopfung

Hat Ihr Kind sehr selten Stuhlgang – d.h. weniger als einmal alle drei oder vier Tage – und ist der Stuhl so hart, dass es ihm Unbehagen oder Schmerzen verursacht, dann hat es Verstopfung. Treten keine weiteren Krankheitssymptome auf, ist Verstopfung nichts Besorgniserregendes. Bereitet sie Ihrem Kind allerdings Unwohlsein, sollten Sie zum Arzt gehen. Die meisten Ärzte verschreiben für Kleinkinder keine Abführmittel. Sie sollten niemals versuchen, Verstopfung auf eigene Faust mit Abführmitteln, Zäpfchen oder Einläufen zu behandeln. Sobald Ihr Kind genug frisches Obst, Gemüse und Vollkornbrot isst, sollte es keine Verstopfung mehr haben. Die komplexen Kohlenhydrate in Wurzel- und grünem Gemüse enthalten Zellulose, die Wasser im Stuhlgang bindet und ihn voluminöser und weicher macht. Auch Hafergetreide, z. B. als Müsli, ist empfehlenswert. Auch einige gedämpfte Pflaumen oder getrocknete Feigen wirken abführend; sie führen oft innerhalb von 24 Stunden zu einem weichen Stuhl. Eine gesunde, ballaststoffreiche Ernährung kann einer Verstopfung in jedem Fall vorbeugen.

Ein Kind kann aus verschiedenen Gründen eine chronische Verstopfung bekommen: Wenn die Eltern zu viel Aufhebens über die Darmtätigkeit machen, beginnt das Kind den Stuhl zurückzuhalten, um Aufmerksamkeit zu gewinnen. Oder es hatte einmal Schmerzen und Unbehagen beim Stuhlgang und hält nun den Stuhl an, um diese Schmerzen zu vermeiden. Oder es will an fremden Orten nicht zur Toilette gehen.

Chronische Verstopfung kann eine Enkopresis verursachen. Der harte Stuhl wird im Darm zusammengepresst; lockerer, weicher Stuhlgang überwindet die Blockade, »das Kind läuft über«. Fälschlicherweise vermutet man Durchfall. Auf Krankheiten mit hohem Fieber kann Verstopfung folgen, zum einen, weil das Kind sehr wenig gegessen hat, sodass kaum Abfallprodukte auszuscheiden sind, und zum anderen, weil es während des Fiebers Wasser ausgeschwitzt hat. Diese Verstopfung gibt sich von selbst, sobald das Kind wieder normal isst und trinkt.

Regression

Wenn ein Kind, das schon einige Zeit verlässlich trocken war, wieder einnässt, bezeichnet man dies als Regression. Ursache ist meist eine emotionale Verstörung.

Die Ankunft eines neuen Babys ist ein typischer Grund für die Regression. Sie ist ein Weg, die Aufmerksamkeit zurückzugewinnen. Aber auch andere Ausnahmesituationen wie ein Umzug oder die Einschulung können Ursache sein. Gelegentlich kann eine Regression durch eine Infektion des Harntrakts verursacht werden. Sie sollten daher mögliche Blasenprobleme ausschließen lassen.

Die Darmbeherrschung ist in der Regel zuverlässiger als die Blasenkontrolle. Kotet das Kind jedoch plötzlich häufiger wieder ein, kann ein tiefer liegendes Problem bestehen. Auch hier kann die Ursache eine emotionale Anspannung sein. Suchen Sie den Rat des Arztes.

Tipps

DAS SOLLTEN SIE TUN	DAS SOLLTEN SIE NICHT TUN
Erinnern Sie Ihr Kind in regelmäßigen Abständen daran, zur Toilette zu gehen.	Schelten Sie Ihr Kind nicht wegen möglicher Missgeschicke.
Nehmen Sie auf Ausflüge immer Ersatzkleidung mit.	Verbieten Sie dem Kind nicht, abends noch etwas zu trinken.
Begleiten Sie Ihr Kind an unbekannten Orten auf die Toilette.	Vergleichen Sie das Kind nicht mit Gleichaltrigen, die schon trocken sind.
Seien Sie einfühlend; machen Sie wegen einer nassen Hose kein Aufhebens.	Hängen ein Malheur nicht an die große Glocke, besonders nicht vor Freunden.
Loben Sie Ihr Kind nach einer trockenen Nacht.	Reagieren Sie nicht unwirsch, wenn Ihr Kind zu einem unpassenden Augenblick zur Toilette muss.

Fallstudie

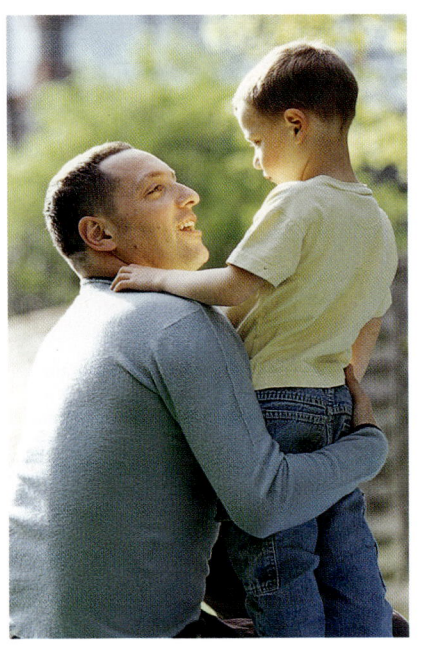

Entthronung

Als Claudia mit Amanda schwanger war, verstand Alexander nicht, was vorging. Er wollte nichts von seiner neuen Schwester wissen. Claudia zeigte ihm Bilder von Babys im Mutterleib, ließ ihn das boxende Baby fühlen und bezog ihn in alle Vorbereitungen mit ein. Vergeblich: Einen Monat vor dem Geburtstermin begann Alexander, schlecht zu schlafen. Nach Amandas Geburt weigerte er sich, die Schwester anzuschauen. In der folgenden Nacht nässte er ein, nachdem er zuvor ein ganzes Jahr trocken gewesen war.

Spätentwickler

Claudia hatte erwartet, dass Alexander erst etwas später Blase und Darm beherrschen würde. Sie wusste, dass es bei Jungen oft länger dauert als bei Mädchen. Sie hatte auch gelesen, dass die Väter von Spätentwicklern in dieser Hinsicht ebenfalls Spätentwickler waren. Dies war bei Christoph der Fall. Sie blieb daher während der Sauberkeitserziehung von Alexander gelassen und drängte ihn nie. Alexander war mit 3 ½ Jahren trocken und sauber.

Sich zurückgesetzt fühlen

Christoph ärgerte sich über Alexander, weil er kein Interesse an Amanda zeigte. Er schimpfte ihn aus und an diesem Abend bekam Alexander wegen all der Aufregung im Haus keine Gutenachtgeschichte vorgelesen und morgens war sein Bett wieder nass. Christoph war vollauf damit beschäftigt, das Frühstück zu machen und sich um Claudia zu kümmern. Als Alexander in der Küche stand und nochmals in die Hose machte, verlor er die Geduld. »Ich weiß nicht, was wir mit dir machen werden«, sagte er zu Alexander, bevor er zur Arbeit ging.

Claudia erkannte, dass Alexander niemals einnässen würde, wenn er nicht so aufgewühlt wäre. Als die Hebamme bei ihrer Ankunft Alexander in der Küche vorfand, erkannte sie sofort das Problem. Sie erklärte Claudia, dass Alexander unter der Entthronung litt. Nachdem er vier Jahre lang Claudias Ein und Alles gewesen war, fühle er sich nun von Amanda von diesem Thron gestoßen. Claudia müsse ihm das Gefühl geben, immer noch geliebt und beschützt zu werden. Aber der Arzt solle sicherheitshalber eine Urinprobe von Alexander untersuchen, um eine Infektion als Ursache des Bettnässens auszuschließen – das Testergebnis war negativ.

Rat suchen

Claudia vertraute sich schließlich ihrer Mutter an. Diese erinnerte Claudia an eine alte Regel in ihrer Familie – der Vater hatte immer das neue Baby im Arm, damit die Mutter die Hände für die anderen Kinder frei hatte. Sie erklärte ihr, dass Alexander sich nicht ausgeschlossen gefühlt hätte, wenn Christoph das Baby getragen und Claudia ihre Arme für ihn offen gehabt hätte. Sie erinnerte Claudia an eine alte Tradition in ihrer Familie; dort hatten die jüngeren Kinder immer ein Geschenk vom neugeborenen Baby bekommen. Claudia fragte die Hebamme, wie sie ihrem Sohn sein Selbstvertrauen zurückgeben könne. Die Hebamme erklärte ihr, dass sich ein Kind aufgrund einer emotionalen Verstörung zu einer früheren, primitiveren Phase der Entwicklung zurückbilden kann, so wie es bei Alexander geschehen war. Sie erklärte, dass Alexander dies keineswegs absichtlich mache. Man dürfe ihn dafür nicht bestrafen. Die ganze Familie müsse vielmehr sehr entspannt reagieren und das Ganze herunterspielen. Claudia solle z. B. sagen: »Macht nichts, Alexander. Lass es uns sauber machen, und dann können wir zusammen ein Spiel spielen.« Aber Alexander war viel zu stark verunsichert, um sich schnell wieder zu fangen. Am nächsten Morgen entwickelte er sich sogar noch weiter zurück und weigerte sich, selbst zu essen: Er wollte gefüttert werden.

Dr. Stoppards Tipps

Stellen Sie sicher, dass die älteren Geschwister nicht in den Hintergrund gedrängt werden, sobald das neue Baby da ist.

- Reservieren Sie jeden Tag etwas Zeit, in der die älteren Geschwister Ihre ungeteilte Aufmerksamkeit bekommen.
- Planen Sie mit den Älteren jede Woche eine besondere Aktivität ein, an der das Baby nicht teilnimmt.
- Nehmen Sie die Familienmahlzeiten ein, wenn das Baby schläft.

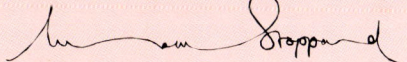

Ein Aktionsplan

Claudia und Christoph beschlossen, sofort zu handeln. Sie entwickelten auf Rat ihrer Hebamme ein Programm, um Alexanders Vertrauen wiederaufzubauen.

- Sie erzählten Alexanders Erzieherin im Kindergarten von den Schwierigkeiten zu Hause. Sie baten die Erzieherinnen, einfühlsam zu sein und Alexander viel zu loben.
- Christoph wollte jeden Abend eine halbe Stunde mit Alexander verbringen und ihm seine volle Aufmerksamkeit widmen.
- Auch Claudia wollte ihm nach dem Kindergarten eine halbe Stunde widmen. Sie würde mit ihm schmusen, ihm ihre Liebe zeigen und sich für seine Erlebnisse im Kindergarten interessieren.
- Claudia wollte regelmäßig mit Alexander frühstücken. Zu diesen besonderen Zeiten wollte sie Amanda nicht mit ins Zimmer bringen, außer auf Alexanders Wunsch.
- Claudia wollte Alexander erklären, wie viel er schon konnte. Sie wollte ihm vorschlagen, Amanda etwas beizubringen. Er könnte sie sogar beschützen.
- Alexander sollte seine eigene Badezeit haben. Abends wollten Claudia und Christoph ihm abwechselnd eine Gutenachtgeschichte vorlesen.
- Claudia und Christoph wollten abwechselnd jede Woche einmal etwas Besonderes mit Alexander unternehmen.

Claudia und Christoph setzten diesen Plan sofort in die Praxis um. Nach drei Tagen aß Alexander wieder selbst. Nach zwei Wochen wollte er Amanda seinen Teddybären zeigen; allerdings durfte sie ihn noch nicht berühren. Nach weiteren zwei Wochen passierten tagsüber keine »Unfälle« mehr und vier Wochen später blieb er auch nachts trocken. In der Gewissheit der liebenden, fürsorglichen Zuwendung seiner Eltern akzeptierte Alexander seine Schwester allmählich – und drei Monate später erklärte er, dass er später einmal Amanda heiraten würde.

In fremder Umgebung

Es ist völlig verständlich, wenn Ihr Kind Angst hat oder sich weigert, in einem fremden Bett zu schlafen – zum Beispiel bei Freunden, der Oma oder im Urlaub.

■ Verwandeln Sie das neue Bett in einen Spielplatz: Legen Sie Spielsachen und sein Kuscheltier hinein oder lassen Sie Ihr Kind darin picknicken. Dann verbindet es das Bett mit angenehmen Erlebnissen.

■ Zeigen Sie Ihrem Kind, dass Sie in der Nähe sind. Wenn Sie auf sein Rufen sofort antworten, weiß es, dass Sie gleich nebenan sind.

■ Machen Sie sich nicht über das Kind lustig, wenn es Angst hat oder sich weigert, in dieses Bett zu gehen. Zwingen Sie es nicht, und lassen Sie es nicht allein. Schließen Sie niemals die Tür.

■ Stellen Sie ihm eine Belohnung in Aussicht, weil es nun schon so groß ist und in einem neuen Bett schlafen kann; dies kann eine besondere Gutenachtgeschichte sein oder zehn Minuten Fernsehen auf Ihrem Schoß.

Schlaf und Schlafprobleme

Viele Zweijährige wachen zeitweilig nachts auf. Das ist zwar für die Eltern stressig, aber durchaus nicht ungewöhnlich. Verweigern Sie Ihrem Kind niemals Liebe, Trost und Zuwendung. Manchmal liegt dem nächtlichen Aufwachen ein offensichtliches Problem zugrunde, aber oft lässt sich kein Grund erkennen. .

Vielleicht fürchtet sich das Kind einfach ein wenig vor der Dunkelheit, kann sein Unbehagen aber nicht erklären. Und Sie werden es auch nicht durch Worte beruhigen können. Sie müssen es mit Taten trösten. Küssen und drücken Sie es, um ihm Ihre Liebe zu zeigen. Setzen Sie sich zu ihm ans Bett, bis es wieder eingeschlafen ist.

Schlafen während des Tages Irgendwann wird Ihr Kind tagsüber nicht mehr schlafen wollen; doch es braucht eine Ruhephase. Gewöhnen Sie es auf jeden Fall an eine Mittagsruhe, auch wenn es in dieser Zeit nicht schläft. Es kann Musik hören oder Bücher anschauen. Vielleicht macht Ihr Kind auch ein Mittagsschläfchen, wenn es in Ihrem Bett schlafen darf. Vermitteln Sie ihm eine Vorstellung davon, wie lange die Mittagspause dauert; sie können z. B. seine Lieblings-CD einlegen und ihm sagen, dass die Ruhezeit so lange dauert, wie die CD läuft.

Vom Gitterbett ins richtige Bett

Kann Ihr Kind aus dem Kinderbettchen herausklettern, wird es Zeit für ein richtiges Bett. Die meisten Kinder freuen sich, wenn sie ein neues Bett bekommen. Aber falls die Aussicht auf ein neues Bett Ihr Kind in Unruhe versetzt, können Sie auf vielfältige Weise Abhilfe schaffen. Lassen Sie es beim Kauf des neuen Bettes mitentscheiden. Am einfachsten ist es, das Kind anfangs nur zum Mittagsschläfchen darin schlafen zu lassen.

Einschlafen

Dreijährige erfinden raffinierte Verzögerungstaktiken, um noch aufbleiben zu dürfen. Ihre Reaktion hängt davon ab, wie viel Kraft Sie abends noch haben und wie das Einschlafritual bisher abgelaufen ist.

Wenn Sie sich den ganzen Tag um das Kind gekümmert haben, brauchen Sie abends Zeit für sich selbst. Wahrscheinlich bestehen Sie dann darauf, dass es ins Bett geht. Waren Sie aber tagsüber außer Haus berufstätig, freuen Sie sich auf Ihr Kind. Dann gehen Sie auf seine Versuche, Ihre Aufmerksamkeit zu gewinnen, vielleicht gern ein.

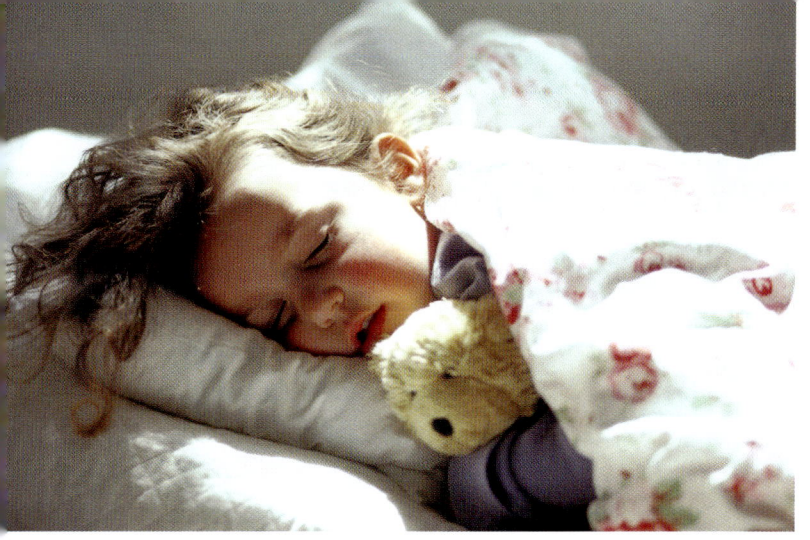

▲ **SCHLAFEN AM TAG** Ist das Kind tagsüber quengelig oder hat Wutanfälle, sollte es sich ausruhen oder ein ruhiges Spiel machen.

Weicht Ihr Kind plötzlich von einem bisher strikt befolgten Einschlafritual ab, sollten Sie liebevoll, aber bestimmt am Gewohnten festhalten. Wurde das Zubettgehen dagegen flexibel gehandhabt, belassen Sie es dabei. Machen Sie es sich gemeinsam gemütlich. Fühlt es sich in Ihrer Anwesenheit geborgen, wird es in ein paar Minuten einschlafen, und Sie können es in sein Bett tragen.

Friedliche Schlafenszeit

Ich bin davon überzeugt, dass das Zubettgehen in einer glücklichen Atmosphäre erfolgen sollte. Wenn ich tagsüber ein kleines Vergehen bestrafen musste, ließ ich es abends unbeachtet durchgehen. Ich wollte nie, dass mein Kind mit dem Klang schimpfender Worte ins Bett gehen musste.

Haben Sie mehrere Kinder, lassen Sie sie zusammen schlafen. Gesellschaft gibt Sicherheit. Wenn Bruder und Schwester gleichzeitig den Schlafanzug anziehen, weiß das Kind, dass die Schlafenszeit fair und gerecht ist, auch wenn das ältere Kind noch ein klein wenig länger aufbleiben darf. Bis die Kinder in ein Alter kommen, in dem sie ihre Privatsphäre brauchen, ist ein gemeinsames Schlafzimmer eine gute Sache.

Angst vor der Dunkelheit

Mit zunehmendem Alter entwickelt das Kind eine blühende Fantasie; aus einem Schatten wird dann sehr schnell ein Ungeheuer. Angst vor der Dunkelheit ist ganz normal. Lassen Sie ein Nachtlicht brennen. So kann Ihr Kind den Weg zur Toilette oder zu Ihrem Schlafzimmer finden. Bestehen Sie nie darauf, dass das Schlafzimmer ganz dunkel ist. Ziehen Sie die Ängste Ihres Kindes niemals ins Lächerliche; sie sind ein Zeichen dafür, dass Ihr Kind sich entwickelt. Achten Sie darauf, dass Ihr Kind abends keine furchterregenden Filme sieht. Versichern Sie ihm, dass es immer zu Ihnen kommen darf.

Privatsphäre

Sie können Ihrem Kind schon mit zwei Jahren beibringen, dass es sich in seinem Zimmer auch mal allein beschäftigen soll; mit drei Jahren versteht es Argumente. Es wird lernen, dass es Sie nicht gedankenlos stören kann, nur weil ihm gerade danach ist.

Es ist bei Weitem besser, ein Kind an die Respektierung der elterlichen Privatsphäre zu gewöhnen, als es aus dem Zimmer auszuschließen. Das sollten Sie niemals tun. Fördern Sie das Verständnis des Kindes, indem Sie ihm seine eigene Privatsphäre zugestehen. Dies ist sein Reich, dort werden seine Habseligkeiten aufbewahrt und dort kann es seine Lieblingssachen horten. Kinder sind sehr angetan von der Vorstellung einer Privatsphäre; schaffen Sie ihm sein eigenes Reich, das es sauber halten kann, auf das es stolz ist und in dem es Zuflucht finden kann.

Sie können den Sinn für Eigentum kräftigen, indem Sie Ihr Kind immer wieder darauf hinweisen, dass bestimmte Dinge ihm gehören: sein Buch, sein Spielzeug, seine Kleidung – und jedes Ding hat seinen bestimmten Platz. Auf diese Weise wird es mit seinem Eigentum vertraut und weiß, wo es seine Sachen finden kann. Etwa mit vier Jahren begreift es, dass jeder seine eigenen Dinge hat. Und es versteht auch, dass niemand es mag, wenn andere in seinen Sachen herumstöbern.

Verletzungen

Kleinkinder brüllen oft schon beim kleinsten Wehwehchen los, z. B. bei einem Kratzer, einer Abschürfung oder einem winzigen Schnitt.

Ich hatte zu Hause immer eine »Zaubersalbe« (eine Wundsalbe) griffbereit. Meine Kinder waren von der Zuwendung, den tröstenden Worten und dem Geruch der Zaubersalbe meist sofort geheilt. Manchmal musste ich mich hinsetzen, das Kind in den Arm nehmen, es an mich drücken und mitfühlende Laute von mir geben. So zeigte ich dem Kind, dass ich wusste, wie schmerzhaft seine Verletzung war bzw. wie verängstigt es war – kleine Kinder versetzt der Anblick von Blut oft in Schrecken. Tröstende Worte und die Zaubersalbe zeigten beinahe immer eine heilsame Wirkung.

Zeigen Sie immer Mitgefühl, wenn Ihr Kind weinend und mit einer Schramme zu Ihnen kommt. Tun Sie seinen Kummer nicht als Lappalie ab. Reden Sie ihm nicht zu, tapfer zu sein. Wenn ein Kuss, eine Umarmung oder ein Lieblingsgetränk den Kummer gelindert hat, wird es in wenigen Augenblicken von Ihrem Schoß herunterspringen und zu seinem Spiel zurückkehren.

Sie können Ihr Kind auch mit einem interessanten Vorschlag ablenken, z. B. ein ausgefallener Leckerbissen zum Tee, ein besonderes Spiel mit Papi, ein Picknick oder ein Ausflug zu seinem Lieblingsplätzchen.

Weinen und Trösten

Mit zunehmendem Alter entwickelt Ihr Kind eine differenziertere Denkweise und gewinnt dadurch Verständnis für die Geschehnisse in seiner Umgebung. Daher wird es auch schwieriger, die Ursache des Schreiens zu bestimmen. Allmählich versteht es nicht nur durch Ihre Handlungen, sondern auch über die Sprache, was Sie meinen. Es beginnt, seinen Verstand zu benutzen und auf Argumente einzugehen. Ihm ist klar, dass seiner Person andere Menschen gegenüberstehen und seinem Willen der Wille anderer Menschen. Auch emotional entwickelt es sich nun sehr schnell. Es kann Schuld, Scham, Eifersucht und Abneigung empfinden und aus diesen Gefühlen heraus weinen.

Ängste
In dieser Altersgruppe dominiert die Angst vor dem Dunkeln und vor Gewittern. Die Angst vor dem Dunkeln ist so verbreitet, dass man beinahe schon von einer universellen Furcht sprechen kann. Es gibt keine Erklärung und vernünftige Überlegungen helfen Ihrem Kind nicht. Es ist grausam, sich über diese Angst lustig zu machen; tun Sie dies niemals. Bringen Sie im Kinderzimmer ein hübsches Nachtlicht an – vielleicht mit einer farbigen Glühbirne. Verbreitet ist auch die Angst vor Donner und Blitz; am besten lenkt man das Kind ab, solange der Donner zu hören ist. Sie können Musik spielen, den Fernseher anschalten oder dem Kind eine Geschichte vorlesen. Sie können ihm aber auch das spezielle Spielzeug geben, das Sie für Regentage beiseitegelegt haben.

Ängste bewältigen
Ängste lassen sich am besten bannen, indem man über sie spricht. Ihr Kind soll Ihnen deshalb erzählen, was ihm Angst macht. Hören Sie ihm dabei aufmerksam zu und stellen Sie Fragen. Dann weiß es, dass Sie es ernst nehmen. Sehr oft sind Ängste nur schwer in Worte zu fassen. Helfen Sie ihm bei seinen Erklärungsversuchen, indem Sie Beispiele liefern und ihm eingestehen, dass auch Sie ähnliche Ängste haben. Schimpfen Sie Ihr Kind niemals wegen seiner Ängste. Machen Sie sich auch nicht darüber lustig. Überzeugen Sie es durch Taten, z. B. indem Sie ihm im Schwimmbad demonstrieren, dass Wasser Spaß macht und nichts Furchterregendes ist. Ihr Kind wird Ihnen vertrauen und seine Ängste allmählich abbauen. Wenn es alt genug ist, erklären Sie ihm, wie die Dinge funktionieren: beispielsweise dass ein Blitz einfach ein gigantischer Funken ist.

Hat Ihr Kind Angst davor, einen Freund zu besuchen, sprechen Sie den Ablauf Schritt für Schritt durch: »Zuerst fahre ich dich zu Michaels Haus, dann kannst du mit ihm spielen ...« Die meisten Kinder haben irrationale Ängste, zum Beispiel Angst vor Monstern. Denken Sie daran, dass diese Angst für Ihr Kind sehr ernst ist.

Trennungsangst

Auch mit drei Jahren hat das Kind noch die Angst, die Eltern zu verlieren. Früher hatte es schon Angst, wenn es die Mutter nicht mehr sehen konnte; jetzt hat es Angst, dass die Mutter nicht mehr zurückkommen und es Sie für immer verlieren wird. Auch in dieser Situation können Sie Ihrem Kind Sicherheit verschaffen, wenn Sie Ihre Abwesenheit Schritt für Schritt durchsprechen. Ein Beispiel: »Wenn Papi nach Hause kommt, machen wir uns beide fertig, um Tante Sarah zu besuchen. Dann bringen wir dich ins Bett und singen unser Lied, lesen unsere Geschichte, machen unser Spiel. Mami geht erst fort, wenn du fest schläfst. Und wenn du morgen aufwachst, ist die Mami wieder da. Und solange wir weg sind, sitzt die Oma / der Babysitter im Wohnzimmer und liest.«

Entthronung

Ihrem Kind wird ziemlich mulmig sein, wenn es an den neuen Bruder oder die neue Schwester denkt. Es fühlt instinktiv, dass es »entthront« wird. Tun Sie Ihr Möglichstes, damit es ein gutes Gefühl für das Baby entwickelt. Lassen Sie es an Ihrem Bauch fühlen, wie das Baby wächst und boxt. Zeigen Sie ihm, wo das Baby schlafen wird. Während Ihres Krankenhausaufenthalts muss das Kind liebevoll betreut werden. Bei Ihrer Heimkehr sollten Sie das Baby nicht auf dem Arm haben; halten Sie die Arme frei, um Ihr Kind an sich zu drücken. Überreichen Sie ihm ein Geschenk vom Baby. Sind Sie längere Zeit im Krankenhaus, sollte Ihr Kind Sie oft besuchen. Bei diesen Besuchen sollte das Baby in seinem Bettchen liegen bleiben, damit Sie Ihr großes Kind in den Arm nehmen können.

Übermüdung

In diesem Alter ist das Kind am späten Nachmittag häufig übermüdet. Es versucht, das Zubettgehen möglichst lange hinauszuzögern und wird dabei immer noch unzufriedener. Dann genügt schon eine geringe Frustration, und es weint untröstlich.

Bleibt Ihr Kind abends voraussichtlich lange auf, sollte es ein Mittagsschläfchen machen. Ist es übermüdet, müssen Sie unbedingt ruhig bleiben. Sprechen Sie leise mit ihm. Nehmen Sie es in den Arm, und bringen Sie es behutsam in sein Schlafzimmer. Singen oder lesen Sie ihm etwas vor, bis es zur Ruhe gefunden hat.

Wutanfälle

Kleine Kinder bekommen häufig Wutanfälle, entweder aus Frustration oder weil sie ihren Willen durchsetzen wollen.

Ältere Kinder bekommen Wutanfälle, um ihre Entschlossenheit zu demonstrieren. Zu Hause ignoriert man einen Wutanfall am besten und verlässt das Zimmer.

In der Öffentlichkeit ist es allerdings etwas schwieriger. Regen Sie sich nicht auf, schreien Sie nicht und werden Sie nicht nervös. Nehmen Sie Ihr Kind ohne Aufregung beiseite und versuchen Sie, es zu beruhigen. Sind Sie in einem Geschäft, nehmen Sie es hinaus. Im Restaurant können Sie mit ihm auf die Toilette ausweichen.

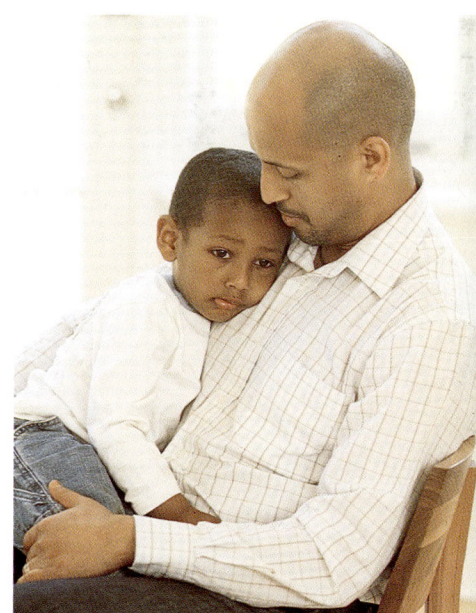

▲ VERÄNGSTIGTES KLEINKIND Nehmen Sie die Ängste Ihres Kindes ernst. Wenn es kann, soll es sie Ihnen beschreiben.

Ängste

Mit drei Jahren hat ein Kind höchst diffuse Ängste; mit vier Jahren lassen sich seine Ängste viel eindeutiger bestimmen.

Es erschrickt z. B. bei unbekannten Geräuschen und fürchtet sich vor fremdartig aussehenden oder alten Menschen, vor dem »schwarzen Mann«, der Dunkelheit, Tieren. Und es hat Angst, allein gelassen zu werden. Ein Kind in diesem Alter genießt es, im Spiel einen leichten Schauer zu verspüren – aber nur, solange die Furcht eindeutig vorgetäuscht ist.

Mit fünf Jahren hat Ihr Kind konkretere Ängste, z. B. vor körperlichen Verletzungen, vor Hunden, Geräuschen, Donner und Blitz, vor Regen und Stürmen. Und es hat Angst, dass die Mutter nicht nach Hause kommt oder nicht da ist, wenn es heimkommt.

Abneigungen gegen bestimmte Nahrungsmittel werden vermutlich oft durch unbedachte Bemerkungen von Erwachsenen verursacht. Das Gleiche gilt wohl auch für die Angst vor Tieren, Autos und Donner. Grausame Märchen und Geschichten können ein kleines Kind in Schrecken versetzen und zu ernsten Schlafstörungen führen. Aus diesem Grund sollten Sie Gutenachtgeschichten sorgfältig auswählen. Lassen Sie das Kind keine schaurigen Fernsehfilme anschauen. Setzen Sie den »schwarzen Mann« niemals als Erziehungsmittel ein.

Trost für die Größeren

Ein vierjähriges Kind brüllt ziemlich viel. Es kann jämmerlich weinen, wenn seine Wünsche nicht erfüllt werden und es nichts Interessantes zum Spielen hat. Mit fünf Jahren weint das Kind seltener; aber wenn es zornig oder müde ist oder seinen Willen nicht bekommt, reagiert es immer noch mit Getobe. Es schreit nur noch kurz und ist in der Lage, seine Schreianfälle zu kontrollieren und die Tränen zurückzuhalten. Es ist nicht nachtragend und nach dem Wutanfall gleich wieder vergnügt. Gelegentlich jammert es noch, aber viel seltener als mit vier Jahren.

Diese Phase geht jedoch vorbei und es kommen neue Wutanfälle mit lautem Zorngebrüll. Dabei schlägt das Kind auch um sich. Schließlich kann es noch einen Rückfall in launenhaftes Verhalten mit Jammern und Widersetzen geben. Doch Sie können Ihr Kind aus dem Schreien heraus oft zum Lachen bringen, wenn Sie mit ihm albern. Ihr Kind ist bei ernsthafteren Verletzungen oft erstaunlich tapfer, weint aber bei kleinen Wehwehchen.

Schlechte Träume und Albträume

Zwischen drei und fünf Jahren haben Kinder oft schlechte Träume. Manche Kinder gehen oder sprechen im Schlaf oder wachen verschreckt auf. Dies ist eine normale Entwicklungsphase. Das Kind verfügt über ein zunehmendes Verständnis der Welt, kann aber in vielen Dingen noch keinen Sinn sehen. Deshalb geht es mit ungelösten Fragen schlafen. Es reagiert auch bewusster auf seine Gefühle. Es weiß, was es bedeutet, Angst zu haben, und kennt das Gefühl, dass etwas nicht in Ordnung ist. Das alles wird nachts aufgearbeitet.

In vielen Fällen kann ein Kind seine Träume nicht erklären und hat große Schwierigkeiten, wieder in den Schlaf zu finden. Tiere verfolgen es in seinem Albtraum oder es träumt von fremden, schlechten oder hässlichen Menschen, von Feuer oder tiefem Wasser. Nur wenn Ihr Kind aufwacht, sollten Sie es trösten und in den Arm nehmen. Schläft es dagegen weiter, wecken Sie es nicht auf; bleiben Sie nur bei ihm, bis es sich beruhigt hat. Wenn es zeitweise schlafwandelt, müssen Sie Treppen durch ein Gitter versperren.

Nächtliche Schrecken Vielleicht finden Sie Ihr Kind scheinbar wach, aber erschreckt, weinend und um sich schlagend im Bett. Dabei handelt es sich um keinen Albtraum, sondern um Schockerlebnisse. Sie können nur abwarten, bis dieser Zustand vorübergeht. Sie können Ihr Kind nicht beruhigen. Aber verlassen Sie es nicht und schimpfen Sie nicht; dies würde den Zustand nur noch verschlimmern.

Kindergartenängste

Sie können viel tun, um die Ängste des Kindes zu mildern. Machen Sie es mit dem Tagesablauf und den Räumlichkeiten im Kindergarten vertraut. Vielleicht können Sie es schon mit einigen Kindern, die in der gleichen Gruppe sein werden, bekannt machen. Stellen Sie ihm die Erzieherin vor; zeigen Sie ihm die Spiele, die es im Kindergarten gibt. In den meisten Kindergärten gibt es für die angemeldeten Kinder einen »Schnuppertag«, an dem sie sich in der neuen Umgebung umschauen können. Drängen Sie Ihr Kind nicht, mitzuspielen. Es soll sich in Ihrem Beisein alles anschauen können. Wenn es genug hat, gehen Sie wieder.

Die Trennung erleichtern Der erste Kindergartentag ist für das Kind und für die Mutter schwer. Vielleicht müssen Sie den ganzen Vormittag dableiben – sofern die Erzieherin nichts dagegen hat; aber dies sollte nur am ersten Tag gewährt werden. Denken Sie daran, dass der Kindergartenbesuch für Ihr Kind einen großen Schritt bedeutet. Haben Sie Geduld. In vielen Kindergärten sind Mütter willkommen, um dem Kind Sicherheit zu geben. Wenn Ihr Kind merkt, dass Sie nicht gleich gehen werden, wird es sich bestimmt in ein Spiel vertiefen.

Vielleicht schon am ersten, bestimmt aber am zweiten Tag erklären Sie Ihrem Kind, dass Sie nun mal schnell einkaufen gehen, nachher aber zurückkommen werden. Gerät Ihr Kind in Panik, gehen Sie nicht. Spielt es zufrieden, kündigen Sie Ihren Abschied nochmals an. Nun sollten Sie allerdings konsequent sein, auch wenn das Kind weint und sich an Sie klammert. In der Regel hört das Kind nach einigen Minuten auf zu weinen und spielt mit den anderen Kindern. Gibt es beim Abschied aber über Tage hinweg Tränen, besprechen Sie mit der Erzieherin das weitere Vorgehen. Manchmal ist es hilfreich, wenn ein kleines Kind während der Eingewöhnungsphase nur am Nachmittag in den Kindergarten geht. Meistens sind nachmittags weniger Kinder da; dann hat die Erzieherin mehr Zeit für das Kind und das Kind selbst muss sich nicht mit so vielen fremden Kindern auseinandersetzen. Eine gute Erzieherin wird mit Ihnen die Eingewöhnung Ihres Kinds planen.

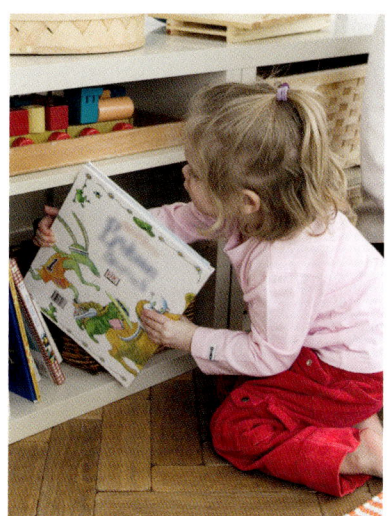

KINDERGARTENBEGINN Ist Ihr Kind in ein Spiel vertieft, bemerkt es kaum, wenn Sie gehen.

Familiäre Konflikte

Ihr Kind leidet sehr, wenn es glaubt, dass die beiden Menschen, die ihm auf der Welt am liebsten sind – Mutter und Vater –, sich nicht mehr lieben. Vor allem, wenn die Gefahr besteht, dass sie sich trennen und ein Elternteil das Kind verlässt.

Kinder sind extrem feinfühlig für die Atmosphäre, die zu Hause herrscht. Durchleben Sie in Ihrer Partnerschaft eine Krise, so gehen Sie vor dem Kind dennoch respektvoll miteinander um. Zeuge eines Streits zu werden ist eine der schädlichsten Erfahrungen für das Kind; diese Überlegung sollte den Eltern als Abschreckungsmittel dienen.

Andererseits glaube ich nicht an eine gemeinsame Linie der Eltern in jeder Frage. Ihr Kind sollte verstehen, dass es in Ordnung ist, wenn Vater und Mutter verschiedene Ansichten haben. Allerdings müssen Meinungsunterschiede ohne Schärfe ausgedrückt werden.

Kinder müssen lernen, mit Konflikten zu leben. Am besten werden sie damit in der sicheren Atmosphäre ihres Zuhauses vertraut.

Die meisten Kinder geben sich die Schuld für jeden Konflikt zwischen den Eltern. Sie werden alles Mögliche unternehmen, damit die Eltern wieder Freunde werden. Machen Sie Ihrem Kind deutlich, dass es keine Schuld hat an Ihren Konflikten mit dem Partner. Versichern Sie ihm, dass Sie es lieben.

So entwickeln sich Mädchen

Das Geschlecht ist ein wichtiger Faktor für die Entwicklung. Mädchen und Jungen haben unterschiedliche Stärken und Entwicklungsmuster. Mädchen sind im Allgemeinen

- besser als Jungen in allen sprachabhängigen Aufgaben wie Sprechen, Lesen und Schreiben;

- oft sozialer eingestellt als Jungen und eher an Menschen als an Objekten interessiert;

- flotter beim Laufen lernen;

- schneller und gleichmäßiger in ihrem Wachstum;

- als Vorschulkinder beim Springen und Hüpfen den Jungen überlegen;

- belastbarer und stressresistenter als Jungen.

Körperliche Entwicklung

Kleine Kinder sind ständig in Aktion und genau so soll es sein. Ihr Körper braucht dauernd Aktivität, um sich normal zu entwickeln. Nichts ist schlimmer für ein Klein- oder Vorschulkind, als wenn es nicht herumrennen darf oder gar mit einem Snack vor dem Fernseher geparkt wird!

Meilensteine der Beweglichkeit

Wenn Ihr Kind zu laufen beginnt, hat es noch wenig Bewegungskontrolle. Aber etwa ab dem 18. Monat nimmt seine Mobilität rasch zu. Es verbessert seinen Gang und seine Balance. Sie können dies fördern, indem Sie das Kind an Ihren täglichen Aktivitäten teilhaben lassen. Das Kleinkind beginnt, sich an Bällen und fahrbarem Spielzeug zu erfreuen, es begeistert sich für Hüpf-, Sprung- und Kletterspiele. Ermutigen Sie Ihr Kind, seine neuen Fähigkeiten einzusetzen und helfen Sie ihm, Selbstvertrauen aufzubauen – das wird seine Entwicklung fördern.

18 Monate bis 2 Jahre Ihr Kind kann nun Treppen allein hinauf- und heruntersteigen, aber es setzt noch beide Füße auf jede Stufe. Es kickt einen Ball weg, ohne umzukippen. Tanzen Sie mit ihm – das wird sein Bewegungsrepertoire erweitern.

2,5 Jahre Ihr Kleinkind kann auf Zehenspitzen stehen, hüpfen, auf Gegenstände und wieder herunter springen. Auf einem Bein kann es noch nicht stehen. Besorgen Sie ein Spielfahrzeug, auf dem es sitzen und sich mit den Füßen abstoßen kann, denn mit einem Dreirad wird es noch nicht klarkommen.

3 Jahre Ihr Kind ist jetzt schon sehr viel geschickter, geht sicher Treppen und kann von der letzten Stufe herunter springen. Für eine Sekunde kann es auf einem Bein stehen. Es kann beim Gehen die Arme schwingen und Dreirad fahren. Wahrscheinlich liebt es Hüpfspiele wie »Himmel und Hölle«.

4 Jahre Jetzt ist ihr Kind sehr aktiv und gut koordiniert. Es kann ein Getränk tragen, ohne es zu verschütten. Es rast herum, hüpft, springt, klettert und geht Treppen im Wechselschritt schnell herunter. Zeigen Sie ihm, wie man seilspringt. All seine Muskeln arbeiten gut zusammen und Seilspringen trainiert sie.

5 Jahre In diesem Alter ist die Koordination sehr gut entwickelt. Das Kind kann auf einer geraden Linie gehen, mit Wechselsprung seilspringen, sicher klettern und es liebt schnelle Fahrzeuge und Spiele. Besuchen Sie Spielplätze mit abwechslungsreicher Ausstattung und stellen Sie, wenn möglich, ein Klettergerüst im Garten auf, das vielfältige Anregungen bietet.

Entwicklungsrückstand Wenn Ihr Kind einen körperlichen Entwicklungsrückstand hat, sollte Sie dies nicht gleich beunruhigen. Es lernt in dieser Phase so viel, dass es sich durchaus mal in einem Bereich langsamer entwickeln kann als andere. Auch Krankheiten werfen Kinder zurück. Bieten Sie ihm vielfältige Anregungen, aber lassen Sie ihm sein individuelles Entwicklungstempo.

Draußen

Ihr Kindergartenkind will natürlich so viel herumrasen wie möglich; aber draußen müssen Sie vorsichtig sein. Die Kinder haben noch kein Gefühl für den Verkehr, sodass sie entweder an der Hand gehalten oder mit einem Laufgeschirr kontrolliert werden müssen. Ich halte ein Geschirr für die bessere Lösung. Damit hat das Kind etwas mehr Bewegungsfreiheit und es zerrt weniger an Ihrem Arm. Wenn Sie es eilig haben, benutzen Sie am besten einen Buggy.

So entwickeln sich Jungen

Jungen und Mädchen entwickeln sich nach unterschiedlichen Zeitplänen. Im Allgemeinen sind Jungen

■ später dran mit dem Sprechen und häufiger von Sprachstörungen betroffen;

■ stärker an Dingen als an Personen interessiert und oft weniger sozial eingestellt;

■ gewöhnlich später auf den Beinen;

■ unvorhersehbarer in ihrem Wachstum;

■ erst als Schulkinder gute Springer, Hüpfer und Werfer;

■ aggressiver, wettbewerbsorientierter und rebellischer als Mädchen;

■ stressanfälliger als Mädchen und häufiger verhaltensauffällig.

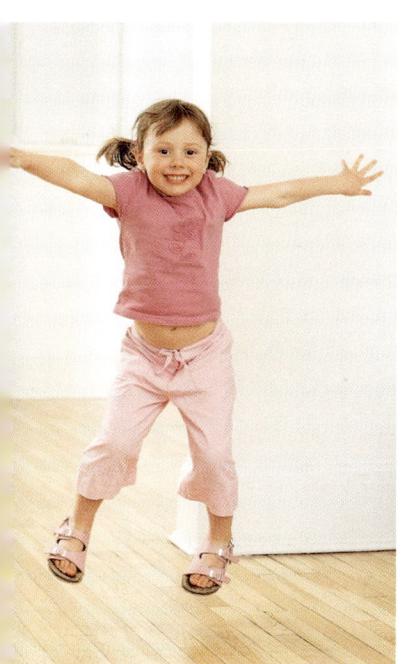
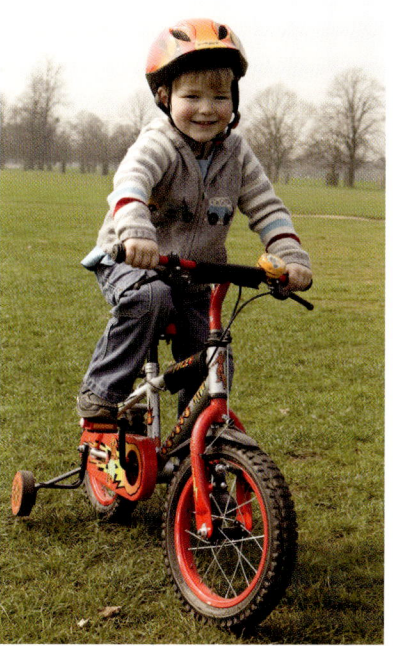

◀ **HÜPFEN UND SPRINGEN (GANZ LINKS)**
Entgegen landläufiger Erwartungen hüpfen und springen kleine Mädchen besser als gleichaltrige Jungen.

◀ **AKTIVES SPIEL (LINKS)**
Ermuntern Sie Ihr Kind zu aktivem Spiel. Aber achten Sie darauf, dass es Sicherheitsregeln versteht und beachtet, etwa beim Fahrradfahren einen Helm trägt.

Wie man Mädchen fördert

Mädchen hält man oft für zurückhaltender und weniger abenteuerlustig als Jungen. Aber es ist wichtig, sie dazu zu ermutigen, aktiv und neugierig zu sein.

■ Sorgen Sie sich nicht zu sehr, dass Ihr kleines Mädchen sich verletzen oder schmutzig machen könnte. Mit dieser Einstellung hemmen Sie Ihr Kind und es kann sein körperliches Potenzial nicht entdecken.

■ Mädchen sind von Natur aus geselliger. Regen Sie es daher zu Mannschaftsspielen oder kooperativen Spielen wie Ballspielen an.

■ Nehmen Sie sich im Umgang mit Ihrem Kind mehr Zeit für aktive, körperbetonte Spiele.

■ Mädchen sind für fantasievolle Rollenspiele stärker begabt; spornen Sie Ihre Tochter an, in diese Spiele auch körperliche Kreativität und konstruierende sowie räumliche Elemente einzubeziehen.

■ Bremsen Sie niemals den Abenteuersinn und die Neugierde Ihrer Tochter. Spornen Sie sie auch zum Klettern und Toben an.

Körperliche Aktivität

Wenn Sie Ihr Kind zu körperlicher Aktivität und Abenteuerlust ermutigen, wird es seine Grenzen ausloten wollen und sein ganzes Potential entfalten. Sind Sie aber zu vorsichtig und untersagen es Ihrem Kind, seine Fähigkeiten auszuprobieren und neue Aufgabe anzugehen, dann bremsen Sie es in der Entwicklung von Koordination und Selbstvertrauen. Ganz wichtig: Unterscheiden Sie die Ängste des Kindes von Ihren eigenen! Die Ängste des Kindes machen es umsichtig und sensibel, Ihre Ängste lähmen seine Neugier und seinen Elan.

Spielraum für Aktivitäten

Während der Kindergartenzeit hat Ihr Kind grenzenlose Energie und kann anspruchsvollere Aufgaben bewältigen, deshalb braucht es viel Bewegungsfreiheit: rennen, klettern, Rad fahren – alle diese Tätigkeiten fördern es und helfen ihm, überschüssige Energie abzubauen. Je nach Fähigkeiten und Selbstvertrauen kann Ihr Kind Roller oder Rad fahren. Wenn Sie Ihr Kind jetzt mit Sport vertraut machen, kann dies eine Grundlage für lebenslange Freude an körperlicher Aktivität sein. Lassen Sie das Kind daher möglichst viele verschiedene Sportarten ausprobieren wie Schwimmen, Tanzen oder Fußballspielen. Und sorgen Sie dafür, dass es einen Platz findet zum Rennen, Klettern oder Kicken.

Leiten Sie das Kind an Bei neuen und schwierigen Aufgaben können Sie Ihrem Kind immer helfen, indem Sie es an der Hand nehmen und es mit Ihrer Erfahrung sorgsam anleiten. So können Sie sich davon überzeugen, dass es dieser Aufgabe gewachsen ist. Fördern Sie Neugier und Abenteuerlust nicht nur beim Sport, sondern auch in Bezug auf Spiele, Musik, Malerei und Bücher. Ermuntern Sie Ihr Kind, so viel wie möglich über die Welt, die draußen auf es wartet, herauszufinden.

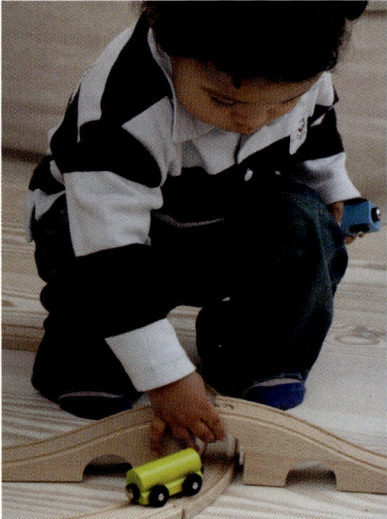

▲ **21 MONATE** Beim Bücken kippt Ihr Kind nun nicht mehr vornüber. Das Gehen wird gleichmäßiger. Es muss die Arme beim Gehen nicht mehr ausstrecken, sondern hält sie seitlich am Körper. Es kann gut rennen, hat aber Schwierigkeiten, um Ecken zu laufen. Wenn es plötzlich anhält, kippt es manchmal vornüber. Vielleicht kann es schon einen Ball kicken.

▼ **RENNEN** Mit etwa 20 Monaten kann Ihr Kind ganz gut rennen, aber manchmal bekommt es die sprichwörtlich Kurve noch nicht. Auch abrupte Stopps bringen es noch gern zu Fall. Insgesamt ist die Bewegungskontrolle noch nicht sicher.

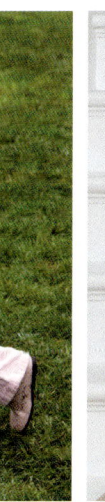

▼ **TREPPENSTEIGEN** Mit zwei Jahren kann Ihr Kind selbständig Treppen steigen, aber es muss noch beide Füße auf die Stufe setzen, ehe es sich die nächste vornimmt.

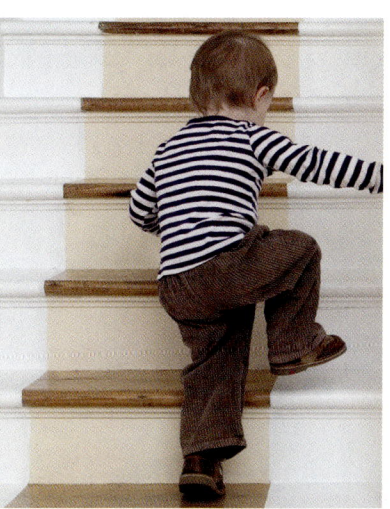

Wie man Jungen fördert

Bei Jungen geht man davon aus, dass sie wild und abenteuerlich spielen. Sie werden dazu auch ermutigt. Doch sind keineswegs alle Jungen draufgängerisch und aktiv. Manche haben eine offensichtliche Vorliebe für wilde Spiele, während andere das ruhige, kontemplative Spiel bevorzugen.

■ Spiele auf großen, weichen Kissen und Schaumstoffmatratzen sind ein toller Spaß und fördern Gleichgewichtssinn und Koordination.

■ Von Jungen erwartet man ein gutes räumliches Vorstellungsvermögen. Sie sollen z. B. wissen, wie man Gegenstände zusammenfügt. Fördern Sie diese Fähigkeit durch Konstruktionskästen.

■ Bieten Sie Ihrem kleinen Jungen viele Gelegenheiten, kreativ zu sein; Klopapierrollen, alte Eierschachteln, Joghurtbecher usw. können sich in seiner Fantasie in die tollsten Dinge verwandeln.

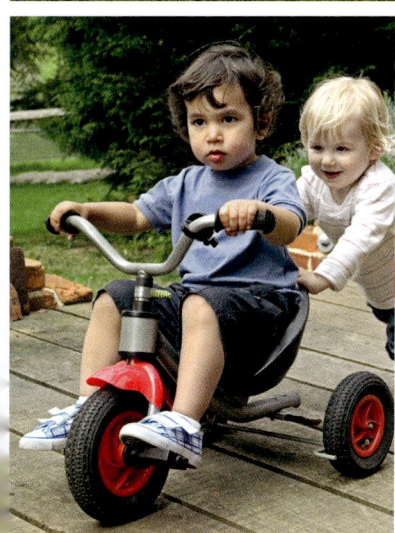

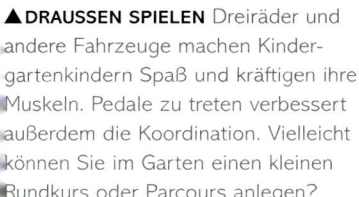

▲ **DRAUSSEN SPIELEN** Dreiräder und andere Fahrzeuge machen Kindergartenkindern Spaß und kräftigen ihre Muskeln. Pedale zu treten verbessert außerdem die Koordination. Vielleicht können Sie im Garten einen kleinen Rundkurs oder Parcours anlegen?

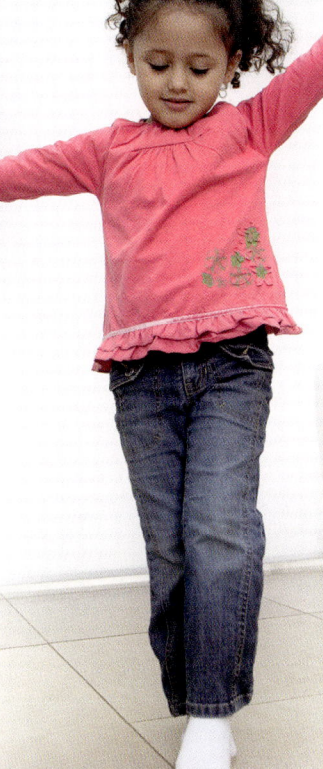

◀ **BALANCE** Mit vier oder fünf Jahren kann Ihr Kind seine Bewegungen sehr gut koordinieren. Zeigen Sie ihm Spiele, die das Gleichgewicht trainieren, und lassen Sie es tanzen, Rollschuh laufen oder reiten.

Selbstständigkeit fördern

Ihr Kind erwirbt in dieser Phase so viele neue Fertigkeiten; doch Sie dürfen es mit Ihren Erwartungen nicht überfordern.

Alle Kinder machen Fortschritte in ihrem eigenen Tempo, das davon abhängig ist, wie schnell sich Gehirn und Nerven entwickeln. Ihr Kind will Ihnen Freude machen und versucht vielleicht Dinge, die noch zu kompliziert sind. Misserfolg ist entmutigend, weil es das Gefühl hat, dass Sie enttäuscht sind. Besser ist es, ihm all die Hilfe zu geben, die es braucht, und ihm zu zeigen, wie sehr Sie sich über das freuen, was es kann, ohne ihm zu hoch gesteckte Ziele zu setzen.

Der Gebrauch der Hände

In der allgemeinen Entwicklung markiert das Kleinkindalter eine dramatische Veränderung auf dem Weg vom Baby zur Kindheit. Insbesondere bei der Geschicklichkeit der Hände werden Sie diesen Fortschritt mit 18 Monaten deutlich feststellen. Während der folgenden 18 Monate wird Ihr Baby unabhängiger; es lernt, sich selber anzuziehen und immer exaktere Bewegungen auszuführen. Seine kreativen Fähigkeiten entwickeln sich ebenfalls.

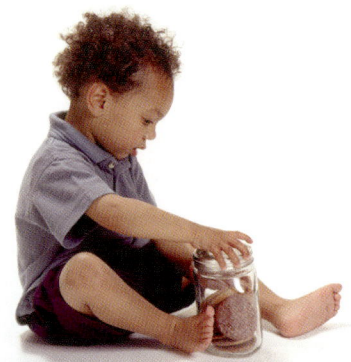

◀ **MEILENSTEINE** Vielleicht hat Ihr Kind gerade gelernt, einen Reißverschluss zuzuziehen. Mit zwei Jahren versucht es »schraubende« Bewegungen an Marmeladengläsern. Es kann einen Turm aus vier Bauklötzen errichten.

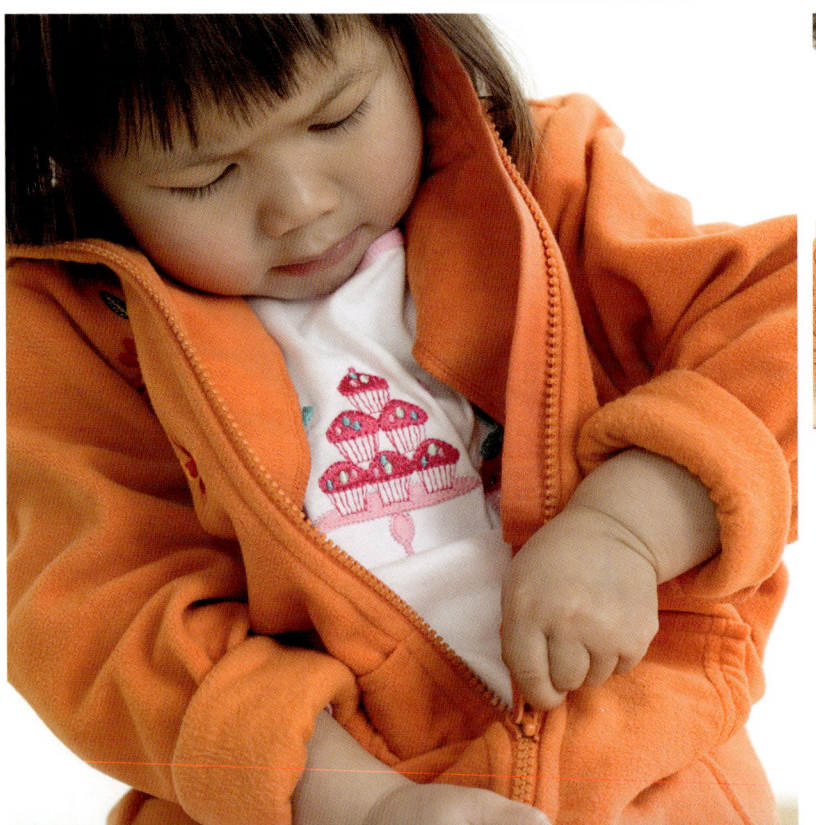

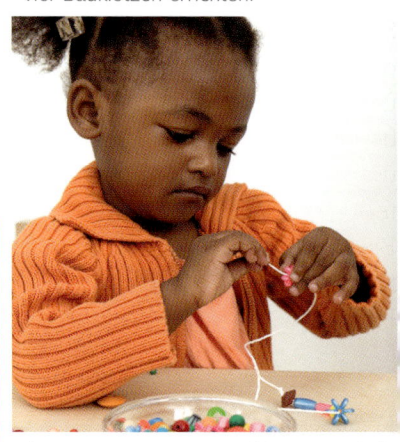

▲ **EXAKTE BEWEGUNGEN** Mit zweieinhalb Jahren kann Ihr Kind Perlen oder Spulen auf eine Schnur auffädeln.

◀ **ANZIEHEN** Mit zweieinhalb fällt das An- und Ausziehen leichter; Ihr Kind wird es gern selber machen.

Wie Sie seine Fertigkeiten fördern können

Alle alltäglichen Aufgaben kann Ihr Kind nun selbst bewältigen. Geben Sie ihm daher jede Gelegenheit, etwas ohne Hilfe fertigzubringen. An komplizierten Spielsachen, insbesondere Konstruktions- oder Bastelarbeiten kann es seine Fertigkeiten üben und entwickeln.

Anziehen Mit zwei Jahren kann sich Ihr Kind teilweise schon selbst anziehen; Strümpfe, Schuhe und Handschuhe sind aber noch zu kniffelig. Lassen Sie das Kind selbst bestimmen, was es anziehen will. Geben Sie ihm die Möglichkeit, das Anziehen zu üben. Kleidung mit Druckknöpfen oder großen Knöpfen und großen Knopflöchern spornen es an, seine Fingerfertigkeit zu üben. Bald wird es auch seine Unterwäsche und T-Shirts allein an- und ausziehen können. Sobald es auch mit kleinen Knöpfen zurechtkommt, kann es sich ganz an- und ausziehen. Mit vier Jahren kann ein Kind meist Hände und Gesicht allein waschen. Ermuntern Sie es dazu. Auch wenn es die Zähne ebenfalls selbständig putzen will: hier müssen Sie noch nacharbeiten, damit die Zähne wirklich gut gereinigt sind.

Die Handgeschicklichkeit verbessern

Sobald Ihr Kind mit zwei Händen einen Türknauf drehen und ein locker aufgeschraubtes Marmeladenglas öffnen kann, geben Sie ihm Spielsachen, die man zusammenstecken oder -schrauben muss. Auch das Waschen und Abtrocknen der Hände ist ein beliebter Zeitvertreib und fördert die Beweglichkeit der Hände. Ihr Zweijähriges sollte viele bunte Bilderbücher zur Verfügung haben, da es nun die Seiten einzeln umblättern kann. Ihr Kind kann einen Turm aus vier Bauklötzen errichten. Mit etwas Ansporn schafft es auch kompliziertere Konstruktionen. Bausteine, die man ineinanderstecken und zusammendrücken muss, trainieren die feinen Handbewegungen. Das Auffädeln von großen Perlen auf eine Kette oder das Zusammensetzen von Puzzleteilen fördern die manuellen Fertigkeiten.

Künstlerische Tätigkeiten In diesem Alter malen Kinder mit Begeisterung. Stellen Sie Ihrem Kind Zeichenmaterial, auch verschiedene Stifte und Wachsmalblöcke, zur Verfügung. Zeigen Sie ihm die Wirkung all der verschiedenen Farben. Es wird auch gern Wasser- oder Fingerfarben benutzen, insbesondere wenn es damit auch experimentieren und mit den Fingern malen darf. Benennen Sie die Farben der Stifte und deuten Sie dann auf Gebrauchsgegenstände in denselben Farben. Mit zweieinhalb Jahren kann man auf seinen Zeichnungen schon einiges erkennen; bald wird es auch Menschen und Häuser malen.

Den Körper erforschen

Gegen Ende des ersten Lebensjahres werden sich Babys normalerweise ihres Körpers bewusst und erforschen ihn ohne offensichtliche Lust, einfach aus Neugierde.

Als Kleinkind verschafft die Manipulation am eigenen Körper eine gewisse lustvolle Empfindung. Später spielen Kinder beiderlei Geschlechts an ihren Genitalien; das ist völlig normal.

Es gibt keinen Grund, ein Kind davon abzuhalten oder dieses Tun zu missbilligen. Das Kind empfindet sonst Schuldgefühle. Wenn Ihr Kind in der Öffentlichkeit masturbiert, versuchen Sie es abzulenken statt es zu schimpfen.

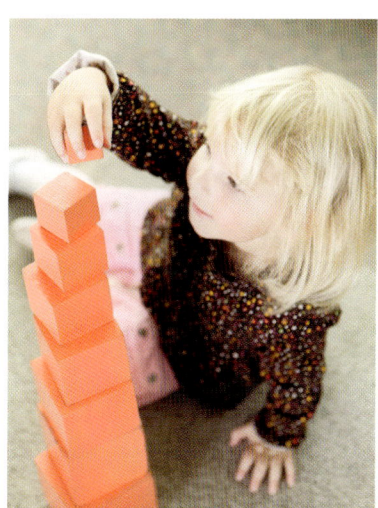

▲ **BAUKLÖTZE** Bausteine sind bei allen Kindern beliebt. Sie sind ideal, um die Handbewegungen zu trainieren.

Hilfe im Haushalt

Ihr Vorschulkind hilft vermutlich gern im Haushalt und möchte alles nachmachen, was Sie tun.

- Zeigen Sie Ihrem Kind, wie man Gemüse und Salat putzt und für das Essen vorbereitet.
- Lassen Sie es den Tisch decken und dabei alles an seinen Platz legen.
- Ermuntern Sie das Kind, seine Sachen sauber zu halten und nach getaner Arbeit aufzuräumen.
- Lassen Sie es saubere Wäsche sortieren und Socken zusammenlegen.

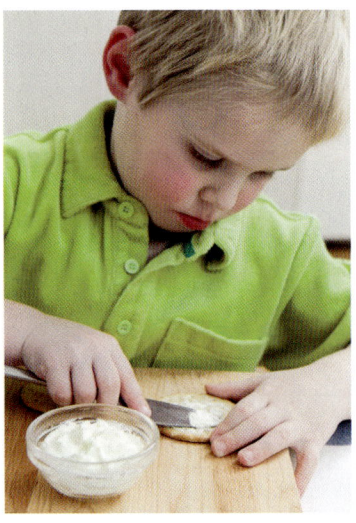

▲ **HELFEN LASSEN** Stärken Sie das Selbstbewusstsein und die Unabhängigkeit Ihres Kindes, indem Sie es einfache Aufgaben erledigen lassen. Zeigen Sie ihm z. B., wie es sich selbst ein Brot schmieren kann.

Zerlegen Viele Kinder ab einem Alter von vier oder fünf Jahren zerlegen sehr gern Apparaturen in ihre Einzelteile; werfen Sie deshalb kaputte Wecker, Fotoapparate oder Abspielgeräte nicht weg, sondern geben Sie sie Ihrem Kind.

Puzzles Kaufen Sie möglichst Puzzles mit klar zu identifizierenden Motiven. Ihr Kind hat es leichter, wenn es auf einem Puzzleteil einen Arm, ein Bein oder einen Baum erkennen kann statt einer abstrakten Form. Holzpuzzles sind leichter zu greifen und verbiegen sich nicht so leicht wie die Pappformen.

Bei manchen Puzzles müssen Sie Ihrem Kleinkind genau zeigen, wie die Teile zusammenzufügen sind. Erklären Sie ihm dabei genau, warum bestimmte Teile zusammen gehören: »Schau, dieses Teil hat zwei Höcker, die wie Augenbrauen aussehen, und dieses Teil gehört zum Kopf und muss daher immer oben am Körper sitzen.« Wenn Sie dies getan und Ihrem Kind ein paar Mal geholfen haben, wird es das Puzzle bald allein zusammensetzen. Wenn Sie mehrere Puzzles haben, markieren Sie am besten die Rückseiten aller Teile mit unterschiedlichen Farbstiften.

Sie können auch selbst Puzzles basteln, indem Sie ein Lieblingsbild Ihres Kindes auf Karton aufziehen, mit Klarsichtfolie bekleben und in Teile zerschneiden.

Zeichnen und Malen Zweijährige und ältere Kinder malen gern. Geben Sie Ihrem daher Kind viele unterschiedliche Materialien dazu an die Hand: Papiere, Pappe, verschiedene Stifte und Wasserfarben. Zeigen Sie ihm, wie man mit den Farben umgeht – vor allem Fingerfarben und die Erlaubnis zum Schmieren begeistern Kinder. Benennen Sie die Farben und suchen Sie mit dem Kind die entsprechenden Farbtöne an den Gegenständen in der Umgebung.

Im Alter von zweieinhalb Jahren werden auf den Bildern allmählich Gegenstände erkennbar; mit vier oder fünf Jahren zeichnen Kinder Menschen und vertraute Objekte.

Frottagebilder Ihr Vorschulkind probiert gern, die Struktur von Gegenständen durch Papier zu pausen. Das funktioniert mit Blättern, Münzen und vielen anderen flachen Gegenständen. Legen Sie weißes Papier auf den Gegenstand und zeigen Sie Ihrem Kind, wie es mit Farbe und einer alten Zahnbürste oder mit Wachsmalkreiden diese Objekte auf dem Papier zum Vorschein bringen kann.

Berühmte Maler wie z. B. Max Ernst haben diese Frottagetechnik gerne eingesetzt.

▼**BASTELN** Das Schneiden mit der Schere bedeutet einen riesigen Sprung. Lassen Sie Ihr Kind einfache Formen ausschneiden. Die Scheren sollten stumpfe Kanten und Spitzen haben.

▼**HILFE IN DER KÜCHE** Ihr Kind hilft gern beim Kochen. Lassen Sie es Zutaten abmessen, Teig ausstechen und den Tisch dekorieren.

Zeichnen

Die sich entwickelnde Handgeschicklichkeit zeigt sich deutlich beim Malen eines Kreises.

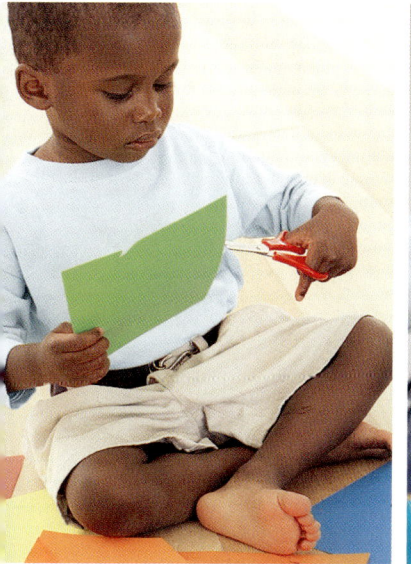

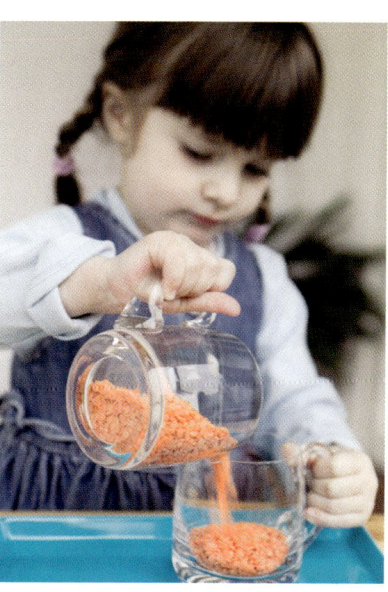

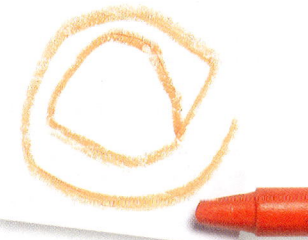

▲ **2 ½ JAHRE** Bei den ersten Versuchen, einen Kreis zu zeichnen, entsteht eine fortlaufende runde Spirale.

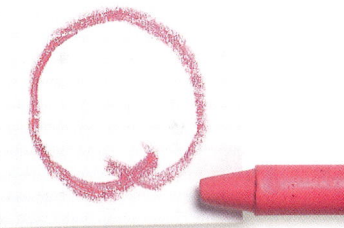

▲ **3 JAHRE** Der Kreis ist noch nicht vollständig geschlossen oder die Enden überlappen sich.

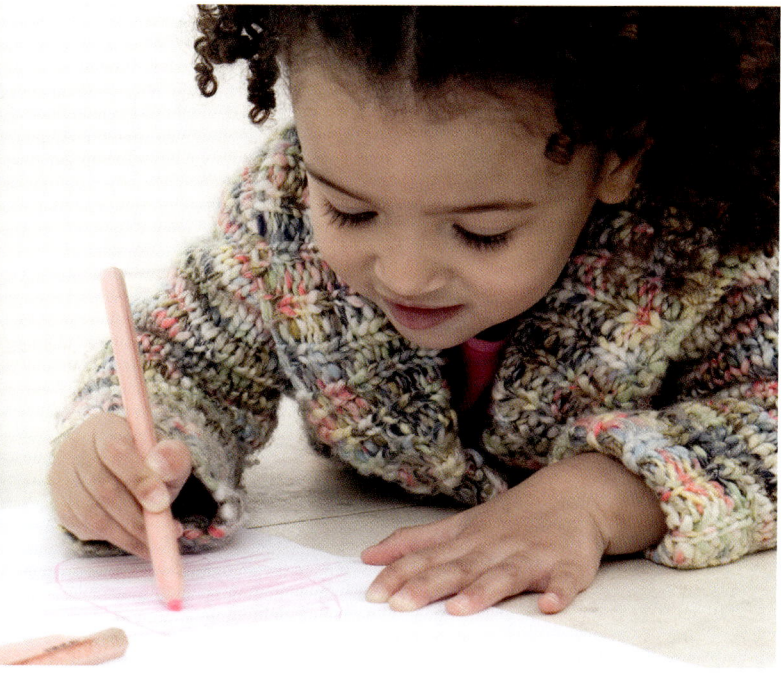

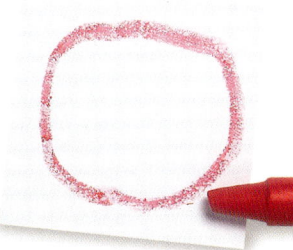

▲ **3 ½ JAHRE** Ihr Kind kann jetzt eine geschlossene Figur zeichnen, z. B. einen Kreis oder eine ovale Form.

▲ **ZEICHNEN** Mit drei Jahren kann Ihr Kind beim Zeichnen zwei im rechten Winkel gezeichnete gerade Linien kopieren. Mit vier Jahren fügt es in Zeichnungen Details ein. Malen Sie z. B. einen unvollständigen Menschen und bitten Sie es, das Bild zu ergänzen.

Vorstellungskraft

Die meisten Kinder über 15 Monate beginnen eine lebhafte Einbildungskraft zu entwickeln. Allgemein gilt: je höher die Intelligenz, umso größer die Vorstellungskraft.

Zwischen 15 und 18 Monaten zeigt sich die Fantasie erstmals beim Spiel mit Puppen. Mit drei Jahren hat Ihr Kind imaginäre Spielgefährten. Es erzählt prahlerische Geschichten und spielt mit Freunden höchst fantasievolle Spiele. Seine Vorstellungskraft kann zur Ausbildung von Ängsten führen: z.B. vor Dunkelheit, vor Geräuschen oder vor Tieren.

Die geistige Entwicklung

Im Kleinkindalter beginnt Ihr Kind, ein unabhängiger Mensch zu werden. Seine Sprache entwickelt sich in dieser Phase sprunghaft. Es wird in der Lage sein, seine Wünsche auszudrücken und Anweisungen auszuführen – wenn es will. Es hat eine unersättliche Neugierde und will über alles in der Welt Bescheid wissen. Es ist in der Lage, immer komplexere Vorstellungen nachzuvollziehen. Begierig will es alles Erlernte auch in die Tat umsetzen.

18 Monate Ihr Kind kann nach Speisen, Getränken und Spielsachen fragen. Es sagt Ihnen wahrscheinlich, wann es aufs Töpfchen gehen muss, kann aber Urin oder Stuhl noch nicht anhalten. Daher gibt es öfter ein Malheur.

Es führt verschiedene einfache Aufträge aus und versteht allmählich auch kompliziertere Anweisungen, z.B. die Aufforderung »Bitte hole deine Haarbürste aus dem Bad«. Es zupft die Eltern am Ärmel oder versucht durch andere Gesten, deren Aufmerksamkeit zu erlangen.

2 Jahre Sein Vokabular wächst rapide. Es kann vertraute Dinge beschreiben und identifizieren. Es reagiert auf kompliziertere Aufforderungen und findet ein Spielzeug wieder, mit dem es zuvor gespielt hat. Es redet ohne Unterlass und stellt immer wieder Fragen.

Bald weiß es auch, wer es ist, und kann seinen Namen sagen. Es versucht aus Bauklötzen Häuser und Burgen zu bauen. Auf Aufforderung wiederholt es neue Worte. Es beginnt, seinen Willen gegen Sie durchzusetzen, und ist ziemlich negativ eingestellt – es sagt oft »Nein« und fügt sich nicht immer Ihren Wünschen. Es kennt den Unterschied zwischen eins und mehreren, hat aber kaum eine Vorstellung von der Größenordnung der Zahlen. Daher ist alles, was mehr als eins ist, »viel«.

2½–3 Jahre Ihr Kind beginnt zu groben Begriffen Details hinzuzufügen, z.B. bei Beschreibungen von Tieren. Es kann horizontale und vertikale Linien zeichnen. Es kann ein oder zwei Kinderreime aufsagen und sie in seinem Buch wiederfinden. Es kennt einige Farben. Es fragt »Warum?« und sagt »Ich will nicht« und »Kann ich nicht«. Vielleicht versucht es einen vorgezeichneten Kreis nachzumalen (s. S. 189), kann ihn aber wahrscheinlich noch nicht perfekt ausführen. Ihr Kind hilft nun gern im Haushalt. Es bekommt allmählich eine Vorstellung von den Zahlen und kann bis drei zählen. Ein Junge stellt fest, dass sein Geschlechtsorgan im Vergleich zu kleinen Mädchen hervorsteht.

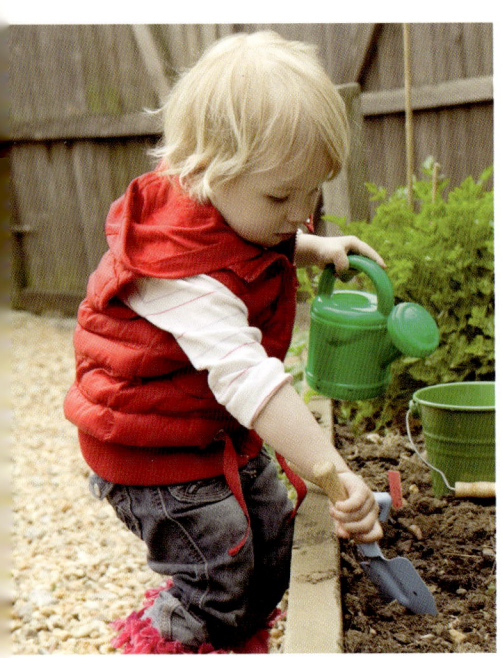

▲ **PFLICHTEN** Ihr Kleinkind hilft Ihnen gern im Garten, besonders mit einer eigenen Gießkanne.

Ihr Kind versteht Präpositionen wie »in«, »auf«, »unter«, »hinter«, »nach«. Mit ungefähr drei Jahren ist es in der Lage, komplexere Sätze zu bilden. Sein Vokabular umfasst 200–300 Worte. Dies führt in Verbindung mit seiner Neugierde dazu, dass es unablässig Fragen stellt.

Nachdenken

Als Kleinkind hat Ihr Kind seine Neugierde gestillt und dabei eine Menge neuer Informationen aufgenommen. Es hat dabei aber kaum eine Beziehung zu anderen Dingen in seinem Leben hergestellt. Im dritten Lebensjahr beginnt es jedoch über seine Erfahrungen nachzudenken und aus ihnen zu lernen. Information wird gesichtet und mit anderen Erfahrungen verglichen. Das Kind erkennt, ob diese Erfahrungen zusammenpassen oder ob sie sich stark unterscheiden. Entsprechend werden sie in gleiche oder verschiedene »Schubladen« abgelegt. Ihr Kind lernt nachzudenken und zuüberlegen.

Es beginnt vorauszuplanen und wird kreativer und fantasievoller. Allmählich werden alle Informationen, die es bisher aufgenommen hat, verfügbar und können auf eine gegebene Situation angewandt werden. Diese neue Fähigkeit zu denken und sich etwas vorzustellen verändert die Wahrnehmung der Welt.

Viele vertraute Dinge in Haus und Garten werden uninteressant. Das Kind braucht einen weiteren Horizont; es muss erforschen und die Grenzen seiner Erfahrungen und seines Wissens immer weiter stecken. Ihr Kind interessiert sich sehr dafür, wie die Dinge funktionieren. Es ist gierig nach Informationen und fragt andauernd »Warum?«.

Ein riesiger Schritt bedeutet die Entdeckung, dass Zeit nicht nur Gegenwart bedeutet: es gibt heute, gestern und morgen. In die Zukunft planen ist einer der entscheidenden Aspekte unseres Intellekts.

Vorstellungen bilden

Diese Fähigkeit bedeutet für das Kind einen gewaltigen Fortschritt. Offensichtlich wird sie, wenn das Kind zwischen 18 Monaten und zwei Jahren beginnt, spielerisch Gegenstände zu sortieren: Es trennt vielleicht seine Bauklötze vom anderen Spielzeug. Allmählich lernt es auch Gruppen zu bilden: Es weiß zum Beispiel, dass ein Ball und ein Apfel eine ähnliche Form haben und rollen; dass Tiere, die bellen und vier Beine haben, Hunde sind.

Einige Zeit vor seinem dritten Geburtstag beginnt Ihr Kleinkind, diesen Vorstellungen Namen zu geben – rund, Hund. Es wird diese Namen in allen Fällen verwenden, wo sie passend scheinen – ob der infrage stehende Hund ein Haustier ist, ein Hund, den es im Fernsehen oder im Bilderbuch sieht, oder ein Spielzeughund. Mit drei Jahren zeigen seine Beschreibungen, dass es auch die Unterschiede der Dinge verstanden hat: »unser Hund«, »Stoffhund«.

Farben

Ihr Kind gewinnt eine Vorstellung von den Farben, wenn Sie immer die Farbe dessen, was Sie gerade benutzen oder holen, benennen.

- Haushaltsgegenstände: »Ich suche die grüne Packung.« »Wo ist die rote Dose hingeraten?«

- Die Kleidung Ihres Kindes: »Das ist ein hübsches rosa Kleid.« »Was für ein netter roter Jogginganzug.«

- Blumen, Tiere und vor allem Vögel: »Hast du die rote Brust vom Rotkehlchen gesehen?«

- Zeigen Sie Ihrem Kind, wie Farben gemacht werden: »Schau, wenn wir ein bisschen Rot mit diesem Weiß mischen, bekommen wir Rosa; Gelb gemischt mit Blau ergibt Grün.«

- Bringen Sie Ihrem Kind die Regenbogenfarben bei.

Begabung

Viele Eltern halten ihr Kind für besonders begabt, weil es auf ein oder zwei Gebieten seinen Altersgenossen voraus ist.

Wirklich hochbegabte Kinder sind jedoch in den meisten Leistungsbereichen voraus und erwerben Fertigkeiten insgesamt schneller. Sie lieben alle Formen des Gehirntrainings; vieles finden sie sogar sehr einfach. Ein höherbegabtes Kind lernt gleichbleibend schnell und ist in der Lage, das Gelernte breit und flexibel anzuwenden. Trifft dies auf Ihr Kind zu, müssen Sie ihm viele Anregungen, neue Spiele, neue Spielideen und ausreichend Gelegenheit zu kreativem Schaffen bieten. Denn wenn es durch sein Spiel nicht gefordert wird, ist es leicht gelangweilt und frustriert.

Geistige Entwicklung der Drei- bis Vierjährigen

Die Entwicklung Ihres Kindes zu einem selbstständigen und vernünftigen Individuum erblüht während der Kindergartenjahre. Es spricht flüssiger und beginnt, Sprache und geschriebenes Wort in Verbindung zu bringen. Sein Spiel wird viel fantasievoller, sodass es sich auch länger allein beschäftigen kann.

Dreijährige Ein Dreijähriges will bei einfachen Tätigkeiten im Haushalt helfen, wie Staubwischen oder Tischdecken. Dank seines sich ständig verbessernden Verständnisses von Formen und Folgen kann es schwierigere Puzzles legen oder ein Muster abzeichnen. Seine Rollenspiele werden lebhafter, wenn es Menschen und Dinge erfindet und sie in komplexere Situationen bringt; aus diesem Grunde mögen Mädchen Puppenhäuser und Jungen bauen Lager. Das Kind spielt gern längere Zeit auf dem Boden, allein oder mit Geschwistern. Und es versteht allmählich, dass manche angenehmen Dinge aufgeschoben werden müssen, z. B. der Besuch bei einem lieben Verwandten oder ein Eis kaufen.

Mit vier Jahren ist es unabhängiger und selbstbezogener. Es verfügt über die Begriffe Vergangenheit, Gegenwart und Zukunft. Es versteht Spiele mit komplizierteren Regeln. Sein Sinn für Humor ist weiter entwickelt; es erzählt einfache Witze

Fünfjährige Ein fünfjähriges Kind ist sensibler und kontrollierter, es kann komplizierte Spielregeln anwenden. Es kann die Uhrzeit schätzen, was ihm beim Tagesablauf hilft. Der Sinn für Humor entwickelt sich weiter, das Kind spielt komische Situationen nach.

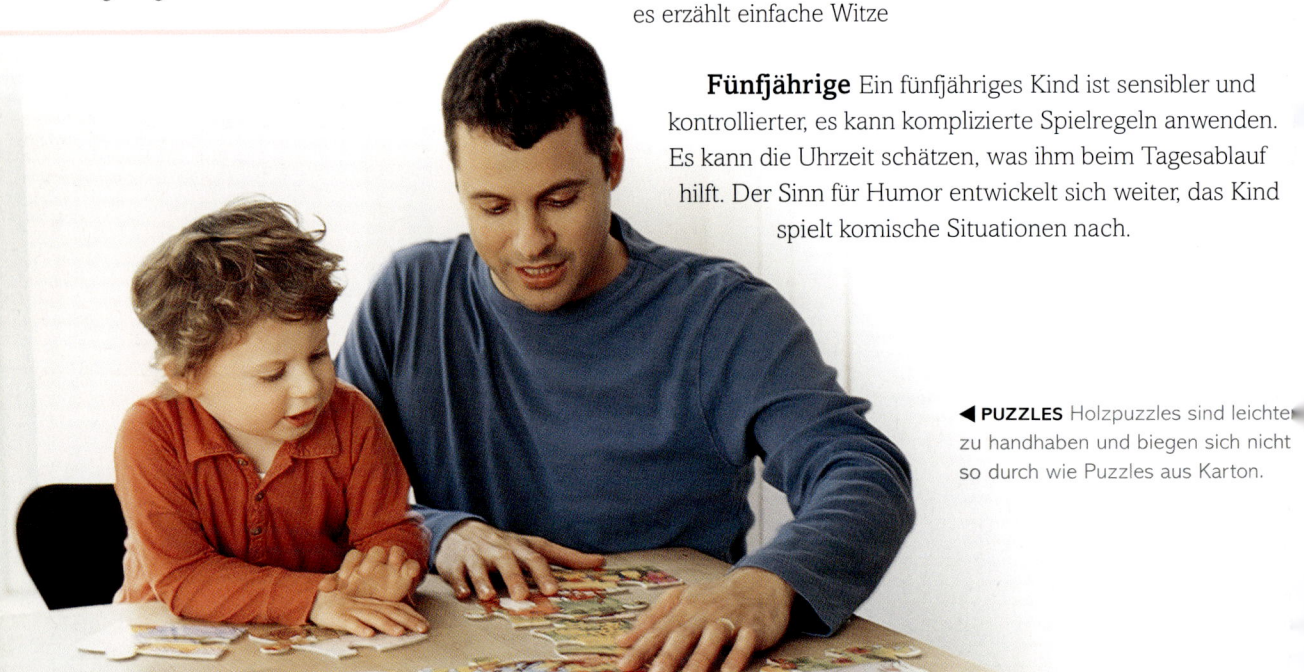

◀ **PUZZLES** Holzpuzzles sind leichter zu handhaben und biegen sich nicht so durch wie Puzzles aus Karton.

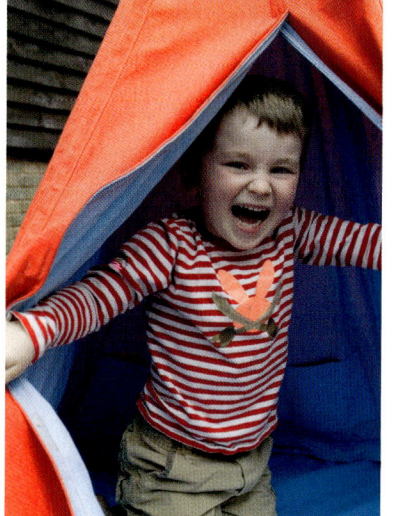

▶ **FANTASIESPIELE** Ihr Kind erschafft nun seine eigene Welt. Stellen Sie ein Zelt im Garten auf oder hängen Sie ein Tuch über zwei Stühle, und schon ist es ein »Lager«.

Wahrnehmung

Der Wahrnehmungsstil – die Art und Weise, wie ein Kind eine Situation aufnimmt – hängt von der Fähigkeit ab, das Hintergrundgeschehen auszublenden. Gelingt dies gut, spricht man von »Umfeldunabhängigkeit«, wenn nicht, nennt man dies »Umfeldabhängigkeit«.

Messungen über die Abhängigkeit vom Umfeld zeigen einen Unterschied zwischen Mädchen und Jungen. Jungen sind gewöhnlich umfeldunabhängiger. Sie nehmen daher eine Form aus einem komplizierteren Hintergrund leichter wahr als Mädchen. Der Grund könnte sein, dass die räumliche Vorstellungskraft bei Jungen besser ist, und das schon in einem früheren Alter.

Wenn das Kind in seiner Wahrnehmung umfeldunabhängig ist, ist es fähig, sich auf Gegenstände zu konzentrieren. Umfeldabhängige Kinder dagegen konzentrieren sich stärker auf Menschen. Vielleicht sind deshalb weibliche Babys (die umfeldabhängiger sind) von Anfang an geselliger als Jungen.

Die Wahrnehmung testen

Sie können die Umfeldabhängigkeit Ihres Kindes selbst einschätzen: Überprüfen Sie, ob es in der Lage ist, aus einer komplizierten Zeichnung eine geometrische Form herauszufinden. Zeigen Sie Ihrem Kind eine einfache Form, z. B. einen Kreis, ein Rechteck oder Dreieck. Bitten Sie es dann, eine exakt gleiche Figur in einer komplexeren Zeichnung zu finden. Um die Figur herauszufinden, muss Ihr Kind den detailreichen Hintergrund ignorieren (das Umfeld) und sich nur auf die Formen konzentrieren.

Insgesamt werden Kinder mit zunehmendem Alter immer umfeldunabhängiger. Mit der Zeit werden Sie kompliziertere Formen – z. B. ein versticktes Tier – in immer komplexere Hintergründe einfügen können. Wenn Ihr Kind umfeldabhängig ist, braucht es stärkere äußere Anhaltspunkte und damit Ihr Feedback und Ihren Ansporn. Ein umfeldunabhängiges Kind ist wegen seiner besseren Fähigkeit, Teile aus dem Ganzen herauszufiltern, bei bestimmten kognitiven Aufgaben besser, die ein gutes räumliches Gespür erfordern, z. B. Schachspielen. Sie dürfen die Bedeutung solcher Eigenschaften aber nicht überbewerten.

Lernschwächen

Jedes Kind hat sein eigenes Lerntempo; scheinbare Probleme, zum Beispiel eine Verzögerung beim Lesenlernen, können daher einfach eine normale Abweichung sein. Sie müssen nicht Ausdruck einer Lernschwäche sein. Es gibt aber andere Anzeichen, die eine Lernschwäche anzeigen können; diese sollten Sie kennen.

■ Lernschwächen treten selten alleine auf. Sie sind gewöhnlich Teil mehrerer Auffälligkeiten, zu denen zum Beispiel eine schlechte Koordination, ein schlechtes Gedächtnis, Probleme beim Malen sowie die Unfähigkeit, verschieden geformte Blöcke in entsprechende Löcher zu stecken, gehören.

■ Häufige Charakteristika, die mit Lernschwierigkeiten einhergehen, sind kurze Aufmerksamkeitsspanne, ziellose Überaktivität, schlechte Konzentration, Impulsivität, Aggressivität und Ungeschicklichkeit. In diesem Fall sollte man Sehvermögen und Gehör testen.

■ Legasthenie ist eine Lernschwäche, die früh erkannt werden sollte. Diese Leseschwäche ist Teil eines breiteren Spektrums an Lernschwierigkeiten, zu denen auch das Buchstabieren und Schreiben gehören. Zu den frühen Anzeichen gehören offensichtliche Hörprobleme und Ungeschicklichkeit. Eine genaue Diagnose ist wichtig, um das Kind optimal zu fördern (s. S. 253).

Eine anregende Umgebung

Sie können die Entwicklung Ihres Kindes fördern, wenn Sie ihm eine anregende Umgebung schaffen.

Schon die Art, wie Sie die Spielsachen Ihres Kindes aufbewahren, kann mitbestimmen, ob es damit spielt oder nicht. Wenn Spielsachen völlig durcheinander in einer Spielkiste liegen, bieten Sie dem Kind keinen Anreiz. Ordentlich in Gruppen ausgelegte Spielsachen dagegen regen zum Spiel und kreativen Gestalten an. Empfehlenswert sind auch bestimmte Spielbereiche, z. B. ein Sandkasten, ein Maltisch und ein Ort für Wasserspiele.

Spielend lernen

Das Spiel fördert das Lernen in vielfältiger Weise. Es verbessert die manuelle Geschicklichkeit – beim Spiel mit Bauklötzen oder Steckpuzzles lernt Ihr Kind seine Hände als Werkzeug zu benutzen. Sehr förderlich ist auch das Kneten. Das Spiel mit anderen Kindern zeigt ihm, wie wichtig es ist, mit anderen auszukommen. Es entdeckt die Bedeutung von Freundschaft und lernt, freundlich zu sein.

Soziale Spiele entwickeln das Sprachvermögen; denn je fantasievoller das Spiel ist, umso komplexer sind die Ideen, die in Wörter umgesetzt werden müssen. Das Spiel nützt der körperlichen Entwicklung; Schaukeln, Klettern, Wippen, Rennen und Springen perfektionieren die Muskelkoordination und die körperlichen Fähigkeiten. Das Spiel verbessert auch beträchtlich das Gehör und das Sehvermögen.

Spielsachen und Spiele

Ein älteres Kind spielt ausdauernder mit Spielsachen, die es selbstständig verwenden kann, insbesondere wenn sie die Welt der Erwachsenen imitieren. Puppen, kleine Häuser und Autos z. B. ermöglichen ihm, Szenen aus dem realen Leben nachzustellen. Später wird es neue Fertigkeiten erwerben und liebt Spiele, die diese neuen Fähigkeiten testen – bauen und umwerfen oder konstruieren und auseinandernehmen. Haushaltsgegenstände wie Plastikbehälter und Schachteln regen die Kreativität und Fantasie an. Zeichnen, Malen, Formen mit Ton oder Plastillin sowie Puzzles legen fördern die Kreativität. Lange bevor es richtig schreiben oder rechnen kann, will Ihr Kind kritzeln und Farben ausprobieren; geben Sie ihm daher Stifte und viel Papier. Eine Schachtel bunter Kreiden und eine Tafel mit Staffelei, auf seine Größe eingestellt, sind praktisch, weil es dort seine Gemälde immer

◀ **ZUORDNEN LERNEN** Tierfiguren helfen Ihrem Kind, Gruppen zu bilden und zu lernen, ob Gegenstände gleich oder unterschiedlich sind.

wieder abwischen und korrigieren kann. Kinder beteiligen sich auch gern an der Hausarbeit.

Puppen Mädchen und Jungen lieben Puppen. Puppen sind die Familie der Kinder; sie helfen ihnen, eine Fantasiewelt zu schaffen, in die sie fliehen können. Im Spiel mit Puppen vollzieht Ihr Kind die menschlichen Emotionen nach. Es will die Puppe bemuttern, ihr Anweisungen geben, sie anziehen, ins Bett bringen und ihr einen Gutenachtkuss geben. Auf diese Weise inszeniert es die Erfahrungen, die es selbst macht, neu und lernt, sie zu anderen Menschen in Beziehung zu setzen. Ein Kind kann die Puppe auch benutzen, um seine Aggressionen abzubauen, die sich sonst gegen andere Kinder richten könnten. Viele Jungen, aber auch manche Mädchen, die nicht mit Puppen spielen wollen, kümmern sich hingebungsvoll um ihre Stofftiere und leben dabei ihre Gefühle aus.

Eine wichtige Vorstellung, die das Kind entwickeln muss, ist die Klassifizierung von Dingen. Hilfreich ist dazu ein Spielzeugbauernhof; aus Schafen, Pferden und Hühnern kann das Kind die Tiere zusammenstellen, die gleich aussehen. Sie können ihm dabei helfen, indem Sie ihm die Unterschiede zeigen und die Tiere benennen.

Wasserspiele Kinder lieben das Spiel mit Wasser, insbesondere in der Badewanne. Geben Sie Ihrem Kind viele leere Plastikflaschen und Behälter, sodass es mit Wasser verschiedene Effekte erzeugen kann. Alle Kinder stellen gern Seifenblasen her; geben Sie etwas Spülmittel in einen Becher und biegen Sie einen Pfeifenputzer mit einem runden Griff zurecht. Planschbecken sind im Sommer ideal. Ein anderes Sommervergnügen besteht darin, auf einer nassen Plane zu schlittern.

Malen fördert den Schaffensdrang Ihres Kindes. Es malt gern mit Fingerfarben und stellt mit Schwämmen oder Pappschachteln interessante Muster und Drucke her. Schneiden Sie aus Kartoffeln Sterne und andere Muster aus, sodass es ungewöhnliche Designs fabrizieren kann.

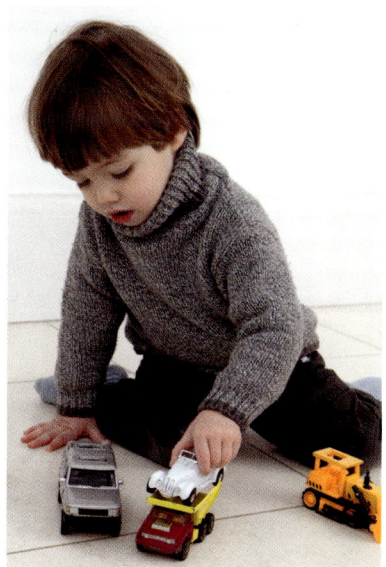

▲ **DIE WELT NACHSPIELEN** Kinder lieben es, mit Puppen und anderem Spielzeug selbsterlebte Szenen nachzuspielen.

Sicherheit im Freien

Sobald das Kind im Garten spielen kann, treten neue Gefahren auf:

■ Es ist unmöglich, eine hundertprozentig sichere Umgebung zu schaffen. Doch das Risiko ernster Unfälle kann stark reduziert werden. Sorgen Sie dafür, dass die Spielgeräte draußen sicher installiert sind und regelmäßig überprüft werden.

■ Kleine Kinder müssen immer beaufsichtigt werden; sie sollten niemals allein draußen spielen, vor allem nicht am Planschbecken.

■ Spielgeräte wie Rutschen und Schaukeln müssen regelmäßig auf ihre Stabilität überprüft werden. Sie sollten auf einem weichen, ebenen Untergrund installiert werden, niemals auf Beton.

■ Kontrollieren Sie alle Spielgeräte, um sicherzustellen, dass keine Gefahr von Schnitt-, Stich- oder Quetschverletzungen besteht. Die Oberflächen müssen frei von Haken und Splittern sein.

■ Machen Sie Ihrem Kind klar, was es tun darf und was nicht.

■ Vergewissern Sie sich, dass Zelte, Spielhäuser und Tunnels aus feuerresistentem Material bestehen.

■ Sandkästen müssen abgedeckt werden, damit sie nicht durch Tiere verunreinigt werden.

■ Zäunen Sie Teiche ein.

■ Leeren Sie das Planschbecken nach dem Gebrauch.

Ausflüge

Die unersättliche Neugierde Ihres Kindes kann zu Hause nicht befriedigt werden; gehen Sie deshalb regelmäßig in den Wald und planen Sie Ausflüge aufs Land.

- Sprechen Sie mit Ihrem Kind schon vorher darüber, was es erwartet. Lesen Sie mit ihm ein Buch zum Thema, sodass es möglichst viel von dem Ausflug hat.

- Sprechen Sie über interessante Dinge. Nehmen Sie Stifte und Papier mit, damit das Kind seine Eindrücke festhalten kann.

- Ein Strand bietet tausend neue Eindrücke, Geräusche und Gerüche. Vergessen Sie Eimer und Schaufel nicht.

- Halten Sie den Ausflug auf Fotos fest, und kleben Sie sie in ein Album.

Lernen durch spielen

Spielen trägt weiterhin positiv zur Entwicklung des Kindergartenkindes bei. Sobald es seine kreativen Interessen im Spiel geübt hat, kann es sie auf die wirkliche Welt anwenden. Manchmal ist das Kind völlig in seiner eigenen Fantasiewelt gefangen und braucht die Beteiligung der Eltern nicht; dann wieder können Sie ihm durch die Anregung zu neuen Spielen oder neuen Verwendungsmöglichkeiten seiner Spielsachen Freude machen.

Fantasiespiele Ihr Kind schafft sich seine eigene kleine Welt. Ein Zelt oder ein Spielhaus kann man aus einigen Stühlen oder einem kleinen Tisch und einer Decke bauen. Kinder spielen besonders gerne mit Pappkartons, vor allem wenn diese so groß sind, dass sie hineinklettern können. Kleine Schachteln werden zu Booten und Autos; Türme aus Kartons sind Burgen und Häuser. Umgedrehte Schachteln sind Tunnels, und zusammengestellte Schachteln werden zu Zügen.

Verkleiden ist ein anderes Lieblingsspiel in diesem Alter: Einige einfache Utensilien verwandeln Ihr Kind in einen Arzt oder Feuerwehrmann; in seiner Fantasiewelt ist das Kind der Erwachsene und ein Teddybär oder eine Puppe spielt das Kind. Ich war oft überrascht, wen meine Söhne alles zu ihrer Familie machten.

Matscherei Jedes Spiel mit Wasser, Sand, Schlamm oder Knete beansprucht den Verstand Ihres Kindes. Ihr Kind baut im Sandkasten vielleicht eine Wand, die dann zu einem Schloss wird. Oder es spielt einfach genüsslich mit einem Eimer Wasser und lässt Dinge schwimmen, die immer wieder hochkommen, egal wie oft es sie untertaucht. Um die

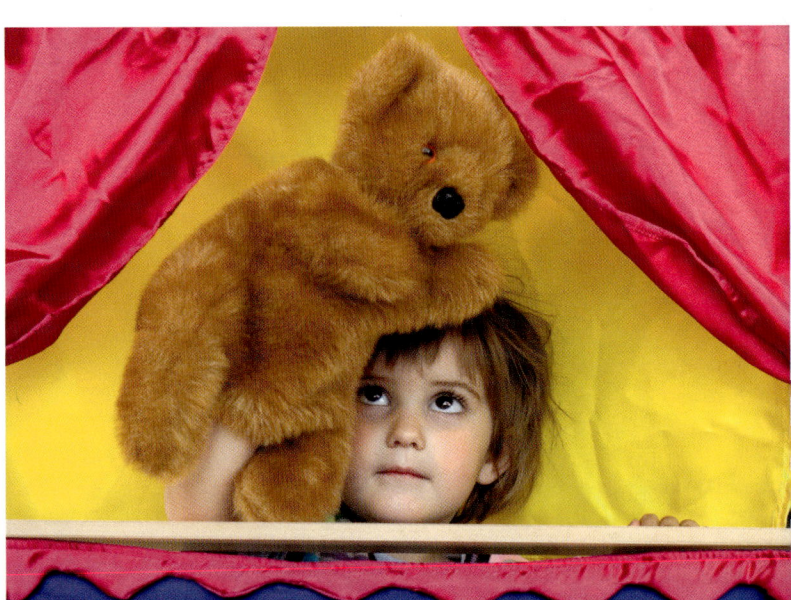

▶ **FANTASIESPIELE** Das Spiel mit Handpuppen und Aufführungen eines Puppentheaters zeigen Ihrem Kind, dass es eigene Welten erschaffen kann.

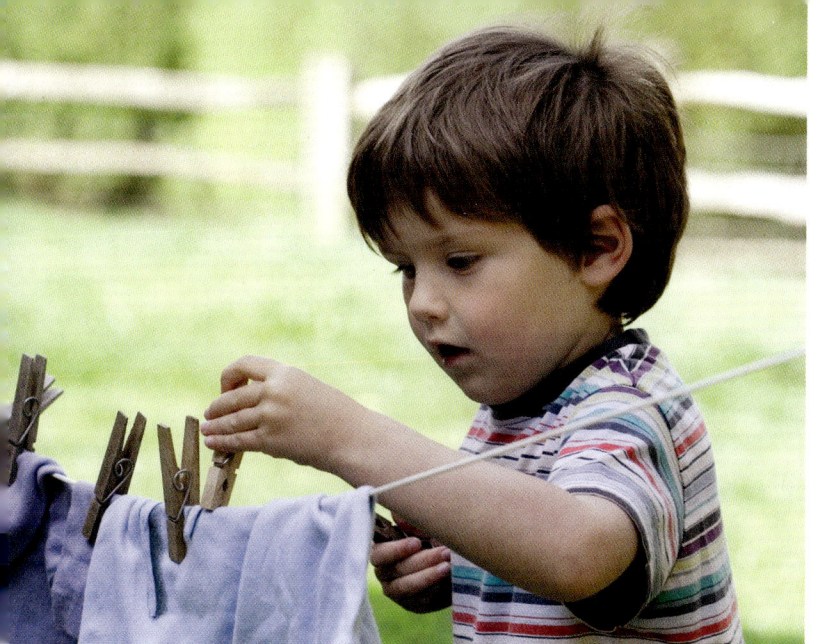

▲ HILFE IM HAUSHALT Ihr Kind freut sich, wenn Sie es um Mithilfe im Haushalt bitten, und wird begeistert mitmachen.

Einfache Spiele

Mit vier oder fünf Jahren begreift Ihr Kind einfache Tischspiele. Es liebt unkomplizierte Brett- und Würfelspiele und Kartenspiele wie Schnipp-Schnapp, Schwarzer Peter, Lotto oder Domino.

■ Viele Spiele fördern das Zählen und die Konzentrationsfähigkeit. Spiele, bei denen Regeln eingehalten werden müssen, lehren das Kind allgemeingültige Beschränkungen zu akzeptieren.

■ Es muss lernen zu warten, bis es an der Reihe ist. Dabei erkennt es, dass auch andere Menschen Rechte und Bedürfnisse haben, die manchmal vor den eigenen kommen.

■ Beim Verlieren lernt es, Enttäuschung zu verstehen und damit umzugehen. Es wird angespornt, es beim nächsten Mal besser zu machen. Beim Gewinnen genießt es den Erfolg. Streichen Sie das Gewinnen nicht zu stark heraus; sonst wird das Kind übermäßig aggressiv und ehrgeizig.

Beaufsichtigung zu erleichtern, setzen Sie eine Zeit und einen Ort fest, wo diese Matschereien erlaubt sind. Dann wird sich Ihr Kind auf diese Gelegenheit freuen.

Spiele im Haushalt Mittlerweile verfügt Ihr Kind über das für die Mithilfe erforderliche Koordinationsvermögen. Für das Kind bedeutet dieses Tun Spiel, nicht Arbeit; schließlich ist es ganz wild darauf, es Ihnen gleichzutun. Es hilft in der Küche, zupft Salatblätter oder richtet Brot auf einem Teller an. Es deckt gern den Tisch. Bei diesen Aufgaben verbessert es sowohl seine manuelle Geschicklichkeit wie auch sein Verständnis für Zahlen. Außerdem erfährt es Selbstständigkeit und Selbstwertgefühl.

Musikalische Spiele Ein Kind mit normalem Gehör hört und genießt Musik. Es kann wahrscheinlich noch keine Melodien spielen, aber es kann sie summen und schlägt gern einen Rhythmus. Rasseln, Klappern, Trompeten und Trommeln sind für diesen Zweck sehr geeignet, ebenso wie alte Töpfe oder Backformen und Kochlöffel. Mithilfe eines Xylofons lernt es musikalische Töne identifizieren.

Spielsachen teilen

Ihr Kind will sich sozial verhalten und muss die schwierige Eigenschaft des Teilens lernen. Am einfachsten ist, wenn es zuerst mit den Eltern teilt. Geben Sie ihm ein gutes Vorbild: »Du kannst die Hälfte von meinem Apfel bekommen.« Führen Sie dann das Konzept »Eines für dich, eines für mich« ein. Erst dann fragen Sie das Kind: »Kann ich deinen Stift haben?«

Sprache bei Mädchen

Vom Augenblick der Geburt an reagieren Mädchen stärker auf die menschliche Stimme als Jungen. Während der gesamten Kindheit verfügen sie über bessere verbale Fähigkeiten.

Mädchen sprechen früher als Jungen und kombinieren früher Wörter zu Sätzen. Sie haben eine bessere Aussprache und Grammatik und können besser verbal argumentieren. Sie lernen auch früher lesen als Jungen.

Man nimmt an, dass die Ursache in der Struktur des weiblichen Gehirns liegt (s. S. 98): Die Sprachzentren sind im weiblichen Gehirn enger organisiert als im männlichen und verfügen über bessere Verbindungen zu anderen Gehirnfunktionen.

Der Spracherwerb

Ihr Kleinkind lernt jetzt ständig neue Worte; es beginnt auch, sie aneinanderzufügen. Seine Aussprache ist undeutlich, aber dies ist kein Anlass zur Besorgnis. Sobald es richtige Worte verwendet und sie aneinanderreiht, entwickelt sich seine Sprache.

Leichte Sprachfehler, z. B. Lispeln, sind bei Kindern weitverbreitet. Meist geben sie sich auch ohne Behandlung. Es gibt große Unterschiede darin, wie schnell Kinder sprechen lernen. Vergleichen Sie Ihr Kind daher nicht mit Gleichaltrigen. Machen Sie sich keine Sorgen, wenn seine Entwicklung nicht dem unten aufgeführten Zeitplan entspricht. Ich gebe diese Daten nur als Richtlinie an.

18 Monate–2 Jahre In dieser Zeit wird die Sprache Ihres Kindes komplexer. Es verfügt wahrscheinlich über ein Vokabular von ungefähr 30 Wörtern, einschließlich der Possessivpronomen (»mein«). Es verwendet auch Verneinungen statt eines einfachen »Nein« (»Will nicht«). Es beginnt, Worte zu einfachen Feststellungen oder Fragen zu kombinieren, wie »Ball weg« oder »Wo Papa?«. Es versteht, dass eine Unterhaltung eine zweiseitige Angelegenheit ist und kann warten, bis es an der Reihe ist. Es verwendet Sprache, um Informationen zu geben, nach Dingen zu fragen, seine Gefühle auszudrücken oder um mit anderen Menschen in Beziehung zu treten.

Denken Sie daran, dass das Kind viel mehr Worte versteht, als es anwenden kann; bringen Sie ihm neue Worte bei. Verwenden Sie Adjektive, die Sie mit Substantiven kombinieren: »lieber Junge«, »heißes Wasser«, »großer Hund«. Führen Sie auch Adverbien ein: »Lauf schnell«, »Streichle den Hund vorsichtig«. Wenn Sie Präpositionen verwenden – »auf«, »unter«, »hinter« –, zeigen Sie ihm immer, was Sie damit meinen.

2–3 Jahre Ihr Kleinkind verfügt jetzt über einen Wortschatz von 200–300 Worten und spricht zusammenhängend. Es interessiert sich für neue Worte. Seine Aufmerksamkeitsspanne ist länger. Es hört Ihnen zu, wenn Sie Dinge erklären. Es spricht manche Worte noch falsch aus und lispelt vielleicht; es spricht aber flüssiger und gewinnt ständig größeres Selbstvertrauen beim Sprechen. Es kann zwei Ideen in einem einzigen Satz verbinden »Ich nehme meinen Teddy und spiele im Garten« und verwendet Pronomen wie »ich«, »mir« und »du« richtig.

Bereichern Sie den Wortschatz Ihres Kindes, indem Sie unbekannte Worte in Ihrer Rede verwenden, und zwar so, dass es deren Bedeutung erraten kann. Wiederholen Sie diese Worte oft. Lesen Sie ihm oft vor und erklären Sie unbekannte Worte sofort. Das Kind liebt es, wenn ihm die gleichen Geschichten immer wieder vorgelesen werden. Es kann auch zunehmend komplizierte Erzählungen verstehen.

Das Kind setzt die Sprache nun auch für soziale Belange ein; es spricht mehr mit anderen Kindern als mit Erwachsenen. Im Kontakt mit Kindern kann es daher seine Fähigkeiten am besten entwickeln.

Mit dem Kind sprechen

Es ist wichtig, dass Sie weiterhin viel mit Ihrem Kleinkind sprechen. Ebenso wichtig ist, dass Sie Ihr Kind antworten lassen. Nur so lernt es, dass Konversation ein gegenseitiger Austausch ist. Wenden Sie sich Ihrem Kind immer zu, wenn es eine Unterhaltung beginnt. Sprechen Sie ausführlich über alles, was Sie tun. Wenn Sie das Kind anziehen, kommentieren Sie Ihre Handlungen: »Nun machen wir die Knöpfe zu – eins, zwei, drei …«

Keinesfalls sollten Sie mit Ihrem Kind in der Babysprache sprechen. Macht das Kind einen Grammatik- oder Aussprachefehler – »Oma gangt« –, wiederholen Sie den Satz in der korrekten Form (»Ja, Oma ist nach Hause gegangen«), ohne das Kind auf den Fehler hinzuweisen.

Sprache und Verständnis

Sie werden beobachten, wie Ihr Kleinkind allmählich eine Vorstellung von dem Gebrauch der Sprache gewinnt. Es benutzt oft ein bestimmtes Wort, um ähnliche Dinge zu beschreiben; z. B. sind Äpfel, Orangen und Pfirsiche allesamt »Äpfel«, weil sie rund sind und zur Kategorie Obst gehören. Das bedeutet nicht, dass das Kind den Unterschied nicht erkennt, sondern nur, dass es nicht über die richtigen Namenswörter verfügt. Also verwendet es das Wort, das ihnen am nächsten kommt. Aus dem gleichen Grund stellt Ihr Kind sehr einfache Fragen. Wenn es also fragt »Was ist das?«, meint es damit vielleicht »Wie heißt es?« oder »Wie funktioniert es?«.

Sprache bei Jungen

Jungen sind in der Sprachentwicklung beinahe immer langsamer als Mädchen. Diese Diskrepanz bleibt während der Kindheit bestehen.

Jungen sprechen später als Mädchen, fügen später Worte zu Sätzen zusammen und brauchen länger zum Lesenlernen. Sprachstörungen wie Stottern sind bei Jungen viel häufiger als bei Mädchen. In Lesestützkursen beträgt das Verhältnis Jungen zu Mädchen vier zu eins.

Dieser Unterschied in den sprachlichen Fähigkeiten gleicht sich irgendwann im Teenageralter aus. Während der Kindergartenjahre können Sie die Sprechfähigkeit Ihres Sohnes durch Vorlesen und Sprachspiele fördern.

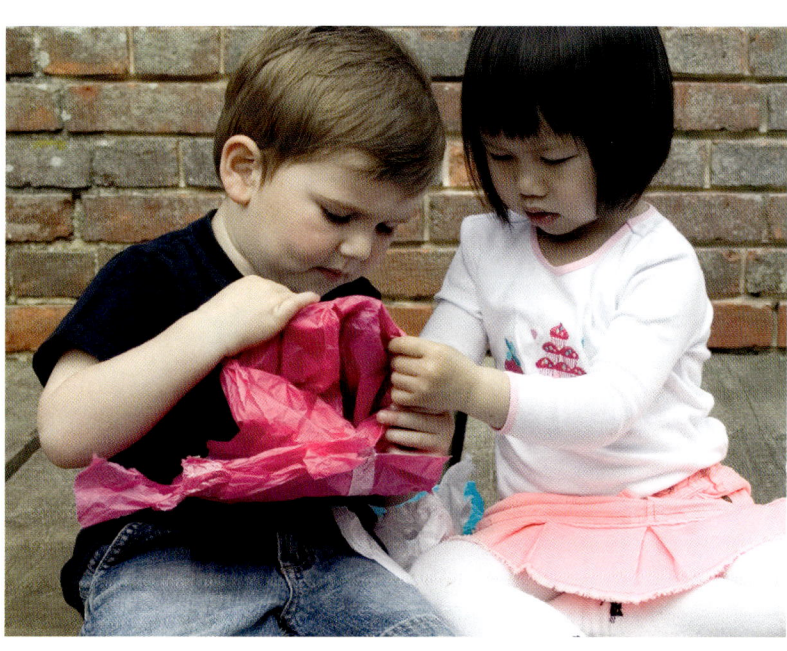

▶ **GESELLIGKEIT** Während des dritten Lebensjahres verbessert sich die Sprache Ihres Kindes durch Kontakt mit anderen Kindern.

Wie Mädchen sprechen

Untersuchungen über den Sprachgebrauch von Kindern zeigen Unterschiede in der Art und Weise, wie Jungen und Mädchen untereinander sprechen.

Der Grund für diese Unterschiede hat mit dem Gruppenverhalten zu tun. Mädchen möchten Teil der Gruppe sein, daher zielt ihre Sprache darauf, Einheit zu fördern.

■ Mädchen verwenden Sprache als Mittel, um Freundschaften zu bilden.

■ Sie machen Vorschläge, wenn sie in der Gruppe spielen: »Lasst uns Eltern spielen.«

■ Sie begründen ihre Vorschläge: »Wir wollen im Garten spielen, weil da mehr Platz ist.«

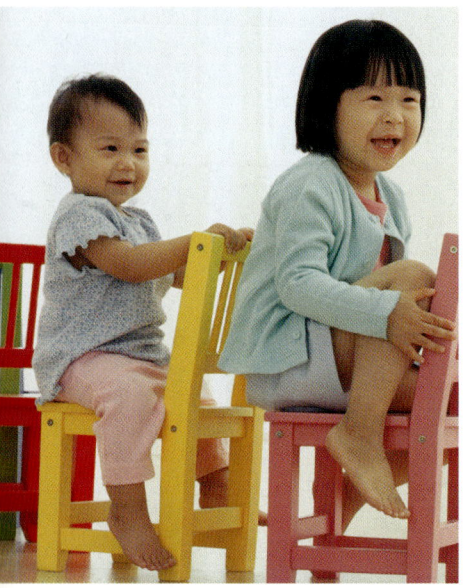

▲ MÄDCHEN BEIM SPIEL Für Mädchen sind enge Freundschaften besonders wichtig. Dies spiegelt sich in ihrem Wortschatz wider.

Die Sprache der Größeren

Wenn die Welt des Kindes größer wird, muss seine Sprache mit den neuen Erfahrungen Schritt halten. Seine Wahrnehmung der Welt wird komplexer und ebenso sein Vokabular; es erkennt z. B., dass sich malvenfarbig von purpurfarben unterscheidet, und sucht nach den Worten, um diesen Unterschied auszudrücken.

Korrigieren Sie Ihr Kind nicht, wenn es etwas falsch sagt. Wiederholen Sie in korrekter Weise das, was es gesagt hat. Wenn ihm ein Wort nicht einfällt, nennen Sie es, damit sein Interesse bestehen bleibt. Wenden Sie sich Ihrem Kind zu, wenn es mit Ihnen spricht, und zeigen Sie, dass Sie aufmerksam zuhören.

3 Jahre Das Kind lernt gern neue Wörter; daher hört es der Unterhaltung Erwachsener aufmerksam zu. Sein Konzentrationsvermögen wird größer. Es versteht Wörter, die Empfindungen beschreiben, z. B. »kalt«, »müde« und »hungrig«. Es versteht allmählich auch Wörter wie »auf«, »unter« und »hinter«. Es sollte seinen Vor- und Nachnamen nennen können. Weil es in dieser Phase schneller denken als Wörter bilden kann, beginnt es vielleicht zu stottern. Wahrscheinlich ist dies nur eine vorübergehende Erscheinung. Stottert es mit viereinhalb Jahren immer noch oder wird die Sprachstörung ernster, sollte man mit einem Sprachtherapeuten reden.

4 Jahre In diesem Alter sprechen Kinder sehr viel: sie prahlen, übertreiben, erzählen die tollsten Geschichten und unterhalten sich mit imaginären Freunden. Ihr Kind wird Ihnen eine Menge Fragen stellen. Und zwar sowohl, weil es die Unterhaltung sucht wie auch aus echter Neugierde. Es erfindet gern dumme Wörter und spricht genüsslich obszöne Wörter aus, insbesondere solche, die mit den Körperausscheidungen zu tun haben. Es verwendet Umgangssprache. Es kann die Eltern beschimpfen und bedrohen.

5 Jahre Das Fünfjährige fragt endlos und sucht nun wirklich neue Informationen. Es liebt das Vorlesen. Es weiß, dass es auch »falsche« Antworten gibt und dass man mit Sprache manipulieren kann; deshalb fragt es Sie oft, ob etwas »echt« stimmt. Es versteht, was das Gegenteil von Dingen ist. Machen Sie daraus ein Spiel, wobei Sie ein Wort wie »weich«, »auf«, »kalt« vorgeben und das Kind das Gegenteil nennen soll. Es kann auch Wörter definieren, wenn Sie es danach fragen. Durch solche Definitionen kann es seine Fähigkeiten der Klassifikation ebenso gut üben wie die verbalen Fähigkeiten. In der Tat sind alle Wortspiele ein hervorragendes geistiges Training, weil deutliches Sprechen Hand in Hand geht mit klarem Denken.

Bücher und Lesen

Das Interesse an Büchern fördern ist als einzelne Maßnahme wohl das Beste, was Sie für Ihr Kind tun können. Lesen Sie ihm oft vor; seine Aufmerksamkeitsspanne wächst nun und es ist in der Lage, Geschichten mit anhaltendem Interesse zuzuhören. Worte sind unser wichtigstes Kommunikationsmittel und bilden die Basis für alles, was das Kind in der Schule lernen wird. Bücher versorgen das Kind mit neuen Wörtern und neuen Ideen. Sie erklären ihm, wie die Welt funktioniert.

Auch wenn Ihr Kind schon lesen kann, bleibt das Vorlesen eine kostbare Zeit des Zusammenseins und Lernens. Zeigen Sie Ihrem Kind, dass Ihnen Lesen großes Vergnügen bereitet. Stellen Sie zu Hause eine kleine Bibliothek zusammen, die auch Ihrem Kind zur Verfügung steht. Bewahren Sie seine Bücher auf niedrigen Regalen auf, wo es sie leicht durchstöbern kann. Wählen Sie für Ihr Kind optisch attraktive Bücher; Erst-Lese-Bücher sollten kurze Geschichten und große Illustrationen, eine große Schrift und ein einfaches Vokabular haben. Seien Sie bereit, die Lieblingsbücher Ihres Kindes immer wieder vorzulesen. Wenn es selbst lesen lernt, kann es die vertrauten Wörter einfacher wiedererkennen.

Buchstaben und Zahlen lehren

Zeigen Sie Ihrem Kind, wie sein eigener Name buchstabiert wird. Beim Vorlesen picken Sie ein einfaches Wort wie »Hund« heraus und zeigen jedes Mal darauf, wenn es im Text wieder auftaucht. Zeigen Sie Ihrem Kind, wie das Wort aussieht; fragen Sie es dann, ob es dieses Wort auf der Seite wiederfinden kann. Wenn Sie Routineaufgaben erledigen, zählen Sie dabei laut, z. B. wenn Sie die Knöpfe an der Jacke Ihres Kindes zuknöpfen oder den Tisch decken.

Wie Jungen sprechen

Die Art und Weise, wie Jungen im Spiel miteinander sprechen, unterscheidet sich deutlich von der Kommunikationsweise von Mädchen.

In jeder Gruppensituation wollen sich Jungen normalerweise vor den anderen hervortun; ihre Äußerungen zielen darauf ab, ihren Status zu steigern.

■ Jungen erzählen viel mehr Geschichten als Mädchen; dabei stehen sie im Zentrum der Aufmerksamkeit. Sie unterbrechen oft einen anderen, wenn dieser spricht.

■ Sie erteilen Befehle und versuchen bevorzugte Positionen für sich herauszuschlagen: »Okay, wir spielen Arzt. Ich bin der Arzt und du der Patient.«

■ Sie verleihen ihren Vorschlägen Gewicht, indem sie darauf beharren, sich auf Regeln berufen oder gar drohen: »Du musst der Patient sein. Sonst spiele ich nicht mit.«

DER SPRACHERWERB

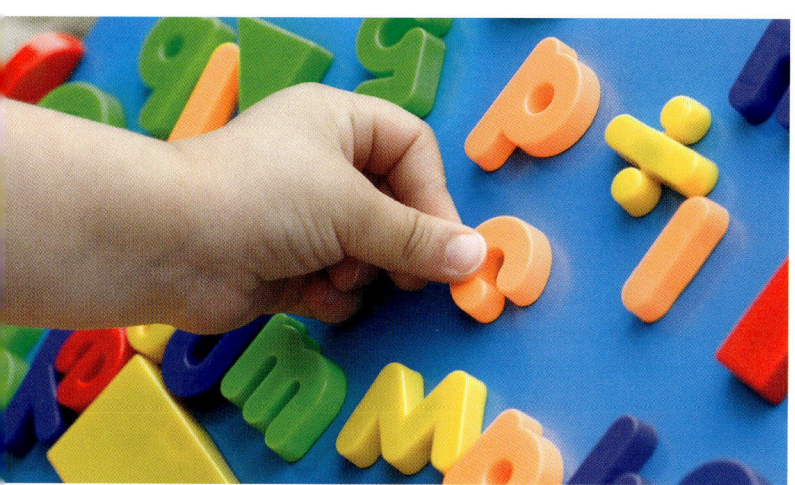

◀ **LERNHILFEN** Geben Sie Ihrem Kind Zahlen und Buchstaben aus Plastik oder Karton zum Spielen.

Identifikation mit anderen

Mit drei Jahren beginnt der Prozess der Identifikation. Das Kind identifiziert sich sowohl mit sich selbst wie auch mit anderen Menschen aus seiner Umgebung.

Sie entdecken sein aufkeimendes Selbstbewusstsein, wenn es anfängt, über sich selbst zu bestimmen und sich zu kontrollieren. Es zeigt damit, dass es sich in die Lage anderer Menschen versetzen kann. Sie können belauschen, wie es sich selbst ausschimpft, wenn es glaubt, etwas Verkehrtes getan zu haben. Es ahmt Besonderheiten der ihm bekannten Erwachsenen nach und übernimmt Redeweisen, die sie regelmäßig benutzen.

Mithilfe dieser Verhaltensweisen will das Kind in Erfahrung bringen, wie die Welt funktioniert und welche Rolle es darin spielt. Nun ist es an der Zeit, das Kind mit vielen Menschen bekannt zu machen. Sie müssen es lehren, sie zu respektieren und zu ihnen freundlich zu sein. Machen Sie das Kind nicht nur mit Ihren Freunden bekannt, sondern auch mit dem Briefträger, dem Bäcker usw. Kontakte zu anderen Menschen sollten Teil seiner alltäglichen Gepflogenheiten werden.

Das Sozialverhalten

Von Anbeginn an betrachtet das Baby die Eltern als Mittelpunkt seiner Welt – sie garantieren ihm Liebe und Fürsorge. Doch wenn es älter wird und sich sein Selbstbewusstsein und seine Lebenserfahrung bilden, nimmt es die Eltern allmählich als von ihm getrennte Personen wahr. Nun dehnt es sein Interesse auch auf andere Menschen aus. Fördern Sie schon jetzt Freundschaften, indem Sie das Baby mit ersten Spielgefährten vertraut machen.

18 Monate–2 Jahre In diesem Alter sollten Sie den Kontakt zu anderen Kindern fördern. Laden Sie Kinder zu sich nach Hause ein; stellen Sie Materialien zur Verfügung, die das gemeinsame Spiel erleichtern. Seien Sie geduldig: Ihr Kind wird sein anfangs selbstbezogenes Verhalten verändern, wenn dieses ignoriert wird. Loben Sie es, wenn es teilt.

2–2½ Jahre Um Kinder das Teilen zu lehren, regen Sie die Kinder zu Spielen an, bei denen man geben und andere Wünsche respektieren muss. Vielleicht entsteht Rivalität oder das Kind versucht, seinen Willen bei anderen durchzusetzen. Sie werden gerecht durchgreifen und gleichzeitig alle Bemühungen und Leistungen des Kindes ermutigen und unterstützen müssen. Lob ist in dieser Phase sehr wichtig. Beginnen Sie damit, Ihrem Kind Manieren und Respekt vor privatem Eigentum beizubringen. Bestehen Sie konsequent auf der Einhaltung wichtiger Regeln, z. B. hinsichtlich der Sicherheit.

2½–3 Jahre Das Kind wird im Umgang mit anderen unabhängiger von den Eltern; es geht stärker auf andere Kinder zu. Es verhält sich beim Spielen großzügiger und selbstloser. Es schließt engere Freundschaften mit Erwachsenen und Kindern; dabei zeigt es Mitgefühl, wenn andere leiden. Es ist niemals zu früh, um die Notwendigkeit von Wahrheit und Ehrlichkeit verständlich zu machen. Belohnen Sie diese immer, selbst wenn dabei ein Fehlverhalten eingestanden werden muss.

Richtig und falsch

Ihr Kind wird die Unterschiede zwischen richtig und falsch nur lernen, wenn sie deutlich klargemacht werden. Im ersten Jahr können Sie durch Äußerungen und Demonstration darstellen, warum heiße oder scharfe Gegenstände gefährlich sind. Wenn Ihr Kind versteht, warum es sich auf bestimmte Weise verhalten soll, folgt es viel eher. Versuchen Sie ihm alles zu erklären und fragen Sie es dann nach seiner Meinung. Es gibt Situationen, über die nicht verhandelt wird: wenn die Sicherheit des Kindes in

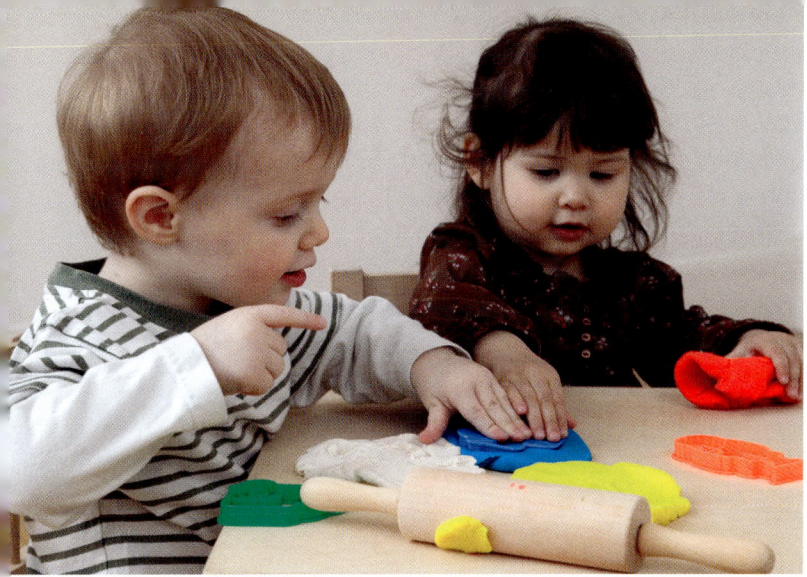

▲ **SPIELSACHEN ZUM TEILEN** Fördern Sie die Kooperation mit anderen, indem Sie Ihr Kind zusammen mit einem Freund ein Puzzle legen lassen.

Wutanfälle

Kleinkinder zwischen zwei und drei Jahren haben oft Wutanfälle. Sie sind ein Ventil für ihre Frustrationen.

Dieses Verhalten ist normal. Das Kind verfügt weder über ein ausreichendes Urteilsvermögen, um seine Willenskräfte zu kontrollieren, noch über genug Sprachvermögen, um sich klar auszudrücken. Doch wenn sein Wissen größer und seine Erfahrungen vielfältiger werden, gerät es seltener in Situationen, in denen sich sein Wille direkt gegen den Ihrigen richtet.

Ein Wutanfall kann durch Gefühle wie Frustration, Ärger, Eifersucht und Abneigung ausgelöst werden. Ärger entsteht, wenn das Kind seinen Willen nicht bekommt; Frustrationen dadurch, dass es nicht über genug Kraft verfügt, um seine Vorhaben auszuführen. In der Regel wirft es sich auf den Boden, schlägt um sich und tobt. Am besten bleiben Sie ruhig. Jede Aufmerksamkeit führt zu einer Verlängerung des Anfalls. Bekommt das Kind in der Öffentlichkeit einen Wutanfall, nehmen Sie es ohne viel Aufhebens beiseite.

Zu Hause ist es am wirksamsten, einfach das Zimmer zu verlassen. Erklären Sie Ihrem Kind, dass Sie es zwar noch lieben, aber hinausgehen müssen, weil Sie wütend werden. Sperren Sie es niemals in ein anderes Zimmer, denn dann kann es nicht herauskommen und um Entschuldigung bitten.

Gefahr gerät; wenn die Gefühle anderer berücksichtigt werden müssen und wenn das Kind in Versuchung gerät, es mit der Wahrheit nicht so genau zu nehmen. In diesen Punkten sollten Sie unnachgiebig sein; dann wird es sich mit zunehmendem Alter allmählich selbst disziplinieren. Frechheit wird oft mit Unverschämtheit gleichgesetzt; doch solange Ihr Kind nicht die Gefühle anderer verletzt, äußert sich darin vielleicht nur eine gesunde Resistenz gegen Autorität.

Ein verwöhntes oder allzu nachsichtig erzogenes Kind verhält sich gern egoistisch. Ursache hierfür sind Überbehütung, Bevorzugung oder zu hohe Erwartungen der Eltern. Am besten lässt man dieses Kind an einer Spielgruppe teilhaben oder schickt es früh in den Kindergarten, damit es sich an das Zusammenleben mit anderen Kindern gewöhnt.

Teilen

Kleine Kinder sind von Natur aus egoistisch; sie müssen erst lernen, auch an andere zu denken. Das Kind muss verstehen, dass andere Kinder ebenso Gefühle haben wie es selbst. Erst dann kann es erfassen, was es heißt, an andere Menschen zu denken. Machen Sie aus dem Teilen ein Spiel. Initiieren Sie Spiele, bei denen anderen etwas gegeben werden muss; so lernt es, zu teilen.

Andere Kinder treffen

Alles braucht seine Zeit – auch die Fähigkeit, Freundschaften zu schließen, muss das Kind erst entwickeln. Gewöhnen Sie es daher langsam an Freunde. Laden Sie Kinder, zunächst einzeln zu sich nach Hause ein. So beginnt es, einen kleinen Freundeskreis aufzubauen. So gewinnt es Selbstvertrauen – und lernt die Grundregeln für spätere Freundschaften.

Wie Mama werden

Mit drei Jahren ist sich Ihr kleines Mädchen seines Geschlechts bewusst; es weiß, dass es zu einer Frau heranwachsen wird.

Seine Sicht der Geschlechterrollen wird durch Ihre Einstellung beeinflusst. Wenn die Mutter

- sich gegenüber ihrem Partner als ebenbürtig ansieht, wird ihre Tochter dies als normal betrachten;
- andere Frauen als Freundinnen behandelt, wird ihre Tochter das Verhältnis zu erwachsenen Frauen als positiv erleben;
- ihre Berufstätigkeit als selbstverständlich wertet, wird ihre Tochter die eigene Karriere als mit der Familie vereinbar betrachten.

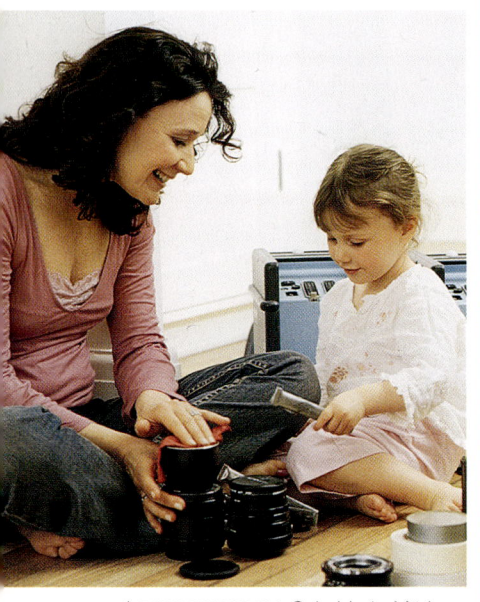

▲ **ROLLENMODELL** Sobald ein Mädchen erkennt, dass es zu einer Frau heranwachsen wird, zeigt es Interesse an Mutters Aktivitäten.

Das Verhalten der Größeren

Im Kindergartenalter verändert das Kind seine Selbstwahrnehmung in dem Maße, wie es unabhängiger wird und seine Persönlichkeit ausbildet. Dabei kann es zu heftigen Stimmungsschwankungen kommen, wenn es versucht, seine sich verändernde Identität mit dem Familienleben und den gleichbleibenden Normen des Zusammenlebens in Einklang zu bringen.

Haben Sie Geduld. Erlauben Sie dem Kind, seine Persönlichkeit gemäß dem ihm eigenen Tempo zu entwickeln. Die schönen Zeiten dieser Entwicklung wiegen die schwierigen Phasen bei Weitem auf. Ihr Kind muss beide Erfahrungen machen, um ein umgängliches Mitglied seiner Gemeinschaft zu werden.

3 Jahre Ist Ihr Kind von klein auf gewohnt, schnell neue Freunde zu gewinnen, kann es sich im Alter von dreieinhalb Jahren problemlos von Ihnen trennen. Nun lernt es interaktive Spiele wie Fangen. Es ist großzügig und zeigt Mitleid, wenn es anderen schlecht geht. Selbstlosigkeit entspringt aus Gemeinschaftsgefühl; daher sollte Ihr Kind zu Hause als vollwertiges Familienmitglied gelten.

4 Jahre Im vierten Lebensjahr entfaltet sich die Selbstwahrnehmung; dies äußert sich in Prahlerei, Angeberei und unbändigem Benehmen. Das Kind erkennt, dass andere Kinder selbstständige Wesen sind. Ihr Vierjähriges will erwachsen sein. Es ist streitlustig und kann egoistisch, grob oder ungeduldig sein, insbesondere gegenüber jüngeren Freunden oder Geschwistern. Es zeigt beim Schlafengehen seine Liebe, kann aber auf Sie und Ihren Partner eifersüchtig sein. Vierjährige Jungen schlagen oftmals über die Stränge.

5 Jahre In diesem Lebensjahr verhält sich das Kind ernsthaft und sachlich. Es freut sich auf Zukünftiges. Ein kleines Mädchen ist einfühlsam, anhänglich und hilfsbereit. Es hat einen ausgeprägten Familiensinn; sein Aussehen ist ihm sehr wichtig. Es hat keine Angst, anderen Menschen Ausdrücke nachzurufen. Für einen kleinen Jungen ist die Mutter das Zentrum seines Universums. Er nimmt seine Existenz und die anderer Menschen als selbstverständlich hin. Er ist an allen unmittelbaren Erfahrungen interessiert.

Sexualität und Geschlecht

3 Jahre Schon mit drei Jahren zeigt das Kind Interesse an seinem eigenen Geschlecht. Es interessiert sich für den Unterschied von Jungen und Mädchen. Mit ungefähr dreieinhalb sagt es »Ich mag« und etwas später

»Ich liebe«. Bald weiß es, dass es ein Mädchen bzw. ein Junge ist. Es äußert sein Interesse an den physiologischen Unterschieden zwischen den Geschlechtern; es stellt fest, dass Jungen und Mädchen in unterschiedlicher Stellung urinieren.

Beim Spiel macht es keinen Unterschied zwischen Jungen und Mädchen. Es erkennt, dass sich Menschen ebenso aus Freundschaft wie aus Liebe berühren. Es interessiert sich für Babys und möchte, dass seine Familie eines bekommt. Es stellt Fragen wie »Was kann das Baby, wenn es auf die Welt kommt?« Oder: »Wo kommt es her?«. Die meisten Dreijährigen können mit der Antwort, dass das Baby im Bauch der Mutter wächst, wenig anfangen. Es ist jedoch sehr wichtig, dass Sie die Fragen Ihres Kindes so offen und ehrlich wie möglich beantworten, damit sein Vertrauen nicht erschüttert wird.

4 Jahre Mit vier Jahren interessieren sich Kinder besonders für ihren Bauchnabel; stehen sie unter sozialem Stress, spielen viele mit den Genitalien oder müssen zur Toilette. Sie produzieren sich gern, benutzen Ausdrücke und machen Witze über das Wasserlassen oder den Stuhlgang. Sie schauen anderen Menschen gern im Badezimmer zu, fordern für sich selbst aber Intimität. Es beginnen sich reine Mädchen- oder Jungencliquen zu bilden. Nun kommen die ersten Fragen zum Thema Sexualität. Streichen Sie in Ihren Antworten immer die Aspekte der Liebe, der Fürsorge und der Verantwortung in einer intimen Beziehung heraus. Ihr Kind fragt auch, wie das Baby aus dem Bauch der Mutter herauskommt; viele meinen, dass das Baby durch den Nabel geboren wird. In dieser Zeit wird das geschlechtstypische Verhalten eher von Kameraden als von den Eltern vermittelt.

5 Jahre Mit fünf Jahren kennt das Kind die körperlichen Unterschiede zwischen den Geschlechtern, hat aber kaum noch Interesse an diesem Thema. Viele Kinder sind in diesem Alter bescheidener und weniger auf Selbstdarstellung erpicht. Auch das Badezimmer ist nicht mehr von Interesse. Sieht es unbekleidete Erwachsene, fragt es, warum der Vater keine Brüste und die Mutter keinen Penis hat. Im Spiel spielt der Geschlechtsunterschied kaum eine Rolle. Es gibt viele Jungen/Mädchen-Paare. Mädchen interessieren sich weiterhin für Babys; manche Mädchen fragen, ob sie ein Baby bekommen können, und setzen dies in ihren Spielen um. Fünfjährige fragen immer wieder, wo die Babys herkommen; sie akzeptieren zwar die Antwort »Aus Mamas Bauch«, haben aber irgendwie die fixe Idee, dass das Baby im Krankenhaus gekauft wird. Das Kind bringt den Leibesumfang einer schwangeren Frau kaum in Verbindung mit dem darin wachsenden Baby.

Wie Papa werden

Mit drei Jahren hat ein kleiner Junge erkannt, dass er zu einem Mann heranwachsen wird. Nun wird er sich besonders für seinen Vater interessieren.

Ein kleiner Junge lernt von seinem Vater, was es bedeutet, ein Mann zu sein. Wenn der Vater

- Frauen aufmerksam behandelt, übernimmt sein Sohn diese Einstellung;
- andere Männer als Freunde betrachtet, wird auch sein Sohn später Freunde finden;
- am Familienleben teilnimmt, wird sein Sohn seinem Beispiel folgen;
- bei Streitigkeiten mit Grobheit und Gewalt reagiert, wird dies auch sein Sohn tun.

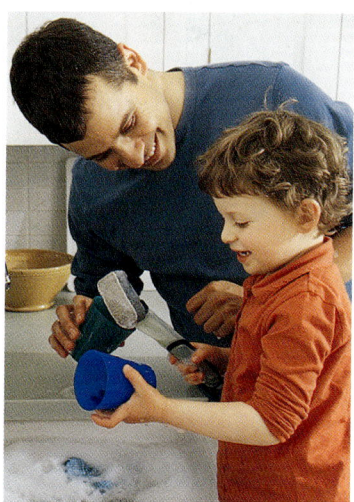

▲ **DIE IDENTITÄT** Ihr kleiner Junge entwickelt sein Männerbild durch die Beobachtung des Vaters.

Bevorzugung

Es ist nur allzu leicht, ein Kind dem anderen vorzuziehen oder sich ihm gegenüber so zu verhalten, dass es wie Bevorzugung aussieht.

Oftmals wird ein ersehntes Nachzüglerkind bevorzugt behandelt. Manchmal wird der Junge von der Mutter bevorzugt, das kleine Töchterchen ist Vaters Liebling und ein drittes Kind erfährt von keinem besondere Zuwendung.

Bevorzugung äußert sich auf vielerlei Art, manchmal scheinbar unbewusst, aber für das Kind doch sehr bedeutsam. Ein bevorzugtes Kind

- wird weniger getadelt;

- darf mehr Aktivitäten unternehmen;

- erfährt mehr Vergünstigungen, darf z. B. öfter auf dem Rücken des Vaters reiten oder bekommt mehr Süßigkeiten;

- wird verteidigt, wenn es wegen Ungezogenheit Schwierigkeiten bekommt;

- erhält mehr Zeit und Aufmerksamkeit.

Natürlich hat jedes Kind andere Bedürfnisse und es ist unmöglich, alle Kinder absolut gleich zu behandeln. Doch Sie sollten sich davor hüten, ein Kind zu bevorzugen oder auch nur den Anschein zu erwecken. Kinder nehmen solches Verhalten sehr schnell wahr; fühlt sich das Kind ausgeschlossen, erleidet es einen schlimmen Verlust an Selbstvertrauen.

Beziehungen

Kinder, die in einer stabilen Umgebung aufwachsen und sich geliebt fühlen, wachsen zu ausgeglichenen Erwachsenen heran. Im Idealfall erfüllen beide Partner sich ergänzende Rollen und stimmen in ihren Grundsätzen überein, sodass das Kind keinen gegen den anderen ausspielen kann. Die Art und Weise, wie ein Kind mit den Eltern und Geschwistern interagiert, entwickelt sich zwischen dem dritten und fünften Lebensjahr.

Mutter und Kind

3 Jahre Mit drei Jahren haben Kinder in der Regel eine gute Beziehung zu ihrer Mutter. Mit dreieinhalb wird die Mutter-Kind-Beziehung manchmal schwieriger. Das Kind kann gleichzeitig fordernd und widerspenstig sein. Bei der Mutter weigert es sich zu essen, ist aber bei anderen Menschen folgsam.

4 Jahre Mit vier Jahren ist das Kind stolz auf die Eltern. Es zitiert, was sie sagen, und gibt bei seinen Freunden mit ihnen an. Dabei kann es sich aber zu Hause durchaus gegen die elterliche Autorität auflehnen.

5 Jahre Die Mutter-Kind-Beziehung funktioniert in der Regel reibungslos: Das Kind macht gern, was die Mutter fordert. Es muss wissen, dass die Mutter da ist, braucht aber nicht ihre ständige Aufmerksamkeit. Es drückt seine Zuneigung oft aus mit Sätzen wie »Ich hab dich lieb, Mami«. Strafen werden zwar hingenommen, machen aber keinen großen Eindruck auf das Kind. Jungen sprechen davon, ihre Mutter zu heiraten.

Vater und Kind

3 Jahre Mit drei Jahren ist meist die Mutter der bevorzugte Elternteil, doch der Vater kann das Kind bei vielen Gelegenheiten übernehmen. Beispielsweise klammert das Kind beim Schlafengehen weniger und macht weniger Theater, wenn der Vater es ins Bett bringt. Mit dreieinhalb Jahren haben viele Mädchen ihre »Papa-Phase«.

4 Jahre Vor anderen prahlen viele Kinder mit ihrem Vater und berufen sich auf seine Autorität. Manche Kinder sind eifersüchtig, weil der Vater viel Zeit mit der Mutter verbringt. Ist diesem Fall kann das Kind seine Abneigung gegen den Vater verbal ausdrücken.

5 Jahre Mit fünf Jahren akzeptieren Kinder, dass der Vater sie versorgt, wenn die Mutter beschäftigt, krank oder außer Haus ist. Die Beziehung zum Vater gestaltet sich in der Regel reibungslos, angenehm und ohne Probleme. Besonders beliebt sind Ausflüge mit dem Vater.

Geschwister

Mit vier Jahren gestalten sich die Beziehungen zu den Geschwistern oftmals turbulent. Das Kind ist alt genug, um für ältere Geschwister ein Störenfried zu sein; zu kleineren Geschwistern kann es egoistisch und grob sein. Häufig kommt es wegen Spielsachen zu Streitereien und Übergriffen.

Ein fünfjähriges Kind kommt mit kleineren Geschwistern meist gut aus. Vor allem Mädchen verhalten sich jüngeren Familienmitgliedern gegenüber oft fürsorglich; sie sind eher hilfsbereit als dominant. Doch ein Fünfjähriges ist noch zu klein, um für jüngere Geschwister verantwortlich zu sein. Auch wenn es sich im Beisein Erwachsener um das Geschwisterchen kümmert, so kann es das Kleine doch auch ärgern, wenn es mit ihm allein gelassen wird. Mit älteren Geschwistern kommen Fünfjährige gewöhnlich gut aus.

Das Einzelkind

Natürlich genießt ein Einzelkind bestimmte Vorteile. Doch es gibt auch Nachteile. Ein Einzelkind fühlt sich manchmal einsam; oftmals verhält es sich in Gruppen sehr zurückhaltend. Bringen Sie das Kind daher von klein auf mit anderen Kindern zusammen. Ermutigen Sie es, Freunde nach Hause einzuladen und andere Kinder zu besuchen.

Ein anderes Problem besteht darin, dass die Eltern überbehütend sein können. Wenn die Eltern den Abenteuergeist ihres Kindes zu stark einschränken, kann es schüchtern werden. Ein Einzelkind braucht die gleichen Grenzen wie Geschwisterkinder. Seien Sie nicht übermäßig nachsichtig.

Zurückweisung

Gelegentlich kommt es vor, dass Eltern ihr Kind emotional ablehnen. Dies kann sich in Kritik und unvorteilhaften Vergleichen mit den Geschwistern äußern.

Zurückweisung kann bei einem Kind schwere Schäden hinterlassen. Die Anzeichen können sich folgendermaßen äußern:

- Übermäßige Angst oder Schüchternheit
- Häufiges Weinen
- Aggressivität und Wutanfälle
- Eifersucht und der ständige Versuch, Aufmerksamkeit zu erregen
- Klammern an die Mutter, Daumenlutschen oder Masturbation
- Bettnässen oder Einkoten
- Schikanieren anderer Kinder, stehlen oder lügen
- Grausamkeit gegenüber Tieren

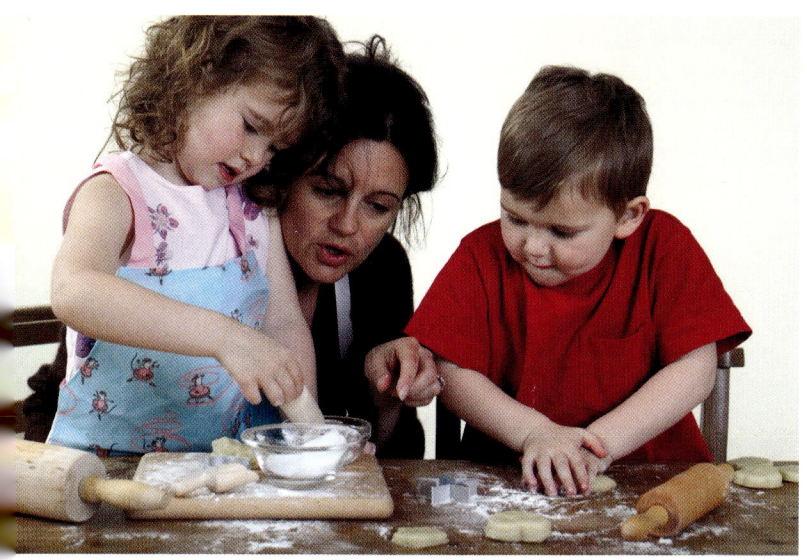

◀ **GESCHWISTERBEZIEHUNG** Ihr Kind spielt gern mit Bruder oder Schwester; Streitigkeiten sind allerdings normal.

Schüchternheit

Viele Kinder sind schüchtern. Zu Schüchternheit gehören die Abneigung gegen neue Erfahrungen und gesellige Zusammenkünfte, das Unbehagen, mit fremden Menschen zu sprechen, und Schwierigkeiten, Freunde zu finden.

Wenn Ihr Kind schüchtern ist, heißt das nicht, dass etwas nicht mit ihm stimmt. Viele Erwachsene sind schüchtern. Kritisieren Sie Ihr Kind nicht und zwingen Sie es nicht zu Kontakten. Bereiten Sie es auf problematische Situationen vor, vielleicht durch Geschichten oder Rollenspiele. In den meisten Fällen braucht man nur etwas Zeit und Geduld.

Machen Sie sich keine Sorgen, wenn Ihr Vorschulkind nicht so beliebt ist. In diesem Alter sind Freundschaften flüchtig und haben kaum wichtigen oder dauerhaften Einfluss auf die Persönlichkeit des Kindes.

Freundschaften schließen

Mit vier Jahren kann das Kind mit anderen Kindern gemeinsam fantasievoll und ausdauernd spielen. Es gibt aber noch keine feste Gruppe von Kindern, die immer miteinander spielen, und meist auch noch keinen festen Freund. Bei Mädchen ist es allerdings wahrscheinlicher, dass sie schon eine »feste« Freundin haben. Zwar werden Vertreter des jeweils anderen Geschlechts immer mal wieder geneckt oder ausgelacht, doch ist das Geschlecht gewöhnlich kein Kriterium für die Auswahl von Freunden.

Mit fünf Jahren neigen Kinder dazu, sich einen speziellen Spielkameraden auszuwählen; doch sie spielen nicht notwendigerweise interaktiv: Kinder spielen oft »parallel«, d. h., sie sitzen am selben Tisch, machen aber etwas Verschiedenes. Die häufigste Gruppierung besteht aus zwei Kindern desselben Geschlechts. Aber auch in diesem Alter spielt das Geschlecht noch keine wesentliche Rolle bei Freundschaften.

Auch wenn das Gruppenspiel den Kindern eine gewisse Kooperation abverlangt, bleibt diese noch ziemlich oberflächlich.

Soziale Gruppen

Auch wenn Kinder keinen Stereotypen entsprechen, findet man doch in vielen Kindergartengruppen bestimmte Klassifizierungen. Der »Star« ist das Kind, das bei allen beliebt ist; das »abgelehnte Kind« ist am wenigsten populär; der »Außenseiter« hat weder Feinde noch Freunde. Die »Clique« wird von einer kleinen Gruppe von Kindern gebildet, die immer wieder die Gesellschaft suchen. Die Probleme, die das »abgelehnte Kind« hat, sind offenkundig und werden gewöhnlich von den Erzieherinnen schnell erkannt. Die Außenseiter leiden unter einer Form sozialer Isolation, die nicht so offensichtlich, aber ebenso schädlich ist. Der typische Außenseiter ist ruhig, zurückhaltend und verschwindet im Hintergrund.

Der Einzelgänger

Isolation in den frühen Kindheitsjahren kann langfristig verschiedene negative Auswirkungen haben. Studien haben gezeigt, dass Schulkinder, die Probleme im Umgang mit ihren Kameraden haben, meist

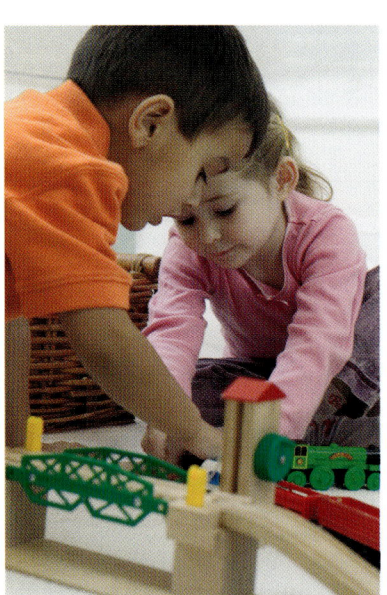

▶ ZUSAMMEN SPIELEN Kinder spielen oft eng beieinander, auch wenn sie nicht das gleiche Spiel spielen.

auch im späteren Leben häufiger emotionale Störungen aufweisen als gut sozialisierte Kinder.

Einzelgänger schwänzen häufiger die Schule und beteiligen sich eher an kleineren Delikten. Aus diesem Grund sollte man immer versuchen, einem unbeliebten Kind zu helfen. Erfreulich ist, dass Kindergartenkinder besser in der Lage sind, neue soziale Fähigkeiten zu entwickeln, als ältere Kinder oder Erwachsene.

Die ersten Anzeichen, dass sich ein Kind zum Einzelgänger entwickelt, werden im Kindergarten deutlich. Während andere Kinder Gruppen bilden, bleibt dieses Kind allein. Sollen sich die Kinder einen Partner suchen, steht der Einzelgänger als letztes Kind ohne Partner da. Stehen die Kinder in einer Reihe, bildet er den Schluss.

Wenn Sie glauben, dass Ihr Kind ausgeschlossen wird, müssen Sie seine soziale Entwicklung fördern. Glücklicherweise erwerben Kindergartenkinder neue soziale Fähigkeiten schnell, wenn sie einfühlsam angeleitet werden.

Wie Sie helfen können

Die Eltern oder Erzieherinnen können die sozialen Fähigkeiten eines Kindes auf verschiedene Weise fördern. Entweder wird das Kind einer Person oder einer Sache zugesellt, die sein Ansehen erhöht, oder ihm wird eine Verantwortung übertragen, die sein Selbstvertrauen stärkt.

Gegensätzliche Partner Das bedeutet, dass ein isoliertes oder eigenbrötlerisches Kind mit einem extrovertierten und umgänglichen Kind zusammengebracht wird. Wenn es als Freund eines beliebten Kindes betrachtet wird, steigt das isolierte Kind in kurzer Zeit in der sozialen Akzeptanz.

Jüngere Partner Ansehen gewinnt ein Kind auch, wenn man ihm ein jüngeres Kind an die Seite stellt. Jüngere Spielgefährten verschaffen Außenseitern positive soziale Erfahrungen; dadurch wird ihr Selbstwertgefühl gestärkt.

Aktivitäten in der Clique Auf den ersten Blick mag es nachteilig erscheinen, wenn Kinder innerhalb einer großen Gruppe kleine, exklusive Gruppen bilden; die Erfahrung zeigt jedoch, dass die Kinder, die sich in ihrer Clique zusammentun dürfen, motiviert sind, auch mit den Kameraden außerhalb der Gruppe klarzukommen. Die Aktivitäten in der Clique geben den Kindern Selbstvertrauen für alle sozialen Beziehungen.

Kleine Gruppen Manchmal wird angenommen, dass ein eigenbrötlerisches Kind in einer großen Gruppe umgänglicher wird. Doch in der Praxis erleichtern nur kleine Gruppen Freundschaften, weil das zurückhaltende Kind in einer großen Gruppe sehr stark im Hintergrund bleibt.

Die neue Welt Ihres Kindes

Jetzt, da Ihr Kind einen großen Teil seiner Zeit mit Gleichaltrigen verbringt, werden Sie feststellen, dass es neue Sorgen hat.

■ Die Kleidung ist eine der ersten Möglichkeiten, Individualität auszudrücken. Kinder können sich durch ihre Kleidung mit einer bestimmten Gruppe identifizieren. Wenn Ihr Kind das Kindergartenalter erreicht, will es wahrscheinlich jeden Tag selbst aussuchen, was es anzieht. Fördern Sie seinen Sinn für Identität und Unabhängigkeit, indem Sie ihm beim Anziehen Freiheiten lassen.

■ Spielsachen, Sportausrüstung, Sammlungen, z.B. von Briefmarken oder Stickern, Büchern und Comics sind bei Kindern ein machtvolles Statussymbol. Sogar Geldverdienen durch lästige Jobs beweist Tüchtigkeit und hebt das Ansehen.

■ Schulische bzw. sportliche Leistungen oder Popularität garantieren ebenfalls Auszeichnung. Einige Kinder leiten ihren Status von den Eltern ab – ein angesehener Beruf, Reichtum oder weite Reisen sind allesamt Dinge, die Prestige transportieren.

■ Wenn Sie das Gefühl haben, dass Ihr Kind bestimmten Dingen oder Nichtigkeiten zu viel Wert beimisst, helfen Sie ihm, die Prioritäten wieder zurechtzurücken. Belohnen Sie es für eine Leistung, die Sie als wertvoll betrachten.

Über das Lügen sprechen

Wenn es Ihrem Kind zur Gewohnheit wird, es mit der Wahrheit nicht so genau zu nehmen, müssen Sie ihm erklären, warum es nicht gut ist, wenn man Lügengeschichten erzählt.

Sprechen Sie mit Ihrem Kind über das Sprichwort »Wer einmal lügt, dem glaubt man nicht, und wenn er auch die Wahrheit spricht.« Machen Sie ihm verständlich, welche Folgen das haben kann, z. B. wenn wirklich einmal etwas passiert und das Kind Hilfe holen will.

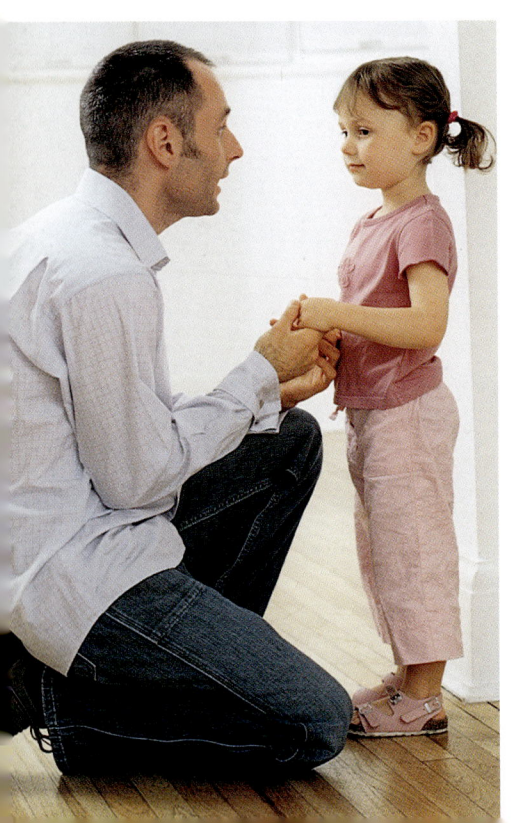

▼ **DARÜBER SPRECHEN** Wenn Sie entdecken, dass Ihr Kind gelogen hat, erklären Sie ihm, warum dies falsch ist. Sprechen Sie geduldig, aber bestimmt mit ihm. Werden Sie nicht ärgerlich.

Lügen

Damit ein Kind eine Lüge erfinden kann, muss seine psychische Entwicklung so weit fortgeschritten sein, dass es zwischen Fantasie und Wirklichkeit unterscheiden kann. Wenn z. B. ein 15 Monate altes Baby von der Mutter gestraft wird, weil es Farbe an die Wand geschmiert hat, mag es die Tat durch energisches Kopfschütteln abstreiten. Es ist keinesfalls so, dass es dabei lügt – es kann sein, dass es die Aktion tatsächlich vergessen hat, sich wünscht, es nicht getan zu haben, oder einfach den Unterschied zwischen Fantasie und Wirklichkeit nicht erkennen kann. Erst mit drei oder vier Jahren kann ein Kind bewusst lügen. Die meisten Kinder lügen, wenn sie eine Situation als bedrohlich empfinden.

Wie ernst ist das Lügen?

Kinder lügen aus vielen verschiedenen Gründen, manche davon sind schwerwiegender als andere. Verstellt sich das Kind z. B., so mag das ein natürlicher Bestandteil der Fantasiewelt des Kindes sein. Versucht es hingegen, etwas zu vertuschen, so ist dies ein bewusster Versuch, der Strafe zu entgehen.

Provokationslügen Dabei soll lediglich die elterliche Reaktion getestet werden. Ein vierjähriges Kind behauptet z. B., das Essen habe ihm nicht geschmeckt, obwohl es alles aufgegessen hat. Es will nur sehen, wie die Mutter reagiert. In den meisten Fällen genügt die elterliche Reaktion, um das Kind von weiteren Lügen abzuhalten. Manche Kinder erkennen jedoch, dass sie dadurch Aufmerksamkeit gewinnen, und werden dieses Mittel immer wieder einsetzen. Aus diesem Grund ist dieses Lügen ernst zu nehmen und muss unterbunden werden.

Prahlerei Dabei handelt es sich gewöhnlich um stark übertriebene Geschichten, die das Selbstvertrauen des Kindes stärken sollen. Ein Fünfjähriger behauptet kühn, dass er viele teure Geburtstagsgeschenke bekommen hat oder in einem riesigen Haus wohnt, weil er damit seinen Freunden imponieren will. Diese Prahlerei ist in der Regel harmlos. Sie können Ihr Kind davon abbringen, indem Sie seine wirklichen Leistungen bestärken.

Fantasterei In diesen Lügen vermischen sich Wirklichkeit und Fantasie; sie sollen die alltäglichen Erfahrungen aufregender machen. So kann ein Vierjähriger in einer lebhaften, imaginären Welt voller Feen, Monstern und unsichtbaren Freunden leben, die er alle in farbenprächtigen Details beschreiben kann. Diese Fantastereien sind keine echten Lügen. Man sollte sie als normale Phase der kindlichen Entwicklung betrachten.

Bewusste Lügen Am meisten Sorgen machen sich die Eltern, wenn ein Kind andere durch seine Lügen bewusst in die Irre führen will. Kinder tischen diese Lügen auf, um einer Bestrafung zu entgehen; diese Taktik lernen sie schon früh. In einer Umfrage sollten Mütter die häufigsten Gründe für das Lügen ihrer Vierjährigen angeben. Beinahe die Hälfte der Mütter sagte, dass ihre Kinder lügen, um einem Tadel zu entgehen. Wenn das Kind älter wird, werden diese Vertuschungslügen subtiler und plausibler.

Lügen, die eine Bestrafung verhindern sollen, können die Eltern in eine schwierige Position bringen. Wenn Sie Ihr Kind jedes Mal bestrafen, wenn es etwas Verkehrtes getan hat, beginnt es vielleicht zu lügen. Wenn Sie andererseits keine Sanktionen verhängen, wird das Kind sein Verhalten nicht ändern. Es muss ein Mittelweg gefunden werden zwischen zu großer Liberalität und zu häufiger Bestrafung. Ich versuchte meine Kinder zur Wahrheitstreue zu erziehen, indem ich versicherte, dass ein Kind, das die Wahrheit sagt, niemals bestraft würde. Sie erkannten, dass ich weiß, welche Überwindung Ehrlichkeit kostet.

Wie man sich am besten verhält

Eine wissenschaftliche Studie untersuchte den Einfluss unterschiedlicher elterlicher Reaktionsweisen auf das Lügen. Es zeigte sich, dass Kinder, deren Eltern das Fehlverhalten des Lügens durch moralische Kategorien erklärten, in der Folge seltener logen. Strafen führten zu noch häufigerem Lügen.

Kinder wollen manchmal etwas vertuschen, nicht aus Angst vor Strafe, sondern weil sie fürchten, wegen ihres schlechten Benehmens nicht mehr geliebt zu werden. Daher sollte man bei jeder Bestrafung deutlich machen, dass man das Kind dennoch liebt. Ein Kind muss verstehen, dass sich Strafe und elterliche Liebe nicht gegenseitig ausschließen. Viele Untersuchungen zeigen, dass die Kinder, deren Eltern ihnen gegenüber aufrichtig sind, auch ehrlich sind. Machen Sie es Ihrem Kind leicht, seine Missetaten einzugestehen. Sprechen Sie ruhig und sachlich mit ihm, anstatt wütend zu werden.

Kinder sagen oft Dinge, die nicht genau stimmen oder unwahr sind. Schließlich hören sie ja, dass dies auch ihre Eltern so machen. Erwachsene benutzen oft »Ausreden«, Notlügen, um die Gefühle anderer Menschen nicht unnötigerweise zu verletzen. Vielleicht hört Ihr Kind eine solche Äußerung. Wird ihm der Grund für ein derartiges Verhalten nicht erklärt, versteht es nicht, warum dieses Verhalten bei ihm falsch sein soll.

So hilft man dem Kind

Weil Kinder aus verschiedenen Gründen lügen, muss jedes Kind individuell betrachtet werden. Es gibt jedoch einige Vorgehensweisen, die man befolgen bzw. lassen sollte, die für alle Kinder Gültigkeit haben.

■ Handeln Sie besonnen – das Kind verwechselt vielleicht tatsächlich Wirklichkeit und Fantasie.

■ Versuchen Sie das Motiv für die Lüge zu verstehen. Ihr Kind lügt nicht, weil es bösartig sein will, sondern weil es Angst vor Strafe hat.

■ Erklären Sie Ihrem Kind, warum es falsch ist zu lügen. Führen Sie Beispiele an, die es verstehen kann.

■ Strafen Sie in vernünftigem Maße. Wenn Sie Ihr Kind zu hart bestrafen, wird es entschlossen sein, in Zukunft wieder zu lügen.

■ Machen Sie Ihrem Kind bewusst, dass Sie zwar ärgerlich sind, aber es trotzdem noch lieb haben.

■ Machen Sie ein Kind, das immer wieder prahlt, nicht lächerlich. Angeberei ist Ausdruck eines niedrigen Selbstwertgefühls. Stärken Sie das Selbstvertrauen Ihres Kindes durch Lob und Zuwendung.

■ Gehen Sie mit gutem Beispiel voran. Wenn Sie schwindeln, indem Sie zum Beispiel behaupten, dass keine Süßigkeiten mehr im Haus sind, wird das Kind nicht verstehen, warum Sie lügen dürfen, es aber nicht.

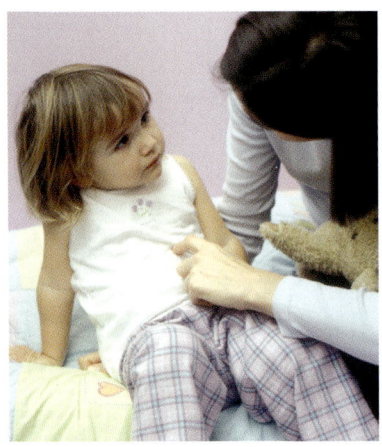

▲ **BETTNÄSSEN** Schimpfen Sie Ihr Kind nicht, wenn es ins Bett macht. Versuchen Sie, den Grund dafür herauszufinden.

Wenn etwas schiefläuft

Es gibt zwei große Kategorien abweichender sozialer Entwicklung: körperliche Störungen und Verhaltensauffälligkeiten. Die Tabelle unten führt einige der häufigsten Störungen sowie einige der verursachenden Faktoren auf. Dies sind jedoch niemals die einzigen Ursachen, sondern beschreiben nur typische Merkmale der von den Eltern geschaffenen Umgebung. Viele andere Faktoren können hineinspielen. Natürlich reagieren keineswegs alle Kinder auf solche Gegebenheiten mit einer Störung. Die Tabelle dient nur als Anhaltspunkt. Zu den körperlichen Störungen zählen Probleme mit dem Essen, dem Stuhlgang, dem Schlafen, Sprechen; zu den Verhaltensauffälligkeiten gehören Probleme im sozialen Betragen wie Stehlen. Eltern haben manchmal das Gefühl, dass das Kind durch das Verhaltensproblem die anderen manipuliert. Kindergartenkinder sind in der Regel jedoch zu jung für berechnendes Verhalten.

PROBLEM	KÖRPERLICHE STÖRUNG	VERHALTENSAUFFÄLLIGKEIT	MASSNAHMEN
Übermäßige Strenge	Bettnässen	Andere Kinder schikanieren und beißen	Schimpfen Sie nicht. Lassen Sie dem Kind Zeit. Zeigen Sie mehr Zuwendung.
	Einkoten (siehe auch unten)	Lügen, anderen die Schuld geben, stehlen, Weigerung zu teilen	Eine entspanntere Haltung zur Darmkontrolle.
		Destruktivität	Das Kind braucht ein Ventil für aggressives Verhalten. Lassen Sie es herumtoben.
Überbehütung	Zu wenig essen (verursacht durch Überfütterung)	Antisoziales Benehmen, Weigerung, sich einzufügen	Seien Sie flexibler, und machen Sie sich weniger Gedanken wegen des Essens.
	Negativismus, »Heulsuse«	Wird ein Einzelgänger	Fördern Sie seine Selbstständigkeit.
Mangel an Zuwendung	Zu viel Essen als Kompensation	Stehlen, lügen, Strafdelikte	Achten Sie darauf, dass das Kind genügend Lob erfährt.
Vernachlässigung oder zerrüttetes Elternhaus	Pikazismus (Verzehr von Dreck, Sand o. Ä.)	Lügen, stehlen	Schenken Sie ihm besondere Aufmerksamkeit.
	Einkoten (siehe auch oben)	Destruktivität, schikanieren	Widmen Sie ihm jeden Tag mehr Aufmerksamkeit.
Prüdes Elternhaus, Hemmungen gegenüber Nacktheit, übermäßige Strenge	Möglicherweise obsessives Masturbieren	Gesteigertes Interesse am Sex, sehr früher sexueller Verkehr	Seien Sie offen. Missbilligen Sie direkte Fragen nicht. Sehen Sie Nacktheit locker.

Körperliche Störungen

Probleme wie Bettnässen, Einkoten, zu viel oder zu wenig essen kommen bei den meisten Kindern vor; solange dies gelegentlich passiert, sollte es nicht als Störung gewertet werden. Wenn ein Kind jedoch wiederholt einnässt oder dick wird, muss Hilfe in Anspruch genommen werden. Körperliche Störungen werden meist von familiären Faktoren, einem emotionalen Konflikt (wie die Ankunft eines neuen Babys in der Familie, ein Umzug oder ein Kindergartenwechsel) oder durch eine verzögerte Entwicklung verursacht. Gelegentlich besteht eine physiologische Ursache für das Bettnässen; diese Möglichkeit sollten Sie zuerst ausschließen.

Stress Kinder können ebenso wie Erwachsene unter Stress leiden. Übermäßige Anhänglichkeit und Verhaltensprobleme können auf Stress zurückzuführen sein. Wenn Ihr Kind ein solches Symptom zeigt, überlegen Sie, ob es unter starker Belastung steht.

Bettnässen Enuresis ist die häufigste körperliche Störung; das Kind hat daran keine »Schuld«. Die Ursache des meist nächtlichen Einnässens ist eine verzögerte Entwicklung. Die meisten Kinder sind im Alter von fünf Jahren tagsüber und nachts trocken. Macht ein sechsjähriges Kind immer wieder ins Bett, ist dies nicht normal; Ursache ist wahrscheinlich Stress. Oft wird das Einnässen seltener, wenn der Stress beseitigt wird. Gelegentliches Bettnässen kommt häufig vor und ist unbedeutend; Ursache ist oft Aufregung, Angst, Krankheit oder ein Gefühl der Bedrohung.

In manchen Familien gibt es eine Geschichte des Bettnässens; daher sollte ein Kind nie für seine langsame Entwicklung getadelt werden. Nur bei einem von zehn Kindern ist das Einnässen Folge einer körperlichen oder emotionalen Störung; diese Kinder leiden gewöhnlich Tag und Nacht an Enuresis. Zu den körperlichen Ursachen gehören eine physiologische oder anatomische Störung der Blasenfunktion, Blasenentzündung, Epilepsie und angeborene Abnormitäten der Blase.

Bettnässen ist manchmal eine Reaktion auf elterlichen Druck in der Sauberkeitserziehung. Ungenügende Ermutigung oder unrealistisch hohe Erwartungen, die ein Kind entwicklungsbedingt noch nicht erfüllen kann, sind häufige Ursachen. Bettnässen verschlimmert sich durch elterliche Missbilligung oder Neckereien durch die Geschwister.

Die abendliche Reduzierung der Flüssigkeitsaufnahme nutzt nur selten. Manchmal hilft es, das Kind nachts auf die Toilette zu setzen. Auch ein Trainingsapparat, der klingelt, sobald der Schlafanzug nass wird, bringt manchmal Erfolg. Bei Kindern unter sechs Jahren sollte er nicht angewandt werden. Am besten betrachtet man das Bettnässen als Entwicklungsverzögerung und nicht als Krankheit und schenkt ihm weiter keine Beachtung.

Einkoten

Im Gegensatz zum Bettnässen ist das Einkoten bei »sauberen« Kindern ungewöhnlich; es weist praktisch immer auf Stress oder emotionale Störungen hin.

Trotzdem sollte eine körperliche Ursache zunächst ausgeschlossen werden. Es gibt drei Arten des Einkotens: Einkoten vom Babyalter an; regressives Einkoten (dabei fällt ein Kind, das bereits sauber war, wieder in eine frühere Entwicklungsphase zurück) und aggressives Einkoten (s. S. 170ff.).

Aggressives Einkoten erfolgt gewöhnlich bei Kindern, die eine zu frühe Sauberkeitserziehung erfahren haben. Die Eltern legen übertriebenen Wert auf das Saubersein. Wenn sich das Kind völlig eingeengt fühlt und nicht spielen und sich schmutzig machen darf, kann es seine Frustration und seinen Ärger durch Einkoten ausdrücken.

Am wichtigsten ist, die Angst des Kindes zu reduzieren. Zu strenge Eltern sollten entspannter werden; stressreiche oder traumatische Ereignisse sollten mit Einfühlungsvermögen bewältigt werden.

AD(H)S im Kindergarten

Die drei Hauptsymptome der Aufmerksamkeitsdefizit-Hyperaktivitäts-Störung sind Unaufmerksamkeit, Hyperaktivität und Impulsivität. Alle drei können sich in unterschiedlichem Ausmaß schon im Kindergartenalter bemerkbar machen, wobei diese Störung bei Jungen drei- bis viermal häufiger diagnostiziert wird als bei Mädchen.

Da die Erkrankung zu einem hohen Anteil vererbt wird, sollten selbst betroffene Eltern besonders wachsam sein. Jedes dritte ADHS-Kind hat einen Verwandten ersten Grades, der ebenfalls an ADHS leidet. Achten Sie auf:

- leichte Ablenkbarkeit und kürzere Konzentrationsphasen, z. B. beim Malen, (immer im Vergleich zu Gleichaltrigen)

- unruhige und oftmals unkontrollierte Körperbewegungen, die z. B. beim Fahrradfahren zu häufigen Unfällen führen

- innere Unruhe (spielt nach Aussage der Erzieherin z. B. immer nur kurz in einer Gruppe mit, wechselt rasch die Spiele)

- häufige Beteiligung an Streitereien und Schlägereien aufgrund verminderter Selbstkontrolle

- Anzeichen von Legasthenie bei ersten Lese- und Schreibversuchen, denn viele ADHS-Kinder haben gleichzeitig eine Lese-Rechtschreib-Schwäche.

Essstörungen Nahrungsverweigerung, Überessen, übermäßig heikel oder wählerisch sein können, wenn sie häufig auftreten, unter dem Begriff Essstörungen zusammengefasst werden.

Im Kindergartenalter verweigern Kinder öfter mal das Essen oder stochern nur darin herum. Appetitlosigkeit kann durch Ängste verursacht werden oder auf ein Problem zwischen Eltern und Kind hinweisen. Die Eltern sind vielleicht übermäßig ängstlich oder haben überzogene Vorstellungen vom Nährstoffbedarf. Oder das Essen wird zum Symbol der Zuneigung. Wird das Kind andauernd zum Essen angehalten, kann es als Reaktion darauf die Nahrung ganz verweigern. Die beste Behandlung liegt darin, das Essen locker zu handhaben und eine breite Auswahl an Nahrungsmitteln anzubieten.

Viele gesunde Kinder sind beim Essen heikel oder haben ihre Schrullen; solche Phasen gehen wieder vorüber. Heikle Esser sind kein echtes Problem – solange die Marotte nicht exzessiv betrieben wird.

Zu viel essen ist ein ernsteres Problem, weil es zu Übergewicht führen kann. Übergewicht ist nicht nur schlecht für die Gesundheit des Kindes, sondern bedeutet auch, dass es von den Kameraden gehänselt wird und unter einem niedrigen Selbstwertgefühl leidet.

Manche Kinder kompensieren durch das Essen das Gefühl, ungeliebt und unsicher zu sein. Manchmal ersetzen Eltern Liebe und Zuwendung durch Nahrungsmittel. In jedem Fall muss man die zugrunde liegende Ursache erkennen, sei es die Unsicherheit beim Kind oder ein bewusstes oder unbewusstes Überfüttern durch die Eltern. Ein Arzt kann eine geeignete Reduktionsdiät empfehlen.

Verhaltensauffälligkeiten

Unsoziales Verhalten rührt gewöhnlich von einem familiären Problem her. Manchmal hat die ganze Familie Probleme, sich in die Gesellschaft einzugliedern. Oder es gelingt einem Kind nicht, sich als Teil der Familie zu identifizieren. Am häufigsten passiert dies in kaputten Familien, in denen die Erwachsenen keine verlässlichen Rollenmodelle vorleben oder das Kind ständig abgeschoben, geschimpft, bestraft oder missbraucht wird. Häufige Symptome für Verhaltensauffälligkeiten sind unflätige Ausdrucksweise, Wutanfälle, Ungehorsam, Aggression, Stehlen und Lügen.

Psychologen, Kinderpsychiater und Sozialarbeiter können eine Verhaltensstörung diagnostizieren. In manchen Fällen wird eine Psychotherapie für das Kind empfohlen. Da die Verhaltensstörung oft auf ein zugrunde liegendes Problem in der Familie hinweist, sollte die ganze Familie psychologische Beratung und Unterstützung erhalten.

Andere Verhaltensprobleme

In irgendeiner Phase legen die meisten Kinder Verhaltensweisen an den Tag, die die Eltern besorgniserregend oder einfach nervig finden. Meistens sind die Gründe aber harmlos und die Phase geht bald vorbei.

Negativität Eigensinn und Ungehorsam sind Charakteristika der Widerspenstigkeit. Zu einem gewissen Grad sind alle Kindergartenkinder Negativisten. Voller Entzücken tun sie genau das Gegenteil von dem, was sie sollen.

Es gibt viele Gründe, warum sich Kinder der elterlichen Autorität widersetzen. Oft werden diese Gründe falsch interpretiert. Manchmal sagt das Kind »Nein«, weil es einfach weiterspielen will. Es hat keine Zeitvorstellung und sieht keinen Grund, warum es sein intcressantes Spiel unterbrechen sollte.

Eine andere Erklärung für den Widerwillen ist die Unfähigkeit, zwischen zwei Gegensätzen zu unterscheiden. Das Kind ist unerfahren, sein Leben ist voller Alternativen; oft ist es ihm unmöglich, zwischen Ja und Nein, Geben und Nehmen oder Schieben und Ziehen zu unterscheiden. Es interessiert sich für beide Alternativen, sodass es von einem Extrem ins andere gerät.

Stehlen Im Alter von zwei bis fünf oder sechs Jahren kann ein Kind von einem Gegenstand so angezogen werden – einem Spielzeug oder einer Süßigkeit –, dass es ihn in einem unbeobachteten Augenblick einfach nimmt.

Manchmal wird sein Diebstahl entdeckt. In einem solchen Fall sollte man kein tief liegendes Problem vermuten. Bestrafen Sie diese Tat nicht, sehen Sie aber auch nicht darüber hinweg. Erklären Sie Ihrem Kind ruhig und verständlich, dass dieses Verhalten nicht akzeptabel ist. Bestehen Sie darauf, dass der Gegenstand zurückgegeben wird.

Widerwillen gegen den Kindergarten Ein Kind, das nicht in den Kindergarten will oder morgens über Bauch- oder Kopfschmerzen klagt, hat vielleicht Probleme dort. Oder es will sich nicht von der Mutter trennen. Am besten zwingt man das Kind anfangs nicht, in den Kindergarten zu gehen.

Allerdings darf es nicht die Regel werden. Sind die Bauchschmerzen verflogen, sobald die Bedrohung des Kindergartens gebannt ist, sollten Sie mit der Erzieherin sprechen. Widersetzt sich das Kind über längere Zeit, fragen Sie den Arzt.

Autismus – erste Anzeichen

Bereits Babys zeigen erste Hinweise auf eine Autismus-Spektrum-Störung, mit dem Alter vermehren sich die Anzeichen. Wenn Sie einige der folgenden Auffälligkeiten bei Ihrem Kind bemerken, sprechen Sie Ihren Arzt darauf an.

Das Kind

- schreit schon als Baby in ungewöhnlichem Maße und das Schreien ist schwer interpretierbar;

- schaut seine Eltern nicht an;

- folgt als Kleinkind nicht dem elterlichen Blick;

- lächelt oder lacht nicht;

- zeigt im Alter von zwölf Monaten noch keine Gesten (Zeigen mit dem Zeigefinger, Winken);

- gibt immer gleiche Laute und Töne von sich.

Einen Kindergarten wählen

Spätestens mit drei Jahren hat Ihr Kind Anspruch auf einen Kindergartenplatz. Ob Sie den Zeitpunkt dann schon für geeignet halten, hängt weitgehend vom Kind ab. Nur Sie können wissen, ob es für den Kindergartenbesuch reif ist.

Bevor Sie einen Entschluss fassen, besuchen Sie verschiedene Kindergärten. Bereiten Sie eine Checkliste vor. Sind die Erzieherinnen entspannt? Herrscht eine freudvolle Umgebung? Wie viele Kinder sind in der Gruppe? Fühlen sie sich wohl?

Am besten wäre es, wenn Sie einen Vormittag in dem Kindergarten der engeren Wahl verbringen könnten. Sprechen Sie auch mit anderen Müttern, deren Kinder in den betreffenden Kindergarten gehen.

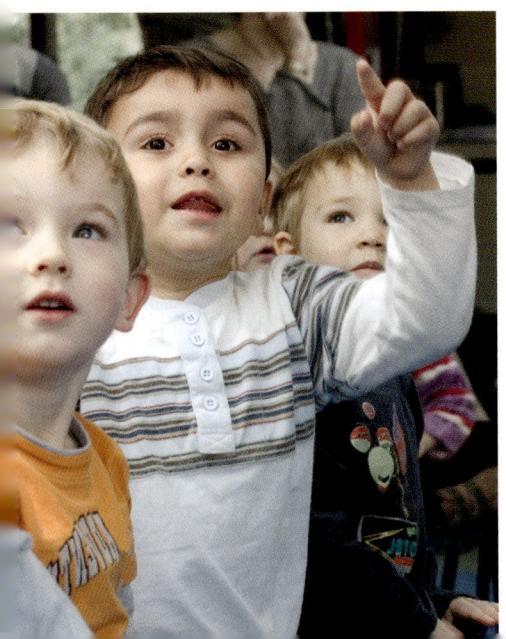

▼ TEIL EINER GRUPPE Der Kindergarten erweitert den Horizont Ihres Kindes, bietet neue Aktivitäten und gleichaltrige Freunde.

Im Kindergarten

Die Entscheidung für einen bestimmten Kindergarten – einen kirchlichen, städtischen oder privaten wie Waldorf oder Montessori – hängt zum einen von Ihrer Einstellung, aber auch von dem örtlichen Angebot ab. Besuchen Sie verschiedene Kindergärten und sprechen Sie mit den Erzieherinnen, um sich zu informieren.

Einen Kindergarten auswählen

Es gibt keinen Kindergarten, der für jedes Kind der Beste wäre. Jedes Kind hat besondere Bedürfnisse. Alle Bewertungen der vorschulischen Erziehung zeigen mehrdeutige Ergebnisse. Eine langfristige Auswertung zeigt z. B., dass Jungen aus Montessori-Kindergärten während ihrer Schulzeit einen Vorsprung im Lesen und in Mathematik erzielen. Andere Untersuchungen zeigen, dass selbst schlechte pädagogische Konzepte noch einen intellektuellen Vorsprung ermöglichen. Doch man kann schwer einschätzen, wie lange diese Vorteile anhalten. Die Auswertungen einer amerikanischen Vorschulorganisation zeigen Beispielsweise, dass eindeutige Unterschiede im IQ, die zwischen Kindern aus ihrer Vorschule und anderen Kindern bestanden, im Laufe der Zeit geringer werden. Was auch immer die Vorzüge eines Kindergartens sein mögen, er ist kein Ersatz für eine liebevolle und fürsorgliche Umgebung zu Hause.

Der Besuch eines Kindergartens ist für jedes Kind von Vorteil. Es kann Selbstvertrauen entwickeln; es lernt zu teilen, sich um andere zu kümmern und abzuwechseln. Die Fähigkeit, vorauszuplanen und mit anderen zu kooperieren, verbessert sich durch Fantasie- und Gruppenspiele.

Eine typische Vorschule – zwischen Kindergarten und Grundschule – gibt es heute kaum noch. Schulkindergärten oder Vorschulklassen werden, wo sie noch bestehen, abgebaut. Eine solche auf das letzte Jahr vor der Einschulung konzentrierte Vorbereitung auf die Schule betrachtet man heute als zu spät einsetzend. Die im Zuge der PISA-Studien kritisierten Defizite der frühen Bildung richten sich nicht auf das Fehlen einer Vorschule, sondern auf die zu wenig systematische Bildung in der Kindertagesbetreuung. Daher wird heute in Kindergärten zunehmend Wert auf eine bildungsorientierte Erziehungsarbeit gelegt.

Der Besuch eines Kindergartens, zumindest für zwei Jahre, ist für jedes Kind sinnvoll. Gewiss wird es öfter mal krank, wenn es mit vielen anderen Kindern zusammen ist, oder übernimmt zeitweilig schlechte Verhaltensweisen. Doch für seine Entwicklung ist dies besser, als wenn es erst in der Schule mit der Welt »draußen« konfrontiert wird. Und oft schließt es jetzt bereits Freundschaften, die noch in der Schule Bestand haben.

Sich eingewöhnen

In den meisten Kindergärten gibt es sogenannte »Schnuppertage« für die Kinder, die demnächst eintreten werden. Besuchen Sie mit Ihrem Kind den Kindergarten, ermutigen Sie es, mit anderen Kindern zu spielen, sich an die Tischchen zu setzen und mit den Spielsachen zu spielen. Versuchen Sie aber nicht, es zum Spiel mit anderen Kindern zu drängen, wenn es anfangs noch zurückhaltend ist. Manche Kinder sind von Natur aus geselliger als andere; Ihr Kind wird sich mit der Zeit schon eingewöhnen. Das Ziel besteht darin, ihm den Besuch so angenehm wie möglich zu gestalten.

Wenn Sie herausstreichen, was es dort alles Tolles machen kann, wird seine Vorfreude auf den Kindergarten größer sein als seine Angst, Sie zu verlassen. Bei Eingewöhnungsschwierigkeiten dürfen die Mütter in vielen Kindergärten anfangs noch einige Zeit bleiben. Holen Sie Ihr Kind in den ersten Wochen, wenn es sich noch unsicher fühlt, selbst vom Kindergarten ab; später können Sie mit anderen Müttern Fahrgemeinschaften bilden.

Die Persönlichkeit Ihres Kindes, sein Platz in der Familie, die Bereitschaft, das Zuhause zu verlassen, beeinflussen die Eingewöhnung in den Kindergarten. Im Allgemeinen weinen Jungen eher als Mädchen, wenn die Mutter sie das erste Mal im Kindergarten lässt. Sie weinen auch schneller, wenn sie wegen einer Erzieherin frustriert sind. Andererseits wird Ihr Kind das Zusammensein mit anderen Kindern genauso genießen wie die anderen Aktivitäten im Kindergarten.

Auch wenn Ihr Kind nun in den Kindergarten geht, heißt dies keineswegs, dass Ihr Anteil an seiner Erziehung beendet ist. Fragen Sie es, was es im Kindergarten erlebt und mit wem es gespielt hat. Indem Sie mit ihm über seine Erfahrungen im Kindergarten sprechen, festigen Sie die neuen Worte und Fertigkeiten, die es dort lernt. Verbessern Sie seine Sprache, indem Sie seine Sätze korrekt wiederholen. Sie sollten es aber nicht ausdrücklich korrigieren. Ihr Kind ist ständig auf der Suche nach neuen Informationen; versuchen Sie immer, seine Fragen wahrheitsgerecht zu beantworten.

Wie Kinder sich im Kindergarten benehmen

Im Allgemeinen verhalten sich Jungen im Kindergartenspiel stärker aufgabenorientiert; Mädchen sprechen mehr darüber, Freunde zu sein, sie erkennen Ähnlichkeiten aneinander, bewundern gegenseitig die Kleidung und diskutieren, wer mit wem befreundet ist usw.

Dominantes und aggressives Verhalten bei kleinen Jungen tritt im Kindergarten sehr stark in Erscheinung. Schlagen ist eine verbreitete Form der Aggression. Einige wenige Mädchen hauen nach anderen Mädchen, aber es bleibt meist eine Geste. Jungen brauchen länger, bis sie lernen, andere nicht zu schlagen. Sie attackieren Mädchen grundlos, wenn auch nicht heftig. Sie stoßen sie beispielsweise oder machen Drohgebärden.

Verschiedene Konzepte

So unterschiedlich wie die Motive der Eltern sind, Ihr Kind in den Kindergarten zu geben, so unterschiedlich können auch die Erziehungskonzepte sein, die die verschiedenen Kindergärten verfolgen.

Neben den städtischen und kirchlichen Kindergärten gibt es eine Vielzahl von privaten Elterninitiativen, die Kindertagesstätten betreiben. Außerdem existieren – auch in vielen kleineren Städten – Waldkindergärten sowie Waldorf- oder Montessori-Kindergärten mit ihren speziellen pädagogischen Konzepten. So liegt etwa bei den Waldorf-Kindergärten, die auf der Anthroposophie Rudolf Steiners fußen, ein besonderes Augenmerk auf der klaren Strukturierung des Tagesablaufs und auf der Entwicklung der handwerklichen und musischen Fähigkeiten der Kinder.

Wenn Sie sich für einen bestimmten Kindergarten interessieren, erkundigen Sie sich nach dem pädagogischen Konzept, lesen Sie etwas darüber und gehen Sie z. B. auf einen Themen-Elternabend, den manche Kindergärten anbieten. Dann können Sie beurteilen, ob die jeweilige Pädagogik zu Ihrem Kind und zu Ihnen passt.

Mädchen in der Schule

Mädchen haben im Allgemeinen eine größere Begabung für sprachlich ausgerichtete Fächer wie Lesen. Sie bevorzugen eher Spiele, zu denen die soziale Interaktion mit anderen Mädchen gehört.

Diese angeborene Tendenz kann durch Eltern und Lehrer verstärkt werden. So werden Mädchen oft auf Aktivitäten gelenkt, bei denen man »ruhig spielt«. Man hält sie fern von Aktivitäten, die eher Jungen zugeschrieben werden. Im Allgemeinen entsprechen Mädchen in der Schule bestimmten Verhaltensmustern:

- Sie machen lieber mit anderen Mädchen Spiele, bei denen viel Kooperation gefragt ist. Sie halten sich oft von Jungen fern, insbesondere von Jungen, die in raue oder aggressive Spiele verwickelt sind.

- Sie beschäftigen sich gern mit Büchern (Bilder- oder Lesebüchern). Sie sind zögerlicher, wenn es um Mathematik und andere zahlenorientierte Aktivitäten geht.

- Sie sind im Allgemeinen gut motiviert und bereit, sich anzupassen. Deshalb gehen die Lehrer aber oft davon aus, dass sie gut mitkommen und weniger Unterstützung brauchen. Manche Lehrer geben sich deshalb mit den Mädchen weniger ab als mit den Jungen.

Die Einschulung

Die Einschulung bedeutet für das Kind wie für die Eltern einen großen Einschnitt: Das Kind entdeckt eine neue und aufregende Welt, und die Eltern müssen sich auf seine neu erworbene Unabhängigkeit einstellen.

Ist das Kind schulreif?

Das Einschulungsalter liegt in Deutschland bei sechs Jahren. Entscheidend für den Schuleintritt ist der Entwicklungsstand des Kindes und nicht der »Stichtag«. Bestimmte Fähigkeiten gelten gewöhnlich als Gradmesser dafür, ob ein Kind geistig so weit entwickelt ist, um in der Schule erfolgreich lernen zu können. Das Kind muss z. B. Formen nachzeichnen oder bestimmte Einheiten optisch erfassen können. Manchmal müssen Kinder Zahlenreihen oder Aufzählungen nachsprechen. Außerdem stellt man fest, ob das Kind ähnlich klingende Buchstaben differenzieren kann. Des Weiteren testet man seine Fähigkeit, eigenständig und konzentriert zu arbeiten. Darüber hinaus muss es in der Lage sein, seine körperlichen Bedürfnisse selbst zu verrichten, d. h. auf die Toilette gehen, Schuhe binden und sich anziehen. Es muss seinen Namen kennen und klare und präzise Fragen stellen können. Es sollte auch schon zählen können und über eine gewisse Selbstbeherrschung verfügen.

Freude an der Schule wecken

Ihr Kind wird in der Schule erfolgreicher sein, wenn es von Anfang an die richtige Einstellung hat. Bereiten Sie es auf die Einschulung vor, damit es

Checkliste: Schulreife

Ihr Kind muss noch nicht über jede aufgeführte Fertigkeit verfügen. Benutzen Sie diese Tabelle als Anhaltspunkt, und sprechen Sie mit dem Beratungslehrer und der Erzieherin im Kindergarten. Es ist schulreif, wenn es

- an gemeinsamen Gruppenaktivitäten teilnehmen kann;
- eine Geschichte anhören und die Ereignisse wiedergeben kann;
- Anweisungen für Spiele oder neue Aktivitäten befolgen kann;
- anderen gegenüber Ideen und Vorstellungen klar ausdrücken kann;
- hüpfen, wippen und springen kann;
- Aufgaben im Haushalt erledigen kann;
- Farben und Formen erkennen kann;
- bei Liedern mitsingen und einige einfache auswendig kann;
- mit Knöpfen, Reißverschlüssen und Schnürsenkeln zurechtkommt und mit der Schere schneiden kann;
- einfache Figuren kopieren kann wie Kreis, Rechteck und Dreieck.

körperlich und geistig reif ist für die schulischen Anforderungen. Spornen Sie es an, kleine Aufgaben zu erledigen. Leiten Sie es an, fantasievoll und kreativ zu spielen. Es sollte auch Gelegenheit zum Lernen und zur Entwicklung seines Gedächtnisses haben. Wichtig ist auch, dass die Schule eine anregende Umgebung schafft; dazu gehören motivierte Lehrer, die eine gute Beziehung zu ihren Schülern haben.

Ihr Kind profitiert zweifellos davon, wenn Sie Interesse an seinen Schularbeiten zeigen. Schaffen Sie auch zu Hause eine lehrreiche Atmosphäre. Allerdings sollten Sie dem Schulstoff nie vorausgreifen; Lehrmethoden verändern sich im Laufe der Jahre, sodass heute wahrscheinlich anders unterrichtet wird als zu Ihrer Schulzeit. Wollen Sie Ihrem Kind helfen, dann sollten Sie zunächst mit dem Lehrer sprechen. Er kann Ihnen sagen, wie Sie Ihr Kind am besten unterstützen können. Aber nehmen Sie die Schule auch nicht zu wichtig. Das Zuhause sollte auch ein Ort der Zuflucht sein. Daher müssen Sie das richtige Gleichgewicht zwischen schulischer Förderung und Entspannung finden.

Die Beziehung verändert sich

Die ersten Schultage des Kindes markieren eine Veränderung in der Beziehung zu den Eltern. Bisher war es in allen Dingen von den Eltern abhängig; nun muss es Unabhängigkeit lernen und Verantwortung für seine eigenen Entscheidungen und sein Handeln übernehmen. Dieser Übergang vollzieht sich nicht über Nacht; leiten Sie diesen Prozess ein, indem Sie Ihr Kind ermutigen, immer mehr Verantwortung zu übernehmen. Von jetzt an sollte es sich selbst waschen und anziehen; es sollte sich um seinen Schulranzen kümmern und seine Bücher, Hefte sowie seine Kleidung am Abend für den nächsten Morgen bereitlegen.

Das Kind kommt sich nun sehr erwachsen vor. Es will nicht mehr bemuttert werden; aber Sie sollten es immer in den Arm nehmen, wenn es den Kopf hängen lässt. Es ist hart für Ihr Kind zu akzeptieren, dass es noch nicht völlig erwachsen ist. Gelegentlich werden die täglichen Anforderungen für das Kind zu viel sein. Wie bei den meisten Kümmernissen ist ein Kuss die beste Medizin und bringt es wieder ins Gleichgewicht.

Sie stellen vielleicht fest, dass Ihrem Kind öffentliche Liebesbezeugungen unangenehm sind, vor allem im Beisein seiner neuen Freunde. Fühlen Sie sich nicht zurückgestoßen. Es behauptet nur seine Unabhängigkeit – es ist groß und braucht keinen Kuss mehr; zumindest nicht vor seinen Freunden und Schulkameraden.

Vor allem darf man das Kind nicht zu sehr drängen – auch nicht, wenn man es fragt, was es am Tag erlebt hat. Meist müssen Sie nur ein kluges Stichwort geben und erfahren dann, was in der Schule los war. Wollen Sie das Kind aber aushorchen, verschließt.

Jungen in der Schule

Jungen haben im Allgemeinen eine größere Begabung für Tätigkeiten, die räumliche Fähigkeiten erfordern, z. B. Konstruktionsspiele. Sie bevorzugen wettbewerbsorientierte, körperliche Aktivitäten.

Wie bei Mädchen kann diese angeborene Tendenz durch die Erwachsenen verstärkt werden. Jungen werden angespornt, »männliche« Aktivitäten aufzunehmen, bei denen sie »Dampf ablassen« oder konstruieren können; andererseits werden sie unbewusst von kontemplativem Zeitvertreib wie Lesen abgehalten. Infolgedessen neigen sie in der Schule zu folgenden Verhaltensweisen:

■ Sie spielen lieber mit anderen Jungen, bevorzugen lebhafte Spiele mit körperlicher Aktivität wie Klettern oder Schaukämpfe.

■ Sie konzentrieren sich auf Spielsachen, die mathematische und räumliche Fähigkeiten erfordern. Sie bleiben an einer schwierigen mathematischen Aufgabe, bis sie sie gelöst haben.

■ Sie werden destruktiv, wenn sie keine Aufmerksamkeit bekommen oder bei einer Sache Schwierigkeiten haben. Dies kann dazu führen, dass der Lehrer den Jungen mehr Zeit widmet als Mädchen.

Familienleben

Bevor Menschen Babys bekommen, meinen die meisten, ein solches ließe sich weitgehend problemlos ins Leben integrieren. Doch tatsächlich erfordert ein Neugeborenes Fürsorge rund um die Uhr. Ihr bisher gewohnter Lebensstil wird sich daher stark verändern.

Auch die Beziehung zu Ihrem Partner wird sich wandeln. Ihnen bleibt weniger Zeit für Intimität und Sie müssen sich über Ihre gemeinsame Verantwortung als Eltern klar werden. Die Versorgung des Babys wird zwar oft als Aufgabe der Frau angesehen, doch gibt es dafür keinen biologischen Grund. Wenn Sie die elterlichen Aufgaben mit Ihrem Partner teilen, profitieren alle davon – einschließlich des Kindes.

Wenn Sie alleinerziehend oder beide berufstätig sind, müssen Sie weitere Personen in die Betreuung einbeziehen. Das können Großeltern sein, eine Kinderfrau oder Tagesmutter oder auch das Personal einer Krippe. Wichtig ist in jedem Fall, dass Sie vorausplanen und Ihren Alltag gut organisieren.

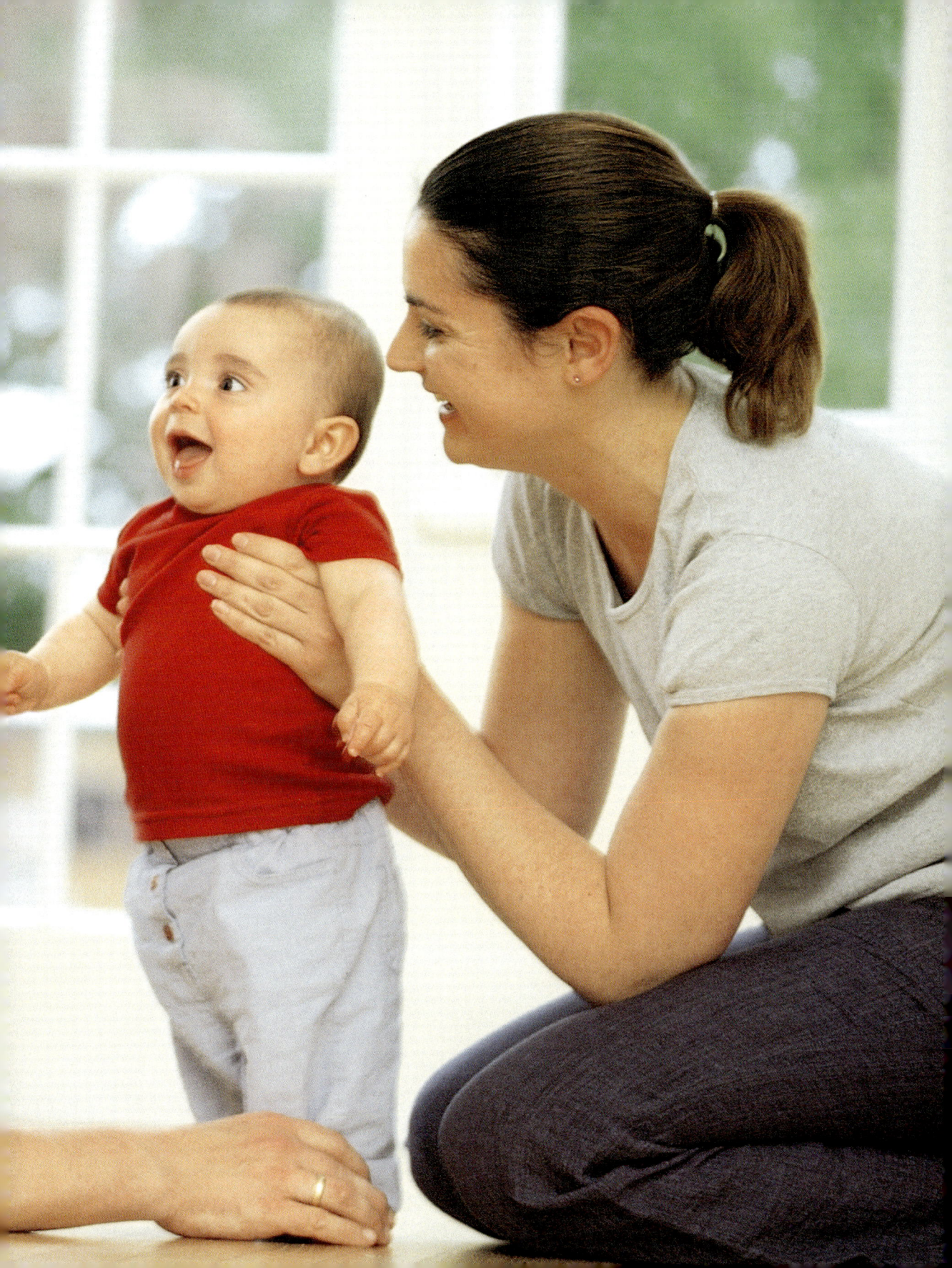

Wissen es Mütter am besten?

Das Argument, dass Mütter auf die Elternschaft besser vorbereitet sind als Männer, gilt nicht mehr.

Vor 60 Jahren war es nicht unüblich, dass eine Mutter zehn oder mehr Kinder hatte; damals mussten sich die Töchter mit um den Nachwuchs kümmern. Heute haben viele Frauen bis zur Geburt ihres eigenen Kindes noch nie ein Neugeborenes gesehen.

Hat die Frau mehr Erfahrung im Umgang mit einem Baby als ihr Partner, darf sie seine Bemühungen nicht abwerten. Denn dann kann er sich ganz zurückziehen. In diesem Fall wird die traditionelle Rolle jedes Elternteils verfestigt; dabei wird der Vater aus der Mutter-Kind-Beziehung ausgeschlossen.

Eine Familie werden

Sie haben eine Menge Babybücher gelesen und sich optimal auf Ihr Baby vorbereitet – und doch kann das neugeborene Baby Ihr Leben gewaltig aus dem Gleichgewicht bringen. Zum einen stellt die Versorgung eines Babys enorme körperliche Anforderungen und zum anderen wird sich die normale Hausarbeit mindestens vervierfachen.

Nach den ersten paar Wochen, wenn Verwandte und Nachbarn nicht mehr ständig zum Gratulieren hereinschneien, verliert das Vergnügen, allein mit dem Baby zu Hause zu sein, schnell seinen Reiz. Mütter in der Elternzeit stellen vielleicht fest, dass sie zwar nicht ihre Arbeit, aber den sozialen Kontakt zu Freunden und Kollegen vermissen.

Viele Eltern stellen auch fest, dass sich der Übergang von einer Paarbeziehung zu einer Familie problematischer gestaltet als gedacht. Die Dynamik in der Beziehung muss sich auf den Zuwachs einstellen. Probleme entstehen, wenn das Paar Schwierigkeiten hat, diesen neuen Menschen in die komplexe Gefühlswelt dieses Beziehungsgeflechts einzubinden.

Eine neue Verantwortung

Mit der Ankunft eines Kindes werden die Wahlmöglichkeiten stark eingeschränkt. Die Bedürfnisse des Babys haben Priorität und einer muss die sofortige Verantwortung für deren Befriedigung übernehmen. Dem Baby muss nun viel Zeit gewidmet werden.

Im Idealfall tragen beide Partner diese Veränderungen in gleicher Weise; doch in der Praxis sieht es sehr oft so aus, dass die Frauen die meiste Last tragen. Dies kann zu einer tiefen Verstimmung in der Partnerschaft oder sogar zu einer Trennung führen. Untersuchungen in den USA zeigten, dass dort jede zweite Ehe nach der Geburt des ersten Kindes in die Brüche geht. Bei allen in dieser Studie erfassten Paaren erhöhte sich die Zahl der Ehekonflikte im ersten Jahr der Elternschaft im Durchschnitt um 20 Prozent.

Um den Stress für die Partnerschaft zu reduzieren, muss jeder Partner unbedingt zumindest eine gewisse Vorstellung davon haben, was auf ihn zukommt, und muss in der Lage sein, Kompromisse zu schließen. Wer ein Baby bekommt, muss sein Leben neu arrangieren.

Gleichberechtigte Elternschaft

Zwar hat sich die Rolle des Vaters in den letzten Jahrzehnten verändert, doch besteht nach wie vor die Einstellung, dass Kinder hauptsächlich in den Verantwortungsbereich der Frau fallen. Idealerweise sollten Sie und Ihr Partner schon vor der Geburt über Ihre zukünftigen Rollen diskutieren. Die Frau

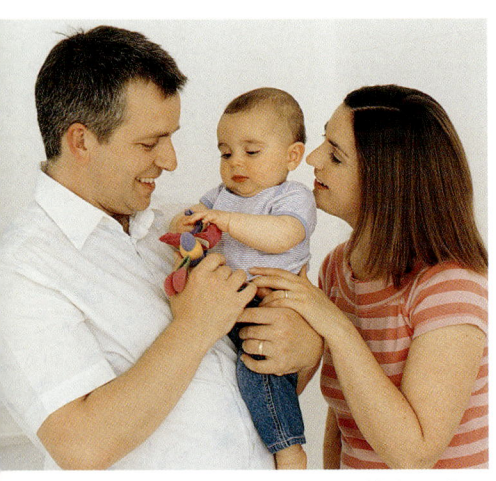

▲ GETEILTE ELTERNSCHAFT Widmen Sie sich gemeinsam mit dem Partner Ihrem Kind; lernen Sie, Eltern zu sein.

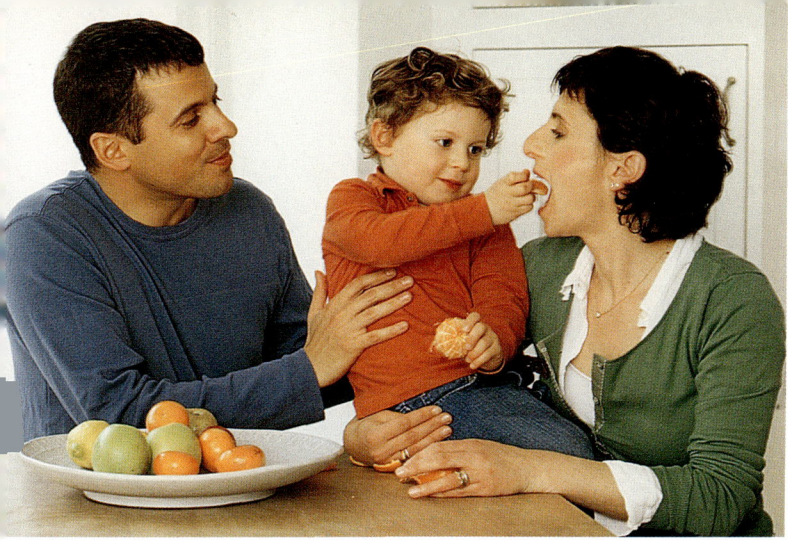

▲ **ELTERLICHE BINDUNG** Ihr Kind kann nicht zu viel Liebe und Aufmerksamkeit bekommen, daher sollten Sie ihm alle Ihre Liebe schenken.

Väter – ihre neue Rolle

Nehmen Sie Ihre neue Rolle ganz an. Sonst kann es geschehen, dass Sie lediglich zum gelegentlichen Handlanger werden.

Wenn Sie die Vaterschaft aktiv angehen, indem Sie gleichberechtigt mit Ihrer Partnerin Ihr Kind versorgen, werden Sie Ihrer Familie zu einer wichtigen Stütze; als Belohnung erleben Sie eine tiefe Beziehung zu Ihrem Kind und stärken die Beziehung zu Ihrer Partnerin.

Wenn Sie das Gefühl haben, dass die Ankunft des Babys Ihr Leben total durcheinandergebracht hat, können nur Sie beide es wieder ins Gleichgewicht bringen. Das Leben wird nie mehr so sein wie früher, doch das werden Sie nur dann bedauern, wenn Sie am Rande der Familie stehen, statt das Familienleben selbst mitzugestalten.

---

sollte Ihrem Partner klarmachen, dass es nicht ausreicht, bei der Babypflege zu helfen. Um ein guter Vater zu sein, muss er das Kind »bevatern«.

Es ist wichtig, dass Sie und Ihr Partner sich die Babypflege so weit wie möglich teilen. Beteiligt sich der Vater nicht, ist das doppelt nachteilig. Erstens kann die Beziehung zu seiner Partnerin leiden, wenn sie wegen seiner mangelnden Hilfe Unmut empfindet. Zum Zweiten verliert der Vater sehr schnell die Chance, eine enge Beziehung zu seinem Kind aufzubauen. Er sollte unbedingt eine aktive Rolle im Leben seines Babys übernehmen. Ein uninteressierter Vater wirkt auf sein Kind sehr negativ. Als Folge können Mädchen später Schwierigkeiten im Umgang mit Männern haben und den Jungen fehlt das männliche Rollenmodell.

»Bevatern«

Viele von uns haben ihren Vater als distanzierter in Erinnerung als die Mutter; doch es gibt keinen Grund, warum ein Kind nicht eine enge Beziehung zu beiden Elternteilen genießen sollte. Die Beziehungen eines Babys funktionieren nicht auf einer »Entweder-oder-Basis«. Glauben Sie nicht, dass das Baby die Mutter weniger liebt, wenn es viel Zeit mit dem Vater zubringt. Kleine Kinder brauchen alle Liebe, die sie bekommen können.

Heute können wirtschaftliche Gründe den Ausschlag dafür geben, wer sich um das Baby kümmert. Wenn die Frau mehr verdient als der Partner oder der Vater arbeitslos ist, können es sich viele Paare nicht leisten, wegen verletztem Mannesstolz ihr monatliches Einkommen zu verringern. Doch in der Praxis sind Hausmänner immer noch seltene Exemplare. Und man muss auch daran denken, dass der Mann, der sich zu Hause allein um sein Kind kümmert, mit den gleichen Problemen zu kämpfen hat wie eine Hausfrau und Mutter: Isolation und Langeweile.

Die Geschichte eines Vaters

Anna und Rainer Ewers erlebten nach der Geburt ihres Sohnes Alexander einige schwierige Monate. Anna war erschöpft, deprimiert und überlastet und Rainer empfand kaum väterliche Gefühle.

Rainer schrieb dies der Tatsache zu, dass Anna sogleich alle Verantwortung für das Baby übernommen hatte. Während der ersten drei Monate litt sie an der Wochenbettdepression. Ihr Sexualleben verschlechterte sich; Rainer fühlte sich von Anna sowohl körperlich wie emotional zurückgewiesen. Bald erkannten sie, dass sie entweder einen Neuanfang machen oder sich trennen mussten.

»Als wir feststellten, dass Anna nur zehn Monate nach der Geburt von Alex wieder schwanger war, entschieden wir uns für einen Neuanfang. Mir wurde klar, dass Anna Respekt dafür verdiente, wie sie mit allem klarkam. Ich erwartete, dass sie zusammenklappen würde, aber sie wurde stärker.«

Im dritten Schwangerschaftsmonat drohte eine Fehlgeburt. Anna musste liegen. Rainer nahm Urlaub, und versorgte sie.

»Zum ersten Mal seit Alexanders Geburt bemerkte Anna, dass ich meiner Pflicht nachkam. Ich hatte zum ersten Mal das Gefühl, der Angelpunkt unseres Familienlebens zu sein. Trotz der Belastung war ich glücklich, dass wir diese Schwierigkeiten durchgemacht hatten. Dadurch bin ich zu einem gleichwertigen Elternteil geworden.«

Großeltern

Nach der Ankunft des ersten Kindes können Großeltern eine große Hilfe sein oder ständiger Anlass zusätzlicher Spannung, insbesondere wenn die familiären Beziehungen bereits belastet sind. Wahrscheinlich sehen Sie nach der Geburt des Babys Ihre Schwiegereltern häufiger; was hoffentlich zu einem glücklicheren Familienleben beiträgt.

Aufgrund der Intimität und gegenseitigen Abhängigkeit der familiären Beziehungen besteht oftmals ein schmaler Grat zwischen Hilfsbereitschaft und Einmischung. Sprechen Sie mit Ihrem Partner schon vor der Geburt darüber, welche Rolle die Großeltern spielen sollen und wie viel Hilfe Sie in Anspruch nehmen wollen. Dann fällt es Ihnen leichter, Ihre Autorität zu behaupten und die Regeln im Voraus festzulegen.

Die Ratschläge der Großeltern sind gut gemeint und oft auch willkommen. Wenn nicht, sollten Sie klar sagen, dass Sie solche Ratschläge nicht wünschen. Wenn Sie gelegentlich Fehler machen, ist das Ihr Problem. Es lohnt sich, Probleme mit den eigenen Eltern zu überwinden. Dann kann Ihr Kind in einer sicheren und liebevollen Beziehung zu seinen Großeltern aufwachsen.

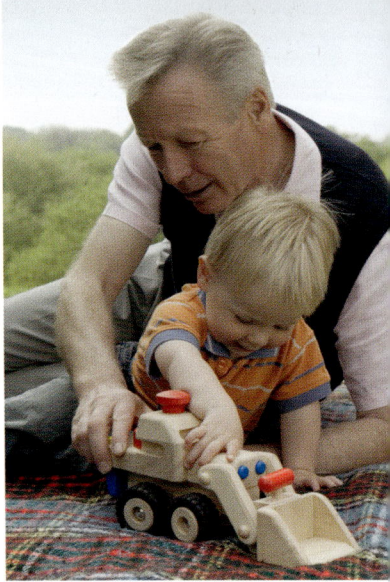

▲ **DIE ZWEITE RUNDE** Ihre Eltern und Schwiegereltern gehen mit dem Kind bestimmt entspannter um.

Eine besondere Beziehung

Eine gute Beziehung zwischen Großeltern und Enkel zahlt sich für die ganze Familie aus. Großeltern haben eine entspanntere Einstellung zu den Kindern. Die Eltern haben die Gewissheit, dass das Kind in der Obhut der Großeltern gut aufgehoben ist. Das Baby lernt, neben der Beziehung zu Vater und Mutter ein weiteres enges Band aufzubauen.

Aus verschiedenen Gründen kann die Beziehung der Großeltern zum Enkel eine ganz besondere Qualität haben. Erstens sehen sie ihn seltener als die Eltern und haben dadurch nicht den Stress der alltäglichen Betreuung. Zum Zweiten verbleibt die letztliche Verantwortung bei den Eltern. Dies gibt den Großeltern die Freiheit, die schönen Seiten der Elternschaft zu genießen, ohne die dazugehörenden Sorgen und den Stress. Drittens haben Großeltern bereits mindestens ein Kind großgezogen und Probleme sind beim zweiten Mal immer leichter zu bewältigen. Die Zeit, die Großeltern mit dem Enkel verbringen, wird meist auch intensiv gestaltet und erlebt.

Wenn aus Kindern junge Erwachsene mit eigenen Problemen werden, vermitteln Großeltern eine weitere Perspektive auf die in der Pubertät auftretenden Schwierigkeiten. Großeltern sind wahrscheinlich die ältesten Freunde Ihres Kindes und können ihm wertvolle Einblicke in die Vergangenheit geben. Gerade in diesen stürmischen Zeiten sind sie ein weiterer „sicherer Hafen" für den Jugendlichen.

Doch nicht alle Familien können die Vorteile einer Großfamilie genießen. Heutzutage muss man dorthin ziehen, wo man eine Arbeit findet. Auch eine Scheidung kann den Umgang mit den Großeltern einschränken. Dies ist oftmals für Großeltern wie für Enkel gleichermaßen schlimm; es hilft dem Kind nach der Scheidung sehr, wenn es seine Großeltern weiterhin regelmäßig sehen kann.

Liebe und Sicherheit

Die grundlegendsten Bedürfnisse eines kleinen Kindes sind körperliche Pflege, emotionale Zuwendung und Sicherheit. Fühlt sich das Kind umsorgt, wird es sich zu einem offenen und entspannten Menschen entwickeln. Das Kind, das im frühen Alter genug Liebe und Sicherheit bekommt, ist später wahrscheinlich weniger fordernd. Umgekehrt kann ein emotional vernachlässigtes Kind unsicher, klammernd und furchtsam werden.

Die Eltern sollten nicht befürchten, ihr Kind zu verwöhnen, wenn sie ihm alle Liebe und Sicherheit schenken. Natürlich darf das Kind nicht glauben, es bekäme alles, was es will; doch noch wichtiger ist, dass es sich geliebt und geborgen fühlt.

Denken Sie daran, dass die Art und Weise, wie Ihr Kind die Dinge sieht, sich völlig von Ihrer Sichtweise unterscheidet. Kleine und scheinbar unbedeutende Zeichen der Zuwendung (ein Kuss, ein Streicheln, eine Umarmung) formen die Persönlichkeit Ihres kleinen Kindes viel stärker als alles andere. Es ist nicht gut, dem Kind die elterliche Liebe nicht zu zeigen, in der falschen Annahme, dass es dadurch »härter« würde. Das Gegenteil ist wahr. Zuneigung zeitigt emotionale und körperliche Folgen.

Wenn kleine Babys z. B. im Arm der Mutter gehalten werden, atmen sie langsamer und gleichmäßiger, schreien weniger und schlafen mehr. Das ist nicht allzu überraschend, da die Liebkosung in dem Kind das trostreiche Gefühl des warmen Geborgenseins in der Gebärmutter wieder hervorruft. Liebkosungen sind das beste Kommunikationsmittel. Wenn das Kind sieht, wie sich seine Eltern umarmen, weiß es, dass sie sich trotz möglicher Streitigkeiten lieben.

Durch die körperliche Zuwendung fühlt Ihr Kind, dass Sie es lieben. Doch Sie müssen ihm auch sagen, dass Sie es lieben. Diese verbalen Zeichen Ihrer Liebe sind für Ihr Kind mindestens genauso wichtig. Insbesondere Kleinkinder wollen immer wieder hören, dass man sie liebt.

Zuneigung schenken

Liebevolle Berührungen sind wesentlich für unser Wohlbefinden; bei Babys fördern sie sogar die körperliche Entwicklung.

Körperliche Zuwendung können Sie Ihrem Kind bei jeder Gelegenheit schenken. Folgende Vorschläge zeigen Möglichkeiten, wie Sie Ihrem Kind auf vielseitige Weise körperliche Zuwendung, Liebe und Kameradschaft geben können.

■ Tragen Sie ein kleines Baby in einem Tragesitz; beinahe alle Neugeborenen lieben das Gefühl, eng an Mutter oder Vater geschnallt zu sein.

■ Reiben Sie Ihr Baby regelmäßig mit Babylotion ein, oder massieren Sie es (s. S. 58/59).

■ Nehmen Sie ein gemeinsames Bad oder gehen Sie mit Ihrem Baby ins Schwimmbad. Halten Sie es im Wasser fest, sodass es die Wärme und Sicherheit genießen kann.

■ Wenn es älter wird, turnen Sie zusammen – legen Sie einfach eine Schallplatte auf und tanzen Sie zusammen im Zimmer herum.

■ Toben Sie immer mal wieder mit Ihrem Kind herum. Viele Mütter überlassen solche ausgelassenen Spiele den Vätern und vernachlässigen diese insbesondere bei Mädchen.

■ Kuscheln Sie sich zusammen mit Ihrem Kind ins Bett. Legen Sie sich auch morgens kurz zu Ihrem Kind ins Bett; dann beginnt es den Tag in der Gewissheit, geliebt zu werden.

Fallstudie

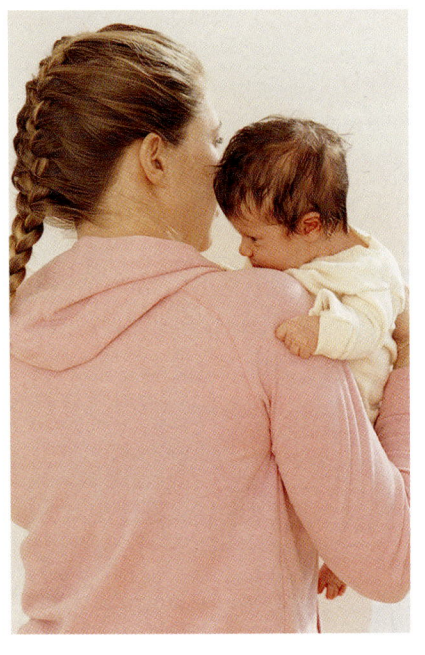

Alleinerziehend

Als Nicole vor drei Jahren mit Mathias schwanger wurde, geriet sie in eine schwierige und unerwartete Situation. Zu dieser Zeit hatte sie eine heimliche Affäre mit einem Arbeitskollegen. »Ich war in einer verzwickten Lage. Nie im Leben hatte ich mich bisher als alleinerziehende Mutter gesehen. Ich bin in der Überzeugung aufgewachsen, dass ein Kind aus einer liebevollen, festen Beziehung hervorgehen sollte. Aber mir war klar, dass diese Beziehung keine Zukunft hatte.«

Erste Reaktionen

»Ob es die Umstände waren oder Zufall, weiß ich nicht. Aber die Schwangerschaft kam mir vor wie eine Chance, mein Leben aktiv in die Hand zu nehmen und nicht mehr auf den Märchenprinzen zu warten«.

»Ich habe viel Zeit gebraucht, um mich an den Gedanken, eine alleinerziehende Mutter zu werden, zu gewöhnen. Meine eigene Mutter, die sehr konservativ ist, reagierte anfangs sehr negativ. Dadurch machte sie die Sache nur noch schwerer. Inzwischen hat sie sich an die Situation gewöhnt, vor allem deshalb, weil Mathias ein herziges Kind ist. Sie betet ihn regelrecht an.«

Nach der Geburt von Mathias nahm Nicole drei Monate Erziehungsurlaub; dann wurden ihr weitere drei Monate als Halbtagesstelle angeboten. Die ersten drei Monate verliefen ziemlich glatt. Mathias war ein recht zufriedenes Baby und nach acht Wochen schlief er nachts meist schon fünf Stunden durch. »Ich war zwar erschöpft, doch machte mir Mathias so viel Freude, dass ich unerwarteterweise sogar glücklich war, ihn ganz für mich zu haben.«

Unerwartete Probleme

Nach drei Monaten war Nicole hin- und hergerissen, ob sie wieder arbeiten gehen oder zu Hause bleiben solle. Am Ende entschied sie sich trotz des finanziellen Drucks dafür, zu Hause zu bleiben. »Ich hatte das Gefühl, dass Mathias einfach noch zu jung war, um ihn bei einer unbekannten Tagesmutter zu lassen. Erst gegen Ende des fünften Monats tauchten für mich die Probleme auf.«

»Am schlimmsten war, dass ich abends mit niemandem über meine Probleme reden konnte. Kleine Probleme und nagende Sorgen entwickelten sich bald zu übergroßen Krisen die mich nachts stundenlang wach hielten. In der Woche vor Ablauf des Erziehungsurlaubs wurden die Sorgen so übermächtig, dass ich ernste Schlafstörungen entwickelte und Beruhigungsmittel verschrieben bekam.«

Mathias bekam eine Atemwegsinfektion, die drei Wochen dauerte. Der Arzt diagnostizierte Asthma. Nicole war sofort davon überzeugt, dass Mathias ein »krankes« Baby war, das den Rest seines Lebens krank sein würde. »Wäre jemand da gewesen, mit dem ich die Sorgen hätte teilen können, hätte ich sicher nicht so heftig reagiert«, erinnert sie sich.

Wieder arbeiten

»Glücklicherweise konnte ich meine Berufstätigkeit nochmals um einen Monat aufschieben. Als dann schließlich der Tag kam, war ich überrascht von meiner eigenen Ängstlichkeit – nicht so sehr, weil ich Mathias zurücklassen musste, sondern weil ich mich plötzlich fragte, ob ich meinen Job noch machen könne. In meinem Job stehe ich stark unter Druck – ein Teil meines Gehalts wird auf Provisionsbasis gezahlt – und ich arbeite von 9–18.30 Uhr voll durch. Ich arbeitete vier Tage in der Woche. Es war nicht leicht, sich den ganzen Tag im Job zu plagen und dann auch noch die ganze Nacht zu Hause.«

In dieser Situation zog ihre Mutter fünf Wochen zu ihr. Nun hatte sie etwas Zeit, sich an ihr Dasein als alleinerziehende Mutter zu gewöhnen. Und Nicole erkannte, dass sie trotz der finanziellen Belastung eine Vollzeitkraft brauchte.

Eine Kinderfrau beschäftigen

Als Mathias acht Monate alt war, stellte Nicole ihre erste Vollzeitkinderfrau an. Die Kosten waren für jemanden mit ihrem Gehalt horrend. Zwar bekam sie etwas mehr Schlaf, doch wenn Mathias schrie, konnte sie einfach nicht im Bett bleiben. »Es mag sein, dass ich wegen dieses Asthmas überängstlich war oder dass ich mein Zuhause einfach nicht mit einem relativ fremden Menschen teilen wollte – auf jeden Fall kündigte ich der Kinderfrau nach zwei Monaten und kümmerte mich wieder selbst um Mathias.« Dadurch entspannte sich die finanzielle Situation, die zu diesem Zeitpunkt ziemlich kritisch geworden war. Abends ausgehen war für Nicole immer noch unmöglich; sie hatte kein Geld für einen Babysitter und abendliche Vergnügungen. Nach beinahe einem Jahr wurde ihr klar, dass sie seit der Geburt des Babys keinen Abend mehr ausgegangen war.

Ein eigenes Leben

»Damals hatte ich die Idee, meine erste Mathias-Dinner-Party zu geben. Acht Freunde kamen, jeder mit einem selbst gemachten Gericht. Wir hatten einen schönen Abend, ohne dass Mathias ein einziges Mal aufwachte. Dieses Abendessen war ein tolles Ereignis für mich. Das erste Mal hatte ich wieder das Gefühl, ein soziales Wesen und nicht bloß alleinerziehende Mutter zu sein. Eine Woche später schaffte ich es, von dem Dauergebrauch der Beruhigungsmittel wegzukommen.«

Zwei Monate nach Mathias' erstem Geburtstag organisierte Nicole eine Tagespflege. Eine Tagesmutter kümmerte sich dreimal die Woche um ihn und einmal die Woche blieb er bei seiner Großmutter. So war sie auch den Anforderungen in ihrem Beruf wieder gewachsen. »Nun begann sich die Situation zu entspannen und ich konnte das Muttersein genießen. Ich gewöhnte mich an die Asthmaanfälle und geriet nicht mehr in Panik. Meinen Job hatte ich im Griff und gelegentlich traf ich sogar Freunde. Ich habe keine Schuldgefühle mehr, weil ich Mathias allein erziehe. Schließlich weiß ich, dass er gut versorgt ist und viel Liebe bekommt.«

Dr. Stoppards Tipps

Alleinerziehend zu sein ist eine lohnende Aufgabe, aber die psychischen und praktischen Anforderungen sind sehr hoch, weil alles an einer Person hängen bleibt. Hier meine Tipps:

- Prüfen Sie Ihre Finanzen und suchen Sie die beste Betreuung für Ihr Baby während Ihrer Arbeitszeit, damit Sie beruhigt arbeiten können.

- Nehmen Sie sich so oft wie möglich Zeit für sich selbst. Ein Kind alleine zu erziehen ist körperlich und emotional harte Arbeit.

- Schaffen Sie sich ein Netzwerk von Müttern mit gleichaltrigen Kindern. Das ist gut für Sie und fürs Baby.

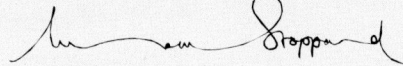

Seien Sie nett zu sich

Die Versorgung des Neugeborenen kann in den ersten Wochen enorm anstrengend sein; um durchzuhalten, sollten Sie eigene Bedürfnisse nicht vernachlässigen.

- Beteiligen Sie Ihren Partner an der Babypflege, damit Sie etwas Zeit für sich selbst haben.

- Erwarten Sie nicht, von Anfang an eine perfekte Mutter zu sein. Sie müssen eine Menge lernen und auch Ihr Baby lernt ständig dazu.

- Beschränken Sie Arbeiten im Haushalt auf das Notwendigste. Nehmen Sie Hilfsangebote von Freunden und Verwandten an.

- Ein niedriger Kaliumspiegel kann Erschöpfung begünstigen. Essen Sie viel kaliumreiche Nahrungsmittel wie Bananen, Tomaten, getrocknete Aprikosen und Vollmilchjoghurt.

- Seien Sie nicht überrascht, wenn Sie die Wochenbettdepression bekommen – bis zu 80 Prozent aller Mütter sind betroffen. Meist geht sie in ungefähr zehn Tagen vorüber. Andernfalls sollten Sie Hilfe in Anspruch nehmen.

Den Alltag organisieren

Jede Mutter weiß, dass sich die körperlichen, emotionalen und sozialen Anforderungen an ihr Leben nach der Geburt eines Kindes ins Unendliche zu multiplizieren scheinen. Unterbrochene Nächte und hektische Tage gepaart mit dem psychologischen Druck, die Verantwortung für einen neuen Menschen zu übernehmen, belasten die neue Mutter mit unerwartetem Stress.

Organisation heißt das Zauberwort zum Überleben. Die Schwangerschaft ist der ideale Zeitpunkt, um eine Bestandsaufnahme der Situation vorzunehmen. Ist das Baby erst da, werden Sie von den Freuden und Leiden der Elternschaft hinweggerissen. Doch es ist niemals zu spät, die Zeit optimal zu organisieren.

Bei der Planung des Alltags teilen Sie die Dinge, an die Sie denken müssen, in drei oder vier Bereiche auf: Tätigkeiten, die sich auf das Baby beziehen, auf die Arbeit (Haus und/oder Büro), auf den Partner und auf Sie. Diese vierte Kategorie wird meist unterbewertet, ist aber in Wirklichkeit eine der wichtigsten. Wenn Sie nicht glücklich sind, wird auch Ihr Baby nicht glücklich sein. Über bestimmte hilfreiche Dinge sollten Sie im Voraus nachdenken. Haben Sie mit Ihrem Arbeitgeber über Möglichkeiten alternativer Arbeitsformen gesprochen? Haben Sie eine Teilzeitbeschäftigung in Erwägung gezogen? Gibt es die Möglichkeit eines Jobsharing?

Eine Routine entwickeln Die Versorgung eines Babys besteht zum großen Teil aus immer wieder gleichen Tätigkeiten; diese lassen sich viel leichter bewältigen, wenn Sie einen Zeitplan ausarbeiten. Diese Routine sollte sich an den Bedürfnissen des Babys orientieren, daher wird sie sich erst im Laufe der Zeit einspielen. Es dauert drei bis sechs Wochen oder länger, bis das Baby einen gewissen Rhythmus bei den Schlafenszeiten und den Mahlzeiten einhält.

Verwechseln Sie Organisation aber nicht mit Reglementierung. Ihr Alltag darf nicht unflexibel werden, da sich die Bedürfnisse eines kleinen Kindes stündlich ändern können.

Zeit für eigene Bedürfnisse

Sie sind das Universum Ihres Kindes; daher ist es für das Kind das Beste, wenn Sie nicht gereizt oder erschöpft sind. Natürlich müssen Sie jede Anstrengung unternehmen, die Bedürfnisse Ihres Babys zu stillen, doch Sie müssen sich ebenso um Ihre eigenen Bedürfnisse kümmern.

Planen Sie jeden Tag mindestens eine halbe Stunde ein, die Sie ganz sich selbst widmen – vielleicht wollen Sie ein Bad nehmen, ein Buch lesen, einen Brief schreiben, meditieren, Sport treiben, Musik hören oder eine Gesichtsmaske auflegen. Bis zur Geburt des Babys findet man leicht eine halbe Stunde Zeit für sich selbst, doch dann mag dies unmöglich erscheinen.

Um sich etwas Freiraum zu verschaffen, müssen Sie als Erstes lernen, Hilfsangebote anzunehmen. Zu viele Mütter meinen zu versagen, wenn sie sich nicht persönlich um jedes Bedürfnis ihres Kindes kümmern. Diese Einstellung ist gefährlich. Sie basiert auf unrealistischen Erwartungen und führt schließlich zu Erschöpfung.

Loskommen

Sie haben mit Ihrem Partner schon darüber diskutiert, wie Sie sich die neue Arbeitsbelastung teilen können (s. »Gleichberechtigte Elternschaft«, S. 222f.). Als nächsten Schritt müssen Sie überlegen, wie Sie sich beide gelegentlich freimachen können. Versuchen Sie es so einzurichten, dass mindestens einmal im Monat ein Babysitter kommt, noch besser einmal die Woche. Dann bestimmt das Elternsein nicht jede einzelne Sekunde Ihres Lebens.

Stellen Sie fest, ob es Kurse oder Sportgruppen mit Kinderbetreuung gibt. Dies ist eine ideale Möglichkeit, Freunde zu treffen, ein Hobby zu verfolgen oder die beruflichen Qualifikationen zu verbessern, während das Kind versorgt wird.

Sie sind keine schlechten Eltern, nur weil Sie gelegentlich mal etwas ohne Kind unternehmen – oftmals wird das Eltern-Kind-Verhältnis dadurch verbessert. Wenn Sie Ihre gesamte Zeit mit dem Kind verbringen, entwickelt es unrealistische Erwartungen an zwischenmenschliche Beziehungen.

Natürlich braucht ein Kind eine enge und liebevolle Beziehung zu den Eltern; doch es ist falsch zu glauben, dass es Ihre Gesellschaft in jeder Sekunde braucht. Wenn es lernt, mit anderen Erwachsenen und Kindern zurechtzukommen, erwirbt es Vertrauen und wertvolle soziale Fähigkeiten.

Zeit als Paar

Genauso wie Sie Zeit für sich selbst brauchen, müssen Sie auch Zeit für die Partnerschaft haben, ohne Ihr Baby. Sie können kaum noch spontan etwas unternehmen, daher ist es sehr wichtig, gemeinsame freie Zeit einzuplanen.

Es mag seltsam klingen, Zeit mit dem Partner ganz offiziell einzuplanen, doch es kann Ihnen helfen, eine funktionierende Beziehung zu bewahren. Es muss kein ausgeklügeltes Programm sein – es genügt, wenn Sie regelmäßig gemeinsam zum Ausklang des Tages etwas trinken und sich unterhalten oder jeden Sonntag gemeinsam schwimmen gehen, während eine Freundin oder Verwandte auf das Baby aufpasst. Haben Sie keine Schuldgefühle – auf Ihre Partnerschaft zu achten ist für Ihr Baby genauso wichtig wie für Sie.

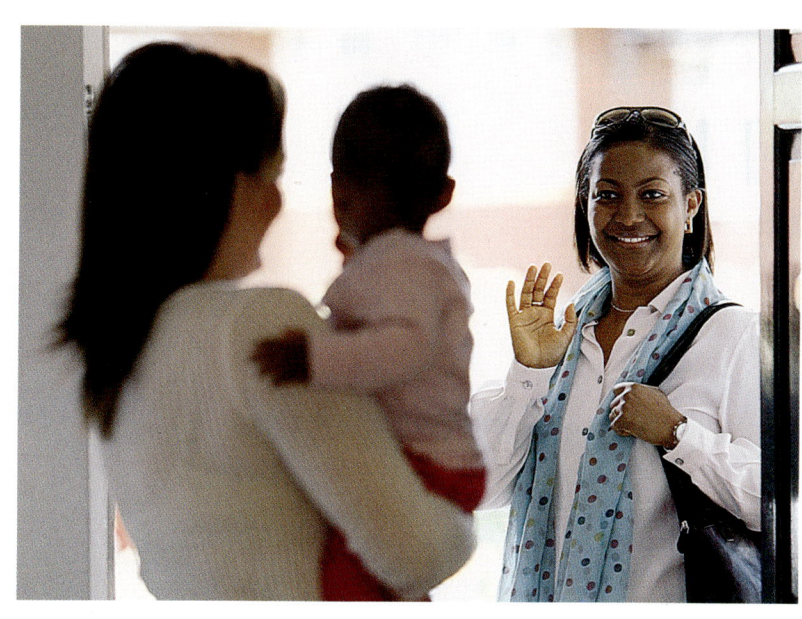

▶ **ABGEBEN** Ihr Baby braucht Sie nicht ständig. Lassen Sie es daher immer mal wieder in der Obhut anderer Menschen, und gönnen Sie sich einige freie Stunden.

Tipps für Mütter

Wenn Sie alle Ihre Aufmerksamkeit auf das Baby richten, fühlt sich Ihr Partner bald weder erwünscht noch gebraucht.

- Bitten Sie Ihren Partner immer um Hilfe – Sie müssen ihm sagen, dass Sie ihn brauchen.
- Beteiligen Sie ihn von Anfang an an der Pflege des Babys.
- Lehnen Sie seine Hilfsangebote nicht ab, selbst wenn Sie meinen, Sie könnten es allein besser.
- Versuchen Sie, auch Ihrem Partner Aufmerksamkeit und Zuneigung zu schenken.
- Sträubt er sich trotz all Ihrer Versuche, seine Vaterpflichten wahrzunehmen, übergeben Sie ihm einfach das Baby. Hinterlassen Sie eine Telefonnummer und gehen Sie einen Abend lang aus – er wird schnell erkennen, welche Aufgabe ein Baby bedeutet!

Die Partnerschaft

Nach der Ankunft eines Babys verändert sich die Beziehung zum Partner schlagartig. All die gemeinsamen Interessen und Erfahrungen, die Sie bisher zusammengehalten haben sind irrelevant. Sie sind wahrscheinlich so erschöpft, dass Sie die Bedürfnisse Ihres Partners kaum noch wahrnehmen.

In einem Alltag, der ganz von den Bedürfnissen eines Neugeborenen bestimmt wird, bedarf es großer Anstrengung, eine gute Beziehung am Leben zu erhalten. Deshalb finden viele Paare, dass Ihr Zusammenleben nicht mehr dasselbe ist – und sie haben recht. Manchmal gestaltet sich das Leben besser als zuvor; doch sobald sich ein Partner, ausgeschlossen fühlt, entstehen Probleme.

Die Gefühle Ihres Partners

Dass eine Mutter während und nach der Schwangerschaft gewaltige emotionale Umwälzungen erlebt, ist weithin bekannt. Doch für die Auswirkungen, die ein Baby auf den Vater hat, gibt es weniger Verständnis. Für viele Väter, die bei der Geburt dabei sind, ist es traumatisch, welche Schmerzen ihre Partnerin erleben musste. Untersuchungen haben gezeigt, dass beinahe jeder zehnte Vater an postnatalen Depressionen leidet.

Wenn Sie sich nicht gemeinsam mit Ihrem Partner dieses Problem bewusst machen, kann er sich ausgeschlossen fühlen. Eine solche Situation sollte sich nicht entwickeln; schließlich brauchen Sie die Hilfe Ihres Partners. Und das Baby braucht von klein auf den Umgang mit dem Vater. Nur so können Vater und Baby eine enge und liebevolle Beziehung aufbauen, die Bestand hat.

Der »zurückgewiesene« Vater

Gräben zwischen den Partnern entstehen oft dadurch, dass, wie es ein Psychologe formuliert, »Männer und Frauen zwar gleichzeitig Eltern werden, aber nicht auf dieselbe Weise«. Für diese Tatsache gibt es viele Gründe; letztlich führt diese Situation aber meist zu offenem Groll oder zu Eifersucht.

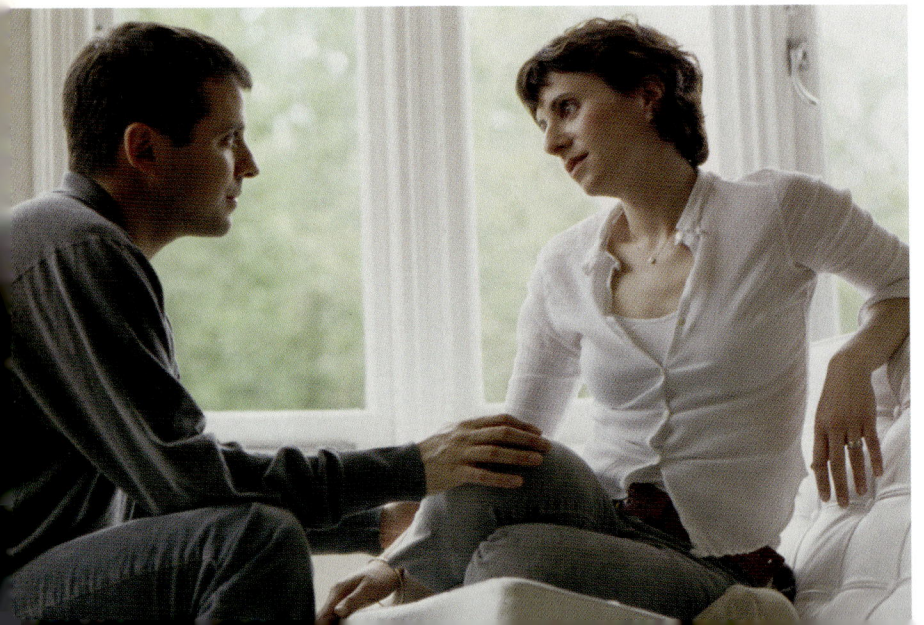

◀ **GEFÜHLE MITTEILEN** Nehmen Sie sich immer die Zeit, mit Ihrem Partner zu sprechen.

Der Mann fühlt sich innerhalb der familiären Einheit isoliert. Er stellt plötzlich fest, dass der Neuankömmling die ganze Zeit seiner Partnerin beansprucht. Wenn er selbst keine aktive Rolle in der Pflege des Babys übernimmt, findet er keinen Platz in dieser neuen Konstellation. Es kommt recht häufig vor, dass ein Vater auf sein eigenes Kind eifersüchtig ist. Verschlimmert wird diese Situation noch, wenn er im Grunde gar kein Kind wollte. Besondere Schwierigkeiten gibt es, wenn sich der Mann auch sexuell zurückgewiesen fühlt. Männer betrachten den geringeren Sexualtrieb frischgebackener Mütter oft als eine persönliche Abfuhr. Am besten diskutieren Sie diese Auswirkungen auf Ihre Partnerschaft schon vor der Ankunft des Babys.

Sex nach der Geburt

Wenn Sie bald nach der Geburt wieder Lust auf Sex haben, ist das wunderbar und Sie sollten das Beste daraus machen. Wenn Sie sich körperlich fit fühlen, besteht kein Grund, bis zu der Nachsorgeuntersuchung sechs Wochen nach der Geburt zu warten. Für andere Frauen jedoch, insbesondere wenn ein Dammschnitt gemacht wurde, ist Sex kein Thema.

Vielleicht hat auch Ihr Partner nach der Geburt des Babys wenig Interesse an Sex. Wenn doch, können Sie ihm Ihren Widerwillen verständlich machen, indem Sie ihn Ihre Dammnaht fühlen lassen – die meisten Männer werden sehr mitfühlend sein.

Wenig Verlangen nach einer Geburt ist natürlich, denn die Natur versorgt Sie damit mit der verlässlichsten Verhütungsmethode überhaupt – der Enthaltsamkeit. Schließlich will eine frischgebackene Mutter kaum gleich wieder schwanger werden.

Machen Sie Ihrem Partner jedoch klar, dass es auch emotionale Gründe dafür gibt, dass Sie keinen Sex wollen. Er sollte diese ebenso respektieren.

Gegenseitiges Verständnis

Während der ersten Wochen der Elternschaft müssen beide Partner sich anstrengen, die Verständigung aufrechtzuerhalten. Auch wenn Sie erschöpft sind, müssen Sie die Zeit finden, einander Ihre Gefühle mitzuteilen.

Wenn ein Kind da ist, wird alles anders. Wenn Sie die meiste Zeit mit dem Baby verbringen, lenkt Sie das von der Tatsache ab, dass Sie vorläufig Ihren Geliebten verloren haben. Für Ihren Partner gilt das nicht in gleicher Weise – wenn ihn die tagtägliche Pflege des Babys nicht ebenso in Anspruch nimmt, empfindet er die Veränderung in der Beziehung stärker.

Beteiligen Sie Ihren Partner möglichst stark an der Pflege des Kindes (s. Kasten links). Wechseln Sie sich bei diesen Tätigkeiten ab, damit Ihr Partner genügend Zeit mit dem Baby verbringt. Berücksichtigen Sie beide die Tipps, die links und rechts angeführt sind.

Tipps für Väter

Achten Sie auf die Bedürfnisse Ihrer Partnerin. Es können bei ihr körperliche und emotionale Probleme auftreten.

- Überlassen Sie die Pflege des Babys nicht allein Ihrer Partnerin, sonst kann ein versteckter Groll entstehen und Sie verspielen die Chance, ein wirklicher Vater zu sein.

- Wenn Sie Zeit allein mit dem Baby verbringen, stärkt dies Ihr Selbstvertrauen und verschafft Ihrer Partnerin eine Pause.

- Sprechen Sie mit Ihrem Arbeitgeber über den Familienzuwachs. Nehmen Sie nach der Geburt wenigstens zwei Wochen Urlaub. Überlegen Sie, ob Sie Ihre Arbeitszeit nicht verändern können.

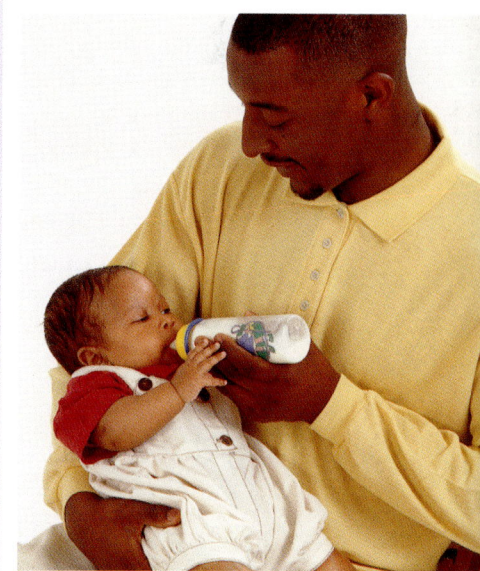

▲ **EIN AKTIVER VATER** Betreut auch der Vater das Kind, fühlt er sich sowohl von der Partnerin wie vom Baby gebraucht.

Ausrüstung für ganz Kleine

Sie brauchen eine Wickeltasche, das Zubehör für die Mahlzeiten sowie Spielzeug für Ihr Baby.

- Wickeltasche oder Wickelauflage
- Stoff- oder Wegwerfwindeln
- Wischtücher
- Verschließbaren Behälter oder Plastiktüten für schmutzige Windeln
- Ein volles Fläschchen oder frische Stilleinlagen
- Hütchen oder Mütze
- Strickjacke
- Zwei oder drei Spielsachen

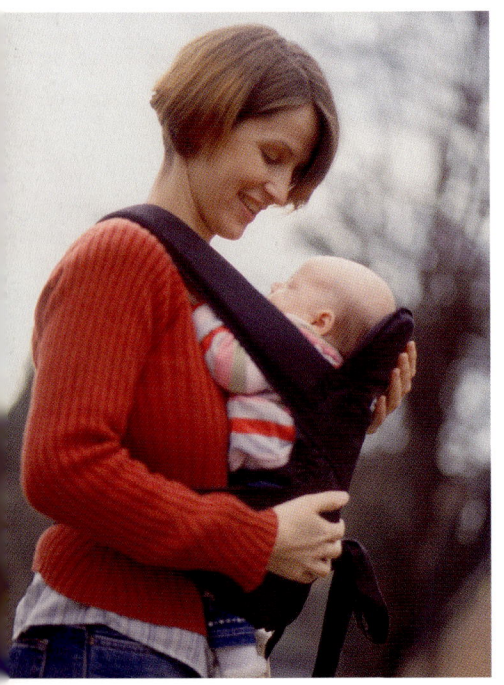

▲ TRAGESITZ Ein Tragesitz ist die einfachste Methode, mit einem kleinen Baby wegzugehen.

Reisen und Ausflüge

Es zahlt sich aus, wenn Sie Ausflüge und Reisen sorgfältig planen. Je jünger Ihr Baby ist, umso genauer müssen Sie vorausdenken. In den ersten Monaten lassen sich die Fütterungszeiten des Babys noch nicht genau vorhersagen, sodass Sie für Ihr Flaschenbaby mindestens eine Reserveflasche brauchen.

Natürlich müssen Sie die Wickelutensilien mitnehmen. Leichte Wickeltaschen, in denen man alles Zubehör einschließlich der Wickelauflage unterbringen kann, sind in Fachgeschäften erhältlich. Planen Sie Ihre Fahrt so, dass Sie wissen, wo Sie anhalten, wo Sie Ihr Baby wickeln und wo Sie es ungestört füttern können.

Mit einem kleinen Baby ist ein sehr ereignisreicher Ausflug, bei dem Sie viel laufen, schwere Lasten tragen oder oftmals das Transportmittel wechseln müssen, nicht empfehlenswert. Machen Sie es sich leicht. Nehmen Sie zur Unterstützung eine Freundin oder Ihren Partner mit. Sie können Ihr Baby überallhin mitnehmen, solange Sie gut vorbereitet sind und eine Transportmöglichkeit für das Baby haben; geeignet sind ein Tragesitz, ein Kinderwagen oder ein Autokindersitz. Ein Ausflug mit einem jungen Baby ist oft einfacher als mit einem größeren Baby oder einem Kleinkind, das ständig die Umgebung erforschen will.

Einen Buggy benutzen

Wenn Sie keinen Tragesitz verwenden, ist ein Liegebuggy für ein kleines Baby ideal. Es kann sich bequem und gemütlich hineinkuscheln und seine Umgebung betrachten. Sobald Ihr Baby sitzen kann, bringen Sie den Buggy in Sitzposition, damit es alles sehen kann.

Sie müssen Übung darin haben, den Buggy in wenigen Sekunden problemlos zusammenzulegen und aufzustellen. Probieren Sie es vor dem ersten Ausflug zu Hause aus. Denn wenn Sie Probleme mit dem Auf- und Zusammenklappen haben, werden Sie unterwegs nervös. Zumindest sollten Sie in der Lage sein, den Buggy mit einer Hand zu öffnen, die Sperre mit dem Fuß zu bedienen, und wissen, wie man die Bremsen bedient – denken Sie daran, dass Sie dabei immer das Baby auf dem Arm haben. Hier einige Tipps zur Sicherheit:

- Beim Aufstellen achten Sie darauf, dass der Buggy ganz aufgeklappt ist und die Bremsen blockiert sind.
- Setzen Sie Ihr Baby niemals unangeschnallt in den Buggy.
- Lassen Sie Ihr Baby niemals unbeaufsichtigt im Buggy.
- Schläft Ihr Baby im Buggy ein, stellen Sie ihn in Liegeposition.

- Stellen Sie Einkäufe nicht auf die Schiebestange des Buggys. Er kann aus dem Gleichgewicht geraten und umkippen.
- Wenn Sie anhalten, stellen Sie immer die Bremsen fest. Sie könnten unbewusst die Hände vom Buggy nehmen und der Wagen rollt weg.
- Überprüfen Sie regelmäßig die Bremsen und Sperrhaken sowie die Reifen des Buggys.

Öffentliche Verkehrsmittel

Die Benutzung öffentlicher Verkehrsmittel kann ein echtes Abenteuer sein. Weder Busse noch Züge sind auf Mütter mit kleinen Kindern eingerichtet. Stellen Sie sich das Szenario vor: ein Buggy, ein schreiendes Baby, die Babytasche, die Handtasche und eventuell noch ein Kleinkind im Schlepptau – dann können Sie auf dieses Erlebnis garantiert verzichten.

Natürlich können Sie die Sache vereinfachen, wenn Sie außerhalb der Hauptverkehrszeit reisen oder ein kleines Baby in einem Tragesitz transportieren. Bei einem älteren Baby gibt Ihnen eine Rückentrage größere Unabhängigkeit. Wenn Sie beide Hände frei haben, können Sie alles leichter bewältigen. Kalkulieren Sie immer reichlich Zeit ein. Verlassen Sie das Haus nicht ohne einige Spielsachen, ein Bilderbuch und einen Snack. Legen Sie alles, was Sie mitnehmen wollen, beizeiten bereit. Dann haben Sie genug Zeit, nochmals zu überprüfen, ob Sie nichts vergessen haben. Das Gleiche gilt, wenn Sie aus dem Bus oder Zug aussteigen. Machen Sie sich schon einige Zeit vor dem Aussteigen fertig. Bitten Sie Mitreisende um Hilfe.

Besondere Ausflüge

Für einen Ausflug ist Ihr Baby nie zu klein. Im Gegenteil, mit einem kleinen Baby können Sie noch überall hingehen. Es wird den Szenenwechsel genießen, auch wenn es das Geschehen nicht recht versteht. Wenn Sie einen Ausflug mit einem älteren Kind planen, richten Sie sich nach der Persönlichkeit Ihres Kindes. Mit einem ruhigen, konzentrierten Kind können Sie auf eine Blumenschau oder einen Antiquitätenmarkt gehen und ihm alles zeigen. Ein sehr aktives Kind aber muss herumrennen können. Dann ist ein Ausflug in den Zoo, auf einen Abenteuerspielplatz oder einen Jahrmarkt sinnvoller. In jedem Fall sollten Sie sich auf unzählige Pausen gefasst machen. Es gibt so vieles, das die Aufmerksamkeit Ihres Kindes fesselt. Schenken Sie Ihrem Kind diese Zeit. Nehmen Sie sich selbst kein zu großes Programm vor, dann werden Sie nicht so schnell ungeduldig.

Nehmen Sie immer genug zu essen und trinken mit, damit das Kind während des Ausflugs zufrieden bleibt. Unternehmen Sie keinen Ausflug, wenn Sie oder Ihr Kind nicht ganz auf der Höhe sind; der Tag gerät gewiss zur Katastrophe. Sie brauchen keine Schuldgefühle haben, wenn Sie den Ausflug verschieben.

Ausrüstung für ältere Babys

Für ein größeres Baby brauchen Sie Beikost (am besten Gläschen), das Zubehör für die Mahlzeiten und die Wickelutensilien.

- Wickelzubehör, einschließlich Plastiktüten für schmutzige Windeln
- Babynahrung, Geschirr und Löffel
- Lätzchen zum Füttern
- Zwischenmahlzeit, z. B. Obst
- Getränke
- Sonnenhütchen oder Wollmütze
- Strickjacke oder Anorak
- Lieblingsbuch/Lieblingsspielzeug

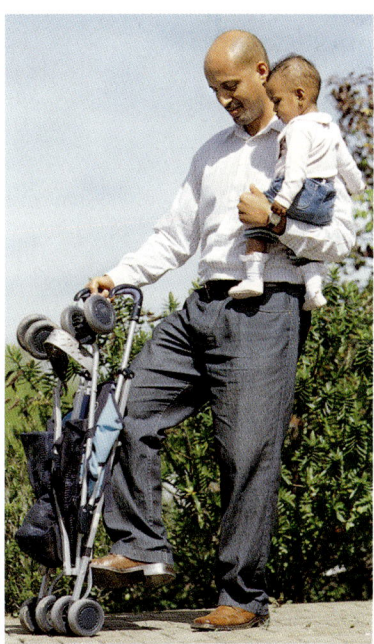

▲ **HANDHABUNG DES BUGGYS** Sie sollten den Buggy mit einer Hand aufstellen und die Bremsen bedienen können.

Mit einem Baby einkaufen gehen

Planen Sie vor einem Ausflug alle Ihre Vorhaben und Aufenthalte im Detail, damit Sie Ihre Zeit effektiv nutzen können.

■ Legen Sie den Einkauf zwischen zwei Mahlzeiten; reicht diese Zeit nicht aus, nehmen Sie einen Snack mit.

■ Nehmen Sie immer etwas zum Wickeln mit, falls Ihr Kind eine saubere Windel braucht.

■ Wenn Sie mit dem Auto unterwegs sind, stellen Sie den Kindersitz in Liegeposition; dann kann das Baby schlafen.

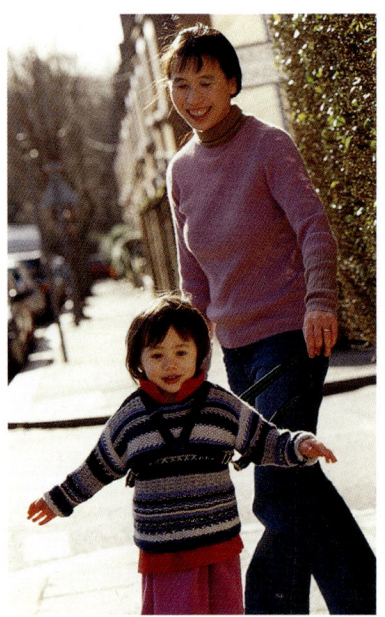

▲ SCHUTZGÜRTEL MIT LEINE An belebten Straßen ist Ihr Baby mit Schutzgürtel und Leine sicher. Damit kann man das Baby auch im Hochstuhl festgurten.

Einkaufsbummel

Wer mit einem Baby einkaufen geht, muss mit Problemen rechnen. Einem Baby wird schnell langweilig oder es bekommt Hunger; es wird quengelig und schwierig. Durch kluges Vorausplanen können Sie dem Stress vorbeugen. Sind Sie mit dem Auto unterwegs, wird es bedeutend einfacher: Sie können das Baby im Auto füttern und wickeln; Sie können Ihre Einkäufe darin verstauen und Sie müssen sich nicht darum kümmern, rechtzeitig den Bus oder Zug zu erreichen. Besitzen Sie selbst kein Auto, leiht Ihnen vielleicht ein Freund oder Verwandter sein Auto gelegentlich aus. Gehen Sie möglichst früh einkaufen, wenn Straßen und Geschäfte noch wenig belebt sind. Dann wird Ihr Baby auch weniger abgelenkt. Geben Sie Ihrem Baby immer eine reichhaltige Mahlzeit, bevor Sie von zu Hause aufbrechen. Auf diese Weise haben Sie für Ihre Einkäufe zwei oder drei Stunden Zeit, bevor es wieder Hunger bekommt.

Nehmen Sie alles mit, was Sie zu jedem anderen Ausflug auch mitnehmen würden. Spielsachen erscheinen zwar als unnötige Last, machen sich aber mehr als bezahlt. Sie können sie an der Rückentrage, dem Buggy oder dem Einkaufswagen befestigen. Dann kann Ihr Kind damit spielen, ohne sie hinunterzuwerfen. Nehmen Sie auch einen kleinen Imbiss mit. Einkaufen macht Kinder entweder hungrig oder quengelig – ein Snack hilft immer.

Das Baby tragen

Beim Einkaufen müssen Sie Ihre Hände frei haben. Also müssen Sie überlegen, wie Sie Ihr Baby transportieren wollen. Sobald Ihr Kind über eine gute Kontrolle der Kopf- und Rückenmuskulatur verfügt und sitzen kann, können Sie es in den Einkaufswagen setzen. Am sichersten ist, wenn Sie es dabei festschnallen. Eine Rückentrage ist ideal bei Einkaufstrips; das Kind kann alles betrachten, fühlt sich durch den engen Körperkontakt sicher, benimmt sich wahrscheinlich gut und schreit wenig. Und Sie haben Ihre Hände frei. Am besten gehen Sie mit Ihrem Partner einkaufen, sodass einer ungestört die Einkäufe tätigen kann. Ein Schutzgürtel mit Laufleine ist bei einem älteren Kind außerordentlich praktisch. Das Kind hat dabei das Gefühl der Freiheit und Unabhängigkeit, kann sich aber doch nie zu weit von der Mutter entfernen. Auch mit einem sogenannten Bleib-hier-Band, das am Handgelenk von Mutter und Kind angebracht wird, kann das Kind nicht verloren gehen.

Das Kind unter Kontrolle halten

Babys grapschen nach allen interessanten Gegenständen. Gehen Sie deshalb am besten in der Mitte zwischen den Regalen. Dann kommt Ihr

Kind nicht in Versuchung, Dosen und Packungen herunterzureißen. Das Kind lässt sich gut unter Kontrolle halten, wenn Sie sein Interesse durch ständige Kommentare, Beobachtungen oder Fragen fesseln. Ihr kleines Kind wird gern in Einkaufsentscheidungen einbezogen; es fühlt sich wichtig und unentbehrlich, wenn Sie auf seine Wünsche eingehen. Bei Waren, deren Marke Ihnen nicht wichtig ist, lassen Sie Ihr Kind das Produkt auswählen. Es soll Ihnen zeigen, welches es kaufen würde. Als meine Kinder älter wurden und einen Einkaufswagen schieben konnten, ließ ich sie ihren Wagen vollpacken. So waren sie ständig damit beschäftigt, nach ihren Lieblingsprodukten Ausschau zu halten, und sehr stolz, wenn sie sie schließlich fanden. Außerdem hatten sie ein Erfolgserlebnis, wenn sich der Wagen füllte.

Um meine Kinder beim Einkaufen abzulenken, fragte ich sie gleich beim Betreten des Supermarktes, ob sie Hunger oder Durst haben. Dann kaufte ich ihnen ein Getränk oder eine gesunde Knabberei. So hatten sie etwas zu essen und trinken und waren die ganze Zeit über zufrieden und beschäftigt. Ein eigensinniges Kind, das ständig Ärger macht, muss man an einen Schutzgürtel oder ein Bleib-hier-Band nehmen, damit es nicht umherstreunt oder verloren geht. Bei Wutanfällen des Kindes sollte man standhaft bleiben und sich nicht unter Druck setzen lassen.

Lernen

Nutzen Sie das Einkaufen als Gelegenheit, Ihrem Kind alle möglichen Dinge beizubringen – z. B. Farben: »Diese Dose ist rot, die Packung ist blau; dieses Glas hat ein gelbes Etikett.« Ihr Kind wird die Cornflakes-Packung, die es jeden Morgen auf dem Frühstückstisch sieht, wiedererkennen und bald verstehen, was das Wort bedeutet. Schon recht bald, mit ungefähr 18 Monaten können Sie es dann fragen: »Hast du die Cornflakes gesehen?« Oder: »Wo ist denn nur die Marmelade?«

Im Supermarkt erfährt Ihr Kind auch, wie man einkauft und wie man Produkte auswählt. Erklären Sie Ihrem Kind, welche Lebensmittel gesund sind und welche weniger. Wenn es immer magisch vom Süßwarenregal angezogen wird, versuchen Sie ihm beizubringen, warum es sich nicht nur von Schokolade und Keksen ernähren kann. Lenken Sie seine Aufmerksamkeit stattdessen auf die attraktiven Auslagen von Obst und Gemüse. Lassen Sie es Käse und Milchprodukte auswählen. Erklären Sie ihm, dass Vollkornbrot gesünder ist als Weißbrot, frisches Obst nährstoffreicher als Dosenobst usw. Sie können es mit dem Wert des Geldes vertraut machen. Sie können es auch schon Manieren und Höflichkeit lehren. Es lernt sehr schnell, dass es freundlich ist, andere Leute an die Regale zu lassen. Schließlich hat es selbst ein großes Interesse daran.

Mit dem Kleinkind einkaufen

Wenn Ihr Kind laufen kann, können Sie es in der Menschenmenge verlieren. Treffen Sie Vorsichtsmaßnahmen:

■ Verwenden Sie an belebten Orten einen Schutzgürtel oder ein Bleib-hier-Band, sodass das Kind nicht umherwandern kann.

■ Kleiden Sie Ihr Kind in auffällige Farben, sodass Sie es auch aus der Entfernung erkennen können.

■ Vereinbaren Sie ein Signal, auf das hin Ihre Kinder zu Ihnen zurückkommen. Ich hatte eine kleine Pfeife um den Hals hängen.

■ Alle Einkaufstouren können lehrreich sein, selbst wenn Sie Ihrem Kind nur etwas über gesundes Essen beibringen (frisches Gemüse ist besser als Dosengemüse).

■ Ihr Kind sollte so früh wie möglich seinen Namen, die Adresse und die Telefonnummer wissen. Es sollte darüber Auskunft erteilen können, wenn es verloren geht.

■ Schärfen Sie ihm ein, niemals mit einem Fremden mitzugehen.

■ Stellen Sie sicher, dass Ihr Kind seine Umgebung kennt. Machen Sie es auf Besonderheiten aufmerksam: »Hier an der Ecke ist der Briefkasten. Und da das blaue Tor, und danach kommt unser Haus.«

Baby an Bord

Das Wichtigste ist, alles gut vorzubereiten. Wenn Sie die folgenden Tipps befolgen, verläuft die Reise reibungsloser:

- Das Gesetz sieht vor, dass Kinder unter 12 Jahren in einem Kindersitz mit Sicherheitsgurt sitzen müssen.

- Stellen Sie niemals in einem Auto mit Airbag einen Kindersitz auf den Beifahrersitz.

- Befestigen Sie am Fenster Sonnenblenden.

- Beginnen Sie die Reise frühmorgens oder nachts, wenn die Straßen frei sind.

- Packen Sie eine Tasche mit Ersatzkleidung; nehmen Sie es gelassen, wenn das Kind mal in die Hose macht, und ziehen Sie ihm schnell trockene Sachen an.

- Nehmen Sie Spielsachen und CDs mit.

- Aus Sicherheitsgründen kleben Sie Messer in Vesperdosen fest.

- Haben Sie immer ein weiches Kleidungsstück, z. B. einen Pulli, griffbereit, das das Kind als Kissen benutzen kann.

- Halten Sie Plastiktüten als Abfallbeutel bereit.

- Mit Feuchttüchern kann man schmutzige Hände und Gesichter leicht sauber wischen.

Autofahrten

Kinder können bei Autofahrten sehr lebhaft sein. Sie durchlaufen einen Lernprozess und sind stolz auf neu erworbene körperliche Fähigkeiten wie Hüpfen, Springen, Hopsen, Klettern und Rennen. Daher ist es sehr hart für sie, an einen Sitz gefesselt zu sein. Ist es heiß, wird es noch problematischer. Dann wird das Kind noch schneller müde, reizbar und weinerlich als bei normalen Temperaturen. Lassen Sie Ihr Kind bei Hitze niemals allein im Auto, denn ein Auto heizt sich schnell auf. Das Kind bekommt einen Hitzschlag und es kann zur Austrocknung kommen. Schützen Sie Ihr Kind immer vor direktem Sonnenlicht, indem Sie das Fenster verhängen.

Unter den erschwerten Umständen einer langen Reise können Sie nicht erwarten, dass sich Ihr Kind gut benimmt. Sie müssen dafür sorgen, dass ihm nicht zu heiß wird, es genug zu trinken bekommt und beschäftigt bzw. abgelenkt ist. Es muss auch ohne Hetze zur Toilette können; ein eventuelles Malheur muss mit stoischer Ruhe hingenommen werden.

Sicherheit

Auf jeden Fall muss Ihr Baby im Auto sicher transportiert werden. Ein kleines Baby sollte entgegen der Fahrtrichtung in einem Autokindersitz sitzen, der auf dem Rücksitz angeschnallt wird. Muss das Baby tatsächlich einmal ohne Sitz reisen, nehmen Sie es auf dem Rücksitz auf Ihren Schoß. Setzen Sie sich mit einem ungesicherten Baby niemals nach vorn, denn bei einer plötzlichen Bremsung rutscht es aus Ihren Armen und wird verletzt.

Ein größeres Baby (ab neun Monaten) bekommt einen Kindersitz, der in Fahrtrichtung angebracht wird. Nach einem Unfall müssen Sie die Sicherheitsgurte und den Kindersitz austauschen, da sie sehr belastet und möglicherweise beschädigt worden sind. Aus demselben Grund sollten Sie Autokindersitze oder Anschnallgurte niemals gebraucht kaufen.

Schlechtes Benehmen wie Schreien oder Treten darf nicht geduldet werden. Sie werden dadurch beim Fahren abgelenkt und das kann gefährlich werden. Benimmt sich Ihr Kind schlecht, halten Sie an. Sagen Sie Ihrem Kind, dass Sie erst weiterfahren, wenn es sich besser benimmt.

Längere Reisen

Die meisten Kinder werden nach spätestens eineinhalb Stunden Fahrt unruhig. Ein Kind hat keine Zeitvorstellung und wird daher andauernd fragen, wann man endlich da ist. Unruhe kann gemildert werden, wenn man jede Stunde fünf Minuten Pause macht. Lassen Sie das Kind herumrennen und die Gegend erforschen, sodass es seine Energie abbaut.

Kündigen Sie eine Pause rechtzeitig an, sodass es sich schon bereit machen kann.

Füttern Wenn Sie stillen, sind Autoreisen kein Problem, denn Sie müssen nichts zubereiten. Sie dürfen aber nicht während der Fahrt stillen, weil Ihr Kind dabei zu gefährdet wäre.

Wenn Sie Ihrem Baby die Flasche geben, nehmen Sie vorbereitete Fläschchen in einer Kühltasche mit. Oder Sie mischen das Milchpulver bei Bedarf in einem sterilisierten Fläschchen mit abgekochtem Wasser aus der Thermoskanne.

Halten Sie niemals fertig zubereitete Fläschchen warm, weil sich dabei die Keime vermehren. Ist Ihr Baby abgestillt, nehmen Sie Gläschen, Teller, Plastiklöffel, Schnabeltasse, Getränke und Knabbereien, z. B. Reiswaffeln oder Zwieback mit. Sie können Ihr Baby auch direkt aus dem Gläschen füttern. Reste müssen allerdings weggeworfen werden, weil sie durch den Speichel verunreinigt sind, sodass darin Bakterien gedeihen.

Wickeln Auf Reisen sind Wegwerfwindeln besonders praktisch – auch wenn man normalerweise mit Stoffwindeln wickelt. Sie können Ihr Baby auf dem Rücksitz wickeln oder im Kofferraum auf einer Decke oder einem Handtuch. Während der Fahrt genügt eine Katzenwäsche. Den Windelbereich sollten Sie aber gründlich sauber machen. Feuchttücher sind unentbehrlich, ebenso ein verschließbarer Behälter für schmutzige Windeln.

Das ältere Kind Ihr Kind wird bei der Fahrt Hunger und Langeweile haben. Halten Sie immer einige nahrhafte Snacks wie Rosinen, Cornflakes oder Käsestückchen in einem Plastikbeutel vorrätig. Nehmen Sie reichlich zu trinken mit – Ihr Kind hat auf Reisen einen enormen Durst. Kernlose Weintrauben sind eine ideale Leckerei, weil sie Durst wie Hunger stillen.

Mit Spielsachen können Sie das Kind während der Reise beschäftigen (wenn es an Reisekrankheit leidet, sind Bücher ungeeignet). Bringen Sie Spielsachen so unter, dass Ihr Kind ungefährdet und bequem damit spielen kann. Spezielle Halterungen für Getränke und andere Kleinigkeiten lassen sich an der Autotür in Reichweite des Kindes befestigen. Sie können auch an der Rückseite des Vordersitzes einen speziellen Überzug mit Taschen anbringen. Magnetspiele sind im Auto besonders praktisch, weil nichts verloren gehen kann. An manchen Spielsachen kann man Klettverschlüsse anbringen, sodass sie am Sitz haften.

Meine Kinder durften immer einige Spielsachen in ihren eigenen Koffer oder ihre Tasche packen. Musik- oder Erzähl-CDs garantieren Ihnen zumindest eine halbe Stunde Frieden, daher sollten Sie immer eine griffbereit haben. Interessant sind auch Konzentrationsspiele. »Ich sehe was, was du nicht siehst« ist ein beliebtes Spiel, mit dem man Kinder lange fesseln kann. Halten Sie im Handschuhfach eine besondere Belohnung bereit, um Spannungen oder Tränen entgegenzuwirken.

Reisekrankheit

Reisekrankheit tritt vor allem bei Kindern auf, in deren Familie es bereits andere Reisekranke gibt. Hier einige Möglichkeiten der Vorbeugung:

■ Geben Sie Ihrem Kind vor der Reise kein fettes Essen.

■ Sie können dem Kind eine Tablette gegen die Beschwerden geben; sie muss mindestens eine halbe Stunde vor der Abreise verabreicht werden.

■ Bleiben Sie ruhig. Ihre Besorgnis überträgt sich sonst auf Ihr Kind. Reisekrankheit kommt durch Unruhe und Aufregung zum Ausbruch; seien Sie also bei der Abreise geduldig und ruhig.

■ Lutschen beugt vor. Nehmen Sie Bonbons, Kaugummi oder Traubenzucker mit.

■ Beschäftigen Sie Ihr Kind und lenken es ab. Es darf aber nicht lesen, da dies Übelkeit auslöst.

■ Wird Ihr Kind blass oder still, fragen Sie, ob Sie anhalten sollen. Es soll die Augen schließen, bis Sie anhalten können. Lassen Sie es aussteigen. Zeigen Sie Mitgefühl, wenn es ihm wirklich schlecht geht. Lassen Sie es sich kurze Zeit erholen.

■ Mit einem Vorrat an Papier- oder Feuchttüchern können Sie Erbrochenes aufwischen.

■ Hat es erbrochen, geben Sie ihm etwas zu trinken, damit es den Geschmack los wird.

Das sollten Sie einpacken

Überprüfen Sie anhand der folgenden Liste, ob Sie alles Wichtige für Ihr Kind eingepackt haben:

- Kinderausweis und Impfpass
- Reisebettchen
- Buggy oder Tragesitz
- Eine Babywippe (wenn gewünscht)
- Wickelutensilien oder Töpfchen
- Zubehör für die Mahlzeiten
- Eine Thermosflasche für kühle Getränke
- Spielsachen und Spiele
- Schnuller
- Sonnenhut und Sonnenschutzcreme
- Langärmelige Kleidung, um das Kind vor Hitzschlag und Sonnenbrand zu schützen

Einen Urlaub planen

Ihr Baby ist nie zu klein für eine Reise. Kinder überraschen uns immer wieder und wachsen bei jeder Gelegenheit über sich hinaus.

Vor der Abreise

Als goldene Regel bei einer Reise gilt: Vergewissern Sie sich, dass das Hotel auf Kinder eingerichtet ist. Es sollte ein Kindermenü geben, einen Hochstuhl und ein Kinderbett, ein Spielzimmer und einen Spielplatz. Optimal wäre eine hoteleigene Kinderbetreuung. Besonders empfehlenswert sind spezielle Familienhotels.

Es ist wichtig, auf diese Punkte zu achten. Denn wenn Ihre Kinder nicht zufrieden sind, werden Sie den Urlaub auch nicht genießen können. Bei einer Reise ans Meer erkundigen Sie sich vorab, ob der Strand für Kinder geeignet ist. Viele Reiseveranstalter haben inzwischen die Familie »entdeckt« und haben attraktive Angebote.

Impfungen Sie müssen sich beizeiten – mindestens sechs Monate vor der Reise – erkundigen, welche Impfungen erforderlich sind. Die weltweiten Bestimmungen ändern sich sehr schnell. Manche Impfungen bieten erst nach einiger Zeit einen Schutz; bei anderen, z. B. Hepatitis, müssen zwischen den Injektionen vier Wochen liegen. Oft kann man zwei Impfungen auch nicht unmittelbar nacheinander durchführen. Informationen erhalten Sie bei Ihrem Arzt.

Ernährung Als weitere Regel gilt, das Kind bereits zu Hause an exotische Speisen zu gewöhnen. Probiert Ihr Kind gerne neue Speisen aus, kann es durchaus die einheimische Küche essen. Allerdings müssen die Speisen gut durchgegart und sauber zubereitet worden sein.

Flugreisen

Die meisten Linien stellen auf Anfrage spezielle Annehmlichkeiten für Kinder zur Verfügung. Versuchen Sie einen Flug zu buchen, der nicht voll belegt ist. Bitten Sie bei der Buchung um einen Sitz mit mehr Beinfreiheit. Fragen Sie, ob Kinderbetten zur Verfügung stehen. Das Flugpersonal wird Ihnen die Fläschchen aufwärmen. Auf manchen Flügen ist Babykost erhältlich. Die meisten Reiseveranstalter klären diese Fragen für Sie ab. Da Kinder unberechenbar sind, sollten Sie sorgfältig planen und nach Möglichkeit nicht allein reisen. Folgende Punkte sollten Sie vor der Reise bedenken:

- Nehmen Sie sich vor, frühzeitig am Flughafen zu sein. Dann müssen Sie beim Einchecken nicht in einer langen Warteschlange stehen. Planen Sie für den Weg zum Flughafen genügend Zeit ein.

- Bewahren Sie alle Reisedokumente in einer leichten, geräumigen Umhängetasche auf. Wenn möglich, bringen Sie darin auch die Wickeltasche mit Windeln, Ersatzkleidung und einigen Snacks unter.
- Beschriften Sie alle Teile, die Sie an Bord mitnehmen, deutlich; auch die Wickeltasche.
- Nehmen Sie einige Spielsachen mit. Lesen Sie bei den für die Autoreise vorgeschlagenen Spielen nach (s. S. 237).
- Tragen Sie Ihr Baby in einem Tragesitz, damit Sie die Hände frei haben.
- Wickeln Sie das Baby vor dem Einstieg ins Flugzeug nochmals.
- Nehmen Sie ins Flugzeug einen Buggy mit; die Crew wird ihn Ihnen beim Einstieg abnehmen und später beim Verlassen der Maschine wieder aushändigen.
- Babys und Kinder verspüren beim Starten und Landen leichte Schmerzen; halten Sie deshalb einige Bonbons oder den Schnuller bereit. Beim Lutschen oder Saugen wird der schmerzhafte Druck in den Ohren schnell ausgeglichen.

Sicheres Sonnenbaden

Kinder bekommen sehr schnell einen Hitzschlag (s. S. 338) – vor allem dann, wenn der Kopf der Sonne ausgesetzt ist. Dabei wird die Temperaturregulierung im Gehirn gestört.

Ist Ihr Baby jünger als sechs Monate, setzen Sie seine Haut niemals direkter Sonneneinstrahlung aus. Die ganze Zeit muss Ihr Kind T-Shirt und Sonnenhut tragen. Tragen Sie im Freien immer eine Sonnenschutzcreme auf (s. rechts). Selbst beim Schwimmen oder bei bewölktem Himmel kann man einen gefährlichen Sonnenbrand bekommen.

Sind nach den ersten sechs Tagen keine Rötungen aufgetreten, können Sie die Dauer des Sonnenbads ausdehnen. Vorausgesetzt natürlich, Ihrem Kind geht es gut und die Haut rötet sich nicht. Cremen Sie Ihr Kind mehrmals mit einer Sonnencreme mit einem Lichtschutzfaktor von mindestens 15 ein.

Man kann nicht genug betonen, wie wichtig es ist, das Kind vor einem Sonnenbrand zu schützen. Man weiß heute, dass Sonnenbrände in der Kindheit für Hautkrebs beim Erwachsenen verantwortlich sind. Gerade bei Reisen in südliche Gefilde kann man sich bei ungeschützter Haut in kürzester Zeit einen Sonnenbrand holen.

Ein Baby muss kühl gehalten werden; d. h., es trägt leichte Baumwollkleidung. Sofern es nicht ständig unter dem Sonnenschirm bleibt, muss die Kleidung den ganzen Körper bedecken. Stellen Sie den Wagen so, dass ein leichter Windhauch die Haut des Babys kühlt. Kinder schwitzen in der Hitze viel mehr als Erwachsene; Sie sollten immer Wasser dabeihaben und dem Kind häufig zu trinken geben.

Sonnencreme

Verwenden Sie ein Produkt, das vor UVA- und UVB-Strahlen schützt, mit einem Lichtschutzfaktor von mindestens 15.

Für ein Baby sollten Sie einen sehr hohen Lichtschutzfaktor verwenden – erhältlich sind Produkte bis Lichtschutzfaktor 50.

Der Lichtschutzfaktor gibt die Zeitspanne an, um die man länger in der Sonne bleiben kann als ungeschützt; würde Ihr Kind normalerweise nach 10 Minuten einen Sonnenbrand bekommen, könnte es mit Lichtschutzfaktor 10 also 100 Minuten in der Sonne bleiben.

Wenn Ihr Kind immer wieder ins Wasser rennt, sollten Sie es jede halbe Stunde neu eincremen, auch wenn die Creme wasserfest ist. Bleibt es längere Zeit am Strand, müssen Sie nur alle zwei Stunden neu eincremen.

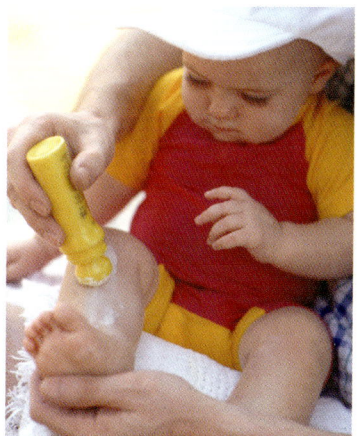

▲ **SONNENSCHUTZ** Setzen Sie Ihrem Kind einen Sonnenhut auf und ziehen Sie ihm ein T-Shirt an. Cremen Sie es regelmäßig mit Sonnencreme ein.

Füttern

Sie müssen sich darüber klar werden, wie Ihr Baby während Ihrer Abwesenheit gefüttert werden soll.

Am meisten Planung erfordert es, wenn Sie vor dem fünften Lebensmonat des Babys wieder arbeiten gehen – also bevor es Beikost bekommt. Gewöhnen Sie es an einen Rhythmus, sodass die Mahlzeiten vorhersehbar sind. Wenn Sie Ihr Baby zum Frühstück und gegen 18 Uhr stillen, muss ihm seine Tagesmutter bei den anderen Mahlzeiten nur abgenommene Muttermilch oder Säuglingsnahrung geben.

Wenn Sie nicht wollen, dass Ihr Baby Säuglingsmilch bekommt, frieren Sie abgepumpte Muttermilch ein; sie hält sich in der Tiefkühltruhe bis zu sechs Monate. Bevor Sie wieder arbeiten gehen, müssen Sie die Milchproduktion während des Tages drosseln, andernfalls werden Sie Unbehagen empfinden.

Zurück in den Beruf

Ob man die Elternzeit voll ausnutzt oder frühzeitig wieder arbeiten geht, hängt in erster Linie von den finanziellen Verhältnissen ab. Bevor Sie Ihre Arbeit wieder aufnehmen, sollten Sie aber überlegen, ob Sie auch körperlich wieder in der Lage dazu sind. Lassen Sie sich vom Arzt beraten. Manche Mütter haben das Gefühl, dass sie es nicht über sich bringen, das Baby zurückzulassen. Andere dagegen sind glücklich, endlich wieder »rauszukommen«.

Auf jeden Fall sollten Sie sicher sein, dass Ihr Kind während Ihrer Arbeitszeit gut versorgt ist (s. rechts). Dann haben Sie auch keine Schuldgefühle. Es besteht keinerlei Gefahr, dass Ihr kleines Baby Sie vergessen oder seine Zuneigung auf die Betreuungsperson verlagern könnte. Wichtig ist nur, dass Sie sich abends einige Zeit intensiv Ihrem Kind zuwenden.

Ich weiß aus eigener Erfahrung, dass Schuldgefühle unvermeidlich sind. Ich war mir jedoch sicher, dass mein Baby instinktiv wissen würde, dass ich seine Mutter bin. Und später stieß ich auf Untersuchungen, die bestätigten, dass kleine Babys sehr gut in der Lage sind, ihre Eltern auszumachen. Sie erkennen diese an der liebevollen Zuwendung, die nur Eltern geben können.

Ausschlaggebend dabei ist, dass die Qualität der Zeit, die Sie mit dem Kind verbringen, mehr zählt als die Quantität. Liebe wird nicht in Zeit gemessen: Liebe ist, was Sie aus der Zeit machen.

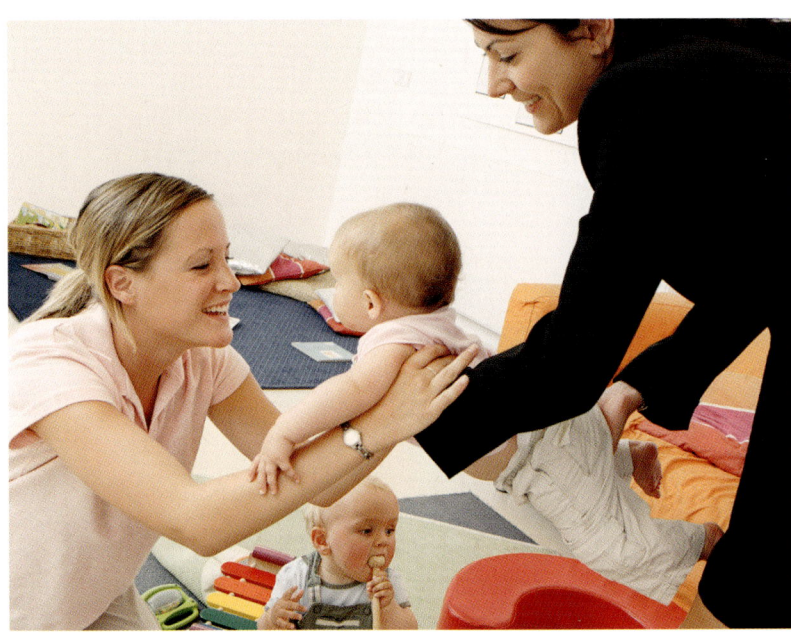

▶ KINDERBETREUUNG An der Reaktion Ihres Kindes können Sie ablesen, ob es sich bei seiner Betreuerin geliebt und sicher fühlt.

Kind und Betreuungsperson

Der Job, den Sie zu Hause verrichten, ist doppelt so anstrengend wie der im Beruf und die Arbeitsbedingungen sind schlechter. Schließlich wird eine Siebentagewoche erwartet, bei 365 Tagen im Jahr. Ihre Bemühungen bleiben von der Gesellschaft weitgehend unbeachtet und Sie bekommen keinen Pfennig dafür. In Wirklichkeit müssen Sie für das Privileg, Eltern zu sein, noch bezahlen – und doch werden die meisten Eltern zustimmen, dass es trotzdem den Preis wert ist!

Die ersten Schritte Ihres Kindes, das erste Lächeln, die ersten Worte sind unbezahlbar. Einem Kind dabei zu helfen, sich von einem winzigen Baby zu einem zufriedenen Erwachsenen zu entwickeln, ist eine Aufgabe, die Opfer, Verantwortung und vor allem Liebe erfordert. Aber sie wirft auch riesige emotionale Dividenden ab.

Angesichts dieser Tatsachen ist der niedrige Status der Elternschaft, insbesondere der Mütter, geradezu peinlich. Gute Eltern entwickeln die Persönlichkeit des Kindes und sind ein vorbildliches Rollenmodell. Wer will, dass seine Kinder sich gut entwickeln und erfolgreich lernen, gibt ihnen durch eigenen Fleiß ein hervorragendes Beispiel.

Es ist nicht einfach, Muttersein und Vollzeitjob zu vereinbaren. Doch viele Frauen schaffen dies mit Fantasie und harter Arbeit. Das Ideal der mythischen »Supermutter« hat zu der Erwartung geführt, dass wir all das ohne jegliche Hilfe zustande bringen. Es gibt überall viele »Supermütter«: Es sind die, die Tag für Tag im Beruf und zu Hause ihre Aufgaben bewältigen und ihren Kindern Liebe und Kraft schenken.

Kinderbetreuung

Spätestens sechs Wochen vor der geplanten Rückkehr in den Beruf sollten Sie sich nach einer zuverlässigen Kinderbetreuung umschauen. Leider gibt es immer noch zu wenige Einrichtungen für Babys und Kleinkinder. Doch die Situation verbessert sich und es gibt inzwischen auch Unternehmen, die eine Betriebskrippe und einen Betriebskindergarten anbieten.

Freunde und Verwandte Für viele Mütter ist die Hilfe einer Verwandten die perfekte Lösung. Sie sollten aber zuvor sorgfältig abwägen. Sie dürfen nicht das Gefühl haben, zu stark in der Schuld der Verwandten zu stehen. Und die Verwandte darf sich nicht ausgenutzt fühlen.

Weil keine streng »berufliche« Beziehung besteht, kann es schwierig sein, Regeln festzusetzen. Dies gilt insbesondere, wenn die Ansichten über Kindererziehung auseinandergehen. Stellt man sich möglichen Problemen frühzeitig, kann ein solches Arrangement allerdings Sicherheit und Flexibilität bieten. Wenn Sie eine Freundin fragen, ob sie Ihr Kind betreut, sollte sie beim Jugendamt als Tagesmutter registriert sein.

Welche Kinderbetreuung?

Ihr Baby muss nicht nur gewickelt und gefüttert werden. Es braucht dieselbe liebevolle Zuwendung, die Sie ihm selbst geben würden. Nur dann wird es ein aufgeschlossenes und geselliges Kind.

Tagesmutter Dabei handelt es sich in der Regel um Mütter, die selbst Kinder in vergleichbarem Alter haben. Sie sollten beim Jugendamt registriert sein. Oft werden aber private Vereinbarungen zwischen befreundeten Müttern getroffen. Eine Tagesmutter findet man über eine Anzeige oder über das Jugendamt.

Kinderfrau Eine kostspielige Alternative; vielleicht können Sie sich eine Kinderfrau mit einer anderen Familie teilen. Sie finden eine Kinderfrau über eine entsprechende Anzeige oder eine Agentur. In Eltern- oder Spielgruppen finden Sie vielleicht interessierte Familien, die sich gern an einer Kinderfrau beteiligen würden.

Krippe Privat oder staatlich betrieben, haben sie oft lange Wartelisten. Es gibt sie in der Regel nur in Großstädten und die Nachfrage nach Plätzen überschreitet manchmal das Angebot.

Betriebskindergarten Vielleicht sind Sie in der glücklichen Lage, dass Ihre Firma eine eigene Kinderbetreuung für ihre Arbeitnehmerinnen eingerichtet hat. Dies bedeutet, dass Sie Ihr Kind zur Arbeit mitnehmen und es tagsüber stillen können. Ihr Baby ist den ganzen Tag in Ihrer Nähe.

Die Auswirkungen auf Kinder

Untersuchungen stützen die Vermutung, dass Kinder mit zwei unglücklichen Eltern besser dran sind als mit geschiedenen Eltern.

Die Studie gibt jedoch keine Anhaltspunkte für die verschiedenen Umstände einer Scheidung. Schließlich ist die spezielle Situation ausschlaggebend für die Auswirkungen auf das Kind. Eine Scheidung in freundschaftlicher Atmosphäre richtet beim Kind weniger Schaden an als eine Scheidung im Streit. Das Schlimmste an einer Trennungssituation ist, wenn ein Elternteil versucht, das Kind gegen den anderen aufzubringen. Dies hat einen sehr negativen Einfluss auf Kinder und sollte um jeden Preis vermieden werden.

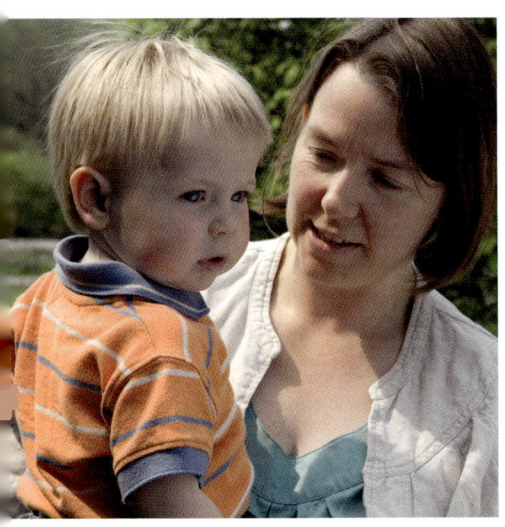

▲ **LIEBE UND SICHERHEIT** Ihr Kind braucht eine Extraportion Liebe, wenn Sie und Ihr Partner Probleme miteinander haben. Beide Eltern sind weiterhin für das Kind da – das muss das Kind spüren.

Trennung und Scheidung

In jeder Beziehung tauchen irgendwann einmal Probleme auf. Nur in seltenen Fällen lebt ein Paar über Jahrzehnte hinweg immer glücklich miteinander. Für die überwältigende Mehrheit trifft das jedoch nicht zu. Diese Problematik ist ein Indikator für die Komplexität und den Druck des modernen Lebens. Die Erwartungen werden immer höher und die öffentliche wie private Unterstützung immer geringer.

Phasen der Veränderung

Das Problem für beinahe alle Paare besteht darin, dass sich Menschen im Laufe der Zeit verändern. Dies kann zu Schwierigkeiten führen, kann aber auch konstruktiv sein. Wenn die Partner sich gemeinsam entwickeln, entsteht in ihrer Beziehung keine Stagnation.

Phasen der Veränderung sind in vielen Fällen mit emotionaler Unsicherheit verbunden; am Ende werden Sie entweder zusammenwachsen oder sich auseinanderleben. Was auch immer geschieht, Ihre Kinder müssen zu jedem Zeitpunkt darauf vertrauen können, dass ihre Zukunft gesichert ist. Auf kleine Kinder wirkt eine familiäre Veränderung (oder die Angst vor einer Veränderung) außerordentlich schädlich. Kinder verfügen nicht über die Schutzmechanismen, sich selbst vor der tiefen emotionalen Unsicherheit, die eine Trennung verursachen kann, zu schützen.

Wie man es den Kindern erklärt

Ein kleines Kind ist wie ein Schwamm, der emotionale Signale aufsaugt. Dabei spielt es keine Rolle, ob diese an das Kind gerichtet sind oder an andere Menschen. Wenn Sie glücklich sind, ist Ihr Kind aller Wahrscheinlichkeit nach auch glücklich; wenn Sie traurig sind, wird es auch traurig sein. Natürlich sollte man sich »wegen der Kinder« zusammenreißen; doch die wissen trotzdem, wenn etwas nicht in Ordnung ist. Da nützt es nichts, wenn Sie sich zu einem Lächeln zwingen.

Deswegen ist es immer am besten, den Kindern zumindest teilweise die Situation zu erklären. Andernfalls werden die Kinder ihre eigenen Erklärungen erfinden und sich fälschlicherweise für die Probleme der ganzen Familie die Schuld geben. Denn Kinder unter fünf Jahren nehmen die Welt nur in Bezug auf sich selbst wahr.

Bekommen sie keine plausible Erklärung dafür, warum sich die Eltern streiten oder trennen, können sie mit Erklärungen daherkommen, die für einen Erwachsenen unfassbar sind, aber für ein kleines Kind einen perfekten Sinn ergeben. Zum Beispiel: »Papi hat uns verlassen, weil ich mein Zimmer nicht aufgeräumt habe.« Oder: »Mami ist so traurig, weil ich ins

Bett gemacht habe/so ungeschickt bin/mein Taschengeld verloren habe.« Schuldgefühle verursachen ernsten Schaden, insbesondere bei einem Kind, das schon mit dem emotionalen Aufruhr und der Unsicherheit der Situation zu kämpfen hat.

Ungewissheit löst bei einem Kind schlimme Ängste aus; lassen Sie Ihr Kind daher nie im Zweifel, dass Sie es lieben und sich auch weiterhin um es kümmern werden.

Scheidung

Vielleicht sind Sie tatsächlich an dem Punkt angelangt, an dem eine Scheidung als einziger Ausweg erscheint. Dennoch muss dies für Ihr Kind keine Katastrophe bedeuten. Die Folgen für das Kind hängen zum großen Teil vom Alter, der Persönlichkeit, den Umständen der Scheidung und den Reaktionen der Kameraden und Mitmenschen in Schule und Wohnort ab.

Ausziehen

Wenn ein Elternteil auszieht, muss er dem Kind unbedingt verständlich machen, dass er es immer noch liebt und sich weiterhin aktiv um es kümmern wird. Er sollte dem Kind genau sagen, wann er es sehen wird, und diese Verabredungen unter allen Umständen einhalten.

Haben Sie das Sorgerecht für das Kind, sollten Sie nicht ständig darüber nachdenken, ob das Kind den anderen Elternteil wohl vermisst. Versuchen Sie aber auch nicht, die Existenz des anderen Elternteils vergessen zu machen. Sprechen Sie nicht abfällig von Ihrem ehemaligen Partner, dies würde das Kind nur noch weiter verwirren. Selbst wenn Ihrem Kind die Trennung nichts auszumachen scheint, sollten Sie es beobachten; fragen Sie seine Lehrer, ob sie irgendeine Veränderung in seinem Verhalten in der Schule feststellen. Manche Kinder hinterfragen die Ereignisse weniger als andere und behalten ihre Unsicherheit für sich. Sie brauchen aber trotzdem zusätzliche Aufmerksamkeit und Liebe. Häufigeres Bettnässen, Daumenlutschen und allgemeine Anhänglichkeit sind Anzeichen, dass Ihr Kind Sicherheit und spezielle Fürsorge braucht.

Großeltern können in Zeiten der Scheidung ein großer Segen sein. Ermöglichen Sie Ihrem Kind, die Großeltern mütterlicher- wie väterlicherseits zu sehen. Negative Gefühle Ihrerseits sollten kein Grund sein, den Kindern den Kontakt vorzuenthalten. Denken Sie zuerst an Ihr Kind – es braucht Kontinuität, Sicherheit und Bestätigung; Großeltern bieten diesen wichtigen Rückhalt, solange auch sie über keinen Elternteil schlecht reden.

Fragen Sie Ihr Kind nach seinen Sorgen und Ängsten und lassen Sie es darüber sprechen. Hören Sie zu, nehmen Sie sie ernst und gehen Sie darauf ein. Es handelt sich bestimmt um Dinge, an die Sie nicht gedacht haben oder die Sie als trivial abgetan hätten.

Sorgerecht

Auch wenn Sie sehr negative Gefühle für Ihren ehemaligen Partner empfinden, sollten Sie im Interesse Ihres Kindes das Sorgerecht fair gestalten.

Suchen Sie nicht die Konfrontation, – Sie fügen Ihrem Kind sonst große Qual zu. Übergeben Sie Ihr Kind an einem vertrauten Ort, z.B. in Ihrer Wohnung und nicht in einem Park; in diesem Fall fühlt es sich wie eine Ware.

Planen Sie sorgfältig voraus, und brechen Sie Zusagen nicht in der letzten Minute. Wenn Ihr Partner sich verspätet, gehen Sie ohne Kommentar darüber hinweg, sonst fügen Sie Ihrem Kind unnötigen Schmerz zu. Nutzen Sie die Verspätung nicht als Gelegenheit, den anderen schlechtzumachen; beruhigen Sie Ihr Kind: »Oh, wahrscheinlich ist wieder so starker Verkehr.« Oder: »Sollen wir noch Schwarzer Peter spielen, bis er kommt? Es dauert bestimmt nicht mehr lange.«

Kommt Ihr Partner ständig zu spät oder verhält er sich unvernünftig, vereinbaren Sie mit ihm einen Termin zur Aussprache.

Diskutieren Sie nicht vor dem Kind darüber. Nur wenn die berechtigte Gefahr einer Kindesentführung besteht oder das Kind anderweitig zu Schaden kommen könnte, ist es gerechtfertigt, das Kind nicht dem Partner zu überlassen. In diesen Fällen sollte man Hilfe in Anspruch nehmen, entweder beim Jugendamt oder einem Anwalt.

Wie man Hilfe bekommt

Frischgebackene Mütter sind oft überrascht, wie viel Arbeit ein Neugeborenes macht; dies gilt in noch viel stärkerem Maße für die Mütter von Mehrlingskindern.

- Viele Mütter von Zwillingen machen sich nicht bewusst, dass sie Hilfe benötigen werden. Mütter, die schon ein Kind haben, sind in dieser Hinsicht realistischer. Unterschätzen Sie die Aufgabe, die auf Sie zukommt, nicht. Verfallen Sie nicht dem Irrglauben, dass Sie eine schlechte Mutter seien, wenn Sie andere um Hilfe bitten.

- Vielleicht wird Ihnen von der Krankenkasse während der ersten Monate eine Haushaltshilfe zur Verfügung gestellt. Erkundigen Sie sich, sobald Sie wissen, dass Sie Mehrlinge erwarten, nach entsprechenden Möglichkeiten.

- Helfer können zusätzliche Arbeit verursachen. Dies trifft insbesondere auf Freunde oder Verwandte zu, die zur »Unterstützung« einige Wochen kommen und dann erwarten, dass Sie jeden Abend warm kochen. Überlegen Sie also gut, bevor Sie solche – sicher gut gemeinten – Hilfsangebote annehmen.

- Sie stellen vielleicht fest, dass jeder bei den Babys helfen will, aber keiner bei der Hausarbeit. Es sind Ihre Zwillinge und Sie müssen lernen, sie selbst zu versorgen. Scheuen Sie sich also nicht, klar festzulegen, wer welche Arbeiten verrichten soll.

Zwillinge

Bei den Mehrlingsgeburten handelt es sich in den meisten Fällen um Zwillinge. Identische (eineiige) Zwillinge entstehen durch die Teilung eines einzigen befruchteten Eis: Die beiden Babys entwickeln sich aus einem Ei und einem Spermium und teilen sich eine Plazenta. Zwillinge, die sich aus der Befruchtung zweier Eier durch zwei Spermien entwickeln und jeweils eine Plazenta haben, nennt man zweieiige Zwillinge. Mehrlingsgeburten können in jeder Kombination von eineiigen und zweieiigen Geschwistern entstehen..

Schwangerschaft und Geburt

Manchmal kommt es bei einer Zwillingsschwangerschaft zu einer frühen rapiden Gewichtszunahme. Die »normalen« Schwangerschaftsbeschwerden sind oft ausgeprägter und unangenehmer; bestimmte Symptome wie Anämie oder Flüssigkeitsansammlungen treten häufiger auf. Ernähren Sie sich gut und ruhen Sie viel.

Eine Zwillingsgeburt folgt dem gleichen Ablauf wie eine Einzelgeburt. Zwischen der Geburt des ersten und zweiten Babys gibt es eine Unterbrechung, die von einer Minute bis zu einer halben Stunde dauern kann. Das erste Stadium verläuft wie bei einer Einzelgeburt; je nach der Zeitverschiebung zwischen den beiden Geburten gibt es möglicherweise zwei Austreibungsphasen. Zwillinge werden häufiger vor dem Termin geboren.

Brust oder Flasche?

BRUST	FLASCHE
Sie können beide gleichzeitig stillen.	Es ist schwierig, beide Babys gleichzeitig zu füttern.
Sie brauchen Zeit zum Essen und Ausruhen, um genug Milch zu bilden.	Die Milchversorgung wird nicht beeinträchtigt, wenn Sie müde und gestresst sind.
Es ist schwierig, in der Öffentlichkeit zwei Babys zu stillen, ohne großes Aufsehen zu erregen.	Die Babys können überall und von jedem gefüttert werden.
Es ist körperlich ermüdend; Sie können aber Milch ausdrücken und Ihren Partner damit die Babys füttern lassen.	Die Kosten der Säuglingsmilch für zwei Babys können beträchtlich sein.
Es erfordert Planung, wenn Sie die Babys abstillen wollen.	Weder Sie noch die Babys müssen sich körperlich umstellen, wenn Sie wieder arbeiten gehen.

Füttern

Einige Erwägungen sollten Sie bei der Frage der Ernährung Ihrer Zwillinge berücksichtigen. Ich empfehle immer das Stillen; wägen Sie jedoch zunächst die Vor- und Nachteile ab (s. Tabelle unten links). Es gibt verschiedene Möglichkeiten, die Babys allmählich zu einem Rhythmus hinzuführen, sodass mit der Zeit Schlaf- und Fütterungszeiten bei beiden übereinstimmen. Anfangs allerdings wird immer wieder eines früher aufwachen und Hunger haben, während das andere weiterschläft. Bis das andere Baby aufwacht, können Sie das eine schon mal füttern; oder Sie füttern beide gleichzeitig und sprechen und spielen danach mit ihnen.

Sollten sie zusammen schlafen?

Manchmal werden Zwillinge nach der Geburt in denselben Brutkasten gelegt; man geht davon aus, dass sie den anderen sonst vermissen würden, weil sie ja seit der Empfängnis zusammen waren. Sie können Ihre Zwillinge zusammen in ein Bettchen legen, damit sie leichter zur Ruhe kommen und einschlafen. Dabei wecken und stören sie sich nur selten; es scheint, als ob sie immun seien gegen das Schreien des anderen. Zwillingen, die vor der Geburt eng aneinandergepresst waren, kann das Einwickeln ein größeres Gefühl der Sicherheit geben.

Wickeln

Versuchen Sie, sich das Wickeln zu teilen, sonst werden Sie das Gefühl haben, nur noch Windeln zu wechseln. Die meisten Zwillingseltern entscheiden sich für Wegwerfwindeln, auch wenn selbst die kleinste Größe für frühgeborene Zwillinge noch riesig erscheinen mag. Sie liegen besser an, wenn Sie Ihren Babys Plastikhöschen darüberziehen und diese über der Windel fest verschließen. Es wird mehrere Wochen dauern, bis Ihre Zwillinge in die nächste Windelgröße passen. Wenn Sie sich die Arbeit nicht teilen können, wickeln Sie am besten einen nach dem anderen.

Die Bedeutung des Spiels

Da die Versorgung der Zwillinge bereits so viel Zeit erfordert, bekommen sie wahrscheinlich weniger Anregung durch Spiel und Körperkontakt mit Erwachsenen als andere Babys, sie stimulieren sich aber gegenseitig. Eine liebevolle Interaktion mit den Eltern ist jedoch unerlässlich für ihre körperliche, geistige und soziale Entwicklung. Reservieren Sie jeden Tag eine Spielzeit und nutzen Sie jede Chance, um mit den Kindern einzeln zu spielen. Holen Sie sich möglichst oft eine weitere Person zur Betreuung und legen Sie die Schlafenszeiten so, dass die Babys abends wach sind, wenn beide Eltern mit ihnen spielen können.

Die Rolle des Vaters

Die meisten Väter wollen an der Versorgung ihrer Babys beteiligt werden. Sie kümmern sich gern um eines oder beide, damit die Mutter einmal Luft holen kann.

Der Vater kann das Füttern, Wickeln, Baden, Spielen, Vorlesen und Spazierenfahren übernehmen. Viele Väter übernehmen die Verantwortung für das Einkaufen und manchmal auch für das Kochen und die Hausarbeit. Sie können sich, wenn nötig, für Arzttermine, Vorsorgeuntersuchungen, Zahnarztbesuche usw. freinehmen.

Sie können die Mutter entlasten, damit sie mal ausschlafen kann oder etwas Freizeit hat.

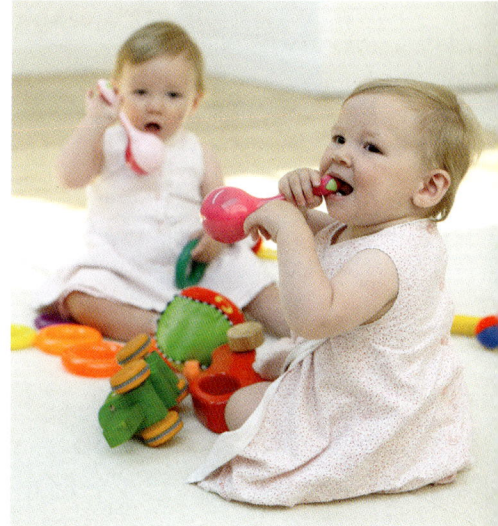

▲ MITHILFE Bei der Arbeitsbelastung durch Zwillinge ist die Hilfe des Partners unverzichtbar.

Zwillinge kleiden

Viele Eltern möchten ihre Zwillinge gleich anziehen, insbesondere wenn sie gleich aussehen; das sieht immer ganz entzückend aus.

Sie sollten aber von Anfang an daran denken, dass Ihre Zwillinge Individuen sind. Ein Gefühl für die eigene Identität entwickelt jedes Kind, wenn es richtig erkannt und beim eigenen Namen gerufen wird. Wenn Sie Ihre Zwillinge unterschiedlich kleiden, können sie auch von Außenstehenden leichter als Individuen behandelt werden. Verwandten, Freunden und Lehrern kann man mitteilen, wer was trägt.

Wenn Ihre Zwillinge älter werden, sollten sie selbst entscheiden, was sie anziehen wollen. Waren sie immer unterschiedlich gekleidet, werden sie diese Gewohnheit wohl beibehalten.

Ein Zwilling sein

Zwillinge haben ein enges und instinktives Verständnis füreinander. Sie genießen die Kameradschaft eines Kindes im gleichen Alter. Wenn sie heranwachsen und neue Erfahrungen machen, verschafft ihnen die Unterstützung und der Zuspruch des anderen Sicherheit.

Körperliche Entwicklung

Machen Sie nicht den Fehler, zu früh zu viel von Ihren Zwillingen zu erwarten, und vergleichen Sie sie nicht mit gleichaltrigen Babys. Wurden Ihre Babys zu früh geboren, werden ihre Fortschritte langsamer sein als die von termingerecht geborenen Babys. Die Entwicklung eines Frühgeborenen kann langsam und unberechenbar sein. Es ist jedoch ermutigend zu hören, dass Zwillinge, die nach der 32. Woche geboren wurden, sich weitgehend normal entwickeln, auch wenn sie die wichtigen Meilensteine etwas später erlangen als termingerecht geborene Babys; rechnen Sie daher zu jedem Meilenstein bis zu drei Monate der angegebenen Zeit dazu.

Wenn die Fortschritte langsam erscheinen, trösten Sie sich mit den Ergebnissen einer amerikanischen Untersuchung: Zwillingsbabys haben mit vier Jahren bei der Größe und mit acht Jahren auch beim Gewicht aufgeholt. Erwarten Sie nicht, dass Ihre Zwillinge sich gleich entwickeln. Bei zweieiigen Zwillingen ist das selten der Fall und natürlich entwickeln sich ein Junge und ein Mädchen in unterschiedlichem Tempo.

Zwillinge als Individuen

Vieles im Familienleben spricht dagegen, Zwillinge als Individuen zu behandeln. Es ist einfacher, sie nebeneinander in ihre Hochstühle zu setzen und sie aus der gleichen Schüssel zu füttern, sogar mit dem gleichen Löffel! Als sie klein waren, haben sie gleichzeitig mit den gleichen Spielsachen gespielt. Es ist verlockend für Eltern, Familie und Freunde, Zwillinge als eine Einheit zu betrachten. Beugen Sie dem vor, z. B. durch unterschiedlich klingende Namen und unterschied-

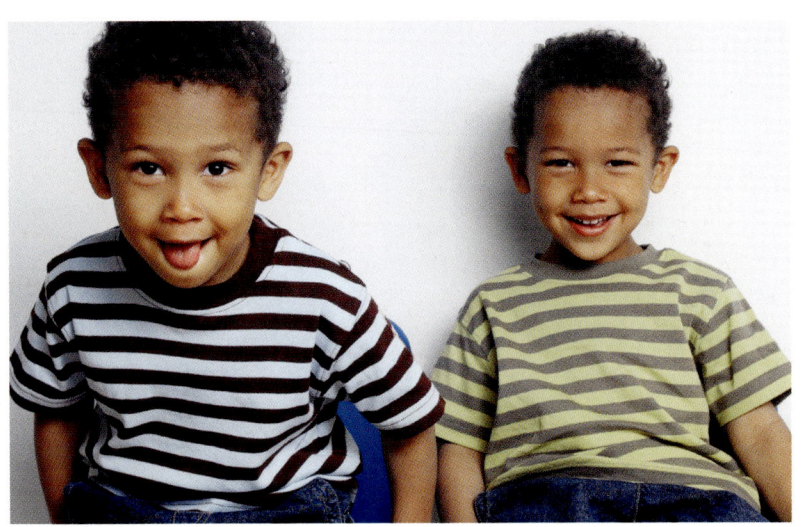

◀ **INDIVIDUALITÄT** Fördern Sie den Sinn für Identität und Individualität bei jedem Zwilling, indem Sie sie verschieden anziehen.

liche Kleidung. Achten Sie auf Unterschiede in der Persönlichkeit und lassen Sie diese sich entwickeln.

Das spezielle Band

Ein eng zusammengeschweißtes Zwillingspaar zu sein hat Vor- und Nachteile. Zwillinge sind einander oft sehr nahe und sind zentrale Figuren im Leben des anderen. Die Beziehung zwischen ihnen basiert auf vielen gemeinsamen Gefühlen und Erfahrungen und einem tiefen, intimen Wissen voneinander. Diese engen Verbindungen verleihen Zwillingen eine große Sicherheit. Andererseits kämpfen Zwillinge vergleichsweise stark um Abgrenzung und weisen einander auch aktiv zurück.

Mit Zwillingen sprechen

Manchmal finden es Eltern schwierig, mit ihren Zwillingen zu sprechen, weil beinahe die Hälfte eine eigene Sprache entwickelt, die so seltsam ist, dass Erwachsene sie nicht verstehen. Vielleicht lernen Ihre Zwillinge nur langsam sprechen; dafür gibt es mehrere Gründe. Eine australische Untersuchung zeigt, dass Zwillinge von Anfang an langsamer sind; aber nicht nur die Sprache, auch Meilensteine der Handgeschicklichkeit werden oft erst später erreicht. Dabei muss man berücksichtigen, dass Zwillinge die elterliche Aufmerksamkeit immer teilen müssen, die anderen Kindern allein zuteil wird. Daher haben sie weniger Gelegenheit, zu lernen, und zudem sprechen übermüdete, gestresste Eltern weniger mit ihren Babys. Mütter von Zwillingen sprechen weniger und verwenden grammatikalisch einfachere Sätze. Sie erklären, argumentieren und trösten seltener. Daher ist es wichtig, sich nicht auf den Zwilling zu konzentrieren, der mehr fragt, sondern genauso oft mit dem ruhigen Zwilling zu sprechen.

Soziale Fähigkeiten entwickeln

Stellen Sie sicher, dass sich Ihre Zwillinge von klein an in sozialen Gruppen wohlfühlen. Es besteht die Gefahr, Zwillinge nicht mit anderen Kindern zusammenzubringen, weil sie ja immer zu zweit sind. Aus dem gleichen Grund stellen Sie vielleicht fest, dass Ihre Zwillinge von klein an problemlos bei Fremden bleiben, solange der andere Zwilling dabei ist. Manche wirken gegenüber anderen Kindern egoistisch und wollen immer bestimmen.

Oder sie wollen immer nur miteinander spielen und schließen sich der Gruppe nicht an. Oft hilft eine allmähliche Trennung der Zwillinge, zunächst jeweils mit einem Elternteil oder Freund. Papa kann mit dem einen Kind in den Garten gehen, während Mama mit dem anderen einkauft. Versuchen Sie an verschiedenen Tagen jeweils den Freund eines Zwillings einzuladen. Im Kindergarten bitten Sie die Erzieherin, Ihre Zwillinge verschiedenen Gruppen zuzuteilen, sodass sie Kontakt zu anderen Kindern aufbauen.

Geschwister

Die Ankunft von Zwillingen in der Familie kann für alle eine Belastung darstellen, nicht zuletzt für Geschwister.

Es ist sehr schwierig, älteren Kindern die gewohnte Aufmerksamkeit zukommen zu lassen, wenn Zwillinge all Ihre Zeit und Kraft beanspruchen. Deshalb sollten Pläne erstellt und der Versuch gemacht werden, diesen Schlag abzufedern, sonst fühlen sich die älteren Kinder vernachlässigt, ungeliebt, machen vielleicht wieder ins Bett, ziehen sich zurück oder werden verhaltensauffällig.

Zwillinge sollten überall im Haus durch Karten, Bilder, Bücher angekündigt werden, so dass sich die Geschwister an den Gedanken gewöhnen können. Lassen Sie sie bei der Einrichtung des Kinderzimmers mithelfen. Wenn Sie aus dem Krankenhaus nach Hause kommen, sollten Sie Ihre Arme für die Kinder frei haben und ein anderer die Zwillinge tragen. Jedes Kind sollte ein kleines Geschenk von jedem Zwilling bekommen. Reservieren Sie die erste halbe Stunde nach der Ankunft für das Spiel mit Ihren »Großen«.

Stellen Sie sicher, dass jedes Kind täglich eine halbe Stunde Ihre ungeteilte Aufmerksamkeit bekommt. Dann fühlt es sich geachtet. Machen Sie oder Ihr Partner auch gelegentlich etwas allein mit den Kindern, sodass sie Sie ganz für sich haben und sich Ihrer Liebe trotz der zwei »Eindringlinge« sicher sind.

Besondere Bedürfnisse

Es gibt vielerlei Gründe dafür, dass ein Kind besondere Fürsorge benötigt. Beispiele sind chronische Krankheiten wie Asthma, Lernschwächen wie Legasthenie, Entwicklungsstörungen wie Autismus – oder es ist seinem Alter einfach weit voraus. In jedem dieser Fälle braucht es zusätzliche Unterstützung. Oder es bedarf besonderer Anleitung, damit es seine Anlagen optimal entfalten kann. Hierzu zählen medizinische Behandlungen, spezielle Therapien oder eine besondere schulische Erziehung. Dasselbe gilt für das außergewöhnlich begabte Kind; auch in diesem Fall ist der Kontakt zu Fachleuten unerlässlich.

Es ist sehr wichtig, solche speziellen Erfordernisse früh zu erkennen. Eine ernste Erkrankung, z. B. eine Zerebralparese, wird bald nach der Geburt offenkundig. Andere Beeinträchtigungen können jahrelang unentdeckt bleiben. Zögern Sie nie, einem Verdacht nachzugehen und nehmen Sie professionelle Hilfe in Anspruch.

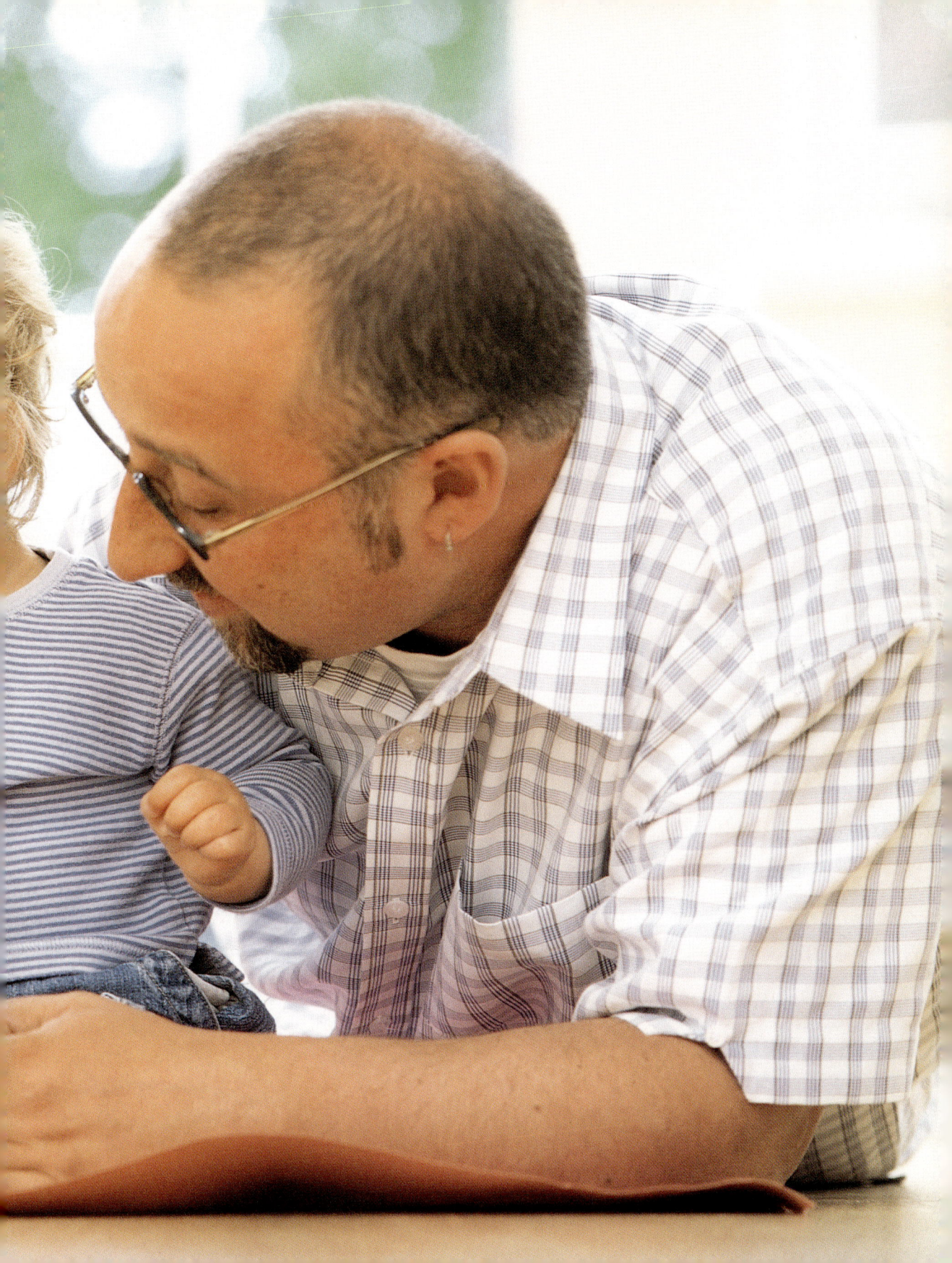

Das besondere Kind

Natürlich entwickelt sich jedes Kind gemäß seinem eigenen Tempo. Der Bereich dessen, was Ärzte und Psychologen als »normal« bezeichnen, ist breit. Aber dennoch findet man an jedem Ende dieser Skala eine kleine Anzahl von Kindern. Am einen Ende stehen Kinder, die für ihr Alter ungewöhnlich weit sind. Am anderen Ende Kinder, die grundlegende Fähigkeiten wie die Sprache nicht erlernt haben, und Kinder, die sehr langsam lernen. Dazwischen finden sich Kinder mit Entwicklungs- oder Lernstörungen.

Es mag überraschend scheinen, dass sehr kluge Kinder ähnliche Bedürfnisse haben wie Kinder mit einer Lernschwäche – sie brauchen viele Anregungen sowie viel Zuwendung und Liebe. Natürlich ist dies für alle Kinder wichtig – doch die Kinder mit besonderen Bedürfnissen verkümmern ohne diese Anleitung noch mehr. Ohne ausreichende Anregungen sind sie eben nicht einfach »durchschnittlich«, sondern können ernste Verhaltensauffälligkeiten entwickeln.

Erste Anzeichen erkennen

Wenn Ihr Kind besondere Bedürfnisse hat, ist eine frühe Diagnose sehr wichtig. Nur dann kann es adäquate Hilfe bekommen. Einige Lernschwächen sind schwer zu erkennen, insbesondere wenn sie durch Verhaltensweisen charakterisiert sind, die als positiv betrachtet werden, z. B., wenn das Kind sehr ruhig ist, kaum schreit oder übermäßig viel schläft. Autistische Kinder beispielsweise werden von ihren Eltern oft als brav beschrieben, bevor andere Krankheitssymptome auftreten. Ein hochbegabtes Kind andererseits kann ein Störenfried sein und in der Schule eher mäßige Leistungen zeigen, sodass die Lehrer kaum seine Fähigkeiten erkennen.

Im Folgenden finden Sie einige Anzeichen, die darauf hinweisen können, dass Ihr Kind besondere Bedürfnisse hat.

Das Kind mit einer verzögerten Entwicklung

- spricht mit zweieinhalb Jahren noch nicht;
- kann keine Kommunikation mit anderen Menschen aufbauen – es mischt sich z. B. nicht in eine Unterhaltung ein;
- wiederholt alles, über das normale Alter hinaus; stellt beispielsweise immer wieder die gleiche Frage;
- hat Probleme mit dem Lesen und Schreiben, kann links und rechts nicht unterscheiden und hat ein schlechtes Koordinationsvermögen;
- hat eine kurze Aufmerksamkeitsspanne.

Das hochbegabte Kind

- spricht sehr früh und sehr gut;
- zeigt ein sehr unabhängiges Verhalten oder bevorzugt die Gesellschaft Erwachsener;
- braucht ständig neue Aufgaben;
- zeigt eine frühzeitige Entwicklung;
- verfügt über eine große Konzentrationsfähigkeit.

Auch ein Kind mit speziellen Defiziten kann erfolgreich lernen, während ein hochbegabtes Kind keineswegs nur abwarten muss, bis es die anderen Kinder »einholen«. Jedes Kind mit besonderen Bedürfnissen braucht Lernmethoden, die auf seine individuellen Erfordernisse zugeschnitten sind, egal ob es hochbegabt ist oder sich langsam entwickelt.

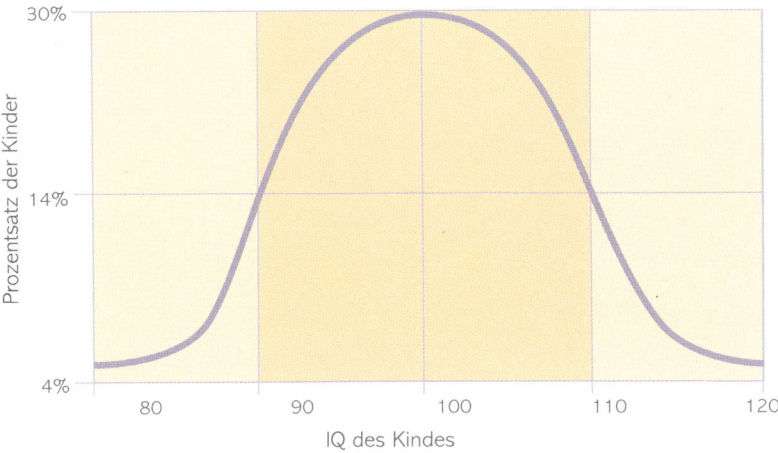

▲ IQ-TABELLE Die wenigen hochbegabten Kinder liegen rechts außen auf der Tabelle. Links finden Sie die kleine Gruppe von Kindern mit unterdurchschnittlichen geistigen Fähigkeiten. Die meisten Kinder liegen zwischen diesen Extremen.

Hochbegabung

Ein hochbegabtes Kind hat für sein Alter fortgeschrittene kognitive (das Verständnis betreffende) und manchmal auch motorische Fähigkeiten. Es läuft oft früher als andere Kinder, spricht früh und handelt schon bald überlegt. In den meisten Bereichen ist es sehr erfolgreich und erreicht einen IQ-Wert von über 150. Nur sehr wenige Eltern haben ein hochbegabtes Kind. Viele Kinder sind irgendwann in einem bestimmten Bereich ihren Altersgenossen voraus; doch nur 2 Prozent der Bevölkerung ist wirklich hochbegabt.

Diagnose

Je älter ein Kind wird, umso einfacher wird es, eine Hochbegabung zu diagnostizieren. Eines der ersten Anzeichen ist jedoch ein früher Spracherwerb. Oft sprechen diese Kinder schon vor dem zweiten Lebensjahr flüssig. Auch frühes Lesenlernen deutet auf eine Hochbegabung hin: Viele begabte Kinder lernen schon mit drei oder vier Jahren lesen. Weitere mögliche Eigenschaften eines hochbegabten Kindes sind:

- Es verfügt über ein gutes Denkvermögen.
- Es hat ein gutes Gedächtnis für Orte und Namen.
- Es besitzt große Kreativität und Vorstellungskraft.
- Es ist ein guter Beobachter.
- Es ist neugierig und stellt immerzu Fragen.
- Es ist lieber bei den Erwachsenen als bei Kindern.
- Es erfasst abstrakte Ideen.
- Es besitzt die Fähigkeit, Probleme oder Puzzles zu lösen.
- Es hat einen großen Wortschatz.
- Es eignet sich Fakten sehr schnell an.
- Es kann sich lange konzentrieren.
- Es besitzt die Fähigkeit, Ereignisse, Menschen und Situationen exakt und lebendig zu beschreiben.

Besondere Bedürfnisse

Bestimmt sehen Sie in der Begabung eher einen Vorteil als ein Problem; doch ein hochbegabtes Kind ist in der Schule in vielen Fällen nicht ausgelastet. Außerdem hat es besondere emotionale Bedürfnisse, die sich vom »Durchschnittskind« unterscheiden.

Manchem hochbegabten Kind fällt es schwer, Beziehungen zu Gleichaltrigen einzugehen. Es ist mit anderen ungeduldig, weil sie langsamer sind, und das macht es unbeliebt. Es kann anderen Kindern gegenüber herablassend sein und will doch zu ihnen gehören.

Auch der Umgang mit Erwachsenen kann problematisch sein. Hochbegabte Kinder sind nie um eine Antwort verlegen, können auf Widersprüche hinweisen und Anweisungen hinterfragen. Das hochbegabte Kind will damit nicht Aufmerksamkeit erheischen oder stören; die negativen Reaktionen der Erwachsenen können allerdings dazu führen, dass es sich zurückzieht und isoliert.

Hat das hochbegabte Kind nicht die Möglichkeit, sein Potenzial zu entfalten, kann es ein eigentümliches Verhalten zwischen intellektuellen Hochleistungen und Unreife zeigen. Der Unterrichtsstoff langweilt es; fällt es dann durch Unruhe und Unaufmerksamkeit auf, können die Lehrer, statt seine Begabung zu erkennen, es für minderbemittelt halten.

Eine häufige Reaktion von Eltern und Lehrern ist, hochbegabte Kinder eine oder mehrere Klassen überspringen zu lassen. Das sollten Sie sich jedoch gut überlegen, denn die Hochbegabung bezieht sich in der Regel nicht auf das Sozialverhalten. Ist Ihr Kind jünger als seine Klassenkameraden, kann es an einigen Aktivitäten nicht teilnehmen und ist körperlich unterlegen. Günstiger ist es, das Kind außerschulisch auszulasten, z. B. durch eine zusätzliche Fremdsprache, oder an ein spezielles Hochbegabten-Gymnasium zu wechseln.

Durch Training zur Hochbegabung?

Intelligenz ist ausschließlich angeboren und setzt sich über alle Kulturen und gesellschaftlichen Hintergründe hinweg; Klugheit ist teils angeboren und teils milieubedingt.

Allem Anschein nach stammen manche hochbegabten Kinder aus einem Zuhause mit gut ausgebildeten Eltern, die ihre Kinder fördern. Diese zusätzliche Förderung kann dazu führen, dass aus einem sehr aufgeweckten ein hochbegabtes Kind wird.

Doch auch sehr engagierte Eltern können keine Begabung antrainieren. Eltern können ihrem Kind nur helfen, seine Anlagen zu entfalten. Hüten Sie sich daher vor überzogenen Erwartungen.

Wie Sie helfen können

Die Eltern müssen wissen, dass ihr Kind hochbegabt ist. Nur dann können sie seine Verhaltensweisen – vor allem scheinbar negative – erklären. Außerdem können sie nur dann auf die besonderen Bedürfnisse des Kindes eingehen. Hochbegabte Kinder brauchen vielerlei geistige Anregungen, sonst verkümmern sie.

Ist das Kind im Schulalter, sollten Sie mit seinem Lehrer sprechen. Erkennt der Lehrer die Hochbegabung nicht, kann er das Kind als Bedrohung oder Problemfall betrachten. Ein einfühlsamer Lehrer jedoch hilft, das Kind in die Gemeinschaft zu integrieren; er verhindert, dass es isoliert wird. An manchen Schulen gibt es Einrichtungen für hochbegabte Kinder oder Sonderprogramme. Sie können sich mit der Deutschen Gesellschaft für das Hochbegabte Kind (Bundesgeschäftsstelle, Sondershauser Straße 80, 12249 Berlin) in Verbindung setzen. Dort erhalten Sie weitere Informationen und Adressen der Regionalverbände.

Die Eltern müssen ihr Kind mit viel Einfühlungsvermögen behandeln. Auch wenn es in bestimmten Bereichen weit voraus ist, so ist es emotional noch unreif. Bieten Sie Ihrem Kind auf folgende Weise intellektuelle Anregungen:
- Stellen Sie Spielsachen zur Verfügung, die das interaktive Lernen fördern.
- Geben Sie Ihrem Kind alle Freiheiten zum Spielen; greifen Sie nur ein, wenn es Sie um Hilfe bittet.
- Fördern Sie Talente wie Malen oder Musik.
- Verfügen Sie selbst über ein Talent, lassen Sie Ihr Kind daran teilhaben. Versuchen Sie Ihre Begeisterung auf das Kind zu übertragen.
- Lassen Sie Ihr Kind an Programmen für Hochbegabte teilnehmen.
- Ermutigen Sie es, Fragen zu stellen. Wenn Sie keine Antwort wissen, helfen Sie ihm, die Antwort in einem Buch nachzuschlagen.
- Lesen Sie ihm Geschichten vor, die seine Fantasie bereichern.
- Beteiligen Sie es an den alltäglichen Aufgaben.

Minderbegabung

Während hochbegabte Kinder bestimmte Fertigkeiten sehr früh erwerben, eignen sich minderbegabte Kinder diese Fähigkeiten ungewöhnlich langsam an. Zu den ersten Anzeichen können Fügsamkeit, Passivität und andauerndes Schlafen gehören.

Bei Aktivitäten hat das Kind nur eine sehr kurze Aufmerksamkeitsspanne. In kurzer Zeit fängt es viele verschiedene Dinge an, anstatt all seine Energie einer Aufgabe oder einem Spiel zu widmen. Mit zunehmendem Alter kann es eine Tendenz zur Überaktivität zeigen. Sein IQ liegt unter dem Durchschnitt.

Diagnose

Ein in der Entwicklung zurückgebliebenes Kind erreicht bestimmte Meilensteine der Entwicklung später als andere Kinder (s. rechts). Zunächst sollte man eine physiologische Ursache wie Schwerhörigkeit oder Blindheit ausschließen. Man sollte auch herausfinden, ob das Kind an einer Entwicklungsstörung, z. B. Autismus (s. S. 258), leidet oder es sich einfach langsamer als normal entwickelt. Bitten Sie den Kinderarzt um eine Überweisung zu einem Neuropädiater. Oft ist eine spezielle Therapie erforderlich.

Entwicklung des Verhaltens

Es gibt verschiedene Anhaltspunkte dafür, dass ein Baby in der Entwicklung zurückbleibt oder sich in bestimmten Bereichen nicht entwickelt. Diese Meilensteine existieren, auch wenn jedes Kind sie gemäß seinem individuellen Tempo erreicht. Hat Ihr Kind die folgenden Stadien nicht erreicht, kann eine Entwicklungsstörung vorliegen.

Betrachten der Hände Mit ungefähr acht Wochen wird sich das Baby erstmals seiner Hände bewusst. Mit 12–16 Wochen betrachtet es seine Hände und bewegt seine Finger – es entdeckt, dass es seine Handbewegungen kontrollieren kann. Kinder mit einer Entwicklungsverzögerung beobachten ihre Hände bis zur 20. Lebenswoche.

Der Greifreflex Wenn Sie Ihren Finger (oder einen Gegenstand) in die

Handfläche des Babys legen, umschließt es ihn fest mit seinen Fingern. Dieser Reflex besteht gewöhnlich bis zur sechsten Lebenswoche, bei einem in der Entwicklung zurückgebliebenen Kind dauert er länger an.

In den Mund stecken Ab dem sechsten Lebensmonat steckt das Baby alles in den Mund. Dieses Verhalten dauert ungefähr ein Jahr, bei einem zurückgebliebenen Kind länger.

Werfen Kinder bis zu 16 Monaten werfen alles auf den Boden. Zurückgebliebene Kinder viel länger.

Sabbern Das Sabbern sollte mit ungefähr einem Jahr aufhören. Zurückgebliebene Kinder sabbern noch mit 18 Monaten.

Wie Sie helfen können

Die intellektuelle Entwicklung wird von der Natur (den ererbten Eigenschaften) und der Betreuung (körperliche Pflege, soziale Umgebung, Ernährung usw.) bestimmt. Der IQ des Kindes ist vor der Geburt festgelegt, doch er kann durch die Anregungen, die das Kind nach der Geburt bekommt, aufblühen. Wird das Kind nicht von klein auf an den Umgang mit anderen Menschen hingeführt und angespornt, durch seine Sinne die umgebende Welt zu erfahren, kann es seine Anlagen nicht entfalten.

Wenn Sie vermuten, dass Ihr Kind in seiner Entwicklung zurück ist, nehmen Sie sich viel Zeit, ihm vorzulesen, mit ihm zu sprechen, mit ihm zu spielen, Ausflüge zu machen, ihm neue Dinge und neue Menschen zu zeigen und es zum Umgang mit seinen Spielsachen anzuregen. Geben Sie ihm Spielsachen, die erzieherisch wertvoll sind, und viele bunte Bücher. Sprechen Sie frühzeitig mit Ihrem Arzt über Ihren Verdacht einer Entwicklungsverzögerung und holen Sie sich professionelle Hilfe. Je früher Ihr Kind gefördert wird, desto mehr kann es noch lernen. Aber vergleichen Sie es nicht ständig mit anderen Kindern.

Legasthenie

Hierunter versteht man eine Lernschwäche, die das Lesen, Buchstabieren und Schreiben betrifft. Auch wenn die Legasthenie vor allem die Beherrschung der geschriebenen Symbole – Buchstaben, Zahlen und Musiknoten – beeinträchtigt, kann das Kind auch Probleme mit der gesprochenen Sprache haben. Legasthenie ist nicht Folge eines schlechten Gehörs oder Sehvermögens.

Diagnose

Viele aufgeweckte Kinder haben eine Legasthenie. Die Störung wird bei diesen Kindern oft früher diagnostiziert, weil die Eltern die Diskrepanz zwischen der offensichtlichen Intelligenz des Kindes und seinen schwachen Leistungen in bestimmten Bereichen erkennen. Die wichtigsten Symptome der Legasthenie sind Schwierigkeiten beim Lesen und Schreiben. Das Kind hat vielleicht Probleme, die Buchstaben in der richtigen Reihenfolge aufzunehmen, oder verwechselt ähnlich geformte Buchstaben wie b und d und p und q. Die Diagnose »Legasthenie« ist für das Kind weniger schlimm als die Störung nicht zu erkennen. Eine zuverlässige Diagnose kann nur von einem Fachmann gestellt werden.

Folgende Anzeichen deuten auf eine Legasthenie hin:
- Schwache Rechtschreibung und unzulängliche Koordination
- Schwierigkeiten, sich eine Liste von Wörtern, Zahlen oder Buchstaben, wie das Alphabet oder Tabellen, zu merken
- Schwierigkeiten, sich die Abfolge alltäglicher Dinge, wie die Wochentage, zu merken
- Probleme, links und rechts zu unterscheiden
- Vertauschte Silben, wie Tebbydär, und Schwierigkeiten, Reime zu lernen

Dyskalkulie und Dyspraxie

Diese beiden Störungen sind miteinander verwandt. Die Rechenschwäche, Dyskalkulie, ist seltener als die Legasthenie. Das Hauptproblem besteht dabei im Umgang mit Zahlen und mathematischen Zusammenhängen.

Häufige Anzeichen einer Dyspraxie sind Ungeschicklichkeit, schlechte Haltung, linkischer Gang und Unsicherheit in der Händigkeit. Es kann dem Kind Probleme bereiten, einen Ball zu fangen, zu hüpfen, Seil zu springen oder Rad zu fahren. Beide Störungen werden wie eine Legasthenie behandelt.

Auswirkungen der Legasthenie

Die auf S. 253 angeführten Probleme können auch bei Kindern auftreten, die keine Legasthenie haben. Bei Kindern mit der Leseschwäche sind die Symptome aber ernster und wachsen sich nicht aus.

Kinder mit Legasthenie haben auch bei der Unterscheidung verschiedener Laute sowie mit dem Gedächtnis und dem Gleichgewichtssinn Probleme. Betroffene Kinder haben z. B. viel größere Schwierigkeiten, auf einem Bein zu balancieren.

Die Stärken des Kindes liegen meist in seiner

- Sensibilität,
- der Intuition und
- der Impulsivität.

Fähigkeiten, die mit der linken Gehirnhälfte in Verbindung stehen, z. B. der Umgang mit geschriebenen Symbolen, die Reaktionsfähigkeit und die Aufstellung von Reihenfolgen sind schwach entwickelt.

Besondere Bedürfnisse

Eines der größten Probleme ist eine unzutreffende Diagnose. Oft werden Kinder, die beim Lesen- oder Schreibenlernen große Probleme haben, als »langsam« oder gar »behindert« bezeichnet – dies ist für das Kind sehr demoralisierend und wird seine schulischen Leistungen beeinträchtigen. Eltern und Lehrer verwechseln Legasthenie oft mit einem niedrigen IQ; doch in Wirklichkeit haben die meisten Kinder mit Legasthenie einen durchschnittlichen oder sogar überdurchschnittlichen IQ.

Wenn Legasthenie früh erkannt wird, ist eine spezielle Therapie sehr wirksam.

Wenn die Diagnose im Alter von vier oder fünf Jahren – also vor der Einschulung – gestellt wird, braucht das Kind vermutlich nur eine zeitweilige spezielle Therapie.

Wie Sie helfen können

Sie können drei Dinge tun, um Ihrem leseschwachen Kind zu Hause zu helfen. Als Erstes – und das wird manchmal übersehen – sollten Sie sich eingestehen, dass Ihr Kind tatsächlich ein Problem hat. Hören Sie nicht darauf, wenn man Ihnen einreden will, dass Ihr Kind die anderen schon einholen oder mit der Zeit lesen lernen wird – Legasthenie ist eine spezielle Lernschwäche, die nur auf eine geeignete Therapie anspricht. Bieten Sie zweitens Unterstützung und Motivation, insbesondere wenn Ihr Kind in der Schule Probleme hat. Und drittens spielen Sie viele Lernspiele mit ihm.

Emotionale Unterstützung Bleibt Ihr Kind in der Schule hinter den anderen zurück, müssen Sie ihm zu Hause Erfolgserlebnisse verschaffen. Zeigen Sie keine Ungeduld. Spornen Sie es zu den Aktivitäten an, in denen es gut ist. Helfen Sie ihm, Dinge allein zu tun.

Geben Sie ihm Hilfen zum eigenständigen Tun; bringen Sie z. B. Symbole für links und rechts an. Wenn es eine spezielle Aufgabe schwierig findet, soll es sie langsam durchführen. Holen Sie sich eventuell Hilfe. Adressen von Elterngruppen in Ihrer Nähe erfahren Sie über den Bundesverband Legasthenie und Dyskalkulie e. V., Postfach 1107, 30011 Hannover, Tel: 07 00-31 87 38 11.

Lernspiele für zu Hause Spiele mit Buchstaben, Wörtern und Lauten können sehr hilfreich sein. Auf folgende Weise können Sie Spaß haben und gleichzeitig das Lernvermögen Ihres Kindes fördern:

- Sagen Sie gemeinsam Reime auf. Erfinden Sie Gedichte, die sich reimen oder Reimwörter. Dabei wird Ihr Kind mit der Existenz von Reimwörtern vertraut.
- Bringen Sie Ihrem Kind Reime oder Lieder mit Aufzählungen, z. B. der Wochentage, bei.
- Spielen Sie »Teekessel«. Dabei muss Ihr Kind Fragen stellen.
- Machen Sie es mit der Vorstellung von links und rechts vertraut.
- Bitten Sie Ihr Kind, den Tisch zu decken.
- Machen Sie rhythmische Spiele. Klatschen Sie zu jeder Silbe eines Wortes und lassen Sie es Ihr Kind wiederholen. Klatschen Sie den Namen des Kindes im Rhythmus.
- Nennen Sie Ihrem Kind Gruppen von Wörtern und lassen Sie es im Anschluss das nicht dazugehörige Wort heraussuchen.
- Lassen Sie Ihr Kind möglichst viele Wörter, die mit demselben Buchstaben beginnen, aufzählen.
- Lassen Sie Ihr Kind mit einem Stift Wörter und Buchstaben nachfahren oder Buchstaben kneten.

ADHS

Die Aufmerksamkeitsdefizit-Hyperaktivitätsstörung (ADHS) wird von Psychologen als eine der häufigsten Störungen in der Kindheit bezeichnet. Die Hyperaktivität muss sich dabei nicht von Geburt an zeigen; allerdings können betroffene Babys an Koliken leiden und sehr anspruchsvoll sein. Die Kinder sind unaufmerksam und leicht ablenkbar.

Was verursacht ADHS?

Die geläufige Theorie besagt, dass es sich bei ADHS um eine Störung in der Wahrnehmungs- und Verständnisfähigkeit handelt, die auf ein Ungleichgewicht der Neurotransmitter im Gehirn zurückgeht.

Etwa viermal so viele Jungen wie Mädchen leiden an ADHS. Besteht keine Hyperaktivität, spricht man von ADS (Aufmerksamkeitsdefizitstörung). In der Vergangenheit vermutete man die Ursache in der Ernährung, diese Theorie ist inzwischen aber komplett widerlegt worden.

Auswirkungen von ADHS

Ein Kind mit ADHS kann unberechenbar und destruktiv sein. Schon bevor es zur Schule geht, können seine Beziehungen zu Erwachsenen und vor allem zu Gleichaltrigen problematisch sein. Es hat bald seinen Ruf als Rebell oder Störenfried weg. Dies wirkt sich negativ auf sein Selbstwertgefühl aus; damit hat es bereits bei Schulbeginn eine schlechtere Startposition als andere Kinder.

Das Verhalten des Kindes kann stark variieren: An einem Tag mag es ziemlich folgsam sein, am nächsten sitzt es keine Minute still und zappelt ohne Unterlass herum. Oft erbringt es in der Schule nur mäßige Leistungen; es ist bekannt für sein schlechtes Konzentrationsvermögen. Die Lehrer glauben bald, dass es nur wenig begabt ist, obwohl das gar nicht stimmt.

Es gibt frühe körperliche Symptome, die im Zusammenhang mit ADHS stehen. Viele (nicht alle!) Babys, die unruhig sind, häufig schreien, Berührungen ablehnen und Schlafprobleme haben, werden später zu ADHS-Kindern. Auch schlechter Appetit gehört dazu.

Besondere Bedürfnisse

Wenn Ihr Kind in der Schule Probleme hat – d. h. nachlässig und unordentlich ist, sich schlecht konzentrieren kann und nicht motiviert scheint –, müssen Sie die möglichen Ursachen beseitigen. Ziehen Sie in Betracht, dass es an einer Teilleistungsstörung wie Legasthenie oder Rechenschwäche leidet (s. S. 253) oder hochbegabt ist (s. S. 251). Verhält es sich erst seit kurzer Zeit so? Hat es ein traumatisches Erlebnis gehabt? Gibt es weitere Verhaltensauffälligkeiten wie Lügen (s. S. 218) oder Schulangst (s. S. 219)? Ihr Kind muss vielleicht zu einem Kinderneurologen überwiesen werden. Er ist in der Lage, ADHS zu diagnostizieren und die weitere Vorgehensweise festzulegen. Sprechen Sie mit dem Lehrer über die Probleme Ihres Kindes.

Wie Sie helfen können

Ein Kind mit ADHS braucht eine angemessene Therapie, ein geordnetes Familienleben und einen strukturierten, disziplinierten Tagesablauf. Wenn Ihr Kind weiß, dass es zu festgesetzten Tageszeiten bestimmte Dinge tun muss, verliert es sich nicht so leicht in ziellosem Tun. Vielleicht hat es ein niedriges Selbstwertgefühl, weil es ständig die Missbilligung der Erwachsenen erfährt. Loben Sie es immer für gutes Benehmen. So lernt es, dass bestimmte Verhaltensweisen Ihre Billigung bekommen, andere dagegen nicht.

Bei einer starken ADHS kann eine medikamentöse Behandlung mit dem Wirkstoff Methylphenidat (Ritalin) sinnvoll sein. Dabei erfolgt eine strenge Überwachung durch den Arzt.

Die medikamentöse Behandlung ersetzt aber nicht die übrigen Behandlungsmaßnahmen wie z. B. die strikte Gliederung des Tagesablaufs, sondern ergänzt sie nur. Kritiker meinen, dass mit der Verordnung von Ritalin Kinder nur ruhig gestellt würden, denen ihre Eltern und Lehrer nicht gewachsen seien. Diese Einwände treffen dann zu, wenn die ADHS nicht sehr ausgeprägt ist – für die schwerer betroffenen Kinder, ihre Eltern und Geschwister ist die medikamentöse Therapie jedoch ein Segen, der das Lernen und die Integration in eine Schulklasse oft erst wieder möglich macht.

Stottern

Jedes Kind stolpert beim Sprechenlernen immer wieder über bestimmte Wörter, es wiederholt Wörter oder stammelt. Erst wenn das Kind öfter stockt als redet und darunter leidet, spricht man von Stottern. Viele Kinder stocken und wiederholen ein Wort am Anfang oder Ende eines Satzes; erst wenn das Kind an dem Wort hängen bleibt und eine Silbe dauernd wiederholt, stottert es. Gelegentliches Stottern dagegen ist ein ganz normaler Teil des Spracherwerbs. Es verliert sich in den meisten Fällen, sofern man daraus kein Problem macht. Macht man viel Aufhebens darum, wird das Kind ängstlich und kann sich so zum echten Stotterer entwickeln.

Wodurch wird das Stottern verursacht?

Stottern tritt in manchen Familien gehäuft auf. Möglicherweise gibt es eine genetische Disposition für diese Störung. Damit das Kind flüssig sprechen lernt, muss man zunächst sein Selbstvertrauen aufbauen. Unter folgenden Umständen kann sich ein Kind zum Stotterer entwickeln:

■ Durch elterliche Ansprüche, die die Fähigkeit des Kindes überschätzen. Wenn die Eltern z.B. viele Fragen stellen, auf deutliche Aussprache bestehen, prompte Antworten und erwachsenes Benehmen erwarten.

■ Aufgrund des elterlichen Wunsches, dass sich das Kind immer perfekt präsentiert, um andere Leute damit zu beeindrucken.

■ Wenn das Kind häufig stressige Situationen erlebt, in denen es müde, verängstigt oder erschrocken ist. Das stotternde Kind betrachtet sein Stammeln als falsch oder schlecht. Es ist ihm außerordentlich peinlich; wenn es sich dann allerdings auf seine Sprechweise konzentriert, wird das Stottern noch viel schlimmer.

Das Kind versucht Situationen, in denen es sprechen muss, insbesondere vor fremden Menschen, zu vermeiden. In der Schule gibt es vielleicht vor, die Antworten nicht zu wissen, nur damit es vor den anderen Schülern nichts sagen muss.

Besondere Bedürfnisse

Bei ernstem Stottern muss ein Sprachtherapeut (Logopäde) eingeschaltet werden. Sprachheilzentren gibt es in jeder größeren Stadt. Wenden Sie sich mit Ihren Fragen an Ihren Kinderarzt.

Verzögerte Sprachentwicklung

Mit ungefähr elf Monaten ist das Baby wahrscheinlich in der Lage, einfache Wörter wie »Mama«, »dada«, »Wauwau« zu sagen. Mit zwei Jahren kann es bereits einfache Sätze bilden wie »Papa Auto«. Die Sprache wird während des dritten und vierten Lebensjahres immer ausgefeilter. Wie

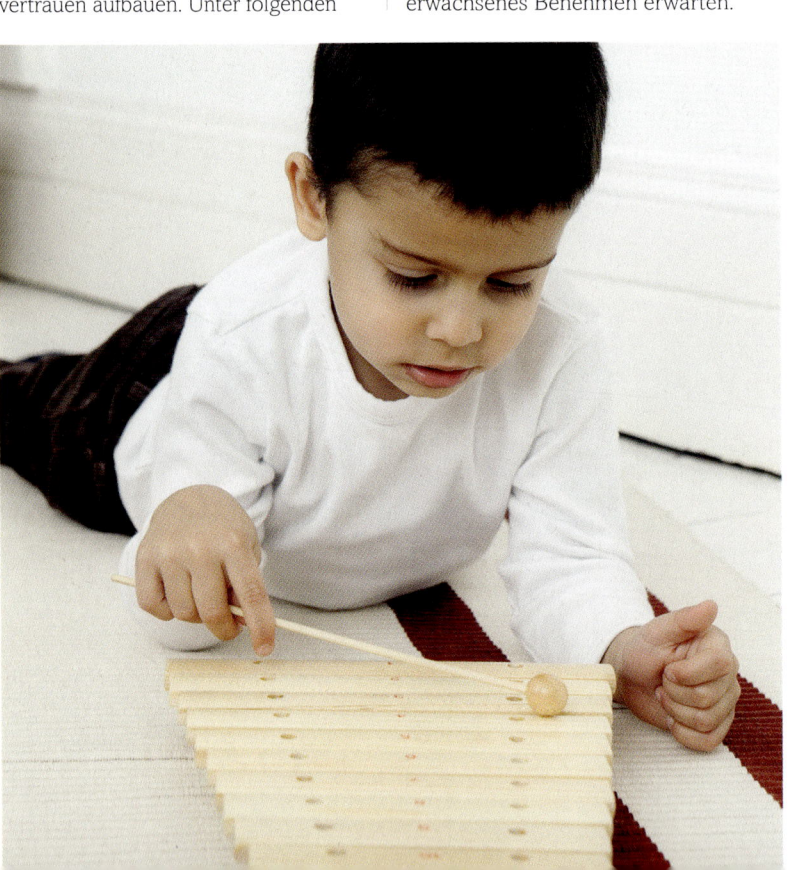

◀ FLÜSSIGES SPRECHEN FÖRDERN Beim Singen oder rhythmischen Sprechen stottern viele Kinder nicht; wenn Sie zu Reimen und Liedern einen Rhythmus klopfen, bekommt Ihr Kind mehr Selbstvertrauen.

in allen Bereichen der Entwicklung variiert das Alter, in dem die sprachlichen Meilensteine erreicht werden, außerordentlich stark; doch wenn Ihr Kind weit hinter den Gleichaltrigen zurückbleibt, besteht möglicherweise ein Problem.

Es gibt zahlreiche Ursachen für eine verzögerte Sprachentwicklung; am häufigsten ist eine Schwerhörigkeit. Lassen Sie das Gehör Ihres Kindes testen, sobald Sie eine diesbezügliche Vermutung hegen. Eine chronische Mittelohrentzündung (s. S. 284) kann zu gravierenden Hörproblemen führen und auf diese Weise die Sprachentwicklung enorm beeinträchtigen.

Manche Kinder sprechen erst spät, weil sie nicht genug Anregung erhalten. Dabei handelt es sich oft um Kinder, die in einer Krippe oder anderen Einrichtung sind oder deren Eltern einfach nicht genug mit ihnen reden. Bei Jungen kommt eine verzögerte Sprachentwicklung häufiger vor als bei Mädchen, auch Zwillinge sprechen später, möglicherweise weil die Eltern weniger individuell auf sie eingehen.

Sprechen lernen ist ein außerordentlich komplizierter Vorgang. Die daran beteiligten Organe entwickeln sich nach und nach und müssen koordiniert werden. Bei dieser Entwicklung sind Stolpersteine geradezu vorprogrammiert – viele Kinder haben zeitweise Schwierigkeiten.

Das Alter, in dem Kinder zu sprechen beginnen, variiert außerordentlich stark. Wenn Ihr Kind allerdings mit zweieinhalb Jahren noch nicht spricht, sollten Sie sich an den Kinderarzt wenden. Schwerhörigkeit kann zu verzögertem Spracherwerb führen; aus diesem Grund sind Hörtests so wichtig. Ein taubes Baby wird nicht sprechen lernen. Wenn Ihr Kind schwerhörig ist, braucht es ein Hörgerät; hat es eine ernste Sprachstörung, braucht es die Hilfe eines Sprachtherapeuten.

Wie Sie helfen können

Durch die Art und Weise, wie Sie mit Ihrem Kind reden, können Sie sein Sprechvermögen beeinflussen. Sprechen Sie sehr schnell und nachlässig, bekommt Ihr Kind das Gefühl, dass Sie kein Interesse daran haben, was es zu sagen hat.

Versuchen Sie immer, langsam zu sprechen. Zeigen Sie sich aufmerksam und interessiert. Schauen Sie Ihr Kind an. Nach Möglichkeit begeben Sie sich auf seine Höhe. Verwenden Sie eine einfache Sprache, und sprechen Sie über unmittelbare Dinge, die es wahrnehmen kann. Stellen Sie nicht zu viele Fragen – beschreiben Sie stattdessen Ihre eigenen Gefühle und Erfahrungen; dann wird sich Ihr Kind auch selbst einbringen.

Am wichtigsten ist, dass Sie niemals negativ auf das Stammeln reagieren. Sonst wird das Kind noch befangener, und das Stottern wird schlimmer. Kämpft Ihr Kind mit einem Satz, sollten Sie ihn weder zu Ende bringen noch das fehlende Wort liefern. Lassen Sie es Ihr Kind zunächst selbst versuchen.

Leidet Ihr Kind stark unter dem Stottern, müssen Sie mit ihm darüber reden. Es muss wissen, dass Sie es verstehen und um seinen Kummer wissen. Wird das Stottern totgeschwiegen, meint das Kind, dass es sich dafür schämen muss.

Mit einem kleinen Kind kann man Spiele machen, bei denen Betrachten und Zuhören wichtiger ist als Reden. Bei einem Schulkind können Sie mit dem Lehrer über folgende Strategien sprechen:

■ Ihr Kind braucht beim Lesen vielleicht zusätzliche Hilfe. Hat es Angst vor bestimmten Wörtern, kann daraus ein Stottern entstehen. Oft hilft es, wenn das Kind mit einem anderen Kind gemeinsam laut liest.

■ Kinder reden deutlich flüssiger, wenn sie über etwas Persönliches oder ein Thema sprechen, über das sie hervorragend Bescheid wissen. Dies sollte immer gefördert werden.

■ Wenn der Lehrer achtgibt, in welchen Situationen das Kind fließend spricht bzw. stottert, kann er ihm helfen, peinliche Situationen zu umgehen. Vor allem wenn das Kind unter Druck steht, sollte er ihm seine Fragen möglichst so stellen, dass es mit »Ja« oder »Nein« antworten kann.

■ Bestimmte Sprachtechniken, die flüssiges Sprechen fördern, sollten geübt werden. Dazu gehören das Aufsagen von Worten, die einen Reim oder Rhythmus haben, und von Wörtern, die man mit Aktionen verbinden kann, das Aufsagen von Aufzählungen, Zählen, Theaterspielen oder Singen.

■ Stottern wird nicht vererbt.

Autismus

Autismus, der auch als Autismus-Spektrum-Störung bezeichnet wird, ist eine chronische psychiatrische Erkrankung. Die betroffenen Kinder zeigen von früh an ungewöhnliche Verhaltensmuster. Da sie nur sehr schwer Beziehungen eingehen können, haben sie besondere Schwierigkeiten dabei, mit anderen Menschen zu kommunizieren. Autismus tritt gewöhnlich innerhalb der ersten drei Lebensjahre als sogenannter „frühkindlicher Autismus" auf: Hier kommt es zu eingeschränkter Sprachentwicklung und motorischen Beeinträchtigungen. Zeigt sich die Krankheit erst in späteren Jahren, wird sie als „Asperger-Syndrom" bezeichnet. In diesen Fällen ist die Sprachentwicklung vergleichbar mit der von gleichaltrigen Kindern.

Diagnose

Da Autismus eine Entwicklungsstörung ist, kann es einige Zeit dauern, bis man die Andersartigkeit des Kindes erkennt. Vielleicht stellen Sie fest, dass das Kind im ersten Lebensjahr keinen Kontakt sucht, aber Sie messen dem erst später Bedeutung bei, wenn andere Anzeichen hinzukommen. Wenn das Kind zwei oder drei Jahre alt ist, wissen die meisten Eltern, dass ihr Kind autistisch ist oder »etwas nicht stimmt«.

Auswirkungen von Autismus

Autistische Kinder unterscheiden sich stark in ihren Fähigkeiten; es gibt aber drei wesentliche Merkmale: Probleme mit der sozialen Interaktion, der Kommunikation sowie eine verminderte Vorstellungskraft. Viele autistische Kinder zeigen sich wiederholende Verhaltensmuster.

Soziale Interaktion Bei schwerem Autismus verhält sich das Kind anderen Menschen gegenüber gleichgültig. Als Baby schreit es, ohne dass es durch Tragen oder Liebkosen beruhigt werden kann; es ist passiv, sucht keinen Augenkontakt und scheint nicht auf Zuwendung wie Lächeln, Winken oder Mimik zu reagieren.

Autistische Kinder haben eingeschränktes Interesse an der Interaktion mit anderen Menschen, insbesondere Kindern. Sie schließen keine Freundschaften. Wenn sie sich anderen Menschen zuwenden, verhalten sie sich auffällig. Wird gerade eine Unterhaltung geführt, wiederholen sie sinnlos bestimmte Gesprächsfetzen; sie können aggressiv sein oder wirr reden. In weniger schweren Fällen akzeptiert das Kind den Kontakt, reagiert aber kaum oder antwortet in gezierter und sich wiederholender Weise.

Kommunikation Von klein an zeigen die meisten Kinder den Wunsch, mit anderen Menschen in Verbindung zu treten. Noch bevor sie Wörter bilden können, kommunizieren sie durch Mimik und Körpersprache. Autistischen Kindern scheint dieses Bedürfnis zu fehlen. Selbst wenn das Kind spricht, redet es eher zu den Menschen als mit ihnen oder drückt nur seine unmittelbaren Bedürfnisse aus. Das Kind wiederholt vielleicht andauernd Worte, die es gerade gehört hat, und verwendet bestimmte Worte oder Sätze zwanghaft oder unangebracht. Autistische Kinder wissen oft nicht, wann sie „ich", „du" oder „er/sie" anwenden müssen.

Vorstellungskraft Ein autistisches Kind zeigt im Umgang mit Spielsachen keine Fantasie; anstatt Dinge in ihrer Ganzheit wahrzunehmen, ist es nur an einem kleinen Detail eines Spielzeugs, eines Menschen oder eines Gegenstandes interessiert. Wenn es mit einer Eisenbahn spielt, konzentriert es sich zum Beispiel nur auf einen kleinen Teil, beispielsweise ein Rad oder den Puffer, anstatt »Zug« damit zu spielen.

Verhaltensrituale Andauerndes Klopfen, Schaukeln, Kopfanstoßen, Zähneknirschen, Grunzen, Kreischen, Fingerklopfen, Drehen von Gegenständen, Aufstehen, Wippen von der Ferse zu den Zehen sind einige bei Autismus häufige Verhaltensmuster. Die Art des zwanghaften Verhaltens ist von den Fähigkeiten des Kindes abhängig. Zu den ausgeklügelteren Verhaltensmustern gehören das Anordnen von Gegenständen in komplexe, sich wiederholende Muster und das Sammeln bestimmter Gegenstände. Das Kind kann an einem bestimmten Thema interessiert sein; dann stellt es immer wieder dieselbe Frage und verlangt nach der immer gleichen Antwort. Gewohnheiten müssen unter allen Umständen beachtet werden. Zum Beispiel muss jeden Abend vor dem Zubettgehen die exakt gleiche Abfolge bestimmter Aktivitäten durchgeführt werden.

Gedächtnis Manche autistischen Kinder speichern bestimmte Erinnerungen und können sie exakt, so wie sie sie aufgenommen haben, abspulen. Sie können z. B. aus dem Gedächtnis perfekt ein Gebäude zeichnen oder ganze Unterhaltungen oder listenweise Informationen wiedergeben.

Besondere Bedürfnisse

Die Schwere der Erkrankung hängt von mehreren Faktoren ab: Hat das Kind noch Lernschwächen (wie Legasthenie, s. S. 253f.)? Hat es zusätzliche körperliche Behinderungen (z. B. Epilepsie s. S. 270f.)? Welche Erziehung genießt es? Außerdem beeinflusst seine Persönlichkeit oder Veranlagung die Art und Weise, wie es auf seine Behinderungen reagiert. Es ist wichtig, Autismus so früh wie möglich zu diagnostizieren, damit man das Kind fördern und später auf eine geeignete Schule schicken kann.

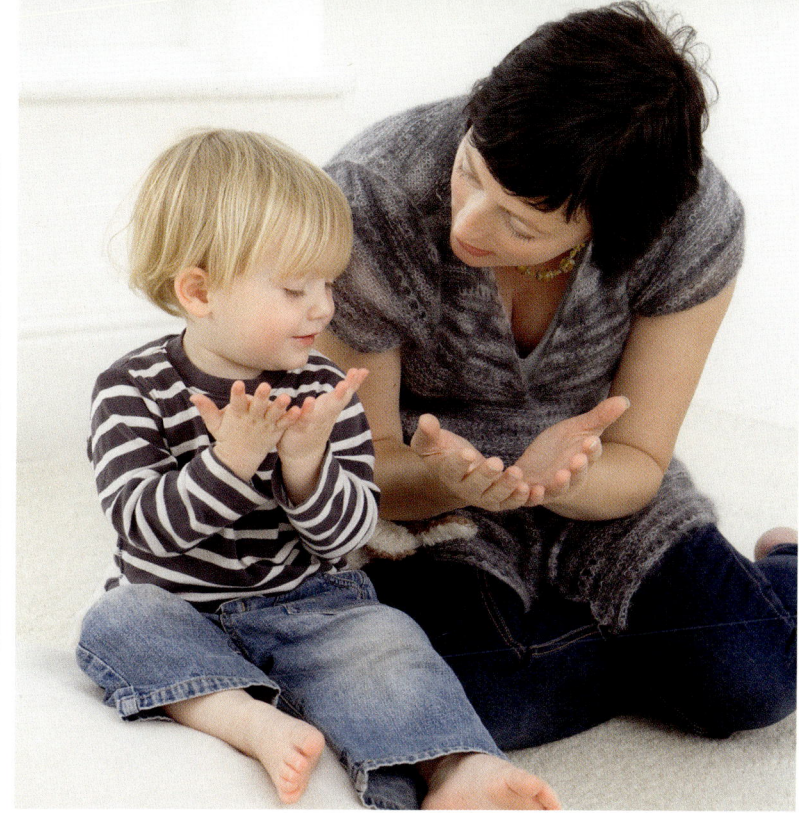

▲ **ZEICHENSPRACHE VERWENDEN** Wenn Ihr Kind Probleme mit dem Sprechen hat, können Sie eine Zeichensprache zu Hilfe nehmen.

Wie Sie helfen können

Die meisten Probleme macht den Eltern das Verhalten ihres Kindes zwischen dem zweiten und fünften Lebensjahr; zwischen 6 und 12 wird es oft besser. Mit zunehmendem Alter wird das Kind wahrscheinlich zugänglicher. Zwar gibt es bei Autismus keine Heilung, doch dank verschiedener Therapien kann man die Entwicklung und die Anpassungsfähigkeit positiv beeinflussen.

Verhaltensänderung Diese Therapie konzentriert sich darauf, nicht angepasstes Verhalten (Wutanfälle, Kopfschlagen, Aggressivität usw.) durch erwünschtes Verhalten zu ersetzen. Erreicht wird dies durch Belohnungen.

Entspannung und Massage Dem Kind wird beigebracht, wie es durch Massage, Musik, Berührung und auf bestimmte Worte hin entspannen kann. Später können die Schlüsselworte in Spannungssituationen allein verwendet werden; weil es sie mit Entspannung verbindet, lösen sie die Spannung. Bei der Massage lernen autistische Kinder durch Berührung eine Bindung zu Menschen einzugehen.

Festhaltetherapie Das Kind wird ungeachtet seiner Gleichgültigkeit in den Arm genommen und liebkost. Die (außerordentlich umstrittene) Theorie besagt, dass das Festhalten Sicherheit vermittelt, ohne dass man erst einen Zugang zum Kind finden muss.

Sprachtherapie Manche Fälle von Autismus werden durch Sprachtherapeuten aufgedeckt, da eine mangelhafte Sprachentwicklung oft das erste Anzeichen ist. Eine Sprachtherapie kann auch die Kommunikationsfähigkeiten des Kindes verbessern. In manchen Fällen kann das Erlernen einer Zeichensprache überaus hilfreich sein.

Psychotherapie Dabei soll mit der ganzen Familie gearbeitet werden, damit die Eltern das Verhalten des autistischen Kindes und seine Folgen verstehen. In manchen Fällen kann auch das Kind allein behandelt werden.

Chronische Krankheiten

Eine Krankheit nennt man »chronisch«, wenn sie lange andauert, die Symptome täglich oder gelegentlich auftreten, wie z. B. bei Zerebralparese oder Asthma. Eine akute Krankheit dagegen, beispielsweise eine Mandelentzündung, tritt plötzlich auf und die Symptome sind von kurzer Dauer. Chronische Krankheiten können lebenslang bestehen. Die Eltern, die Familie und das Kind müssen ihren Lebensstil so verändern, dass sie im Alltag mit der Erkrankung leben können..

Sich auf die Krankheit einstellen

Alle Eltern reagieren mit großer Sorge auf die Nachricht, dass ihr Kind an einer chronischen Krankheit leidet. Oft kommen Angst, Bitterkeit und Schuldgefühle hinzu, die Erkrankung möglicherweise mit verursacht zu haben. Nach dem ersten Schock wollen sich die meisten Eltern möglichst umfassend über die Krankheit ihres Kindes informieren. Und sie wollen wissen, wie man sie meistern kann. Als Erstes müssen Sie über die Behandlung Bescheid wissen – z. B. tägliche Spritzen, gelegentliche Bluttransfusionen. Oder Sie müssen sicherstellen, dass das Kind immer sein Kortisonspray bei sich hat. Sie müssen mit den Symptomen eines Anfalls vertraut sein, die möglichen Gefahren für Ihr Kind kennen und lernen, was in einem Notfall zu tun ist.

Zu Anfang einer chronischen Erkrankung werden für das Kind nicht nur die körperlichen Unannehmlichkeiten, sondern auch die Arzt- oder gar Krankenhausbesuche belastend sein. Bewahren Sie in Gegenwart des Kindes immer Ihre Ruhe, geraten Sie nicht in Aufregung oder Panik. Erlebt das Kind Ihre Angst, wird es sie auf seine Weise deuten; manche Kinder bekommen dann sogar Angst, sterben zu müssen. Sprechen Sie mit Ihrem Kind sachlich über seine Erkrankung. Erklären Sie, was mit ihm geschieht. Ist es im Unklaren über seinen Zustand und den Sinn der Arztbesuche, kann dies schlimmer sein als die Krankheit selbst.

Wichtig für die Familie ist, dass nicht nur das kranke Kind im Mittelpunkt steht, sondern auch die Geschwister genügend Aufmerksamkeit erhalten. Da in den letzten Jahren große medizinische Fortschritte erzielt wurden, können die meisten Kinder mit einer chronischen Erkrankung ein beinahe normales Leben führen. (Selbsthilfegruppen s. »Hilfreiche Adressen«, S. 342f.)

Asthma

Asthma ist eine häufige chronische Erkrankung im Kindesalter; etwa 10 Prozent der Kinder sind betroffen. Die Symptome des Asthmas – Husten, Keuchen und Atemnot – werden durch eine Verengung der Atemwege verursacht, die auf verschiedene Auslöser zurückzuführen ist. Dabei kann eine familiäre Vorbelastung mit Asthma oder Allergien wie Ekzem und Heuschnupfen bestehen – man nennt dies Atopie. Asthma bessert sich oft wenn das Kind älter wird.

Risikofaktoren Die Gründe für den rasanten Anstieg des Asthmas sind noch nicht hinreichend bekannt; mögliche verursachende Faktoren sind das Rauchen der Eltern, Luftverschmutzung, Viren, niedriges Geburtsgewicht und Flaschenernährung statt Stillen. Nur für das Rauchen ist der Zusammenhang bewiesen. Besonders gefährdet ist das Kind, wenn die Mutter während der Schwangerschaft und ein oder beide Elternteile während der frühen Kindheitsjahre rauchen. Jungen sind doppelt so häufig betroffen wie Mädchen.

Es gibt Studien, die nahelegen, dass Kinder, die in der frühen Kindheit kaum mit Viren und Bakterien in Kontakt kommen und deren Immunsystem daher wenig gefordert wird, anfälliger für Asthma sind. Kinder, die auf einem Bauernhof aufwachsen, bekommen seltener Asthma als Stadtkinder.

Diagnose

Viele kleine Kinder haben irgendwann einmal Atemnotanfälle, sind deshalb aber keine Asthmatiker. Erst die Kombination verschiedener Symptome, die sich im Laufe der Zeit entwickeln, lassen eine Diagnose zu.

Bei sehr kleinen Kinder ist Asthma aus zwei Gründen schwer zu diagnostizieren. Erstens hat ein Drittel aller Kinder während der ersten fünf Lebensjahre einen Atemnotanfall. Die meisten dieser Kinder werden aber nie wieder Schwierigkeiten mit der Atmung haben. Zum Zweiten benutzen Ärzte verschiedene Begriffe, um Asthma und seine Symptome zu beschreiben, wie Keuchen, Giemen, spastische Bronchitis oder obstruktive Bronchitis.

Bevor der Arzt eine Diagnose stellt, sollte er abwarten, wie sich die Symptome des Kindes entwickeln. Erst der Verlauf, nicht das einzelne Symptom, gibt den Ausschlag. Die typischen Symptome sind

- wiederholte Giem- und Hustenanfälle, gewöhnlich während Erkältungen;
- ein hartnäckiger Husten, bei kleinen Kindern kann ein trockener Reizhusten das einzige Symptom sein;
- zahlreiche unruhige Nächte durch Keuch- oder Hustenanfälle;
- keuchen oder husten auch zwischen Erkältungen, insbesondere nach Sport oder Aufregung oder nach dem Kontakt mit Zigarettenrauch oder Allergenen wie Pollen oder Hausstaub.

Nur wenn die Symptome über das vierte Lebensjahr hinaus anhalten, spricht man von einer chronischen Erkrankung der Atemwege, dem sogenannten Asthma bronchiale.

Auslösende Faktoren

Sicherlich können Sie bestimmte Substanzen bestimmen lassen, die bei Ihrem Kind einen Asthmaanfall auslösen. Ergreifen Sie geeignete Maßnahmen, damit Ihr Kind mit ihnen nicht mehr in Berührung kommt.

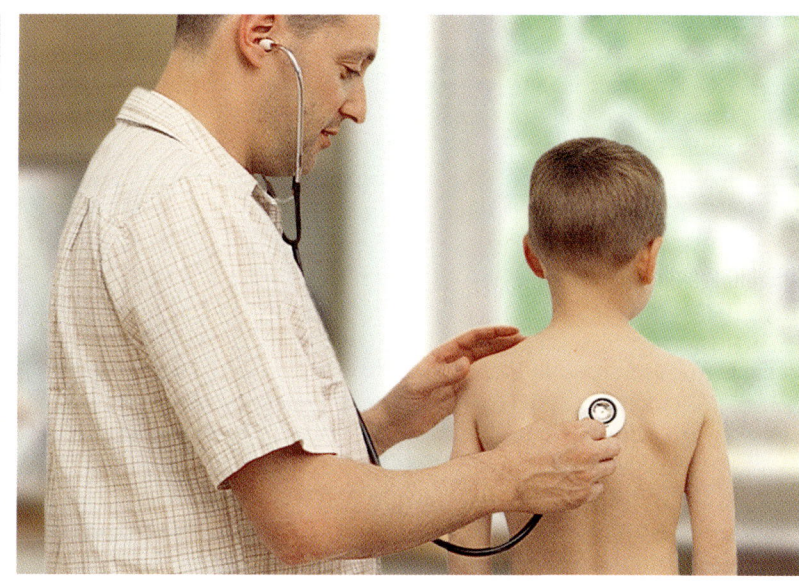

▲ **ASTHMA DIAGNOSTIZIEREN** Der Arzt muss den Verlauf der Symptome über einen gewissen Zeitraum hinweg aufzeichnen, bevor er die Diagnose stellen kann.

Rauchen Verhindern Sie, dass Ihr Kind Zigarettenrauch ausgesetzt wird. Er ist für die sich entwickelnden Lungen besonders schädlich und kann Asthmaanfälle auslösen. Rauchen Sie nie in Anwesenheit von Kindern; bitten Sie auch Besucher, nicht zu rauchen.

Kalte Luft Vielleicht stellen Sie fest, dass Ihr Kind immer zu husten oder keuchen beginnt, wenn es in trockene, kalte Luft hinausgeht. Doch Sie sollten Ihr Kind deshalb nicht immer drinnen behalten. Ein Sprühstoß eines bronchienentkrampfenden Medikaments kann bereits Abhilfe schaffen.

Aktivität Wenn Lachen, Aufregung oder Sport bei Ihrem Kind einen Asthmaanfall auslöst, ist dies ein Zeichen dafür, dass das Asthma nicht richtig eingestellt ist. Gehen Sie mit dem Kind zum Arzt, denn es ist sehr wichtig, dass das Kind an Vergnügungen teilhaben und Spaß haben kann.

Die Symptome dieses Anstrengungsasthmas können verhindert werden, wenn das Kind zuvor ein bronchienentkrampfendes Mittel nimmt. Vor körperlichen Aktivitäten sollte sich das Kind aufwärmen – wenn es 5–10 Minuten lang immer wieder 30 Sekunden sprintet, kann es danach eine Stunde lang Sport treiben.

Schwimmen ist ein hervorragender Sport für asthmakranke Kinder. Sofern das Wasser nicht sehr kalt oder stark gechlort ist, wird dabei nur selten ein Anfall ausgelöst.

Allergien Wenn in Ihrer Familie schon Allergien aufgetreten sind, sollten Sie das Kind möglichst wenig Allergenen wie Hausstaubmilben, Pollen und Tierhaaren aussetzen. Bei Kindern, die bereits eine Allergie haben, sollte eine Hyposensibilisierung durchgeführt werden. Dabei wird der Körper schrittweise gegen das auslösende Allergen unempfindlich gemacht.

Behandlung

Der Arzt kann Medikamente verschreiben, die die Symptome bekämpfen; eine Heilung des Asthmas vermögen sie aber nicht. Meistens handelt es sich um Sprays, entweder zur Vorbeugung oder zur Entkrampfung der Bronchien. Kinder sollten ihr Spray immer mithilfe eines Mundstücks, des sogenannten Spacers, anwenden.

Bronchienentkrampfende Mittel

Bei einem akuten Asthmaanfall entspannt ein bronchienentkrampfendes Mittel (Bronchospasmolytikum) die winzigen Muskeln um die verengten Luftwege und ermöglicht deren Öffnung. Leidet das Kind gelegentlich an Asthmaanfällen, muss es immer ein entkrampfendes Mittel griffbereit haben.

Entzündungshemmende Medikamente

Wenn das Kind mehr als einmal täglich ein entkrampfendes Medikament braucht, sollte es bereits vorbeugend ein Medikament nehmen. Dieses verhindert einen Anfall, indem es die Entzündung der Atemwege verringert und sie weniger anfällig für Reizstoffe macht. Das Medikament muss täglich, auch in beschwerdefreien Phasen, genommen werden. Es wirkt nach ungefähr 7–14 Tagen. Sind die Symptome gut unter Kontrolle, kann der Arzt die Medikamente reduzieren. Wenn Ihr Kind sowohl ein entkrampfendes wie ein entzündungshemmendes Mittel bekommt, sollten Sie die Medikamente deutlich markieren.

Verabreichung der Medikamente

Die Medikamente können auf verschiedene Weise verabreicht werden, entsprechend dem Alter und der Fähigkeit, die Atmung auf den Gebrauch des Inhaliergeräts abzustimmen. Im Folgenden finden Sie einige Richtlinien, die Sie jedoch mit Ihrem Kinderarzt individuell abstimmen:

bis 2 Jahre	Vernebler oder Spacer mit Gesichtsmaske
2–4	Aerosol-Spray mit Spacer
5–8	Trockenpulverinhalatoren
alter als 8	Trockenpulverinhalatoren oder Aerosole

Manche kleinen Kinder benötigen einen Vernebler, der einen sehr feinen Medikamentennebel produziert. Für die meisten Kinder sind jedoch Spacer die beste Lösung. Das Medikament wird in den Spacer gegeben und das Kind inhaliert es mit mehreren Atemzügen. Vernebler oder Kortisontabletten können bei schweren Anfällen notwendig sein.

Trockenpulverinhalatoren Diese sind für vorbeugende Medikamente geeignet, nicht aber, wenn das Kind keucht oder seine Brust zusammengeschnürt ist, weil es tief durchatmen muss, um das Gerät in Gang zu setzen. Dann kann zusätzlich ein Aerosol zur Linderung dieser Symptome erforderlich sein.

Areosol Eine abgemessene Dosis wird direkt in die Lunge inhaliert. Dies erfordert gute Koordination, gründliche Schulung und eine sorgfältige Einweisung in die Funktionsweise des Geräts.

Die beste Kontrolle der Asthma-Symptome erreicht man durch eine tägliche Kombination von Präparaten zur Vorbeugung einerseits und zur Reduzierung der Entzündung andererseits.

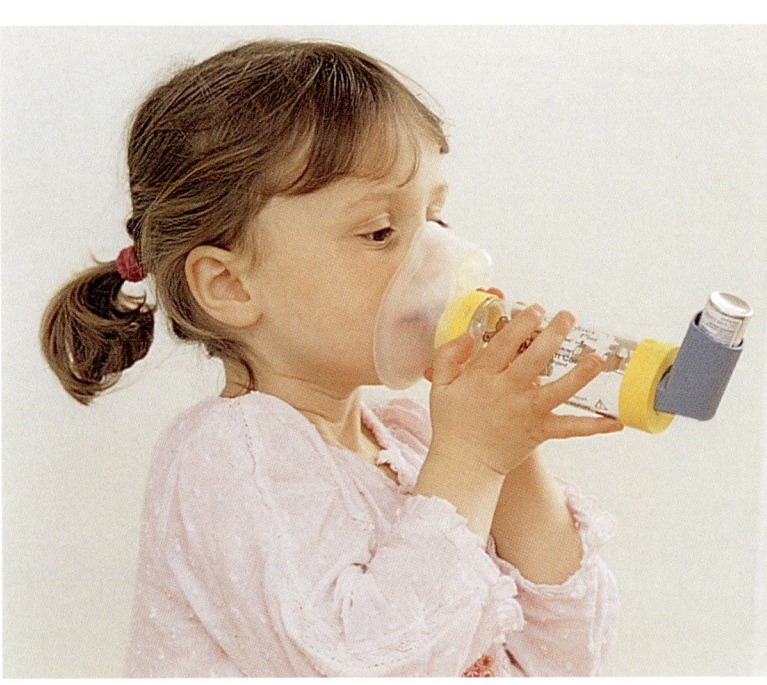

◀ **SPACER** Mit einem Spacer können kleine Kinder leichter und wirksamer inhalieren.

Wie Sie helfen können

Obgleich Asthma nicht geheilt werden kann, vermag man heutzutage die Symptome wirksam zu reduzieren. Das Kind kann ein ausgefülltes, aktives Leben führen. Regelmäßige Arztbesuche und das Aufzeichnen des Krankheitsverlaufes sind wichtig. Der Kinderarzt wird mit Ihnen zusammen die Vorgehensweise festlegen. Er erklärt Ihnen, wann Sie dem Kind die entkrampfenden und wann die entzündungshemmenden Mittel geben sollen und was Sie tun müssen, wenn sich die Symptome verschlimmern. Machen Sie sich Notizen und bewahren Sie sie zu Hause griffbereit auf. Sehr wichtig ist ein regelmäßiger Arztbesuch alle paar Monate. Zeichnen Sie die Symptome Ihres Kindes genau auf; benachrichtigen Sie den Arzt, sobald eine der folgenden Situationen auftritt:
- Keuchen und Husten am frühen Morgen
- Verstärkte Symptome nach Sport oder Anstrengung
- Nächtliches Aufwachen, durch Husten oder Keuchen verursacht
- Häufigere Anwendung des bronchienentkrampfenden Medikaments

Ein Notfallplan Jeder Asthmaanfall kann lebensbedrohlich sein. Sie müssen deshalb mit dem Arzt einen Notfallplan für schwere Anfälle vorbereiten.

- Zu Beginn des Anfalls geben Sie dem Kind das übliche bronchienentkrampfende Mittel. Tritt nach 10 Minuten keine Besserung ein, rufen Sie den Arzt.
- Wiederholen Sie die Behandlung, bis sich die Atmung verbessert bzw. Hilfe eintrifft.
- Geben Sie Ihrem Kind Steroidtabletten, wenn sie vom Arzt verschrieben worden sind.
- Bringen Sie das Kind in eine aufrechte Position.
- Rufen Sie den Arzt oder einen Krankenwagen oder bringen Sie Ihr Kind selbst in das nächste Krankenhaus.

Mukoviszidose

Bei der Mukoviszidose oder zystischen Fibrose handelt es sich um eine Erbkrankheit, die Lungen und Bauchspeicheldrüse befällt. Dabei wird ein dickes, klebriges Sekret in den Lungen und der Bauchspeicheldrüse produziert. Mukoviszidose ist eine relativ häufige Erbkrankheit. Sie tritt allerdings in unterschiedlicher Ausprägung auf. Inzwischen wurde das für die Mukoviszidose verantwortliche Gen entdeckt und es besteht nun die Chance, dass im Erwachsenenalter einmal eine Heilung möglich wird.

Was verursacht Mukoviszidose?

Die Krankheit kann auftreten, wenn beide Eltern Träger des für die Störung verantwortlichen Gens sind. Jeder 25. Mensch trägt dieses Gen in sich, aber das betroffene Gen kann von einem normalen Gen des anderen Elternteils maskiert sein. Wenn Vater und Mutter selbst gesund sind, aber jeder ein fehlerhaftes Gen trägt, besteht bei jedem ihrer Kinder eine Wahrscheinlichkeit von 1:4, dass das Baby Mukoviszidose haben wird.

Diagnose

Nach der Geburt kann man durch einen Mekoniumtest, der Untersuchung des ersten Stuhlgangs, feststellen, ob das Baby an Mukoviszidose leidet.

Im Alter von sechs Wochen kann ein anderer Test durchgeführt werden, bei dem der Salzgehalt des Schweißes gemessen wird. Kinder, die an Mukoviszidose leiden, haben mehr Salz im Schweiß als normale Kinder (manche Eltern berichten, dass ihr Kind salzig schmeckt, wenn sie es küssen; betroffene Kinder schwitzen aber nicht mehr als andere). Dieser Schweißtest wird bei jedem Baby, das häufig Lungenentzündungen hat oder nicht richtig gedeiht, sowie auch bei Geschwistern von einem erkrankten Kind durchgeführt.

Ihre Gefühle Ist der Test positiv, können Sie diese Tatsache wahrscheinlich nur schwer verkraften. Viele Eltern empfinden Wut oder Schuld, erkennen aber bald, dass man niemandem Vorwürfe machen kann. Selbstanklagen sind nicht nur nutzlos, sondern schaden der Beziehung zum Kind und zur Familie.

Vielleicht wollen Sie eine zweite Meinung einholen oder erwägen eine alternative Therapie. Sprechen Sie auch darüber mit dem Kinderarzt. Schreiben Sie die Fragen, die Ihnen in den Sinn kommen, immer sofort auf, damit Sie sie nicht vergessen. Der Arzt wird Sie zu einem Spezialisten oder in eine Klinik überweisen, um die Diagnose bestätigt zu bekommen.

Packen Sie Ihr Kind nicht in Watte. Denken Sie daran, dass es ein normales Kind ist, das eben zufällig Mukoviszidose hat. Es wird ungezogen sein und die gleichen Gefühle haben wie andere Kinder auch. Es gibt keinen Grund, ihm eine Sonderrolle zuzugestehen – dies gilt für Disziplin, Erziehung und körperliche Aktivitäten. Sonst erweisen Sie nicht nur dem Kind einen schlechten Dienst, sondern schaffen auf lange Sicht auch sich selbst Probleme. Wenn bei Ihrem Kind kürzlich erst die Diagnose gestellt worden ist, kann es hilfreich sein, mit anderen betroffenen Eltern zu sprechen. Selbsthilfegruppen sind eine gute Anlaufstelle.

Alles über Mukoviszidose lernen
Die Behandlung erfolgt zum großen Teil zu Hause; daher sollten Sie die Störung möglichst genau verstehen. Mukoviszidose ist allerdings eine komplizierte Erkrankung. Jedes Kind ist in anderer Weise betroffen, sodass sich die Erfahrungen betroffener Eltern unterscheiden können. Erwarten Sie aber nicht, sofort über alles Bescheid zu wissen; das wird auch niemand von Ihnen erwarten. Mit der Zeit werden Sie aus den verschiedensten Quellen eine Menge Informationen bekommen, die allerdings auch widersprüchlich sein können.

Verdauungsproblem
Die Bauchspeicheldrüse produziert Insulin, das direkt in das Blut gelangt, sowie Verdauungssäfte oder Enzyme, die in den Darm gelangen, wo sie die Nahrung zerkleinern helfen. Bei Mukoviszidose werden die kleinen Kanäle, durch die diese Enzyme in den Darm gelangen, durch zähen Schleim verstopft. Die Enzyme stauen sich in der Bauchspeicheldrüse; diese entzündet sich und es bilden sich Zysten und verdicktes Gewebe, das Fibrose genannt wird.

Behandlung Die fehlenden Enzyme können zum größten Teil durch Pancreatin, das als Pulver oder Kapsel verabreicht wird, ersetzt werden. Bei einem kleinen Baby kann das Pulver mit etwas abgekochtem, abgekühltem Wasser vermischt werden und vor einer Mahlzeit vom Löffel oder aus dem Fläschchen gegeben werden. Es sollte nicht mit der ganzen Milchmahlzeit vermischt werden, weil es die Milch gerinnen lässt. Nach dem Abstillen isst das Baby normal bei den üblichen Mahlzeiten mit. Vitamine werden bei Mukoviszidose vom Körper schlecht aufgenommen, daher braucht das Kind täglich Vitamintabletten.

Atemwegsprobleme
In den Lungen liegen viele winzige Röhrchen, die Bronchiolen, durch die Luft in die Luftkammern (Alveolen) gelangt. Dort wird das Blut mit Sauerstoff angereichert; das Kohlendioxid entweicht und wird ausgeatmet. Die Lunge von Kindern mit Mukoviszidose ist bei der Geburt normal. Doch da der darin produzierte Schleim unnatürlich dick ist, werden die kleinen Luftwege blockiert. Es kommt zu einer Infektion und später zu Lungenschäden.

Behandlung Es gibt drei Therapiekomponenten:
- Mithilfe von Krankengymnastik, Atemübungen und körperlichen

Wie Sie helfen können

Trotz der Zuführung von Pancreatin nimmt das Kind nicht alle Nährstoffe auf, die es für ein normales Wachstum benötigt. Das Kind braucht vielleicht zusätzlich kalorienreiche Zwischenmahlzeiten, z. B. in Form von Milchmixgetränken. Nur wenn das Kind normal wächst, kann man sicher sein, dass es genügend Nahrung aufnimmt. Sie können seine Maße mit den Tabellen auf S. 318–323 vergleichen.

Von einem Krankengymnasten und durch häufiges Üben können Sie lernen, wie man die Atemwege durch Klopfmassage und Umlagerung des Kindes von Schleim befreit. Beginnen Sie mit der Krankengymnastik gleich nach der Diagnose und entwickeln Sie eine tägliche Routine.

Die Krankengymnastik muss zweimal täglich durchgeführt werden; hat das Kind eine Infektion, noch häufiger.

Halten Sie in der Frage der Vorbeugung und Behandlung von Atemwegsinfektionen engen Kontakt zum Arzt. Tritt eine Infektion auf, braucht das Kind zusätzliche Krankengymnastik und Antibiotika.

Übungen soll der zähe Schleim abgehustet werden.
- Die Vorbeugung und unverzügliche Behandlung von Atemwegsinfektionen durch Antibiotika.
- Heute lernen betroffene Kinder früh die sogenannte autogene Dränage, um ihre Lunge selbst zu reinigen.

Wann Sie zum Arzt gehen sollten

Ein Kind mit Mukoviszidose ist sehr anfällig für Atemwegserkrankungen; daher sollten Sie bei den folgenden Symptomen unbedingt einen Arzt aufsuchen:
- Appetitlosigkeit
- Gewichtsverlust
- Bauchschmerzen
- Häufiger oder sehr lockerer Stuhl
- Verstärkter oder häufiger Husten
- Verstärkter Auswurf
- Veränderung in der Farbe des Auswurfs
- Atemnot
- Widerwillen, Sport zu treiben
- Erbrechen
- Fieber

Impfungen und Mukoviszidose

Babys mit Mukoviszidose sind durch die üblichen Kinderkrankheiten besonders gefährdet, insbesondere wenn die Lungen in Mitleidenschaft gezogen sind.

Ein Kind mit Mukoviszidose muss sich streng an die Impfempfehlungen (s. S. 283) halten. Die Impfungen dürfen nur wegen sehr außergewöhnlichen Umständen und nach Konsultation mit dem Arzt aufgeschoben werden. Kinder über vier Jahre sollten jeden Herbst gegen Grippe geimpft werden.

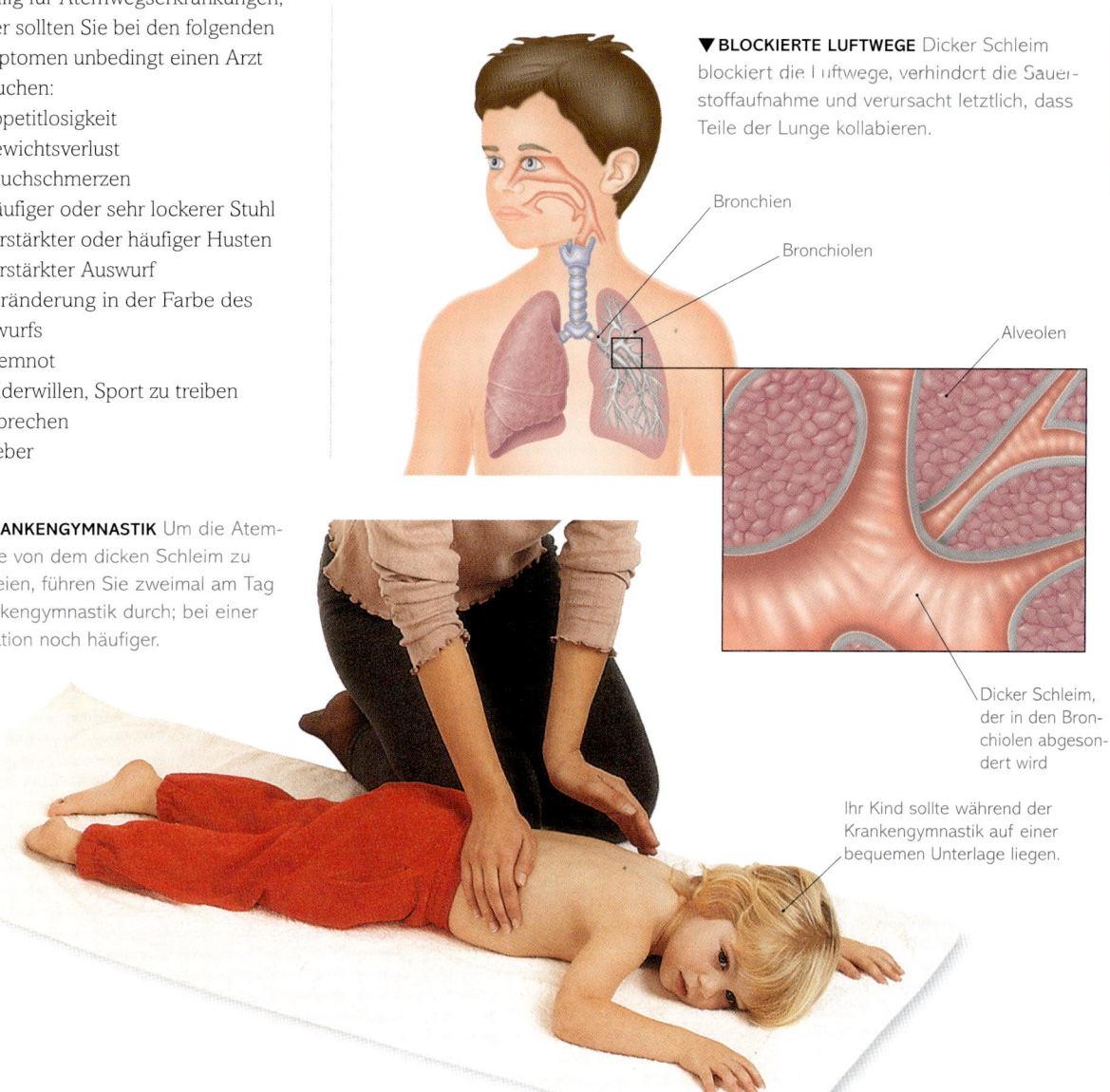

▼ **BLOCKIERTE LUFTWEGE** Dicker Schleim blockiert die Luftwege, verhindert die Sauerstoffaufnahme und verursacht letztlich, dass Teile der Lunge kollabieren.

Bronchien

Bronchiolen

Alveolen

Dicker Schleim, der in den Bronchiolen abgesondert wird

Ihr Kind sollte während der Krankengymnastik auf einer bequemen Unterlage liegen.

▶ **KRANKENGYMNASTIK** Um die Atemwege von dem dicken Schleim zu befreien, führen Sie zweimal am Tag Krankengymnastik durch; bei einer Infektion noch häufiger.

Diabetes mellitus

Jugendlicher Diabetes ist eine chronische Krankheit. Mediziner rechnen ihn unter die Autoimmunerkrankungen. Beim jugendlichen Diabetes (Typ 1) gibt die Bauchspeicheldrüse, in der das Insulin gebildet wird, ihre Produktion des Insulins im Lauf von einigen Jahren völlig auf. Das führt zu einer erhöhten Glukosekonzentration im Blut (Hyperglykämie), die sich durch übermäßiges Wasserlassen und ständiges Hunger- und Durstgefühl bemerkbar macht. Diabetes tritt plötzlich auf und es dauert einige Zeit, bis sich der Diabetes bei einem Kind stabilisiert hat. Alle Kinder mit Diabetes brauchen Insulinspritzen und eine kontrollierte Diät.

Sich auf die Krankheit einstellen

Es ist für Eltern außerordentlich beängstigend, wenn sie erfahren, dass ihr Kind einen insulinabhängigen Diabetes hat (Diabetes Typ I); doch trotz der Krankheit wird das Kind ein erfülltes, aktives Leben führen können.

Die Art und Weise, wie Eltern und Familien mit der Erkrankung umgehen, bestimmt auch die Einstellung des Kindes. Sie werden bald viel über Diabetes wissen, über die Notwendigkeit des Insulins, die Spritztechnik und die Bedeutung einer adäquaten Ernährung sowie ausreichenden Sports. Kinder müssen lernen, wie sich eine Insulinreaktion, z. B. eine Hypoglykämie nach einer zu hohen Insulingabe, äußert, wie man diese erkennt und darauf reagiert. Eltern müssen mit Not-BEs (Not-Broteinheiten: Riegel, Trinkpack, Traubenzucker) vorausplanen, wenn ihr Kind fortgeht oder einen längeren Ausflug macht.

Diabetes kontrollieren

Das Ziel der Diabetesbehandlung besteht darin, den Blutzuckerspiegel im Normalbereich (80–120 mg/dl) zu halten. Mit einem Blutzuckermessgerät können Sie zu Hause jederzeit selbst den Blutzuckerspiegel Ihres Kindes feststellen. Ein zu hoher Blutzuckerspiegel (Hyperglykämie) kann zu Müdigkeit, übermäßigem Durst, ständigem Wasserlassen, Gewichtsverlust und einem erhöhten Ketonspiegel im Urin sowie langfristig zu Komplikationen an verschiedenen Organen führen. Zu niedriger Blutzucker kann Heißhunger, Schwäche, Schwitzen, Kopfschmerzen, Schwindel, Verwirrung und sogar Krämpfe verursachen. Ein ausgewogener Blutzuckerspiegel wird durch kontrollierte Ernährung, mit besonderer Beachtung der Aufnahme von Kohlenhydraten, durch die genau auf das Kind abgestimmte Insulintherapie und regelmäßige körperliche Bewegung gewährleistet.

Nach der Diagnose wird die Behandlung durch einen Facharzt und spezialisierte Ernährungsberaterinnen begonnen. Es gibt viele verschiedene Insulinpräparate, die sich im Wesentlichen in zwei Gruppen einteilen lassen – kurz wirkende und lang wirkende. Schnell und kurz wirkende werden vor den Hauptmahlzeiten verabreicht, lang wirkende zweimal am Tag. Meist benötigen Kinder eine Kombination der zwei Arten; sie können mit

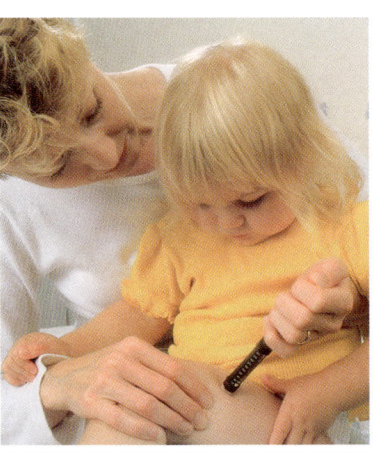

▲ **INJEKTION UNTER DIE HAUT (SUBCUTAN)** Bilden Sie mit einer Hand eine Hautfalte, mit der anderen setzen Sie den Pen senkrecht auf.

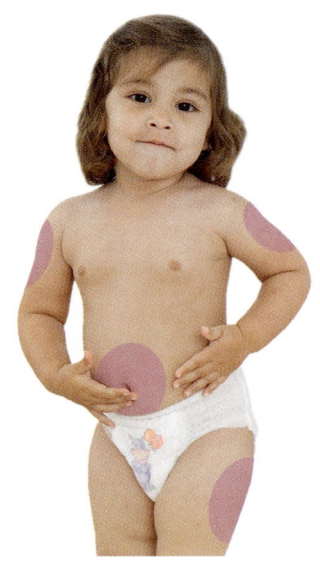

◀ **INJEKTIONSSTELLEN** Wechseln Sie die Injektionsstellen, um Verhärtungen zu vermeiden. Geeignet sind die Oberarme, die Oberschenkel, der Po und der Bauch.

einem Pen (spezielles Injektionsgerät, ähnelt einem Füllhalter) verabreicht werden. Das Krankenhausteam wird Sie auch über die Bedeutung der Blutzuckerselbsttests informieren, die Sie und Ihr Kind zu Hause zur Kontrolle des Diabetes durchführen können. Ihr Kind muss regelmäßig den betreuenden Ärzten vorgestellt werden. Vor allem wird versucht, den Blutzucker möglichst gut unter Kontrolle zu halten, und man wird Wachstum und Entwicklung des Kindes genau verfolgen. Zudem werden regelmäßige Bluttests durchgeführt.

Mit zunehmendem Alter kann Ihr Kind lernen, selbst den Blutzucker zu testen, die notwendige Insulindosis zu bestimmen und sich diese mit dem Pen selbst zu injizieren. So wird es unabhängiger von Ihnen.

Selbst wenn das Kind völlig diszipliniert isst und Insulin spritzt, wird es manchmal einen erhöhten Blutzuckerspiegel haben. Isst Ihr Kind gelegentlich Süßigkeiten, so ist das nicht lebensbedrohlich. Machen Sie daraus kein Drama.

Ein Riegel Schokolade macht kein Kind krank, das gilt auch für ein Kind mit Diabetes. Selbst wenn Ihr Kind sich an alle Vorgaben hält, werden Sie hinnehmen müssen, dass der Blutzucker manchmal etwas zu hoch oder zu niedrig sein kann. Bleiben Sie realistisch.

Impfungen und Diabetes

Kinder mit Diabetes sind infektionsanfälliger, daher wird eine jährliche Grippeimpfung und nach dem zweiten Lebensjahr eine Pneumokokken-Impfung empfohlen. Möglicherweise muss diese nach drei Jahren wiederholt werden. Außerdem muss Ihr Kind die üblichen Impfungen im Kindesalter erhalten.

Selbstmessung des Blutzuckers

Es gibt eine Methode, mit der Sie den Blutzuckerspiegel Ihres Kindes zu jedem Zeitpunkt exakt bestimmen können. Die genaue Überwachung des Blutzuckers kann das Risiko bestimmter Komplikationen reduzieren oder gar bannen.

Sie beginnen mit der Entnahme eines Bluttropfens von einem Finger. Das Blut wird auf einen Teststreifen gegeben; kurz darauf kann der Blutzuckerwert auf einer digitalen Anzeige abgelesen werden. Bei einem anderen Test muss der Teststreifen mit einer farbig abgestuften Tabelle verglichen werden. Beide Methoden liefern genaue Ergebnisse.

Die Selbstkontrolle des Blutzuckers erlaubt Ihnen, den Blutzuckerspiegel häufig und genau zu bestimmen. Damit können Sie rasch auf einen niedrigen Blutzucker reagieren und dem Kind kohlenhydratreiche Nahrungsmittel geben. Bei einem hohen Blutzuckerspiegel geben Sie Insulin. Ihr Arzt kann die richtige Insulindosis bzw. andere Medikamente entsprechend dem Blutzuckerwert festlegen.

Der Bluttest tut zwar ein kleines bisschen weh, ist aber genauer als ein Urintest, denn zwischen dem Anstieg des Blutzuckers und dem Zeitpunkt, zu dem sich dies im Urin äußert, vergeht einige Zeit.

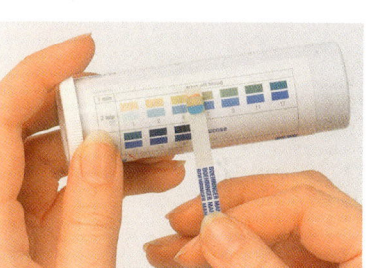

▶ **TESTSTREIFEN** Der Streifen verändert die Farbe und zeigt damit den Blutzuckergehalt an. Vergleichen Sie die Verfärbung auf dem Streifen mit der Farbtabelle auf dem Behälter.

Wie Sie helfen können

Die Diabetestherapie wird bei Kleinkindern in der Regel von den Eltern durchgeführt. Helfen Sie Ihrem Kind, mit der Krankheit zu leben, und vermeiden Sie, es dauernd zu bemitleiden und übertrieben zu behüten. Übertragen Sie Ihrem Kind nach und nach die Verantwortung, selbst auf seinen Körper zu achten.

Führen Sie Ihr Kind allmählich zur Eigenständigkeit. Lassen Sie sich dabei in einer Schwerpunktklinik durch ein Diabetesteam betreuen und beraten. Dabei erfolgt eine altersgerechte Aufklärung des Kindes über seine Krankheit. Auch eine Selbsthilfegruppe kann für Eltern und Kind nur förderlich sein.

Kinder mit Diabetes werden lernen, wie sie mit ihrer Krankheit umgehen können. Ein Schulkind wird seine Ernährung vorausplanen, und auf einen längeren Ausflug Brot, Obst, Traubenzucker, sein Blutzucker-Messgerät und seinen Pen mitnehmen.

Zerebralparese

Als (infantile) Zerebralparese bezeichnet man Bewegungsstörungen, die als Folge eines frühkindlichen Hirnschadens auftreten. Etwa zwei von 1000 Babys sind betroffen, bevorzugt Frühgeborene.

Was verursacht eine Zerebralparese?

Eine Zerebralparese entsteht durch eine Verletzung des Gehirns vor, während oder kurz nach der Geburt. Mögliche Ursachen sind eine schwierige oder verfrühte Geburt, z.B. wenn das Baby an Sauerstoffmangel leidet; eine Gehirnblutung, die bei Frühgeborenen auftreten kann; eine Blutung in die Höhlen des Gehirns (intraventrikuläre Blutung), zu der es ebenfalls bei Frühgeborenen kommen kann; oder eine Infektion der Mutter während der ersten Schwangerschaftswochen – z.B. Röteln oder Zytomegalie. Es kommt auch vor, dass das Gehirn aus unbekannter Ursache anormal geformt ist.

Bei einer Zerebralparese arbeitet ein Teil des Gehirns nicht richtig oder hat sich nicht normal entwickelt. In dem betroffenen Bereich werden meist die Muskeln und Körperbewegungen gesteuert; die Schädigung und damit die Störungen schreiten nicht fort. Bei manchen Kindern ist die Zerebralparese kaum erkennbar; andere sind schwerer beeinträchtigt. Es gibt drei verschiedene Arten:

Spastische Gehirnlähmung Dabei ist der Kortex, die äußere Schicht des Gehirns, die die Gedanken, Bewegungen und Empfindungen steuert, betroffen. Angespannte und manchmal ruckartige Bewegungen sind die Folge.

Athetose Dieser Typ betrifft die basalen Ganglien, Zellgruppen, die tief im Gehirn liegen. Die Basalganglien fördern eine organisierte, anmutige und ökonomische Bewegung. Bei einer Anormalität kommt es zu unwillkürli-

Wie Sie helfen können

Bei einem kleinen Kind kann man die Auswirkungen einer Zerebralparese nur sehr schwer voraussagen. Der Zustand verschlimmert sich mit zunehmendem Alter nicht; allerdings können bestimmte Probleme deutlicher werden. Auch die Prioritäten verändern sich: Beim kleinen Baby konzentrieren Sie sich z.B. darauf, ihm beim Sitzen zu helfen; später machen Sie sich größere Sorgen um sein Kommunikationsvermögen und die Sprache.

Es gibt keine Heilung der Zerebralparese; doch wenn das Kind von klein an aufgerichtet, getragen und in verschiedene Positionen gebracht wird, kann es viel lernen und ein erfülltes Leben führen. Regen Sie es außerdem zu Spielen an, die die Haltung und Muskelkontrolle verbessern.

Es steht außer Frage, dass Sie mit Ihrem Kind hart arbeiten müssen. Es wird schwierige Phasen geben, in denen Sie sich überfordert fühlen. Diese Gefühle sind natürlich. Die meisten Eltern stellen fest, dass sie mit der Zeit nachlassen. Viele Eltern sagen, dass die Erziehung eines Kindes mit Zerebralparese eine Herausforderung und eine erfüllende Aufgabe zugleich ist.

Kinder mit Zerebralparese bevorzugen beim Sitzen und Liegen bestimmte Stellungen, weil sie manchmal Muskelkrämpfe und Probleme mit den Gelenken haben. Sobald eine Zerebralparese vermutet wird, sollte mit einer Krankengymnastik begonnen werden; dadurch kann man Komplikationen vorbeugen.

■ In der Rückenlage kann sich das Kind versteifen und stärkere Krämpfe bekommen. Legen Sie es deshalb auf die Seite oder den Bauch. Stützen Sie es mit Kissen ab. Verändern Sie seine Lage alle 20 Minuten.

■ Helfen Sie Ihrem Kind von Beginn an, die Hände zu gebrauchen, indem Sie es Gegenstände verschiedener Beschaffenheit fühlen lassen. Geben Sie ihm Spielsachen und andere Dinge zu halten. Praktisch sind sicher über dem Hochstuhl befestigte Spielsachen.

■ Lehren Sie Ihr Kind die verschiedenen Formen; zeigen Sie ihm einfach geformte Gegenstände, und lassen Sie es damit spielen.

■ Ein drei- oder vierjähriges Kind mit Zerebralparese will im Haushalt helfen wie jedes gleichaltrige Kind. Erklären Sie ihm, was Sie gerade tun, lassen Sie es zuschauen und wenn möglich mitmachen.

chen und geschraubt-wurmförmigen Bewegungen.

Ataxie Dabei ist das unter dem Großhirn liegende Kleinhirn beeinträchtigt. Da das Kleinhirn für die Koordination feiner Bewegungen, die Haltung und das Gleichgewicht verantwortlich ist, kann eine Anormalität Schwierigkeiten beim Gehen zur Folge haben.

Auswirkungen der Zerebralparese

Manche Kinder mit einer Zerebralparese werden beim Sprechen, Gehen oder dem Gebrauch der Hände Schwierigkeiten haben. Den meisten muss man bei den täglichen Verrichtungen helfen. Das Kind mit einer Zerebralparese kann in unterschiedlichem Ausmaß an langsamen, ungeschickten oder ruckartigen Bewegungen, an Steifheit, Schwäche, Schlaffheit oder Muskelkrämpfen leiden. Manche Kinder neigen darüber hinaus zu unwillkürlichen Bewegungen.

Es gibt eine Anzahl von Störungen, die aufgrund der unzureichenden Muskelkontrolle oder anderer Abweichungen der Gehirnfunktion mit einer Zerebralparese zusammenhängen. Die häufigsten sind:

Sehen Der häufigste Sehfehler, der im Zusammenhang mit einer Zerebralparese auftritt, ist Schielen. Erforderlich ist eine Korrektur durch eine Brille oder in schweren Fällen eine Operation.

Hören Bei Kindern mit einer Athetose ist Schwerhörigkeit häufiger als bei anderen Kindern.

Sprache Für die Sprechfähigkeit ist die Steuerung der winzigen Muskeln in Mund, Zunge, Gaumen und Stimmbändern erforderlich. Schwierigkeiten beim Sprechen und Probleme mit dem Kauen und Schlucken treten bei Kindern mit einer Zerebralparese oft gemeinsam auf.

Räumliche Wahrnehmung Manche Kinder mit Zerebralparese können den Raum nicht wahrnehmen und keine Beziehung zwischen dem Raum und dem eigenen Körper herstellen. Sie können beispielsweise keine Entfernungen abschätzen und nicht dreidimensional denken.

Epilepsie Rund ein Drittel der Kinder mit Zerebralparese haben Epilepsie (s. S. 270f.). Eine Epilepsie kann durch Medikamente unter Kontrolle gehalten werden.

Lernschwierigkeiten Bei Menschen, die ihre Bewegungen nicht richtig kontrollieren oder nicht perfekt sprechen können, vermutet man oft eine geistige Behinderung. Manche Menschen mit Zerebralparese haben Lernstörungen, aber das ist keinesfalls immer der Fall.

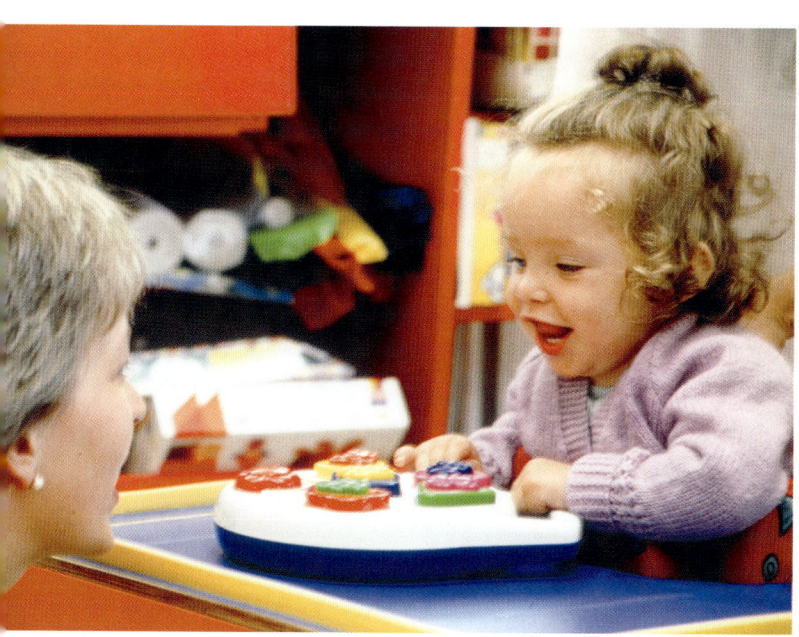

◀ **HILFE FÜR IHR KIND** Es ist wichtig, Kindern mit Zerebralparese zu helfen, ein möglichst normales Leben zu führen. Dieses kleine Mädchen beschäftigt sich voller Freude mit einem Spielzeug, während es in einem Spezialsitz mit Tisch sitzt, der ihr Halt gibt und ihre Haltungsprobleme ausgleicht.

Auswahl und Gebrauch von Spielsachen

Trotz seiner Bewegungsstörungen braucht das Kind mit Zerebralparese das anregende Spiel ebenso wie jedes andere Kind. Besondere Probleme bereitet hier möglicherweise die Auswahl von Spielsachen.

Es gibt aber durchaus geeignetes Spielzeug. Wenn Sie die Anschaffung eines teuren Spielzeugs planen, fragen Sie zunächst den Krankengymnasten oder Ergotherapeuten um Rat. Mithilfe von Keilkissen und Stehbrett kann das Kind besser mit seinen Spielsachen spielen. Auch hier wird der Ergotherapeut weiterhelfen können.

- Lassen Sie das Kind zwischen zwei oder drei Spielsachen wählen; die nicht gewünschten Spielsachen legen Sie dann beiseite, sonst wird das Kind zu leicht abgelenkt.
- Zeigen Sie immer mehrmals, wie ein neues Spielzeug funktioniert.
- Regen Sie seine Fantasie an, indem Sie ihm z. B. während des Spiels Geschichten über seine Kuscheltiere erzählen; schlagen Sie ihm vor, mit den Tieren ein gemeinsames Mittagessen zu veranstalten.
- Zeigt Ihr Kind kein Interesse am Spiel, beginnen Sie selbst, mit den Spielsachen zu spielen. Bitten Sie es mitzuspielen.

Konduktive Förderung

Dieser Förderansatz hat zum Ziel, Kindern und Erwachsenen mit motorischen Behinderungen, wie Zerebralparese zu mehr Selbstständigkeit zu verhelfen.
Er wurde am Pető-Institut in Ungarn entwickelt und hat manchen Kindern bereits zu überraschenden Fähigkeiten verholfen.

Das Ziel besteht darin, den Betroffenen zu helfen, so normal wie möglich zu »funktionieren« – körperlich, intellektuell und sozial. Die konduktive Förderung basiert auf einer Konzeption, die das Kind als gesamten Menschen sieht, auf intensiver Gruppenarbeit mit Eltern und Kindern und der Förderung jeglicher kleinen Fortschritte im Bereich der Bewegung hin zum Erwerb von Selbstständigkeit.

Die konduktive Förderung wird u. a. durch die Stiftung Pfennigparade angeboten.

Epilepsie

Epilepsie ist eine Hirnerkrankung, die häufig auftritt. Die normalen elektrischen Impulse im Gehirn sind gestört und verursachen periodische Anfälle, die geringfügig oder schwer sein können.

Epileptische Anfälle

Es gibt verschiedene Formen epileptischer Anfälle. Zur »Grand mal«-Form gehören wiederkehrende Krampfanfälle mit Bewusstlosigkeit und folgender Starre des Körpers, die eine Minute oder weniger dauert, gefolgt von rhythmischem Gliederzucken, Zähneknirschen (wobei sich das Kind auf die Zunge beißen kann), ungewolltem Harnabgang und Schaum vor dem Mund.

Bei der »Petit mal«-Form gibt es keine Krämpfe, nur ein oder zwei Sekunden der Bewusstlosigkeit, wie beim Tagträumen. Das Kind bekommt glasige Augen und scheint nichts zu sehen oder hören. Diese Form wird allerdings nur selten als Epilepsie erkannt und diagnostiziert. Petit-mal-Anfälle sind zwar nicht so dramatisch wie Grand-mal-Anfälle, doch können auch sie das normale Leben des Kindes beeinträchtigen. Dies gilt insbesondere für die Aufmerksamkeit und die Leistungen in der Schule sowie für bestimmte körperliche Aktivitäten, bei denen der Verlust der Selbstkontrolle eine große Gefahr darstellt.

Epilepsie darf nicht mit Fieberkrämpfen (s. S. 281) verwechselt werden; denn diese werden durch eine hohe Körpertemperatur vor oder während einer Infektionskrankheit verursacht.

Wie ernst ist es?

Epilepsie ist keine lebensgefährliche Krankheit. Bei der Mehrzahl der betroffenen Kinder verschwindet die Petit-mal-Form bis zum Ende der Pubertät. Sie kann allerdings auch in andere Anfälle übergehen und muss in jedem Fall behandelt werden. Grand-mal-Anfälle erfordern jedoch lebenslang eine besondere Beachtung, auch wenn der Zustand durch Medikamente sehr gut kontrolliert wird. Während Aktivitäten wie Schwimmen oder Fahrradfahren brauchen betroffene Menschen immer eine Beaufsichtigung.

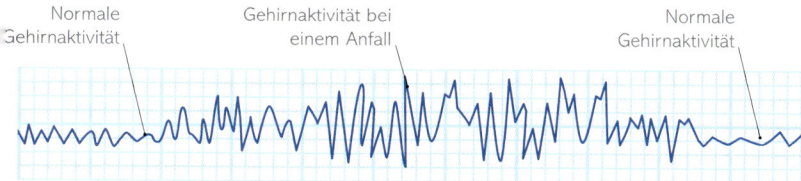

▲ **EEG-KURVE** Ein Elektro-Enzephalogramm (EEG) zeigt die elektrische Aktivität in bestimmten Gehirnarealen an. Während eines Anfalls werden aus den sonst regelmäßigen Wellen chaotische Zacken, wie der EEG-Streifen zeigt.

Es kann einige Zeit dauern, bis die richtige Form der Medikation gefunden wird; bei einem kleinen Kind kann es Phasen geben, in denen die Krampfanfälle sich nicht völlig unterdrücken lassen. Gegebenenfalls kann der Arzt die Dosis erhöhen. Leidet Ihr Kind an irgendwelchen Krämpfen, setzen Sie sich sofort mit dem Arzt in Verbindung.

Wie man sich bei einem Anfall verhält

- Lockern Sie die Kleidung des Kindes am Hals und der Brust.
- Sobald sich das Kind nicht mehr heftig bewegt, legen Sie es in die stabile Seitenlage (s. S. 327).
- Während eines Petit-mal-Anfalls bringen Sie Ihr Kind in Sicherheit und bleiben bei ihm.
- Schreiben Sie auf, wie der Anfall abläuft, damit Sie es dem Arzt mitteilen können.
- Versuchen Sie nicht, seine Gliedmaßen festzuhalten.
- Versuchen Sie nicht, den Kiefer offen zu halten, wenn es die Zähne zusammenbeißt, oder ihm etwas in den Mund zu stecken.

Behandlung

Der Arzt wird Sie über die Krämpfe befragen und das Kind ausführlich untersuchen. So kann er bestimmen, um welche Form es sich handelt. Treten die Krämpfe häufiger auf, wird das Kind zur Untersuchung in ein Krankenhaus überwiesen; dort macht man ein EEG, einen Bluttest und eventuell eine Gehirntomografie.

Epilepsie kann behandelt, aber nicht geheilt werden. Krampfhemmende Medikamente müssen täglich eingenommen werden. Sie reduzieren die Häufigkeit der Grand-mal-Anfälle und unterbinden sie bei den meisten Patienten mit der Zeit völlig. Mittlerweile sind Medikamente auf dem Markt, die nur noch sehr wenige Nebenwirkungen haben.

Der Zustand Ihres Kindes muss vom Arzt regelmäßig überprüft werden. Wenn es mehrere Jahre ohne Anfälle bleibt, kann man versuchen, die Medikamente abzusetzen.

Eine Operation kann dann durchgeführt werden, wenn die Medikamente nicht wirksam sind und man als Ursache eine Schädigung eines einzigen Gehirnbereichs vermutet. Der Arzt wird Ihnen sagen können, ob man eine Operation ins Auge fassen sollte.

Wie Sie helfen können

Es ist ein Schock, wenn man erfährt, dass das Kind an Epilepsie leidet. Doch versuchen Sie, ruhig zu bleiben. Mit der Unterstützung des Arztes können Eltern und Kind ihre Zuversicht zurückgewinnen. Der Arzt wird Sie beraten, wie Sie mit den Anfällen leben können.

Es ist wichtig, den Zustand des Kindes zu beobachten und dem Arzt zu berichten. Schreiben Sie auf, wie oft das Kind einen Anfall bekommt. Beobachten Sie das Kind sorgfältig; berichten Sie jede geistige Veränderung oder Persönlichkeitsveränderung, die von den Medikamenten verursacht werden könnte. Ohne ärztliche Anweisung dürfen Sie die Medikamente aber nicht absetzen. Dies könnte nach einigen Tagen zu einem schweren, langen Krampfanfall führen.

Behandeln Sie Ihr Kind immer so normal wie möglich. Informieren Sie seine Freunde und Lehrer über die Erkrankung. Ihr Kind sollte stets ein Armband oder Medaillon mit Informationen über seine Epilepsie tragen.

Wenn Ihr Kind alt genug ist, bringen Sie ihm bei, die Anzeichen eines nahenden Anfalls zu erkennen. Manche Epileptiker haben unmittelbar vor einem Anfall seltsame Empfindungen, z. B. einen unangenehmen Geruch, verzerrtes Sehen oder ein komisches Gefühl im Magen. Wenn das Kind diese Empfindungen als Warnsignale erkennt, kann es eventuell einen Unfall verhindern.

Neurodermitis

Starker Juckreiz und trockene, teilweise entzündete Haut sind die hervorstechenden Merkmale der Neurodermitis. Die auch als atopische Dermatitis oder endogenes Ekzem bezeichnete Erkrankung beginnt beim Säugling meist mit Milchschorf. Bei etwa zwei von drei Kindern verliert sich die Neurodermitis jedoch bis ins Erwachsenenalter.

Neurodermitis hat in den vergangenen Jahren stark zugenommen und ist bei uns inzwischen eine der häufigsten Hautkrankheiten, etwa 15 Prozent der Säuglinge leiden daran. Meist beginnt die Erkrankung zwischen dem dritten und sechsten Lebensmonat bevorzugt im Gesicht, auf den Wangen und am behaarten Kopf. Doch keine Sorge: Nicht jedes Kind mit ausgeprägtem Milchschorf am Kopf bekommt Neurodermitis!

Später wandern die Neurodermitis-Herde in die Beugefalten an den Gelenken, in Hautfalten und auf den Handrücken. Zum Teil entstehen flächige Ekzeme, die stark jucken. Kratzspuren, Entzündungen und verdickte, grobe Hautfalten bei insgesamt sehr trockener, blasser Haut sind typische Zeichen der Neurodermitis. Die Erkrankung verläuft schubweise, Phasen mit starker Entzündung wechseln mit „Ruhephasen", in denen die Haut nur gering beeinträchtigt ist. Glücklicherweise nehmen die Heftigkeit und Häufigkeit der Schübe bei den meisten Kindern mit zunehmendem Alter ab, oft verschwindet die Erkrankung und hinterlässt nur eine sehr trockene Haut, die besonderer Pflege bedarf.

Wie entsteht Neurodermitis?

Wenn ein Kind an Neurodermitis erkrankt, sind mehrere Faktoren ursächlich beteiligt. Der bei weitem wichtigste ist die Atopie. So bezeichnet man die ererbte Veranlagung zu überschießenden Reaktionen des Körpers, insbesondere des Immunsystems, auf eigentlich völlig ungefährliche Reize. Diese Reaktionen äußern sich als Neurodermitis oder Allergie.

Häufige Auslöser Neben schwerer greifbaren Auslösern wie psychischem Stress oder Klima und Umwelt gibt es auch einige sehr konkrete Auslöser: Schwitzen, zu viel Kontakt mit (heißem) Wasser, Seife und Kosmetika, Waschmittelrückstände in der Kleidung sowie Kleidung aus Wolle oder Synthetikmaterialien.

Allergien Obwohl Allergien eine wichtige Rolle bei Neurodermitis spielen können, sind keineswegs alle Kinder mit Neurodermitis automatisch Allergiker.

Behandlung der Neurodermitis

Neurodermitis wird in mehreren Stufen behandelt. Zunächst gilt es unbedingt, den Juckreiz zu vermeiden. Durch das Kratzen erleidet die Haut zusätzlichen Schaden und kann sich durch das Eindringen von Bakterien in die Kratzwunden noch stärker entzünden. Das wiederum ruft einen verstärkten Juckreiz hervor – ein Teufelskreis entsteht. Versuchen Sie, Irritationen der Haut möglichst gar nicht erst entstehen zu lassen. Wenn zusätzlich eine Allergie diagnostiziert wurde, sollte das Allergen so gut es geht gemieden werden – auch wenn das bedeutet, dass der kuschelige Teppich aus dem Kinderzimmer entfernt oder ein geliebtes Haustier abgegeben werden muss. Auch die Einhaltung von Ernährungsvorschriften z. B. bei einer Allergie gegen Nüsse ist immer zu beachten.

Als Basis der Behandlung dienen pflegende Salben und Bäder sowie die Bestrahlung der Haut (Phototherapie), die jedoch bei kleinen Kindern wegen der Risiken des UV-Lichts nicht oder nur sehr begrenzt eingesetzt wird. Darüber hinaus werden bei akuten Neurodermitis-Schüben auch Medikamente verordnet, die entweder ebenfalls als Creme oder Lotion aufgetragen oder als Tablette eingenommen werden. Wenn die Haut über die Kratzwunden mit Bakterien infiziert ist, kann auch die Einnahme eines Antibiotikums notwendig werden.

Daneben gibt es eine breite Palette von Naturheilmitteln, die bei Neurodermitis mit gutem Erfolg gegen Juckreiz und Entzündung eingesetzt werden: pflanzliche Wirkstoffe aus Aloe vera, Hamamelis, Kamille, Ringelblume oder Nachtkerzenöl. Auch homöopathische Wirkstoffe helfen einigen Kindern.

Oft bessert sich die Haut durch einen Aufenthalt in besonderen Klimazonen.

Psychologische Beratung Da die Erkrankung den Kindern und ihren Eltern viel Stress bereitet, ist auch die psychologische Beratung ein wichtiger Teil der Behandlung. Entspannungstechniken, Psychotherapie und Schulungen für Eltern und Kind können Ihnen und Ihrem Kind helfen, die Belastung durch die Neurodermitis zu reduzieren und den Teufelskreis aus Juckreiz, Kratzen und weiter gesteigerter Hautreizung zu durchbrechen.

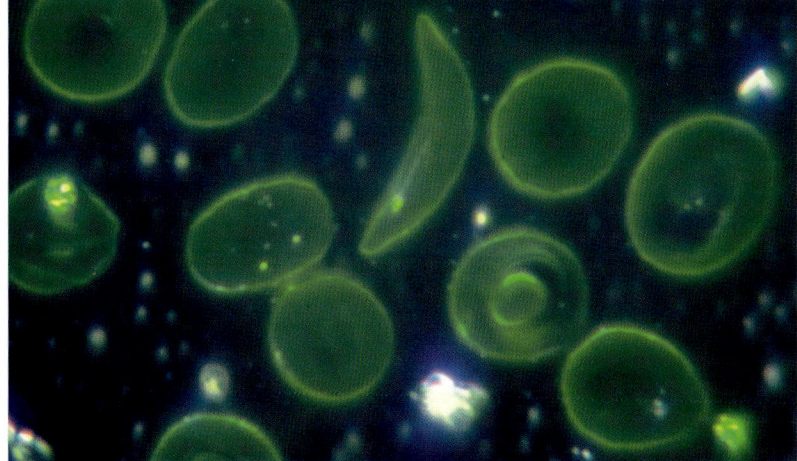

▲ **SICHELZELLEN** Abnormes Hämoglobin führt zur Entstehung von sichelförmigen roten Blutkörperchen.

Sichelzellenanämie

Bei dieser Krankheit tritt eine abnorme Hämoglobinform im Blut auf. Ursache dafür ist ein vererbtes, anormales Gen.

Von der Erkrankung am häufigsten betroffen sind Menschen afrikanischer oder westindischer Abstammung, aber auch Menschen, die aus dem Mittleren Osten und dem östlichen Mittelmeerraum stammen.

Die Erblichkeit ist rezessiv, das heißt, beide Elternteile sind Träger eines anormalen Gens, dabei aber selbst gesund. Das Risiko dieser Eltern, ein an Sichelzellenanämie erkranktes Kind zu bekommen, beträgt 1:4. Die Anämie entwickelt sich erst im Laufe der ersten sechs Monate.

Betroffene Kinder sind besonders anfällig für Lungenentzündungen und auch für Salmonelleninfektionen.

Vorbeugung

Da die Vererbung eine so große Rolle spielt, können Sie das Risiko Ihres Kindes, an Neurodermitis zu erkranken, schon der Geburt abschätzen. Wenn Sie und Ihr Partner beide Neurodermitis haben oder früher hatten, wird Ihr Kind wahrscheinlich ebenfalls betroffen sein.

Bei erhöhtem Risiko sollten Sie unbedingt vier bis sechs Monate lang voll stillen. Beikost sollten Sie frühestens ab dem fünften Lebensmonat zufüttern und sehr langsam aufbauen (immer nur ein neues Lebensmittel pro Woche). Außerdem sollten Sie das Kind möglichst keinem Tabakrauch aussetzen und als Eltern selbstverständlich nicht rauchen. Diese Empfehlungen gelten zur Vorbeugung von Allergien für alle Kinder; wenn Sie oder Ihr Partner jedoch selbst Atopiker sind, kann die Befolgung dieser Ratschläge darüber entscheiden, ob Ihr Kind Neurodermitis oder eine Allergie bekommt.

Wie Sie helfen können

Eine lebenslange Aufgabe für Menschen mit Neurodermitis ist der vorsichtige Umgang mit ihrer Haut und konsequente Hautpflege.

Duschen statt Baden Baden Sie das Kind nicht oder nur selten und niemals heiß, besser ist kurzes Abduschen mit lauwarmem Wasser. Verwenden Sie pH-neutrale Syndets statt Seife. Tupfen Sie das Kind anschließend vorsichtig trocken und cremen Sie es sofort ein, z. B. mit einer harnstoffhaltigen Creme ohne Duftstoffe. Diese Pflege sollten Sie immer einhalten, auch wenn das Kind gerade keine Anzeichen der Neurodermitis aufweist.

Kleidung Die Kleidung Ihres Kindes sollte nicht eng anliegen und aus glatten Stoffen wie Baumwolle oder Seide bestehen. Wolle und synthetische Stoffe vertragen die meisten Kinder nicht; auch die Pflegeetiketten entfernen Sie besser. Wenn Unterwäsche mit Synthetikfäden genäht ist, kann das Kind sie linksherum anziehen. Waschen Sie die Kleidung mit einem Waschmittel ohne Duftstoffe und ohne Weichspüler.

Selbständigkeit Bei aller Sorge um die Haut sollten Sie Ihr Kind nicht völlig in Watte packen. Geben Sie ihm Nähe und Zuwendung, aber bemitleiden Sie es nicht ständig und gestehen ihm auch zunehmend Selbständigkeit zu – auch wenn nicht alles klappt. Wenn das kranke Kind gesunde Geschwister hat, sollten Sie die Balance zwischen Ihren Kindern im Auge behalten.

KAPITEL 7

Heilkunde und Krankenpflege

Die meisten Krankheiten bei Kindern verlaufen harmlos, anderen kann man leicht vorbeugen und Impfungen schützen vor den schlimmsten Infektionskrankheiten. Bei einem Baby können jedoch auch scheinbar harmlose Erkrankungen Komplikationen hervorrufen: Aus einer simplen Erkältung kann sich z. B. eine Kehlkopfentzündung entwickeln, die Atemnot verursacht.

Manchmal fällt die Entscheidung schwer, ob man zum Arzt gehen soll oder nicht. Haben Sie keine Bedenken, zu vorsichtig zu sein! Gehen Sie im Zweifelsfall lieber zu oft als einmal zu spät.

Die häufigste Todesursache bei Kindern sind Unfälle. Gegen einige können Sie Ihr Kind schützen: Machen Sie die Wohnung kindersicher, achten Sie draußen sorgfältig auf Ihr Kind und erlernen Sie die Erste-Hilfe-Maßnahmen (s. S. 324–341).

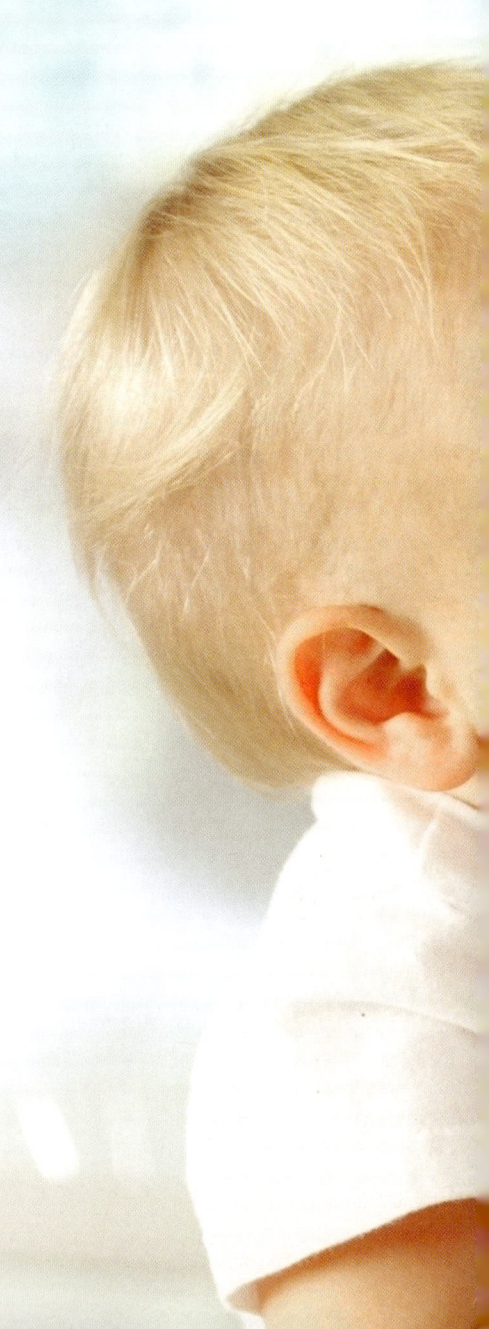

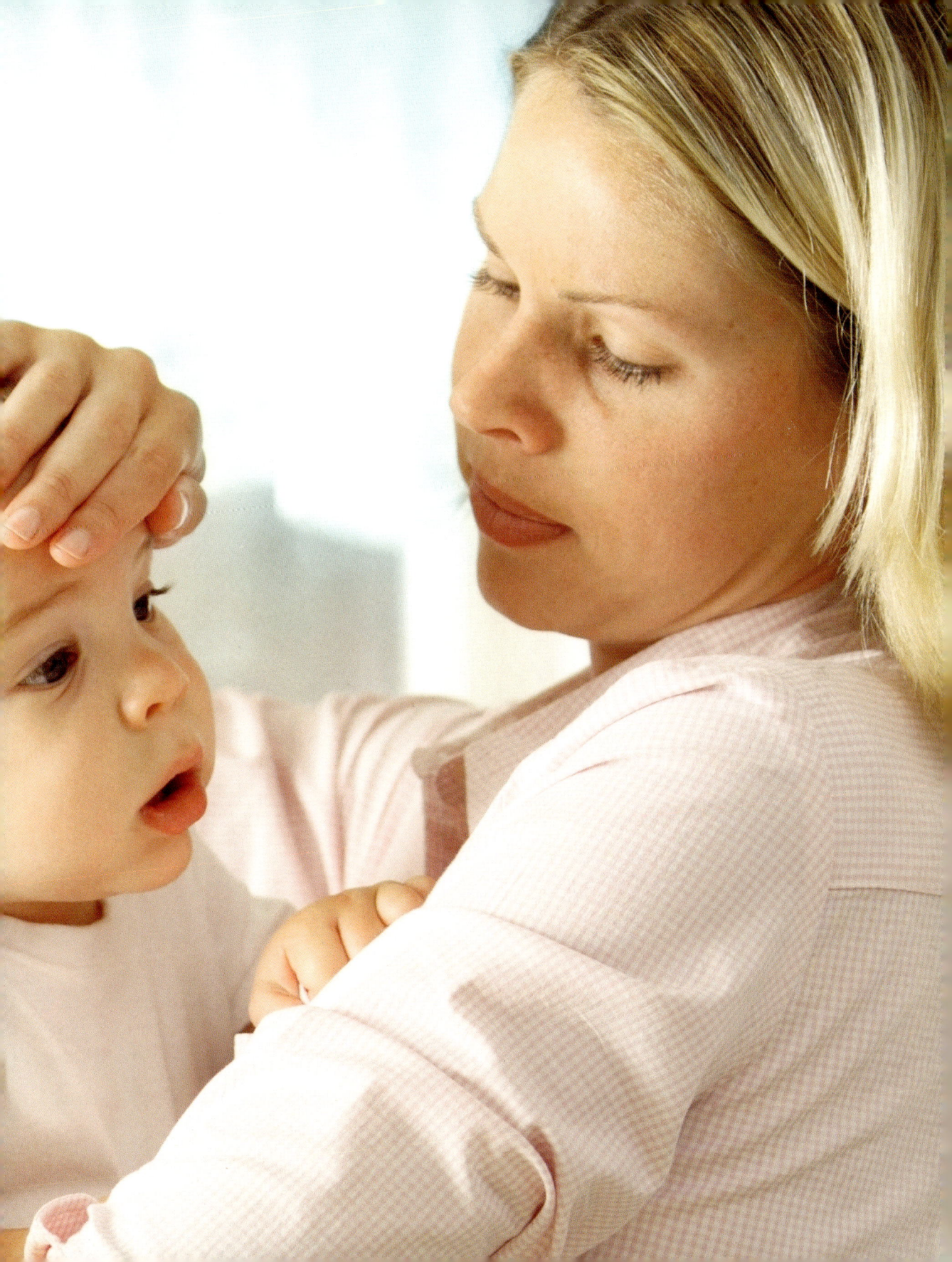

Das kranke Kind

Die meisten Eltern bemerken schnell, wenn ihr Kind krank wird: es ist blass, lustlos und mag nichts essen. Oft kann man das Kind zu Hause behandeln. Sobald Sie sich aber Sorgen machen, sollten Sie zum Arzt gehen. Bei bestimmten Symptomen muss das Kind sofort dem Arzt vorgestellt werden. Vielleicht spüren Sie, dass Ihr Kind krank ist, wissen aber nicht, was ihm fehlt. Dann müssen Sie ebenfalls zum Arzt gehen. Um ihm die Diagnose zu erleichtern, sollten Sie die Symptome Ihres Kindes genau beobachten; je detailliertere Informationen Sie dem behandelnden Arzt geben können, umso sicherer kann er eine Diagnose stellen.

Warnsymptome

In der Regel erkennt man, dass das Kind eine Krankheit ausbrütet; achten Sie in diesem Fall auf Körpertemperatur, Appetit und Atemfrequenz.

Temperatur Die normale Körpertemperatur eines Kindes beträgt 37 °C. Steigt die Temperatur über 38 °C, hat es Fieber; fällt sie unter 35 °C, ist es unterkühlt (diese Angaben basieren auf der Messung im After).

In beiden Fällen sollten Sie zum Arzt gehen, wenn sich die Temperatur durch wärmere Kleidung oder eine Reduzierung der Decken bzw. durch die Maßnahmen auf S. 281 nicht normalisiert. Die Körpertemperatur des Kindes verändert sich jedoch je nach Aktivität und Tageszeit. Morgens ist sie niedriger als tagsüber, und abends steigt sie an. Sie ist auch erhöht, wenn das Kind viel herumgerannt ist.

Durchfall Lockerer, wässriger Stuhlgang deutet darauf hin, dass die Därme entzündet und gereizt sind. Das Wasser kann in der kurzen Zeit nicht aus dem Stuhl absorbiert werden. Durchfall weist immer auf Störungen im Magen-Darm-Bereich hin. Meist ist ein Magen-Darm-Katarrh die Ursache, manchmal aber auch eine Darmgrippe oder eine andere Infektion. Bei Babys und Kleinkindern ist Durchfall immer ernst, weil er zur Austrocknung führen kann.

Pulsmessen

Ein schneller oder nicht spürbarer Puls ist ein Zeichen, dass es dem Kind nicht gut geht. Die Pulsfrequenz variiert je nach Gesundheitszustand, Alter und körperlicher Verausgabung.

Die durchschnittliche Pulsfrequenz liegt beim kleinen Baby bei 100–160 Schlägen pro Minute; beim einjährigen Kind bei 100–120 und beim siebenjährigen bei 80–90.

Messen Sie den Puls des Kindes mit Zeige- und Mittelfinger. Zählen Sie die Anzahl der Schläge während 30 Sekunden; multiplizieren Sie diese Zahl mit zwei, um die Pulsfrequenz pro Minute zu berechnen.

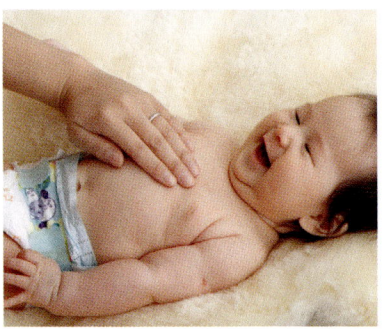

▲ **DEN HERZSCHLAG ÜBERPRÜFEN** Bei einem Kind unter einem Jahr messen Sie den Puls, indem Sie Ihre Handfläche in der Höhe der Brustwarze auf seine Brust legen und die Anzahl der Herzschläge zählen.

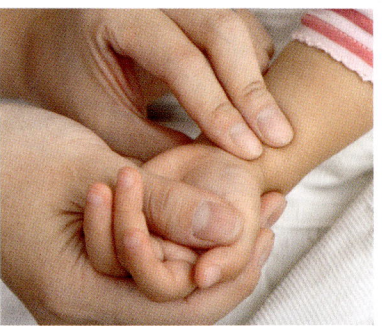

▲ **RADIALISPULS** Ist das Kind älter als ein Jahr, finden Sie den Puls relativ leicht am Handgelenk. Legen Sie Ihren Zeige- und Mittelfinger in das Grübchen auf dem Handgelenk in Verlängerung des Daumens und zählen Sie die Schläge.

Erbrechen Gehen Sie zum Arzt, wenn das Kind mehr als sechs Stunden immer wieder erbricht; und vor allem, wenn es auch Durchfall oder Fieber hat. Erbrechen wird gewöhnlich durch unverträgliche Nahrungsmittel oder einen Infekt verursacht.

Schmerzen Gehen Sie zum Arzt, wenn das Kind über Kopfschmerzen klagt, insbesondere nachdem es sich den Kopf angestoßen hat oder der Kopfschmerz einige Stunden nach einer Kopfverletzung auftritt. Auch wenn es zusätzlich über Sehstörungen, Übelkeit, Schwindel oder Bauchschmerzen, speziell im rechten Unterbauch, klagt, müssen Sie zum Arzt.

Schmerzen bei Kleinkindern sind oft sehr schwer zu lokalisieren. Erst im Schulalter können Kinder den Schmerz sicher einer Körperregion zuordnen. Wundern Sie sich daher nicht, wenn der Kinderarzt andere Körperregionen untersucht, als die, die Sie für die Quelle der Beschwerden halten. Kleinkinder reden beispielsweise bei einer Mittelohrentzündung häufig von „Bauchschmerzen" und umgekehrt. Achten Sie daher auf zusätzliche Symptome wie Durchfall oder auf die Körperhaltung des Kindes. (Drückt es eine Kopfseite ins Kissen? Liegt es gekrümmt mit angezogenen Beinen im Bett?)

Atmung Atemnot ist ein medizinischer Notfall und erfordert sofortige Hilfe. Die Atmung kann angestrengt sein; vielleicht werden die Rippen des Kindes bei jedem Atemzug scharf nach innen gezogen. Wenn die Lippen blau anlaufen, liegt ein Notfall vor, und Sie müssen einen Krankenwagen rufen.

Appetit Eine plötzliche Veränderung des Appetits kann ein Krankheitszeichen sein, vor allem wenn das Kind Fieber hat. Der Arzt sollte benachrichtigt werden, wenn das Kind den ganzen Tag die Nahrung verweigert und lethargisch ist.

Der Arztbesuch
Was Sie dem Arzt sagen Um eine Diagnose stellen zu können, braucht der Arzt folgende Informationen: eine Beschreibung der Symptome des Kindes; wann sie eingesetzt haben; in welcher Reihenfolge sie aufgetreten sind; wie schwer sie sind; und was vorangegangen ist (z. B. Verschlucken einer giftigen Substanz).

Wichtig ist, dass Sie Details einer Verletzung oder eines Unfalls berichten können. Hat das Kind das Bewusstsein verloren? Hat es etwas gegessen oder getrunken (falls es eine Narkose benötigt)? Ist es von einem Insekt oder Tier gebissen worden? Von welchem Tier? Und welche Symptome traten auf? Wenn es eine giftige Substanz oder Pflanze zu sich genommen hat, nehmen Sie sie zum Arzt mit.

Folgende spezielle Fragen sind für den Arzt wichtig: Hat das Kind erbrochen oder hat es Durchfall? Hat es Schmerzen? Seit wann? Haben Sie ihm ein Schmerzmittel gegeben? Hat es erhöhte Temperatur? Wie schnell hat das Fieber eingesetzt und wie hoch ist es gestiegen? Hat es zu irgendeinem Zeitpunkt das Bewusstsein verloren? Haben Sie geschwollene Drüsen oder einen Ausschlag festgestellt? Hat es Schwindelgefühle oder Sehstörungen?

Was Sie den Arzt fragen sollten
Wenn der Arzt dem Kind Medikamente verschreibt, müssen Sie genau wissen, wie sie verabreicht werden müssen, wie lange sie eingenommen werden müssen und welche Nebenwirkungen auftreten können. Fragen Sie, wie Sie Ihr Kind pflegen sollen und wie schnell die Symptome voraussichtlich vergehen werden. Vielleicht können Sie durch zusätzliche Maßnahmen Ihrem Kind Linderung verschaffen und den Gesundungsprozess beschleunigen. Fragen Sie den Arzt, ob das Kind im Bett bleiben muss, wann es aufstehen und wann es wieder nach draußen gehen darf.

Notfälle
Manche Situationen erfordern eine sofortige medizinische Versorgung. Sie sollten einen Krankenwagen rufen oder das Kind im Auto ins nächste Krankenhaus bringen, wenn eine der folgenden, möglicherweise lebensbedrohenden Situationen eintritt:
- ein Knochenbruch oder der Verdacht auf einen Bruch (s. S. 337)
- eine schwere Reaktion auf einen Insektenstich oder Tierbiss (s. S. 339) oder nach dem Verzehr von Nüssen
- Kopfverletzung
- Symptome einer Meningitis (s. S. 304)
- bläuliche oder graue Verfärbung um die Lippen
- eine Verbrennung oder Verbrühung (s. S. 334), die mehr als münzgroß ist
- eine Vergiftung (s. S. 332)
- Bewusstlosigkeit (s. S. 327–329)
- eine schwere Blutung aus einer Wunde (s. S. 333)
- Kontakt mit einer ätzenden Chemikalie, insbesondere im Augenbereich (s. S. 332 und 336)
- Atemprobleme oder Erstickungsanfall (s. S. 331)
- jede Verletzung an den Ohren oder Augen (s. S. 284, 287 und 336)
- ein elektrischer Schlag (s. S. 332)
- Inhalation von giftigem Rauch oder Gas

Fieber

Bei Verdacht auf eine Krankheit messen Sie immer Fieber. Die normale Körpertemperatur eines Kindes liegt zwischen 36 °C und 37 °C. Eine Temperatur über 38 °C gilt als Fieber. Messen Sie nie die Temperatur unmittelbar nachdem Ihr Kind gerannt ist oder etwas Heißes oder Kaltes gegessen hat.

Vorsicht

Messen Sie mit einem Quecksilberthermometer nicht im Mund Fieber; Ihr Kind kann es zerbeißen und das giftige Quecksilber verschlucken. Digitalthermometer zerbrechen weniger schnell und sind sicher und einfach in der Anwendung bei Kindern jeden Alters. Sie sind batteriebetrieben.

Fieber messen

Eine heiße Stirn kann das erste Anzeichen sein, dass Ihr Kind Fieber hat; doch um sicherzugehen, sollten Sie das Fieber messen. Kontrollieren Sie die Messung nach 20 Minuten.

Am genausten messen Sie die Temperatur mit einem Digitalthermometer.

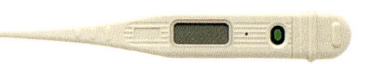

▲ **DIGITALTHERMOMETER** Im Fenster kann man die Temperatur ablesen.

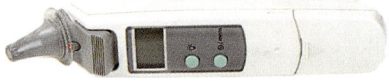

▲ **OHRENTHERMOMETER** Im Fenster kann man die Temperatur ablesen.

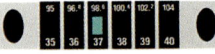

▲ **STREIFENTHERMOMETER** Ein aufleuchtendes Messfeld zeigt die Temperatur an.

Ohrenthermometer sind ebenfalls sehr genau und messen in wenigen Sekunden. Streifenthermometer sind weniger genau. Reinigen Sie ein Thermometer nach dem Gebrauch immer mit Seife und kaltem Wasser.

Ein Digitalthermometer verwenden

Ein Digitalthermometer kann im Mund, unter dem Arm oder im After verwendet werden. Zur Messung im Mund bitten Sie Ihr Kind, den Mund zu öffnen und die Zunge nach oben zu heben. Legen Sie das Thermometer unter die Zunge. Bitten Sie Ihr Kind, die Lippen – aber nicht die Zähne – zu schließen. Warten Sie, bis das Thermometer piepst, und lesen Sie die Zahl ab. Bei einem kleinen Kind kann es einfacher sein, die Temperatur unter dem Arm oder im After zu messen. Geben Sie das Thermometer in die Achselhöhle und halten Sie ihm den Arm nach unten, bis das Thermometer piepst.

Ein Ohrthermometer verwenden

Digitale Ohrthermometer funktionieren schnell und sicher. Führen Sie vorsichtig die Spitze in das Ohr ein und lesen Sie die Temperatur auf der Anzeige.

Ein Streifenthermometer verwenden

Legen Sie die wärmeempfindliche Seite vorsichtig auf die Stirn Ihres Kindes und halten es etwa eine Minute fest; Ihre Finger liegen außerhalb des Messbereichs. Die Temperatur leuchtet dann auf.

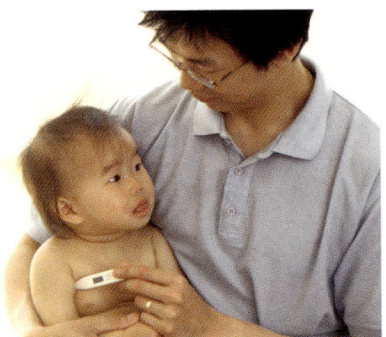

▲ **DIGITALTHERMOMETER** Platzieren Sie das Thermometer in der Armbeuge des Kindes; genauer ist allerdings die Messung im After.

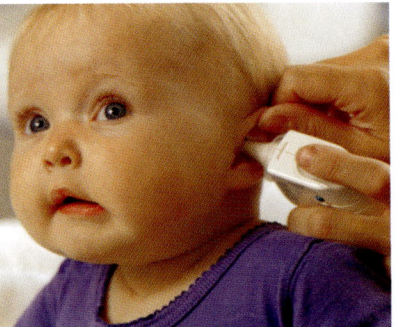

▲ **OHRTHERMOMETER** Digitale Ohrthermometer messen einfach und zuverlässig, sind aber etwas teurer als andere Thermometer.

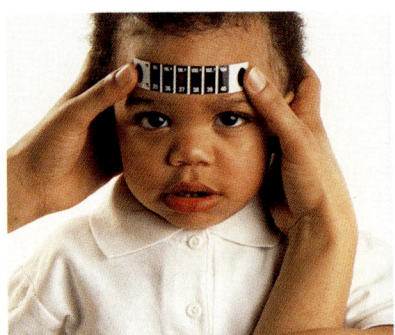

▲ **STREIFENTHERMOMETER** Obwohl unzerbrechlich und einfach in der Handhabung sind diese Modelle nicht weit verbreitet.

Medikamente

Die meisten Medikamente für Kinder gibt es als Saft mit einem dazugehörigen Löffel oder einer Einwegspritze. Wenn Ihr Baby seine Arznei verweigert, bitten Sie Ihren Partner, Ihnen zu helfen, oder wickeln Sie es in eine Decke, sodass Sie es ruhig halten können. Eine Pipette oder das Absaugen vom Finger sind die besten Methoden, wenn das Kind noch nicht vom Löffel schlucken kann. Ältere Kinder kann man überreden, indem man ihnen eine Leckerei verspricht, die den Medizingeschmack vertreibt.

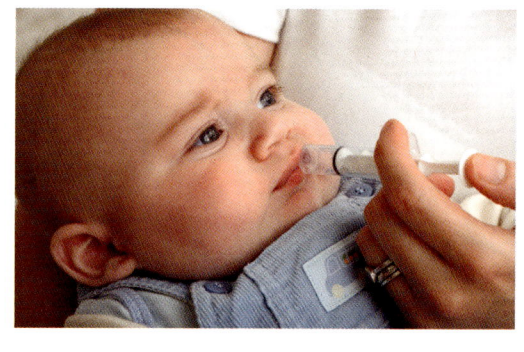

▲ **EINFLÖSSEN** Schieben Sie Ihrem Baby die Spritze in den Mundwinkel, und lassen Sie die Medizin durch das Drücken auf den Kolben langsam einträufeln.

Verabreichen von Medikamenten

Wenn Sie eine Einmalspritze benutzen, die nicht in die Arzneiflasche passt, benötigen Sie einen Adapter, um das Medikament aufzuziehen (s. Abb.). Halten Sie das Kind fest im Arm, sichern Sie dabei sanft die Hände des Kindes, damit es Ihnen die Arznei nicht aus der Hand schlägt.

▶ **VORBEREITEN** Halten Sie das Baby in Ihrer Ellenbeuge. Ziehen Sie mit der Spritze die erforderliche Menge der Arznei auf.

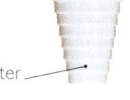
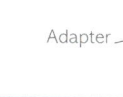
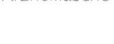

Spritze
Adapter
Arzneiflasche

Tropfen geben

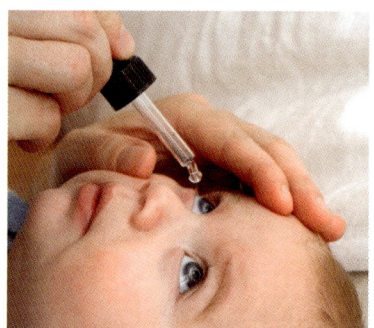

▲ **AUGENTROPFEN** Legen Sie Ihr Baby auf den Rücken. Ziehen Sie mit der Pipette die richtige Menge auf. Ziehen Sie vorsichtig das untere Augenlid mit Ihrem Finger nach unten und heben Sie das obere Lid. Lassen Sie die Tropfen in den äußeren Augenwinkel fallen.

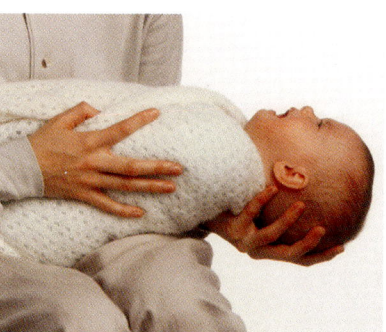

▲ **NASENTROPFEN** Legen Sie Ihr Baby auf den Rücken mit nach hinten gebeugtem Kopf. Ziehen Sie mit der Pipette die richtige Menge Arznei auf. Halten Sie die Pipette über die Nasenlöcher und geben Sie die entsprechende Anzahl Tropfen in jedes Nasenloch.

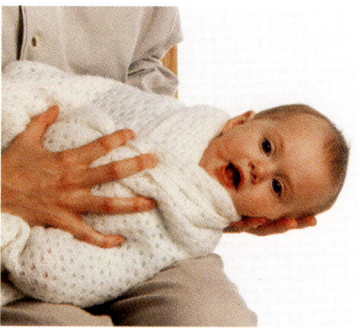

▲ **OHRENTROPFEN** Legen Sie Ihr Baby auf die Seite. Ziehen Sie mit der Pipette die richtige Menge Arznei auf. Halten Sie die Pipette über die Ohröffnung und geben Sie die Ohrentropfen mitten ins Ohr. Halten Sie das Baby still, während die Tropfen in den Gehörgang fließen.

Die Pflege des Kindes

Sie brauchen weder besondere Fähigkeiten noch medizinische Kenntnisse, um ein krankes Kind zu pflegen. Es genügt, wenn Sie die üblichen Regeln lockern und Ihre Sorge vor dem Kind verbergen. Bestehen Sie nicht darauf, dass es essen muss, aber geben Sie ihm viel zu trinken.

Allgemeine Pflegetipps

Ebenso wie die vom Arzt festgelegte medizinische Behandlung erleichtern auch die folgenden Maßnahmen Ihrem Kind das Kranksein:
- Lüften Sie das Zimmer und das Bett des Kindes mindestens einmal am Tag.
- Stellen Sie dem Kind einen Eimer ans Bett, falls es erbrechen muss.
- Stellen Sie ihm eine Box mit Papiertüchern ans Bett.
- Bieten Sie ihm öfters eine Kleinigkeit zu essen an; große Portionen schrecken es nur ab.
- Wenn es Fieber hat, waschen Sie es mit lauwarmem Wasser ab.
- Geben Sie Ihrem Kind zur Schmerzlinderung oder Fiebersenkung nach Absprache mit dem Arzt eventuell ein Medikament, z. B. Paracetamol-Zäpfchen oder Ibuprofen-Saft.

Muss das Kind im Bett bleiben?

Bei Ausbruch einer Krankheit fühlt sich das Kind schlecht und bleibt wahrscheinlich freiwillig im Bett. Es schläft viel. Sobald es sich besser fühlt, braucht es zwar immer noch Bettruhe, will aber bei Ihnen sein und zeitweise auch spielen. Am besten richtet man auf dem Sofa im Wohnzimmer oder in der Nähe des Arbeitsplatzes der Mutter ein Bett her. Beharren Sie nicht darauf, dass das Kind im Bett bleibt, weil es krank ist – fiebernde Kinder beispielsweise werden im Bett nicht schneller gesund. Ist das Kind allerdings müde, muss man es ins Bett legen. Aber lassen Sie es nicht einfach allein.

Ist Ihr Kind auf dem Weg der Genesung, so bieten Sie ihm tagsüber genügend Anregungen, damit es rasch zu seinem gewohnten Tag-Nacht-Rhythmus zurück findet.

Trinken

Ein krankes Kind muss – vor allem bei Durchfall, Fieber oder Erbrechen – viel trinken, weil es die verlorene Flüssigkeit ersetzen muss. Die empfohlene Flüssigkeitsmenge für fiebernde Kinder beträgt 100–150 ml pro kg Körpergewicht am Tag; dies entspricht 1 l bei einem 9 kg schweren Kind. Eine solche Flüssigkeitsmenge wird ein krankes Kind, das viel schläft, nur mit Mühe aufnehmen.

Lassen Sie dem Kind deshalb immer sein Lieblingsgetränk am Bett stehen (am besten Wasser oder Fruchtsaft). Merken oder notieren Sie sich, wie viel das Kind trinkt.

Beschäftigung

Ein krankes Kind dürfen Sie ohne schlechtes Gewissen verwöhnen. Machen Sie Spiele mit ihm und unterhalten Sie sich mit ihm. Lockern Sie alle Regeln. Lassen Sie es spielen, was es will, selbst wenn diese Spielsachen sonst nicht mit ins Bett genommen werden dürfen. Will Ihr Kind mit Wasserfarben malen oder kneten, breiten Sie ein Wachstuch über dem Bett aus.

Lassen Sie Ihr Kind malen; lesen Sie ihm vor; holen Sie alte Spielsachen hervor und spielen Sie zusammen; packen Sie ihm ein kleines Geschenk ein; singen Sie gemeinsam oder erfinden Sie zusammen Geschichten. Das Kind soll malen, was es alles machen wird, wenn es wieder gesund ist. Wenn es keine ansteckende Krankheit hat, können Sie auch seine Freunde zu einem kurzen Besuch einladen. Wenn Ihr Kind kein Fieber hat, darf es auch kürzere Zeit draußen spielen, sofern es nicht herumtobt. Achten Sie dabei unbedingt auf eine dem Wetter entsprechende Kleidung.

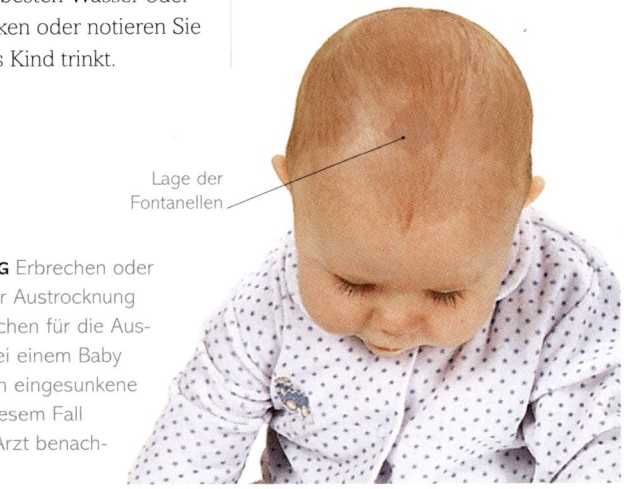

Lage der Fontanellen

▶ **AUSTROCKNUNG** Erbrechen oder Durchfall kann zur Austrocknung führen. Ein Anzeichen für die Austrocknung sind bei einem Baby unter 18 Monaten eingesunkene Fontanellen; in diesem Fall muss sofort der Arzt benachrichtigt werden.

Erbrechen

Erbrechen ist für ein Kind meist qualvoll; machen Sie es ihm so erträglich wie möglich. Lassen Sie das Kind im Bett aufsitzen; stellen Sie einen Eimer in Reichweite, damit es nicht zur Toilette laufen muss. Binden Sie langes Haar zurück. Ist ihm übel, halten Sie seinen Kopf und trösten es. Nach dem Erbrechen helfen Sie ihm, die Zähne zu putzen, oder geben Sie ihm ein Pfefferminzbonbon, um den Geschmack loszuwerden.

Hat das Kind einige Stunden lang nicht mehr erbrochen, können Sie ihm leichte Speisen, z. B. Kartoffelbrei, geben. Drängen Sie es aber nicht zum Essen. Viel wichtiger als essen ist trinken. Geben Sie Ihrem Kind jedoch keine Milch, sondern Wasser und verdünnten Fruchtsaft.

Maßnahmen bei erhöhter Temperatur

Das erste Anzeichen einer erhöhten Temperatur ist in den meisten Fällen eine heiße Stirn. Um sicherzugehen sollten Sie allerdings Fieber messen (s. S. 278). Gehen Sie mit Ihrem Kind zum Arzt, wenn das Fieber länger als 24 Stunden andauert oder von anderen Symptomen begleitet ist. Bei

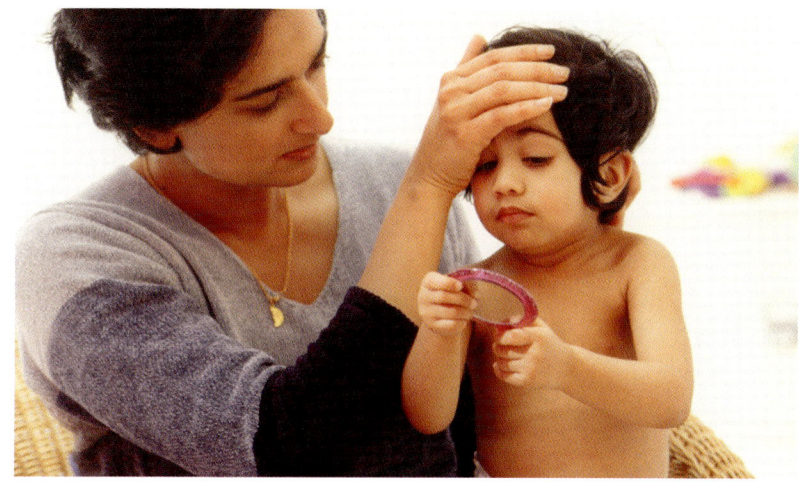

▲ VERTRAUEN SIE IHREM GEFÜHL Wenn Sie vermuten, dass Ihr Kind krank ist, gehen Sie mit ihm zum Arzt. Sie können die Verfassung Ihres Kindes am besten beurteilen.

Kindern unter sechs Monaten muss eine Temperatur über 38 °C ernst genommen werden.

Versuchen Sie, Ihr Kind mithilfe von lauwarmen Waschungen abzukühlen, wenn das Fieber über 40 °C steigt – andernfalls besteht die Gefahr eines Fieberkrampfs. Wringen Sie ein Handtuch in lauwarmem Wasser so aus, dass es noch tropft. Vom Kopf ausgehend, waschen Sie den ganzen Körper vorsichtig ab. Wenn das Handtuch warm ist, wechseln Sie es.

Kontrollieren Sie die Temperatur des Kindes alle fünf Minuten und stellen Sie die Waschungen wieder ein, wenn sie auf 38 °C gefallen ist.

Waschen Sie ein Kind mit Fieber niemals mit kaltem Wasser ab, da sich dabei die Blutgefäße verengen; dadurch wird die Wärmeabgabe verhindert und es kommt zu einem Temperaturanstieg.

Können Sie durch die lauwarmen Waschungen das Fieber nicht senken, geben Sie ihm bei über 39 °C ein fiebersenkendes Mittel.

Fieberkrämpfe

Die häufigste Ursache für Fieberkrämpfe bei Babys und Kindern zwischen sechs Monaten und drei Jahren ist eine erhöhte Temperatur im Rahmen einer Virusinfektion.

Während des Krampfes kommt es aufgrund einer zeitweiligen Anormalität der Gehirnfunktion zu Zuckungen der Muskeln. Begleitsymptome können der Verlust des Bewusstseins, der Verlust der Kontrolle über Darm und Blase, rhythmisches Gliederzucken, Schläfrigkeit und Verwirrung sein.

Räumen Sie alle Gegenstände um das Kind herum weg, damit es nicht zu Schaden kommen kann. Wenn sein Körper nicht mehr zuckt, bringen Sie es in die stabile Seitenlage (s. S. 327).

Waschen Sie Ihr Kind mit lauwarmem (niemals kaltem) Wasser ab, um das Fieber zu senken. Lassen Sie es nicht allein, halten Sie es nicht fest und schieben Sie ihm nichts in den Mund. Rufen Sie den Arzt, sobald das Kind wieder zu sich gekommen ist. Dauert der Krampf länger als 15 Minuten, alarmieren Sie den Notarzt.

Im Krankenhaus

Ein Aufenthalt im Krankenhaus lässt sich manchmal nicht vermeiden: nach einem Unfall, wegen einer schweren akuten oder einer chronischen Erkrankung. Vielleicht ist auch eine Operation nötig.

Vorbereitung aufs Krankenhaus

Mit etwas Voraussicht Ihrerseits muss ein Krankenhausaufenthalt für Ihr Kind nichts Schlimmes oder Beängstigendes sein. Bringen Sie ihm das Krankenhaus als einen freundlichen Ort nahe, an dem die Menschen geheilt werden. Nach Möglichkeit – wenn beispielsweise ein Freund oder Verwandter im Krankenhaus liegt – nehmen Sie das Kind einmal zu Besuch mit.

Wenn Sie wissen, dass Ihr Kind ins Krankenhaus muss, lesen Sie ihm eine entsprechende Geschichte vor. Schenken Sie ihm einen Arztkoffer und spielen Sie zusammen Arzt, Schwester und Patient. Sagen Sie ihm ganz ehrlich, warum es ins Krankenhaus muss. Betonen Sie, dass man ihm dort nach Kräften helfen wird. Versichern Sie ihm, dass Sie so oft wie möglich bei ihm sein werden. Ist es alt genug, können Sie ihm erklären, wann es voraussichtlich wieder nach Hause darf.

Steht eine Operation bevor, will das Kind wahrscheinlich wissen, was mit ihm geschehen wird. Beantworten Sie seine Fragen so aufrichtig wie möglich – behaupten Sie nicht, dass es keine Schmerzen haben wird. Sagen Sie ihm aber, dass die Ärzte Medikamente haben, die die Schmerzen schnell lindern werden.

Packen für die Klinik

Packen Sie zusammen mit Ihrem Kind eine Tasche für den Krankenhausaufenthalt. Mit am schlimmsten für das Kind sind die ungewohnte Umgebung und der veränderte Tagesablauf; daher sollte es einige seiner Habseligkeiten bei sich haben: einen Kassettenrekorder, Spiele, Kuscheltiere und ein Foto für den Nachttisch. Außerdem braucht es folgende Dinge:
- Kulturbeutel mit Haarbürste, Kamm, Seife, Waschlappen, Zahnbürste und Zahnpasta
- drei Schlafanzüge oder drei Nachthemden
- Bademantel und Pantoffeln
- drei Paar Socken
- drei Unterhosen

Im Krankenhaus

In vielen Krankenhäusern können die Eltern 24 Stunden am Tag bei ihrem Kind bleiben. Auf jeden Fall sollten Sie es so oft und so lange wie möglich besuchen – vor allem anfangs, wenn alles neu ist. Sagen Sie ihm, wann Sie kommen werden, und halten Sie Ihre Zusagen immer ein. Fragen Sie die Schwestern auf der Station, ob Sie Ihr Kind baden, wickeln und füttern können. Geht es ihm verhältnismäßig gut, können Sie ihm vorlesen oder mit ihm spielen. Können Sie nicht ständig im Krankenhaus bleiben,

▶ **VERTRAUTE DINGE** Geben Sie Ihrem Kind viel Sicherheit und lassen Sie es sein Lieblingsspielzeug in die Klinik mitnehmen.

bitten Sie Ihren Partner, Freunde und Verwandte das Kind zu verschiedenen Zeiten zu besuchen. Dann hat Ihr Kind öfter einen vertrauten Menschen bei sich. Zeigen Sie sich nicht zu besorgt über seine Krankheit. Stärken Sie es, indem Sie optimistisch sind.

Nach Hause kommen

Je nach Dauer des Krankenhausaufenthalts können Sie bei Ihrem Kind einige Veränderungen feststellen. Im Krankenhaus ist es wahrscheinlich früher aufgewacht und früher eingeschlafen; diesen Rhythmus wird es zu Hause noch einige Zeit beibehalten. Nachdem es nun ein wenig verwöhnt worden ist, wird es zu Hause Schwierigkeiten mit der Disziplin haben und will vielleicht auch nicht mehr in den Kindergarten gehen. Seien Sie tolerant, denn es wird sich bald wieder an den Alltag gewöhnen.

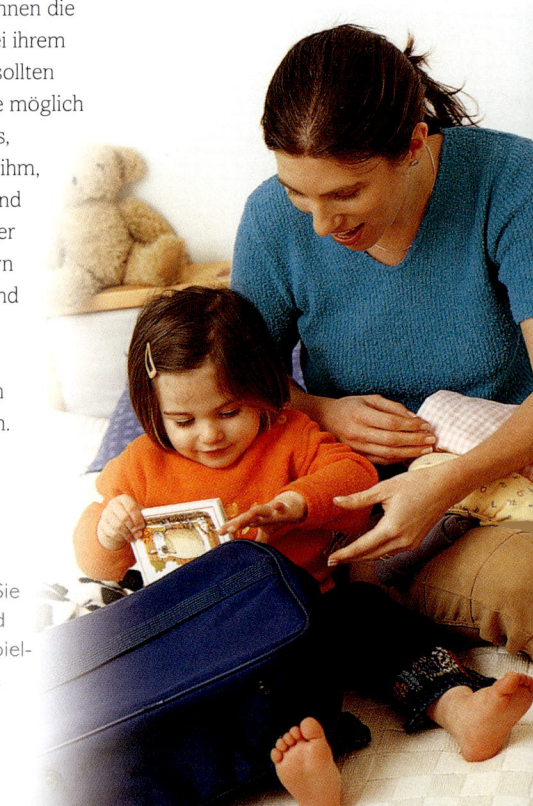

Impfungen

Das Auftreten lebensgefährlicher Kinderkrankheiten wie Diphtherie ist seit der Einführung der Impfprogramme, drastisch zurückgegangen. Manche Impfungen halten lange vor (Röteln), andere müssen in regelmäßigen Abständen aufgefrischt werden (Tetanus).

Es gibt zwei Arten der Immunisierung: passive und aktive. Bei der passiven Immunisierung gelangen bereits existierende Antikörper in den Körper. Bei der aktiven Impfung wird das abgeschwächte Virus injiziert und regt das Immunsystem an, eigene Antikörper zu bilden – aus diesem Grund kann eine Impfung manchmal schwache Symptome der Krankheit, gegen die sie schützen soll, hervorrufen.

In den ersten fünf Lebensjahren erhält ein Kind viele Impfungen: je fünf gegen Tetanus, Diphtherie, Keuchhusten, vier gegen Pneumokokken, drei bis vier gegen Hib, Kinderlähmung und Hepatitis B, je zwei gegen Mumps, Masern, Röteln und gegen Windpocken. Viele dieser Impfungen werden als Kombinationen zusammengefasst, sodass Ihr Kind weniger häufig gepiekst werden muss.

Eine Impfung schafft keinen sofortigen Schutz gegen die Krankheit; in manchen Fällen wird sie erst nach vier Wochen wirksam. Mögliche Impfbeschwerden können Sie durch Paracetamolzäpfchen oder -saft lindern.

Die Bedeutung der Impfung

Da die Impfprogramme, die eine Immunität schaffen, derart erfolgreich sind, kann man leicht vergessen, wie verbreitet bedrohliche Krankheiten wie Polio oder Diphterie einst waren.

Impfungen schützen sowohl den einzelnen als auch die ganze Gemeinschaft vor Infektionskrankheiten. Jedes Kind sollte deshalb ausreichend geimpft werden. Manche Mütter haben Vorbehalte wegen der Berichte über Nebenwirkungen, aber diese sind in Wirklichkeit sehr selten. Ihr Kind sollte allerdings nicht geimpft werden, wenn es Fieber oder eine Infektion hat oder auf einen früheren Impfstoff stark reagiert hat. Der Kinderarzt wird Sie in diesem Fall beraten.

Impfplan

ALTER	IMPFUNGEN	VERABREICHUNG
2 Monate	Diphtherie, Wundstarrkrampf (Tetanus), Pertussis (Keuchhusten), Hib, Hepatitis B, Pneumokokken, Polio (Kinderlähmung) – als 1. Schritt der Grundimmunisierung	Injektion
3 Monate	Tetanus, Diphtherie, Pertussis, Hib, Polio, Hepatitis B, Pneumokokken – als 2. Schritt der Grundimmunisierung	Injektion
4 Monate	Tetanus, Diphtherie, Pertussis, Hib, Polio, Hepatitis B, Pneumokokken – als 3. Schritt der Grundimmunisierung	Injektion
11–14 Monate	Tetanus, Diphtherie, Pertussis, Hib, Polio, Hepatitis B, Pneumokokken – als 4. Schritt der Grundimmunisierung; außerdem Mumps, Masern, Röteln, Windpocken, Meningokokken	Injektion
15–23 Monate	Mumps, Masern, Röteln, Windpocken	Injektion
5.–6. Lebensjahr	Diphtherie, Tetanus, Pertussis – 1. Auffrischung	Injektion

Häufige Beschwerden

Bei einem Kind verläuft jede Krankheit anders und möglicherweise ernster als bei einem Erwachsenen. Sein Immunsystem ist noch nicht voll entwickelt, sodass schneller Komplikationen auftreten können. Der kleinere Körperbau spielt ebenfalls eine Rolle: Eine Hals- oder Kehlkopfentzündung kann bei einem Kind z. B. auf die Bronchien übergreifen, weil die Atemwege so kurz sind. In diesem Teil habe ich die häufigsten Beschwerden beschrieben. Sie erfahren, wann Sie mit dem Kind zum Arzt gehen müssen und was Sie zu Hause tun können. So werden Sie bei Erkrankungen Ihres Kindes rasch und angemessen handeln können.

Ohren

Ohrentzündungen sind bei Kindern häufig, weil die eustachische Röhre – der Gang, der den Rachen mit dem Ohr verbindet – noch relativ kurz ist, sodass jede Halsentzündung schnell zum Mittelohr aufsteigen kann.

Ohrenschmalz

Ohrenschmalz wird von den Drüsen im äußeren Gehörgang produziert. Es schützt das Ohr vor Staub, Fremdkörpern und Infektionen. Bei einer Erkältung oder Halsschmerzen produzieren Kinder oft mehr Ohrenschmalz; wenn es trocknet und verhärtet, hört das Kind schlecht. Meist ist das nichts Ernstes, aber Sie sollten trotzdem zum Arzt gehen.

Symptome Das Ohrenschmalz kann hart und fest werden; dann verursacht es Schwerhörigkeit, Ohrgeräusche oder ein Druckgefühl im äußeren Gehörgang.

Behandlung Der Arzt macht eine Spülung mit warmem Wasser oder verschreibt Ohrentropfen. Tropfen werden verwendet, wenn das Ohrenschmalz einen festen Klumpen gebildet hat; durch die Tropfen weicht es auf und läuft nachts in einen Wattebausch an der Ohrmuschel. Sie sollten niemals versuchen, etwas in das Ohr des Kindes einzuführen, nicht einmal ein Wattestäbchen.

Gehörgangsentzündung

Infolge übermäßiger Reinigung, Kratzen oder durch einen Fremdkörper im Ohr entzündet sich der Gang, der von der Ohrmuschel zum Trommelfell führt.

Symptome Ihr Kind klagt über Ohrenschmerzen; der Gehörgang und die Ohrmuschel können gerötet und empfindlich sein. Vielleicht sehen Sie eitrige Absonderungen und trockene Schuppen.

Behandlung Die Behandlung zu Hause beinhaltet die Säuberung der Ohrmuschel, evtl. die Verabreichung eines schmerzstillenden Medikaments, die Senkung des Fiebers und das Abdecken des Ohrs mit einer Kompresse. Der Arzt kann Antibiotika oder Ohrentropfen verschreiben. Jeder Fremdkörper oder Abszess muss vom Arzt behandelt werden.

Mittelohrentzündung

Kinder haben häufig eine Mittelohrentzündung. Eine Infektion entsteht, wenn Bakterien von der Nase und dem Hals durch die eustachische Röhre in das Mittelohr gelangen. Unbehandelte Mittelohrentzündungen können zu einem dauerhaften Gehörverlust führen.

Symptome Am auffallendsten sind starke Ohrenschmerzen und Appetitlosigkeit. Das Kind kann auch fiebern oder einen Ausfluss aus dem Ohr haben und schlecht hören. Ein erkranktes Baby ist unruhig und reibt am Ohr. Das Ohr kann stark gerötet sein.

Behandlung Üblicherweise werden schmerzstillende Medikamente und Nasentropfen eingesetzt. Ihr Kind sollte kein Wasser in die Ohren bekommen, bis die Infektion ausgeheilt ist. In schweren Fällen können Antibiotika verschrieben werden, vor allem wenn das Kind fiebert und erbricht.

Chronischer Tubenkatarrh

Ein akuter Verschluss der Eustachischen Röhre, die das Mittelohr über den Nasen-Rachen-Raum belüftet, tritt meist bei einer Nasen-Rachen-Infektion auf. Sie wird auch als akuter Tubenkatarrh oder akuter Tubenverschluss bezeichnet und heilt nach wenigen Tagen ohne oder durch leichte Behandlung z.B. mittels Nasentropfen ab. Bei häufigen Mittelohr- oder Halsentzündungen jedoch kann sich das Mittelohr allmählich mit einer geleeartigen Flüssigkeit füllen. Da die Flüssigkeit durch die Eustachische Röhre nicht abfließen kann, wird sie zäh. Dies verursacht Schwerhörigkeit, weil die Laute nicht über das Mittelohr zum Innenohr, wo das eigentliche Gehör liegt, übertragen werden.

Symptome Ein Tubenkatarrh verursacht gewöhnlich keine Schmerzen, aber einen teilweisen Verlust der Hörfähigkeit und ein Druckgefühl tief innen im Ohr. Das Kind schläft mit offenem Mund, schnarcht und spricht näselnd. Wird der Tubenkatarrh nicht behandelt, kann er zu einer dauerhaften Schwerhörigkeit führen.

Behandlung Die Behandlung des chronischen Tubenkatarrhs besteht darin, wieder Luft ins Mittelohr zu bringen, damit der Unterdruck aufgehoben wird und das Trommelfell in seine ursprüngliche Position zurückkehren kann. Gelingt der Druckausgleich durch Lufteinblasen in die Nase nicht, kann in schweren Fällen eine kleine Operation notwendig werden. Dabei wird ein Paukenröhrchen eingesetzt (s. Abb.), das nach einigen Monaten von selbst herausfällt oder vom Arzt wieder entfernt wird. Wenn dem Kind Paukenröhrchen eingesetzt worden sind, muss es beim Schwimmen und Haarewaschen gut sitzende Ohrenstöpsel tragen.

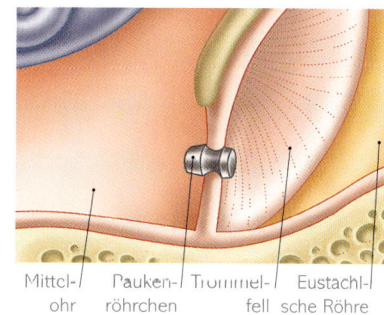

▲ **PAUKENRÖHRCHEN** Das winzige Plastikröhrchen ermöglicht die Luftzirkulation im Mittelohr und sorgt dafür, dass die Flüssigkeit abfließen kann.

Nase

Viele Kinder haben als Folge einer Erkältung, Grippe oder auch einer Allergie immer wieder eine verstopfte Nase; auch Nasenbluten tritt häufig auf. Diese Beschwerden sind aber nichts, worüber Sie sich ernsthaft Sorgen machen müssen.

Verstopfte oder laufende Nase

Übermäßige Schleimbildung in der Nase wird gewöhnlich von einem Erkältungsvirus (s. S. 294) verursacht. Die Nase läuft oder wird ständig »hochgezogen«. Die Schleimhäute, die die Nasengänge auskleiden, entzünden sich, schwellen an, verstopfen und blockieren die Nase. Weitere Ursachen sind die allergische Rhinitis (s. S. 293) oder ein Fremdkörper.

Symptome Das von einem Virus verursachte Sekret ist zunächst klar und wässrig. Sobald der Körper die Infektion bekämpft, wird es dick und gelblich. Der bei einer Nebenhöhleninfektion produzierte Schleim ist dick und gelbgrün, weil nur Bakterien beteiligt sind.

Behandlung Halten Sie Ihr Kind an, sich oft die Nase zu putzen. Zeigen Sie ihm, wie es erst ein Nasenloch schnäuzt, dann das andere. Das Inhalieren von Menthol, in Form von Einreibungen auf der Brust oder Tropfen auf das Kissen, kann bei älteren Kindern helfen. Wenden Sie sich an den Arzt, wenn der Schnupfen länger als drei Tage andauert und sich das Kind krank fühlt.

Nasenbluten

Nasenbluten kann meistens schnell gestoppt werden. Bei schwerem oder länger als 30 Minuten andauerndem Nasenbluten oder einer Blutung infolge eines Schlags auf den Kopf bringen Sie das Kind zum Arzt.

Symptome Winzige Blutgefäße in den Nasenlöchern bluten. In der Nase kann sich ein Klumpen bilden, der nicht entfernt werden sollte.

Behandlung Setzen Sie Ihr Kind mit nach vorne geneigtem Kopf über eine Schüssel oder ein Waschbecken. Legen Sie ihm einen kalten Waschlappen in den Nacken und drücken Sie vorsichtig auf den Nasenrücken – zehn Minuten lang oder bis die Blutung aufgehört hat. Ihr Kind sollte die Nase mindestens drei Stunden lang nicht putzen.

Hals und Rachen

Infektionen in Hals und Rachen wie z. B. Mandelentzündung sind bei Babys selten. Sie kommen bevorzugt bei Kindergarten- und Schulkindern vor, die vielen neuen Keimen ausgesetzt sind.

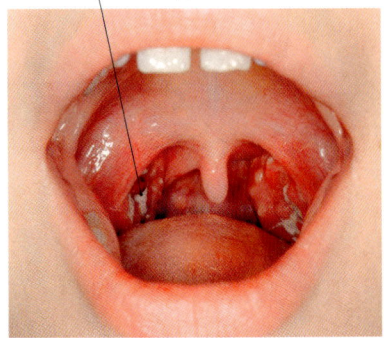

▲ **MANDELENTZÜNDUNG** Entzündete Mandeln verursachen Halsschmerzen und Schluckbeschwerden. Auf den Mandeln können helle Stippchen sitzen

Gelbe Stippchen auf den Mandeln

Halsschmerzen

Halsschmerzen oder Schluckbeschwerden werden normalerweise von Bakterien wie Streptokokken oder Erkältungs- und Grippeviren verursacht. Bei Kleinkindern kommen oft Ohrenschmerzen hinzu.

Symptome Das Kind klagt über Halsweh oder Sie sehen, dass es Schluckbeschwerden hat. Drücken Sie seine Zunge mit einem Löffel nach unten, und lassen Sie es »Aaahhh« sagen; nun können Sie erkennen, ob der Hals gerötet oder die Mandeln vergrößert sind.

Behandlung Geben Sie Ihrem Kind viel zu trinken und bei Schluckbeschwerden verflüssigte Speisen. Bei einer bakteriellen Entzündung oder Mandelentzündung wird der Arzt ein Antibiotikum verschreiben.

Mandelentzündung

Die Mandeln, die links und rechts im Rachen liegen, haben eine Schutzfunktion. Sie fangen die Bakterien ab und vernichten sie; dadurch können sie nicht weiter in den Körper vordringen. Dabei schwellen die Mandeln selbst an und entzünden sich.

Symptome Das Kind klagt über Halsschmerzen und Schluckbeschwerden. Die Mandeln sind rot und vergrößert, möglicherweise mit gelblichen und weißen Stippchen überzogen. Weitere Symptome für eine Mandelentzündung sind Fieber, geschwollene Lymphdrüsen am Hals und Mundgeruch.

Behandlung Gehen Sie zum Arzt; er kann einen Rachenabstrich machen und die Ohren und Drüsen des Kindes untersuchen. Bei einer Halsentzündung geben Sie dem Kind viel zu trinken und verflüssigen die Speisen. Geben Sie evtl. schmerzlindernde Medikamente. Eine bakterielle Mandelentzündung wird mit einem geeigneten Antibiotikum behandelt.

Kehlkopfentzündung

Zu einer Entzündung des Kehlkopfes oder der Stimmbänder kann es bei jeder Erkältung kommen. Solange sich kein Pseudokrupp entwickelt (s. S. 296), ist eine Kehlkopfentzündung selten ernst.

Symptome Die häufigsten Symptome sind Heiserkeit und Stimmverlust, Beschwerden beim Schlucken, unter Umständen ein trockener Husten und leichtes Fieber.

Behandlung Meist heilt eine Kehlkopfentzündung in wenigen Tagen ab. Das Kind sollte ruhen, am besten in einem Raum mit hoher Luftfeuchtigkeit und genügend Luftzirkulation. Geben Sie ihm viel zu trinken. Fällt das Fieber nicht, braucht es vielleicht Antibiotika. Achten Sie darauf, dass die Temperatur nicht zu sehr steigt (s. S. 281). Sobald sich Pseudokrupp entwickelt (s. S. 296), gehen Sie sofort zum Arzt.

Lymphknoten

Bei einer lokalen Infektion werden in den Lymphknoten, die dem Infektionsherd am nächsten liegen, zusätzliche weiße Blutkörperchen gebildet. Sie sollen die Bakterien abfangen und abtöten. Dadurch entzünden sie sich und schmerzen.

Geschwollene Lymphdrüsen Die Lymphknoten vor dem Ohr und unter dem Kiefer schwellen bei einer Halsentzündung an. Um sie zu fühlen, tasten Sie mit den Fingern ausgehend von den Ohren beide Seiten des Halses ab; sie fühlen sich an wie große Erbsen.

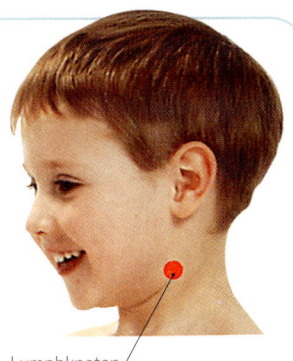

Lymphknoten

Augen

Die häufigsten Augenprobleme in der Kindheit sind Infektionen oder Entzündungen der Augen. Sie können durch Hygienemaßnahmen und evtl. mit Augentropfen geheilt werden. Anders bei Sehproblemen wie dem Schielen: Hier müssen Sie zum Arzt.

Augenlidentzündung (Blepharitis)

Eine Entzündung des Augenlidrandes, oft in Verbindung mit Ekzemen und Milchschorf, tritt in der Regel immer wieder auf. Sie ist nichts Ernstes und kann durch einfache Selbsthilfemaßnahmen gebessert werden. Gehen Sie zum Arzt, wenn die Augen Ihres Kindes verklebt sind oder sich die Entzündung nicht innerhalb einer Woche bessert.

Symptome Die Augenlidränder sind rot, schuppig und entzündet; an den Wimpern hängen eventuell winzige Krusten angetrockneten Eiters.

Behandlung Tauchen Sie ein Wattebällchen in warmes Wasser. Bitten Sie das Kind, die Augen zu schließen, und säubern Sie jedes Auge von außen nach innen. Verwenden Sie für jedes Auge frische Watte. Reinigen Sie die Augen morgens und abends, bis die Haut abgeheilt ist. Der Arzt kann eine entzündungshemmende Salbe verschreiben. Bei einer Infektion gibt er Augentropfen.

Bindehautentzündung (Konjunktivitis)

Dabei entzündet und rötet sich die Bindehaut (Konjunktiva), die den Augapfel bedeckt. Es gibt im Wesentlichen drei Ursachen einer Bindehautentzündung: eine Infektion durch Viren oder Bakterien, eine Schädigung durch einen Fremdkörper und eine allergische Reaktion. Eine infektiöse Bindehautentzündung ist sehr ansteckend.

Symptome Das Augenzwinkern tut weh und helles Licht ist sehr unangenehm. Wird die Bindehautentzündung durch eine Infektion verursacht, ist das Auge verklebt und am Unterlid kann sich Eiter ansammeln. Bei einer allergischen Bindehautentzündung werden klare, wässrige Tränen gebildet und die Augenlider schwellen an.

Behandlung Ist ein Fremdkörper sichtbar, entfernen Sie ihn mit dem Zipfel eines sauberen Papiertaschentuchs. Gelingt dies nicht, gehen Sie sofort zum Augenarzt. Bei geröteten Augen gehen Sie zum Arzt. Bei einer Infektion verschreibt er eine Salbe oder Augentropfen. Bei einer allergischen Bindehautentzündung werden entzündungshemmende Augentropfen oder Antihistaminika gegeben.

Gerstenkorn

Wenn sich das Haarfollikel einer Wimper entzündet, entwickelt sich ein Gerstenkorn, ein kleiner Abszess, am Rande des Augenlids. Augenreiben begünstigt seine Entstehung. Ein Gerstenkorn ist schmerzhaft und beeinträchtigt das Sehvermögen.

Symptome Das Augenlid ist gerötet und leicht angeschwollen, dann füllt sich die Schwellung mit Eiter. Das Gerstenkorn tritt am Augenlid hervor.

Behandlung Gehen Sie mit Ihrem Kind zum Arzt. Zwar ist ein Gerstenkorn nicht so ansteckend wie andere Augeninfektionen, aber Sie sollten dennoch den Waschlappen und das Handtuch des Kindes getrennt aufbewahren.

Schielen

Es hat den Anschein, als ob die Augen des Babys in verschiedene Richtungen blicken, manchmal konvergent (zueinander) und manchmal divergent (voneinander wegblickend). Bis zur zehnten Lebenswoche ist das völlig normal; haben sich die Augen aber mit drei Monaten noch nicht gleich ausgerichtet, sollten Sie sich an den Kinderarzt wenden.

Symptome Beobachten Sie, wie einfallendes Licht in den Augen Ihres Babys reflektiert wird. Es sollte in jedem Auge von genau der gleichen Stelle reflektiert werden; wenn nicht, gehen Sie zum Arzt.

Behandlung In der Regel deckt der Arzt das stärkere Auge mit einer Augenklappe ab, da dadurch die Muskeln in dem schwachen Auge gestärkt werden. Mit ungefähr fünf Monaten sollten sich die Augen gleich ausgerichtet haben; manchmal dauert es aber auch länger. Vor und während jeder Schielbehandlung muss unbedingt geprüft werden, ob das Kind über eine gute Sehschärfe verfügt – etwa die Hälfte aller schielenden Menschen haben nämlich zusätzlich eine Sehschwäche. Diese lässt sich bei Kindern aber sehr erfolgreich behandeln.

Mund

Erkrankungen im Mundbereich sind in der Kindheit meist geringfügig. Nur Soor muss unverzüglich vom Arzt behandelt werden, wenn er nicht auf die üblichen Selbsthilfemaßnahmen anspricht. Das Zahnen verläuft bei den Kindern sehr unterschiedlich, erfordert aber in aller Regel keine medizinische Hilfe.

Zahnen

Mit ungefähr sechs Monaten kommt der erste Zahn durch; bis zum dritten Geburtstag hat das Kind alle Zähne (s. S. 145). Wenn die Zähne durchbrechen, ist das Zahnfleisch rot und geschwollen.

Symptome Beim Abtasten des geschwollenen, geröteten Zahnfleischs fühlen Sie eine harte Ausbuchtung. Das Baby bildet viel Speichel und sabbert; es beißt auf allem herum. Viele Babys haben während des Zahnens Schlafprobleme und sind reizbarer und anhänglicher. Das Essen kann schmerzhaft sein.

Behandlung Sie können ein schmerzlinderndes Gel auf die geröteten Stellen geben. Andere Symptome, wie Appetitmangel oder Erbrechen, werden nicht durch das Zahnen verursacht. Wenden Sie sich an Ihren Arzt.

Mundgeschwüre

Offene Wunden im Mund können innen an der Unterlippe auftreten, aber auch auf der Zunge, dem Gaumen und innen an den Backen. Die Geschwüre entstehen als Folge kleiner Wunden, manchmal liegt die Ursache auch in einer Herpes-Infektion. Aphthöse Geschwüre sind am häufigsten; sie erscheinen als runde oder ovale gelbliche Flecken mit einer entzündeten Begrenzung. Sie sollten innerhalb von 10–14 Tagen von selbst vergehen; treten sie erneut auf oder hindern sie das Kind am Essen, suchen Sie den Arzt auf.

Symptome Alle Mundgeschwüre sind schmerzhaft. Das Essen kann Probleme bereiten.

Behandlung Versuchen Sie, ein antiseptisches Gel auf die betroffene Stelle aufzutragen. Geben Sie Ihrem Kind evtl. ein Schmerzmittel. Bei einem schlimmeren Geschwür kann der Arzt auch eine entzündungshemmende Salbe verschreiben.

Verflüssigen Sie die Speisen, die Ihr Kind durch einen Strohhalm saugen kann; geben Sie ihm keine salzigen oder sauren Nahrungsmittel.

Soor

Alle Schleimhäute, auch die des Mundes, können vom Hefepilz Candida albicans infiziert werden. Dies geschieht bei einem Teil der Kinder schon während der Entbindung. Bis zum Kindergartenalter beherbergt die Mehrzahl aller Kinder Hefepilze. Erst wenn diese überhandnehmen, machen sie sich als Soor bemerkbar. Soor ist zwar keine ernste Erkrankung, kann aber beim Trinken oder Füttern Beschwerden hervorrufen.

Bei Kindern erkennt man Soor in vielen Fällen nur im Mund, aber der Pilz kann den gesamten Magen-Darm-Bereich und den After infizieren, wo er manchmal mit Windelausschlag (s. S. 77) verwechselt wird.

Symptome Soor bildet weiße, quarkähnliche Flecken auf Zahnfleisch, Gaumen, Backen und Zunge. Beim Versuch, sie wegzuwischen, werden sie wund und können zu bluten beginnen. Um den After erscheint ein pickeliger, roter Ausschlag.

Behandlung Soor kann schnell und sehr unproblematisch mit einem Antimykotikum (Pilzmittel) behandelt werden, in flüssiger Form oder als Gel bei Mundsoor und als Salbe bei analem Soor. Bei Mundsoor geben Sie dem Kind verflüssigte, milde, kalte oder lauwarme Speisen zu essen, vor allem Naturjoghurt (allerdings nicht bei sehr kleinen Babys).

Pilze gedeihen besonders in warmer, feuchter Umgebung; bei analem Soor muss aus diesem Grund häufig gewickelt werden. Lassen Sie das Baby so oft wie möglich ohne Windel, und verwenden Sie keine Plastikhöschen. Achten Sie auf höchste Hygiene.

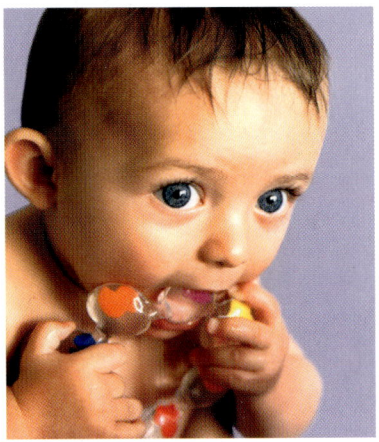

▲ SCHMERZLINDERUNG Das Kauen auf einem kühlen Beißring oder auf festen Nahrungsmitteln wie Karotten- oder Apfelstücken kann den Schmerz lindern.

Haut

Hautprobleme bei Kindern können durch eine Infektion, eine Allergie oder als Reaktion auf sehr hohe oder sehr niedrige Temperaturen entstehen. Meistens sind sie unbedeutend und können leicht behandelt werden. Ausschläge treten bei verschiedenen Erkrankungen auf; im Zweifelsfall gehen Sie zum Arzt.

Rissige Haut

Die Haut ist aufgesprungen oder rissig, manchmal sind es offene, tiefe Risse. Kälte trocknet die Haut aus, sie wird leicht rissig, besonders an den Extremitäten, wo die Durchblutung schlecht ist – an Händen, Fingern und Ohren. Mangelhaftes Abtrocknen und allzu häufiges Waschen, das das natürliche Hautfett entfernt, begünstigen die Entstehung.

Symptome Rissige Haut sieht trocken und spröde aus. Sind die Risse tief, können sie bluten und schmerzen. Infizierte Wunden können eitern.

Behandlung Solange rissige Haut nicht infiziert ist oder sehr langsam abheilt, können Sie das Problem selbst behandeln. Tragen Sie eine reichhaltige Fettsalbe auf; verwenden Sie für die Lippen einen Balsam. Waschen Sie das Kind mit Babylotion statt mit Seife und ziehen Sie es bei Kälte warm an. Setzen Sie das Kind keinen eisigen Winden und plötzlichen Temperaturschwankungen aus. Infizierte Risse sollten vom Arzt behandelt werden.

Frostbeulen

Kinder, die gegen Kälte empfindlich sind, bekommen schnell Frostbeulen. Bei Kälte verengen sich die Blutgefäße in der Haut; beim kälteempfindlichen Kind zieht sich das feine Netzwerk der Blutgefäße unter der Haut zu stark zusammen. Wenn es wieder ins Warme kommt, dehnt es sich wiederum zu stark aus. Wo eine solche Überdehnung auftritt, bildet sich in der Haut eine Beule.

Symptome Eine Frostbeule ist eine rote oder purpurfarbene Erhebung der Haut von unterschiedlicher Größe. Wichtigstes Symptom ist ein intensives Jucken beim Übergang vom Kalten ins Warme.

Behandlung Frostbeulen sind zwar störend, aber nicht ernst. Im Warmen heilen sie meist von selbst ab. Verursachen sie große Schmerzen, kann der Arzt eine gefäßverengende Salbe verschreiben. Die Salbe bewirkt, dass die Blutgefäße in der Kälte geweitet bleiben und damit die Blutzirkulation verbessert wird. Tragen Sie eine juckreizstillende Salbe auf, damit das Kind nicht kratzt.

Ist Ihr Kind anfällig für Frostbeulen, sollten Sie es bei Kälte immer warm anziehen und besonders die empfindlichen Körperpartien schützen. Feuchtigkeit begünstigt das Auftreten von Frostbeulen; ziehen Sie ihm bei nassem Wetter wasserfeste Kleidung an.

Lippenherpes

Lippenherpes, auch Bläschenflechte genannt, wird durch das Virus Herpes simplex übertragen. Jeder, der an Lippenherpes leidet, trägt das Virus in der Haut. Dort ruht es schlafend in den Nervenenden. Das Virus wird beim Küssen von den Eltern auf das Kind übertragen. Ein Anstieg der Hauttemperatur durch Sonne, Grippe, Erkältung, Stress oder Überanstrengung kann es reaktivieren und zu einer Bläschenflechte führen. Lippenherpes ist, außer direkt am Auge, wo er auf dem Augapfel eine Geschwulst bilden kann, kaum schädlich.

Symptome Gewöhnlich kündigt sich der Ausbruch 24 Stunden vorher durch ein heißes, juckendes, prickelndes Gefühl an. Die Haut wird rot und um Lippen oder Nasenlöcher entstehen kleine Bläschen. Die Blasen werden größer, verbinden sich, platzen und nässen. Dann verkrusten sie. Die Kruste fällt ab, wenn die darunterliegende Haut nach 10–14 Tagen geheilt ist. Während des Ausbruchs und der Nässephase ist Herpes sehr schmerzhaft.

Herpes ist sehr ansteckend. Durch Berührung kann das Kind ihn auf andere Körperteile übertragen.

Behandlung Die Behandlung erfolgt mit einer Creme, die die Substanz Aciclovir enthält. Diese Substanz kann die Herpesviren daran hindern, sich weiter zu vermehren, die vorhandenen aber nicht abtöten. Das bedeutet, dass man die Creme bereits beim ersten Kribbeln oder Brennen, noch vor den sichtbaren Bläschen, auftragen sollte, um den vollen Ausbruch zu verhindern. Erklären Sie Ihrem Kind daher, dass es Ihnen beim nächsten Mal frühzeitig Bescheid geben soll, wenn die Lippe kribbelt. Die Creme muss mehrere Tage alle vier Stunden dünn aufgetragen werden. Entzünden sich die Herpesbläschen, kann der Arzt eine Antibiotika-Salbe verschreiben.

Wenn Ihr Kind zum ersten Mal Herpesbläschen bekommt, sollten Sie sie einem Arzt zeigen, um sicher zu sein, dass es sich um Lippenherpes handelt.

Halten Sie Ihr Kind davon ab, sein Gesicht zu berühren, andere Kinder zu küssen und das gleiche Handtuch wie die anderen zu benutzen. Das Auftragen von Vaseline kann Rissen vorbeugen. Alkohol kann die Flechte austrocknen, brennt aber stark. Ich halte die Anwendung bei Kindern nicht für angezeigt.

Es ist hilfreich, den oder die Auslöser von Lippenherpes zu identifizieren. Ist es beispielsweise Sonneneinstrahlung, sollten Sie dem Kind im Sommer um den Mund herum einen Sonnenblocker auftragen.

Furunkel

Wenn sich ein Haarfollikel entzündet, kann daraus eine rote, eitergefüllte Geschwulst entstehen. Bei sachgemäßer Behandlung sind Furunkel nichts Ernstes. Sie können aber schmerzhaft sein. Furunkel heilen nur selten von selbst ab.

Symptome Die Haut ist rot und geschwollen. Die Schwellung wird größer und gelber Eiter sammelt sich unter der Haut. Furunkel treten gewöhnlich einzeln auf; doch da die Haarfollikel so eng beieinanderliegen, kann sich die Infektion ausbreiten, sodass mehrere Furunkel (ein sogenanntes Karbunkel) entstehen.

Behandlung Gehen Sie zum Arzt, wenn Ihr Kind mehrere Furunkel hat, sich die Infektion ausdehnt oder der Furunkel starke Schmerzen verursacht; oder wenn er nach einigen Tagen noch nicht aufgeplatzt ist. Der Arzt sticht den Furunkel vielleicht auf, damit der Eiter abläuft; dies lindert den Schmerz auf der Stelle. Haben sich mehrere Furunkel gebildet, wird ein Antibiotikum verschrieben; zudem muss der Ursache nachgegangen werden.

Grindflechte (Impetigo)

Das Bakterium Staphylokokkus, das in der Nase und der Haut nistet, kann um Nase, Mund und Ohren oder auch anderen Körperpartien eine Hautkrankheit auslösen. Grindflechte erscheint als hellgelber verkrusteter Ausschlag oder in Form kleiner, eitergefüllter Pickel; sie ist außerordentlich ansteckend.

Symptome Das erste Anzeichen ist gerötete Haut. Dann erscheinen Eiterpickelchen, die aufplatzen und schleimige Haut hinterlassen. Die Flüssigkeit verkrustet. Wird die Grindflechte nicht behandelt, breitet sie sich rasch aus.

Behandlung Gehen Sie mit dem Kind zum Arzt; er wird eine Antibiotika-Salbe und Verbände zum Abdecken verschreiben; möglicherweise auch ein orales Antibiotikum. Achten Sie peinlich genau auf die Hygiene. Verwenden Sie Papierhandtücher.

Säuglingsekzem (atopisches Ekzem)

Diese entzündliche Hauterkrankung wird durch eine vererbte Veranlagung sowie einen auslösenden Faktor, z. B. eine Allergie oder Infektion verursacht. Manchmal ist es auch eine Reaktion auf Stress.

Symptome Die von einem atopischen Ekzem befallene Haut ist wund, trocken, schuppig, rot und juckt; es können kleine weiße Bläschen, ähnlich wie Reiskörner, auftreten, die beim Kratzen aufplatzen und nässen. Das seborrhoische Ekzem ähnelt dem atopischen, juckt aber weniger und tritt an unterschiedlichen Körperstellen auf (s. rechts). Das Jucken ist das lästigste Symptom.

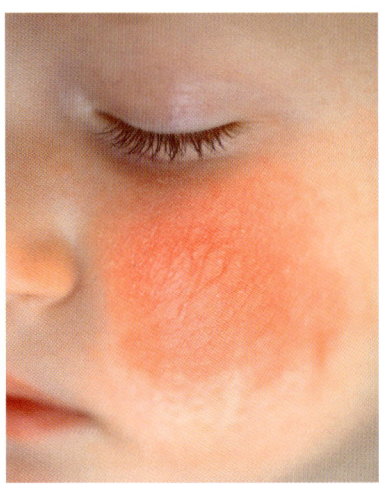

▲ **BEFALLENE STELLE** Das atopische Ekzem tritt im Gesicht, an den Händen, dem Hals, den Knöcheln sowie an Kniekehlen und Ellbogen auf. Die grauen Bereiche zeigen, wo ein seborrhoisches Ekzem üblicherweise auftritt.

Behandlung Wenn Ihr Kind an einem Ekzem leidet, gehen Sie zum Arzt. Er kann eine entzündungshemmende Salbe und Antihistaminika verschreiben, um das Kratzen zu unterbinden und eine Allergie zu bekämpfen. Ist die Haut infiziert, kann ein Antibiotikum notwendig sein. Der Arzt wird die Ursache des Ekzems bestimmen: z. B. ein Haustier, Waschmittel oder Nahrungsmittel. Beschränken Sie den Kontakt mit Wasser auf ein Minimum; wenn Sie das Kind baden, geben Sie eine rückfettende Emulsion oder unparfümiertes Badeöl ins Wasser. Verwenden Sie keine Seife. Die Wäsche muss gründlich gespült werden, damit keine Wasch- oder Weichspülerreste darin verbleiben. Tragen Sie auf seine Haut eine Fettsalbe auf. Schneiden Sie seine Fingernägel kurz. Kleiden Sie es in Baumwolle, niemals in Wolle. Beim Wickeln tragen Sie ebenfalls reichlich fetthaltige Salbe auf.

Dermatitis

Diese Entzündung der Haut entsteht als Reaktion auf Stress, auf ein Allergen wie Nickel (Kontaktdermatitis) oder manchmal auch auf Sonnenlicht (Photodermatitis). Eine seborrhoische Dermatitis tritt im Gesicht, insbesondere am Naseneingang, den Augenbrauen, den Lidern sowie der Kopfhaut auf.

Symptome Jede Dermatitis erscheint als roter, juckender und schuppender Ausschlag, manchmal mit Bläschenbildung. Bei einer Kontaktdermatitis tritt der Ausschlag gewöhnlich dort auf, wo die Haut mit dem Allergen in Berührung gekommen ist. Bei einer Photodermatitis bilden sich flächige Bläschen oder Pickel auf der sonnenexponierten Haut.

Behandlung Bei einer sehr schweren Dermatitis kann der behandelnde Arzt eine leichte Kortisonsalbe verschreiben. Die betroffenen Hautstellen müssen sauber gehalten werden und dürfen auf keinen Fall mit entfettenden Wirkstoffen wie Seifen und Reinigungsmitteln oder allergenisierenden Stoffen in Berührung kommen.

Hitzepickel

Ein heißes, stickiges Klima, in dem die Haut nicht abkühlen kann, begünstigt die Entstehung von Hitzepickeln. Der Körper reagiert durch übermäßiges Schwitzen, die Schweißdrüsen vergrößern sich und werden rot.

Symptome Es entsteht ein blassroter Ausschlag an Hals, Gesicht und Hautfalten, jeweils dort, wo die meisten Schweißdrüsen sitzen.

Behandlung Ziehen Sie Ihr Kind nicht zu warm an. Baden Sie es in lauwarmem Wasser. Die Zimmertemperatur darf nicht zu hoch sein. Wenn der Ausschlag nach zwölf Stunden nicht verschwindet, gehen Sie zum Arzt.

Sonnenbrand

Ein Sonnenbrand ist die Folge zu langer oder zu intensiver Sonnenbestrahlung. Kinder sollten durch eine Sonnencreme mit hohem Lichtschutzfaktor, einen Hut und Kleidung geschützt werden. Die Sonnenschutzcreme, mindestens mit Lichtschutzfaktor 20, sollte eine halbe Stunde vor dem Aufenthalt in der Sonne erstmals aufgetragen und spätestens alle zwei Stunden oder direkt nach dem Schwimmen erneuert werden. Besonders gefährdete Hautpartien wie Gesicht, Schultern und Fußrücken können Sie auch mit einem Sunblocker schützen. Zusätzlich sind Hut oder Kappe mit Schirm, Sonnenbrille und T-Shirts aus UV-abweisendem Material zu empfehlen.

Ist Ihr Kind hellhäutig oder noch nicht an die Sonne gewöhnt, sollten Sie besonders vorsichtig damit sein, es draußen spielen zu lassen. Kinder sollten vor der prallen Sonne geschützt werden (s. S. 238). Ein Sonnenbrand ist schmerzhaft und kann zu einem Hitzschlag (s. S. 338) führen. Auf lange Sicht können die Sonnenbrände aus der Kindheit zu Hautkrebs führen.

Inzwischen ist eindeutig erwiesen, dass die Hautschäden durch UV-Strahlung sich über das ganze Leben summieren. Die Haut „vergisst" keine Sonneneinstrahlung, sodass Hautkrebs im fortgeschrittenen Alter seine Wurzeln durchaus in intensiver Sonneneinwirkung in jungen Jahren haben kann. Da das hauteigene Schutzsystem bei Kleinkindern nicht vollständig entwickelt ist, sollten gerade Babys und Kleinkinder am sorgfältigsten vor der Sonne geschützt werden.

Symptome Die verbrannte Haut ist heiß, entzündet, rot und empfindlich. Manchmal wirft die Haut Falten und bildet Blasen. Nach einigen Tagen schuppt und schält sie sich und kann dabei jucken. Achten Sie bei einem schweren Sonnenbrand, insbesondere im Nacken, auf Symptome eines Hitzschlags: Fieber, Erbrechen und Schwindel. Treten diese Symptome auf, holen Sie sofort einen Arzt.

Ausschläge

Infektionskrankheiten wie Masern, Windpocken, Scharlach sowie Allergien und Blutkrankheiten können Ausschläge verursachen.

Ein Ausschlag kann begrenzt oder flächig, flach oder erhaben sein; er kann auf Druck verschwinden oder bestehen bleiben und er kann Bläschen bilden. Hat Ihr Kind einen Ausschlag, überprüfen Sie seine Temperatur (Fieber kann auf eine Infektionskrankheit hinweisen). Überlegen Sie, ob es möglichen Allergenen ausgesetzt war (s. S. 292 f.).

Ein Ausschlag, der auf Druck nicht verschwindet, z. B. Purpura, ist ernst. Er kann aus einer Gerinnungsstörung des Blutes resultieren oder von bakteriellen Giften, wie bei Meningitis, verursacht werden. Sie können Purpura diagnostizieren, indem Sie ein Glas auf den Ausschlag drücken. Bleibt der Ausschlag durch das Glas sichtbar, gehen Sie sofort zum Arzt.

Behandlung Eine sofortige Linderung bringt das Auftragen einer kühlenden Lotion und kalter Tücher auf die betroffenen Stellen. Behandeln Sie die verbrannte Haut sehr vorsichtig. Tragen Sie die kühlende Lotion (z. B. After-Sun-Produkte) mehrmals täglich auf die geröteten Stellen auf. Brandblasen sind Verbrennungen zweiten Grades und müssen wie solche behandelt werden (s. S. 334). Lassen Sie Ihr Kind im Haus ohne Kleidung herumlaufen; im Freien schützen Sie die Haut mit locker sitzender Kleidung und einem Sonnenblocker. Ein Hut sollte den Nacken abdecken. Der Arzt kann eine entzündungshemmende Salbe verschreiben. Achten Sie darauf, dass sich Ihr Kind nicht in der Sonne aufhält, solange der Sonnenbrand nicht vollständig abgeklungen ist, und setzen Sie alles daran, dass sich ein derartiger UV-Schaden nicht wiederholt.

Warzen

Warzen können einzeln oder in großer Anzahl auftreten. Die meisten verschwinden ohne Behandlung nach zwei Jahren. Bei Kindern entwickeln sich Warzen gewöhnlich an den Händen oder an häufig verletzten Stellen wie den Knien. Stechwarzen treten an den Fußsohlen auf. Warzen sind zwar ansteckend, aber keineswegs ernst.

Symptome Normalerweise erscheinen Warzen, beispielsweise an den Händen, als feste, hautfarbene oder braune Knubbel. Sie bestehen aus toten Hautzellen. Sie sehen zwar unschön aus, sind aber nicht schmerzhaft, solange sie nicht rissig sind und bluten. Stechwarzen können beim Gehen schmerzhaft sein.

Behandlung Solange Warzen nicht schmerzhaft oder unansehnlich sind oder auf andere Kinder übertragen werden können, brauchen Sie sich keine Sorgen zu machen. Sie werden sich spontan zurückbilden. Wollen Sie eine Warze zu Hause behandeln, können Sie in der Apotheke unter verschiedenen Mitteln wählen.

Eine Alternative ist im Sommer der Saft des Schöllkrauts. Die etwa 60 cm hohe, gelb blühende Pflanze, die an Wegrändern wächst, enthält im Stängel einen gelben, milchigen Saft. Brechen Sie einen Stängel auf und tragen Sie den ätzenden Saft direkt auf die Warze auf.

Wenden Sie den Saft aber niemals im Gesicht oder an den Genitalien an, da er sehr aggressiv ist und die zarte Haut verunstalten kann. Auch der Hautarzt kann Warzen entfernen. Vermuten Sie, dass Ihr Kind Warzen im Genitalbereich hat, sollten Sie sofort den Arzt konsultieren.

Allergien

Eine Allergie ist eine anormale Reaktion des Immunsystems auf eine bestimmte Substanz. Die häufigste Form ist Heuschnupfen – eine Allergie auf Pollen. Kinder können aber auf alle möglichen Dinge allergisch sein, von Nahrungsmitteln und Pflanzen bis zu Licht und Medikamenten.

Nesselsucht (Urtikaria)

Ein allergischer Hautausschlag aus juckenden, erhabenen weißen Quaddeln auf rotem Untergrund, ausgelöst durch den Kontakt mit einem Allergen.

Symptome Die Haut juckt extrem, und es entstehen erhabene weiße Quaddeln auf entzündeter Haut. Die Quaddeln sind klein und rund oder auch groß und unregelmäßig. Der Ausschlag erscheint in der Regel auf den Gliedmaßen und dem Rumpf, kann aber auch an anderen Körperstellen auftreten. Der Ausschlag bleibt einige Minuten bestehen, verschwindet und tritt an einer anderen Stelle wieder auf. Zusätzlich kann es zu einem Anschwellen des Gesichts kommen; in diesem Fall sollten Sie sofort zum Arzt gehen. Gelegentlich kann die Nesselsucht an Mund, Zunge und Hals auftreten und Atemnot verursachen (Anaphylaxie). Dabei handelt es sich um einen Notfall.

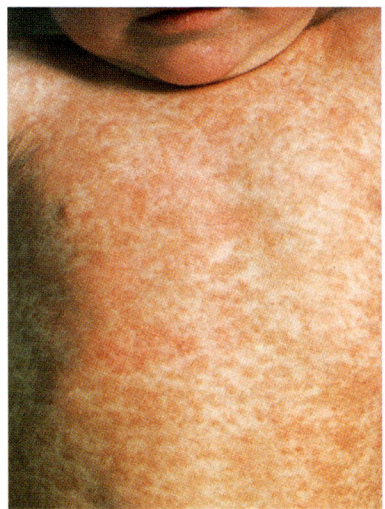

▲ **NESSELSUCHT** Die erhabenen weißen Quaddeln auf rotem Grund verbinden sich manchmal zu einem großflächigen Ausschlag.

Behandlung Tragen Sie eine kühlende Lotion auf oder baden Sie das Kind in kühlem Wasser. Der Arzt kann Antihistamintabletten verschreiben. Bei einer Anaphylaxie muss das Kind ins Krankenhaus.

Heuschnupfen (akute allergische Rhinitis)

Wenn die Schleimhäute in Kontakt mit einem Allergen (gewöhnlich Pollen) kommen, entzünden sie sich; es zeigen sich die Symptome einer allergischen Rhinitis (s. unten). Heuschnupfen tritt im Frühjahr und Sommer auf, wenn die Pollenkonzentration in der Luft hoch ist.

Symptome Zu den Symptomen gehören Niesen, eine laufende Nase und gerötete, juckende, tränende Augen. Heuschnupfen unterscheidet sich vom Schnupfen durch das saisonale Auftreten und das wässrige Nasensekret. Außerdem ist die Temperatur nicht erhöht.

Behandlung Sie können das Kind unmöglich von allen Allergenen fernhalten – dann dürften Sie es im Sommer gar nicht mehr hinausgehen lassen. Allerdings können Sie die Pollenflugvorhersage beachten und das Kind bei hohen Konzentrationen im Haus behalten.

Der Arzt kann durch einen Hauttest die Allergene bestimmen und evtl. eine Hyposensibilisierung durchführen. Er kann auch Antihistaminika und ein Nasenspray sowie Augentropfen empfehlen.

Chronische allergische Rhinitis

Die chronische oder ganzjährige Rhinitis äußert sich wie Heuschnupfen, doch treten die Symptome das ganze Jahr über auf. Die auslösenden Allergene sind meist Hausstaubmilben, Federn und Tierhaare.

Symptome Die Symptome einer chronischen allergischen Rhinitis sind dieselben wie bei Heuschnupfen – eine laufende, juckende Nase und tränende, juckende Augen. Ein Allergietest kann die Diagnose bestätigen.

Behandlung Die wirksamste Behandlung besteht in der Vermeidung der Allergene, die der Hauttest ergeben hat. Vielleicht müssen Sie sich von einem Haustier trennen, das Bettzeug austauschen oder täglich nass wischen.

Antihistamine und andere Medikamente verhindern das Auftreten der Symptome. Nasensprays bringen oft schnelle Linderung.

Photosensibilität

Dabei handelt es sich um eine Allergie gegen Licht oder vielmehr gegen Licht bestimmter Wellenlängen. Eine sehr seltene Form wird vererbt.

Symptome Der Ausschlag ist leicht erkennbar, weil die von der Kleidung bedeckte Haut verschont bleibt; es existiert eine klare Abtrennung zu den der Sonne ausgesetzten Hautbezirken.

Behandlung Der sensibilisierende Stoff und/oder das Sonnenlicht muss gemieden werden, bis der Ausschlag abgeheilt ist. Ein empfindliches Kind sollte im Freien durch leichte Kleidung geschützt werden.

Flohstiche

Kinder haben oft einmal einen Flohstich. Wenn sie eine Allergie dagegen entwickeln, entsteht ein allergischer Ausschlag, der stark juckt, aber in 10–14 Tagen verschwindet.

Behandlung Das Haustier muss gegen Flöhe behandelt werden. Der Arzt kann ein Antihistaminika verschreiben, um den Juckreiz zu mildern.

Medikamente

Die häufigste Arzneimittelallergie ist die gegen Penizillin und seine Abkömmlinge. Wurde eine solche Allergie diagnostiziert, muss das Kind ein Armband oder ein Medaillon tragen, in dem die Allergie vermerkt ist, sodass es kein Penizillin bekommt, da ein erneuter Kontakt eine schwere Reaktion auslösen kann.

Symptome Ein Ausschlag erscheint bis zu zehn Tage nach dem Kontakt mit dem Medikament, möglicherweise in Verbindung mit einer Gesichts- oder Zungenschwellung. In besonders schweren Fällen können Atemnot, Erbrechen und Durchfall auftreten.

Behandlung Bei leichten Allergien reichen Antihistaminika in der Regel aus. Wurde ein Medikament einmal als Allergen identifiziert, darf es lebenslang nicht genommen werden.

Bienen- oder Wespengift

Allergien gegen Bienen- oder Wespengift verlaufen oft sehr heftig – vor allem, wenn das Insekt im Gesicht oder gar im Mund zugestochen hat.

Symptome Es tritt eine starke Rötung und Schwellung auf, evtl. kommt es zu Atemnot und einem Kreislaufkollaps.

Behandlung Allergiker sollten stets ein Notfallset bei sich führen, das u. a. Kortison enthält. Dieses anwenden und ggf. den Notarzt rufen. Langfristig ist eine Hyposensibilisierung bei Insektengiftallergien sehr erfolgreich.

Erkältungen und Grippe

Infektionen mit Erkältungs- oder Grippeviren sind in der Kindheit häufig, weil Kinder noch keine Immunität gegen spezielle Viren entwickelt haben. Es gibt annähernd 200 Erkältungsviren, die ähnliche Symptome hervorrufen – Ihr Kind bekommt dieselbe Erkältung nie zweimal.

Erkältung

Erkältungen sind nur bei sehr kleinen Babys ernst oder wenn Komplikationen wie Bronchitis (s. S. 295) auftreten. Wenn Ihr Kind in den Kindergarten kommt, wird es öfter erkältet sein, weil es plötzlich vielen neuen Viren ausgesetzt ist.

Symptome Die meisten Erkältungen beginnen mit katarrhischen Symptomen (eine verstopfte oder laufende Nase, Husten, Halsweh) sowie Fieber und Lustlosigkeit. Das Nasensekret ist zunächst klar, wird dann aber, wenn die körperliche Abwehr beginnt, dick und gelblich. Der Temperaturanstieg kann zu einem Lippenherpes (s. S. 289) führen.

Behandlung Es können lediglich die Symptome bekämpft werden, nicht das Virus selbst. Kommt es zu einer bakteriellen Sekundärinfektion, z. B. einer Nebenhöhlenentzündung oder Bronchitis, wird der Arzt ein Antibiotikum verschreiben; andernfalls genügen Hausmittel.

Geben Sie Ihrem Kind viel zu trinken, und lassen Sie es oft die Nase putzen (jedes Nasenloch einzeln). Legen Sie einen mit Menthol benetzten Lappen auf das Unterhemd des Kindes. Der Arzt wird bei Bedarf ein Nasenspray empfehlen.

Nebenhöhlenentzündung (Sinusitis)

Die Nebenhöhlen liegen zwischen den Knochen um Nase und Wangen und über den Augen. Sie sind mit Schleimhäuten ausgekleidet. Der Schleim fließt gewöhnlich in die Nase ab. Eine Nebenhöhlenentzündung entsteht immer dann, wenn dieses Abfließen behindert ist, gewöhnlich bei einer Erkältung oder Grippe.

Symptome Bleibt ein Schnupfen hartnäckig bestehen, hat sich eine Nebenhöhlenentzündung entwickelt. Andere Symptome sind ein Druckgefühl an der Nasenwurzel, Kopfschmerzen, verminderter Geruchssinn, verstopfte Nase und manchmal Fieber.

Behandlung Eine Nebenhöhlenentzündung wird zunächst mit abschwellenden Mitteln und Nasentropfen behandelt. Sorgen Sie für eine hohe Luftfeuchtigkeit, und lassen Sie das Kind möglichst oft inhalieren.

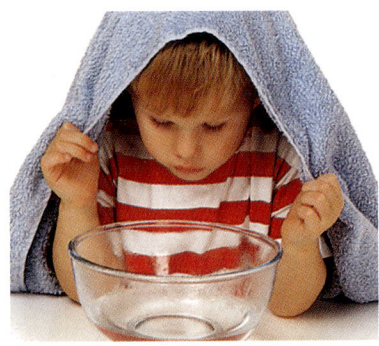

▲ **DIE NEBENHÖHLEN REINIGEN** Machen Sie Ihrem Kind einen Kamillendampf, oder lassen Sie es Salzwasser inhalieren.

Wenn die Beschwerden sich verschlimmern oder innerhalb von drei Tagen nicht abklingen, sollten Sie einen Arzt aufsuchen. Er wird dem Kind evtl. ein Antibiotikum verschrieben.

Grippe

Dabei handelt es sich ebenfalls um eine Virusinfektion, allerdings mit schwereren Symptomen. Eine Grippe kann den Körper sehr schwächen und ernste Folgen haben, weil Ohren, Nebenhöhlen und Atemwege anfälliger werden für bakterielle Sekundärinfektionen.

Symptome Die Symptome ähneln denen einer Erkältung; außer Halsschmerzen, Schnupfen und Husten hat das Kind aber auch hohes Fieber, Kopf- und Gliederschmerzen. Im Unterschied zu einer gewöhnlichen Erkältung mit Fieber (grippaler Infekt) beginnt die „echte" Grippe meist schlagartig. Innerhalb kürzester Zeit fühlt sich das Kind richtig krank und möchte von sich aus ins Bett. Vielleicht hat es Schüttelfrost, oder ihm ist abwechselnd heiß und kalt. Es ist lethargisch und schwach. Unter Umständen klagt es auch über Übelkeit.

Behandlung Legen Sie Ihr Kind in einen warmen, gut durchlüfteten Raum. Geben Sie ihm viel zu trinken. Sinkt das Fieber nicht, rufen Sie den Arzt. Ein hartnäckiger Schnupfen mit gelbem Sekret oder Ohrenschmerzen muss vom Arzt behandelt werden.

Wenn Ihr Kind an einer chronischen Erkrankung leidet, die das Immunsystem schwächt, wie z. B. Mukoviszidose (s. S. 263ff.) oder Diabetes mellitus (s. S. 266f.), sollte es unbedingt jeden Herbst gegen Grippe geimpft werden.

Atemwegsinfektionen

Bei Kleinkindern bilden Luftwege, Nebenhöhlen, Ohren, Nase und Hals ein einziges System, weil die Gänge sehr kurz sind. Eine Bronchitis oder Lungenentzündung kann sich daher aus einer Infektion in den oberen Atemwegen entwickeln. Atemwegserkrankungen sind immer ernst. Die Luftwege können so eng werden, dass die Atmung behindert wird. Atmet das Kind schwer, sollten Sie sofort den Arzt verständigen.

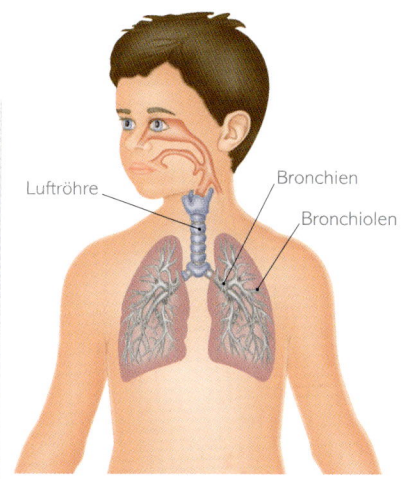

▲ **ATMUNG** Die Luft gelangt durch die Luftröhre und die Bronchien zu den Bronchiolen.

Husten

Husten ist eine Reflexhandlung, die den Hals von Reizstoffen wie Schleim, Speiseresten, Staub oder Rauch befreit. Husten kann durch die Reizung der Atemwege bei einer Erkältung, Halsschmerzen, Mandelentzündung oder Nebenhöhlenentzündung entstehen. Es muss immer die Ursache behandelt werden; der Husten ist nur Symptom einer tiefer sitzenden Erkrankung.

Symptome Es gibt zweierlei Arten von Husten: produktiver Husten, bei dem Schleim gelöst wird, sowie nicht produktiver Husten ohne Schleim. Der erste »rasselt«, der andere ist trocken und stoßartig. Beide behindern den Schlaf. Bei einem Baby kann der den Rachen hinabrinnende Schleim zu Erbrechen führen. Ein Husten kann auch ein nervöses Symptom sein. Ist der Husten rau und bellend, kann das Kind an Pseudokrupp (s. S. 296) leiden.

Behandlung Wenn Sie vermuten, dass Ihr Kind an Pseudokrupp (s. S. 296) oder an Asthma (s. S. 260ff.) leidet, sollten Sie möglichst bald mit ihm zum Arzt gehen. Andere Arten des Hustens können zu Hause behandelt werden, solange sie das Kind nicht vom Schlafen oder Essen abhalten. Geben Sie dem Kind viele warme Getränke. Hustet es viel Schleim aus, geben Sie ihm einen schleimlösenden Hustensaft; zum Abhusten legen Sie es bäuchlings auf Ihren Schoß und klopfen ihm auf den Rücken.

Bronchitis und Bronchiolitis

Die größeren Luftwege in den Lungen sind die Bronchien, die kleineren nennt man Bronchiolen. Eine Bronchitis oder Bronchiolitis entsteht, wenn durch eine bakterielle oder virale Infektion die Schleimhäute dieser Luftwege anschwellen und sich Schleim bildet. Beides kann gleichzeitig auftreten; eine Bronchiolitis ist aber die ernstere Erkrankung, weil sie zu schweren Atembeschwerden führen und sich eine Lungenentzündung entwickeln kann.

Symptome Das Kind ist blass und schlapp. Symptome der Bronchiolitis sind Husten, erschwerte Atmung, erhöhte Temperatur und eine bläuliche Gesichtsfarbe. Außerdem zieht das Kind beim Versuch, Luft in die Lungen zu bekommen, die Brust ein. Wenn diese Alarmzeichen auftreten, müssen Sie unbedingt einen Notarzt rufen.

Die Symptome einer Bronchitis sind ein trockener Husten, der sich zu einem Husten mit grünlichem oder gelbem Auswurf entwickelt, erschwerte Atmung, erhöhte Temperatur und möglicherweise Appetitverlust. Eine Blaufärbung der Lippen oder Zunge kann eine ernste Infektion oder gar eine Lungenentzündung anzeigen (s. S. 296).

Behandlung Halten Sie Ihr Kind warm und ruhig und ermutigen Sie es dazu, den sich lösenden Schleim abzuhusten. Geben Sie Ihrem Kind niemals ohne ärztliche Anweisung einen Hustenblocker, denn dann verstopft der Schleim die Bronchien und die Atmung wird zusätzlich erschwert.

Hohes Fieber bekämpfen Sie mit kühlen Waschungen (s. S. 281).

Bei Verdacht auf eine Lungenentzündung rufen Sie den Arzt an. Dieser wird Ihrem Kind wahrscheinlich Antibiotika verschreiben. Bei Atemnot und gräulichem oder bläulichem Aussehen muss das Kind ins Krankenhaus eingeliefert werden.

Lungenentzündung

Dabei handelt es sich um eine schwere und ernste Erkrankung der Lungen, verursacht durch Viren oder Bakterien. Eine Lungenentzündung beginnt oft mit einer Erkältung oder Grippe. Eine Lungenentzündung ist immer ernst. Kleinkinder werden oft im Krankenhaus behandelt, da Sauerstoff zugeführt werden muss.

Symptome Das Kind ist sehr krank und blass. Es hat Schwierigkeiten, Luft zu bekommen. Fieber, Kältegefühl, Einziehen der Brust, kalte, feuchte Haut und ein schwacher Puls sind die klassischen Symptome einer Lungenentzündung.

Behandlung Atemnot ist immer ein Grund, sofort zum Arzt zu gehen. Sie sollten den Arzt unverzüglich benachrichtigen, wenn Sie eine Lungenentzündung vermuten. Der Arzt wird Antibiotika verschreiben und entscheiden, ob das Kind ins Krankenhaus muss.

Pseudokrupp

Wenn sich die kleinen Luftwege des Kindes infolge einer Erkältung entzünden, schwellen sie an und die Atmung wird erschwert. Dabei kann sich eine Erkrankung namens Pseudokrupp entwickeln. Das bellende Husten wird dadurch verursacht, dass die Luft durch eine verengte Luftröhre an entzündeten Stimmbändern vorbei eingeatmet wird – meist als Folge einer viralen Infektion der oberen Luftwege. Ein Anfall kann plötzlich einsetzen: Das offensichtlich gesunde Kind wacht nachts mit einem Pseudokruppanfall auf.

Symptome Das hervorstechendste Symptom ist das bellende Husten in Verbindung mit Keuchen. In schweren Fällen kämpft das Kind dabei um Luft und sein Gesicht läuft grau oder blau an.

Behandlung Bleiben Sie ruhig. Wenn sich das Kind aufregt, wird das Atmen noch mühsamer.

Sorgen Sie für eine hohe Luftfeuchtigkeit – das Kind soll sich aus dem Fenster lehnen oder ins Badezimmer gehen und das warme Wasser aufdrehen. Läuft das Gesicht blau an, rufen Sie sofort den Arzt.

Unter Umständen muss Pseudokrupp im Krankenhaus behandelt werden. Treten häufiger Pseudokrupp-Attacken auf, erhalten Sie vom Arzt ein Kortisonspray, das Sie das Kind inhalieren lassen.

Parasiten

Parasiten sind sehr leicht übertragbar; wenn Ihr Kind Läuse oder Würmer hat, sollte daher die ganze Familie behandelt werden. Informieren Sie den Kindergarten, die Spielgruppe oder die Schule über den Befall. Lassen Sie das Kind zu Hause, bis es kein Ungeziefer mehr hat. Der Befall ist unangenehm, aber nicht schlimm.

Läuse

Nissen bzw. Kopfläuse treten bei Schulkindern immer wieder auf. Die Kopflaus ist ein kleines Insekt, das vom Blut der Kopfhaut lebt, Eier legt und sie am Haaransatz festklebt; die Eier werden sichtbar, wenn das Haar wächst. Im Gegensatz zur landläufigen Meinung, dass Läuse ein Zeichen von Unsauberkeit sind, bevorzugen Läuse saubere Haare.

Symptome Ihr Kind klagt, dass, vor allem bei Hitze, der Kopf juckt. Sie erkennen vielleicht weiße Eier, die knapp über der Kopfhaut am Haar kleben, bevorzugt hinterm Ohr.

Behandlung In der Apotheke sind Spezialshampoos erhältlich, die Läuse und Nissen abtöten. Nach der Behandlung kämmen Sie das Haar des Kindes mit einem feinzinkigen Metallkamm aus, um die abgetöteten Eier vom Haarschaft zu entfernen. Waschen Sie Kämme, Bürsten oder Haarschmuck mit dem Spezialshampoo aus.

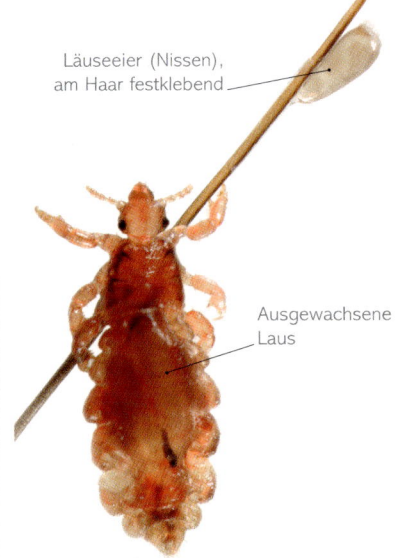

Läuseeier (Nissen), am Haar festklebend

Ausgewachsene Laus

▲ **LAUS UND NISSEN** Die Laus legt die Eier (Nissen) an der Haarwurzel ab. Das Ei wird an den Haarschaft geklebt, und nach ungefähr zwei Wochen schlüpft die Laus aus.

Krätze

Bei Krätze handelt es sich um einen Befall mit winzigen Milben, die sich in der Haut vergraben und Eier legen. Krätze ist höchst ansteckend. Krätze wird durch Körperkontakt oder über befallenes Bettzeug übertragen.

Symptome Der Handrücken, die Fingerzwischenräume, Füße, Knöchel und Zehen sind von einem intensiv juckenden Ausschlag befallen. Die Nistgänge sind als graue, schuppige Spuren auf der Haut mit einem schwarzen stecknadelgroßen Punkt (der Milbe) am Ende erkennbar.

Behandlung Der Arzt verschreibt wahrscheinlich eine Speziallotion. Die ganze Familie sollte behandelt werden. Milben können außerhalb der menschlichen Haut bis zu sechs Tage überleben; um einen Wiederbefall auszuschließen, müssen Sie daher Kleidung und Bettzeug bei mindestens 60 Grad waschen.

Madenwürmer (Oxyuren)

Madenwürmer kommen bei Kindern relativ häufig vor. Isst das Kind mit Wurmeiern verseuchte Speisen, schlüpfen die Würmer im Darm aus. Wenn die Larve ausreift, wandern die Weibchen den Darm hinunter und legen am After Eier ab, die schon nach wenigen Stunden infektiös sind. Dies juckt und beim Kratzen bekommt das Kind die Eier an die Hände; führt es die Hände dann zum Mund, beginnt der Kreislauf von Neuem.

Symptome Das quälendste Symptom ist das intensive Jucken am After. Nachts verstärkt sich der Juckreiz. Das Kind kann nicht schlafen. Im Stuhl können winzige weiße Eier erkennbar sein.

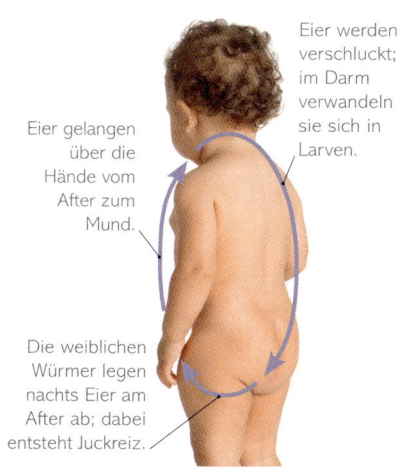

Eier gelangen über die Hände vom After zum Mund.

Eier werden verschluckt; im Darm verwandeln sie sich in Larven.

Die weiblichen Würmer legen nachts Eier am After ab; dabei entsteht Juckreiz.

▲ **KREISLAUF DES BEFALLS** Madenwürmer gelangen über den Mund in den Körper und legen am After Eier ab. Das Kind kann sich beim Kratzen aufs Neue infizieren und die Eier dann wieder verschlucken.

Behandlung Der Arzt kann ein Medikament für die ganze Familie verschreiben. Achten Sie streng auf die Hygiene.

Spulwürmer (Ascaris)

Spulwürmer kommen weltweit vor, jedoch überwiegend unter schlechten hygienischen Bedingungen. Vermutlich sind mehr als eine Milliarde Menschen mit Spulwürmern infiziert.

Die Infektion erfolgt durch kothaltigen Staub, der mit Wurmeiern verseucht ist, oder durch Obst und Gemüse, das mit Fäkalien gedüngt wurde. Die Wurmlarven schlüpfen im Dünndarm und gelangen mit dem Blut zunächst in die Lungen, dann über Luft- und Speiseröhre wieder in den Darm, wo sie zu 15 bis 40 cm langen Würmern heranwachsen. Diese sehen wie lange weiße Regenwürmer aus.

Symptome Je nach Anzahl der Würmer, treten unklare Bauchbeschwerden, kolikartige Schmerzen und Übelkeit auf. Bei starkem Befall wächst und gedeiht das Kind nicht mehr. Der Arzt kann die Wurmeier im Stuhl nachweisen und so die Diagnose stellen.

Behandlung Spulwürmer werden mit Tabletten behandelt, die in der Regel 3–4 Tage lang jeweils morgens und abends eingenommen werden müssen. Diese Tabletten verschreibt der Arzt.

Nach Auslandsreisen

Wenn Sie vor Kurzem in den Tropen waren und Ihr Kind nun an anhaltendem Durchfall leidet, kann es sich eine Ruhr zugezogen haben.

Ruhr wird durch Amöben – einen winzigen Einzeller, der im Dickdarm lebt, verursacht. Dieser Organismus kommt nur in tropischen Ländern vor. Er verursacht ernste Krankheitssymptome wie Fieber, Durchfall und Magenschmerzen. Wenn Sie Ruhr vermuten, gehen Sie mit dem Kind sofort zum Arzt. Nehmen Sie eine Stuhlprobe mit. Das Kind braucht Medikamente und bei schwerem Durchfall möglicherweise eine Rehydrationstherapie.

Magen und Darm

Krankheiten, die bei Erwachsenen Bauchschmerzen verursachen, z. B. Gallensteine und Magengeschwüre, kommen bei Kindern praktisch nicht vor. Manchmal können die Bauchschmerzen aber auch beim Kind Symptom einer gefährlichen Erkrankung sein; rufen Sie daher den Arzt sofort, wenn außer den Bauchschmerzen Fieber, Durchfall oder Erbrechen auftreten. Andererseits reagieren Kinder auf Konflikte mit Eltern und Geschwistern oder im Kindergarten nicht selten mit Übelkeit oder Bauchschmerzen. Wenn andere Ursachen ausgeschlossen sind, sollten Sie also auch Stress in Betracht ziehen.

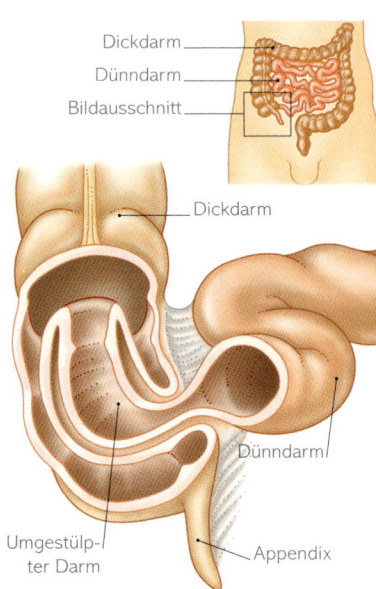

▲ **VERSCHLUNGENER DARM** Ein Stück des Dünndarms schlingt sich um sich selbst, wie wenn ein Finger eines Handschuhs nach außen gestülpt wird.

Koliken

Diese Bauchschmerzen treten gewöhnlich in den ersten fünf Lebensmonaten auf und vergehen dann spontan ohne Behandlung. Als Ursache vermutet man Darmkrämpfe. Koliken sind harmlos, für die Eltern allerdings sehr stressig.

Symptome Das ansonsten völlig gesunde Baby hat Schmerzanfälle, bei denen es schreit und die Beine an den Bauch zieht.

Behandlung Medikamente sind nicht nötig. Das Baby kann durch rhythmische Bewegungen wie Wiegen, Schaukeln oder eine Autofahrt beruhigt werden; Sie können es auch bäuchlings auf Ihren Schoß legen und rhythmisch auf seinen Rücken klopfen. Wichtig ist, dass Sie sich selbst entspannen. Da Koliken oft zur gleichen Tageszeit auftreten, typischerweise abends, sollten Sie versuchen, Ihren Tagesablauf darauf abzustimmen. So können Sie den Stress für sich selbst reduzieren.

Magen-Darm-Katarrh

Dabei handelt es sich um eine Entzündung von Magen und Darm, die Durchfall und Erbrechen verursacht; ausgelöst wird sie meist durch Nahrungsmittel, die mit Bakterien oder Viren infiziert sind. Es gibt verschiedene nicht infektiöse Formen der Gastroenteritis, die durch eine Nahrungsmittelintoleranz, stark gewürzte Nahrungsmittel oder auch Antibiotika verursacht werden können.

Magen-Darm-Katarrh ist extrem häufig und meistens eine Bagatellerkrankung. Er dauert selten länger als drei Tage. Meist wird das Kind auch ohne spezielle Behandlung wieder gesund; es genügt, die verloren gegangenen Mineralstoffe sowie die Flüssigkeit zu ersetzen. Bei einem kleinen Baby kann jedoch eine Austrocknung eintreten; dauern Erbrechen oder Durchfall länger als drei Stunden, sollten Sie mit dem Arzt sprechen.

Symptome Das erste Symptom ist eine Abneigung gegen Nahrungsmittel, dann folgen Erbrechen und Bauchkrämpfe, oft auch Durchfall. Bei einem Baby besteht die Gefahr einer Austrocknung; dabei sinken die Fontanellen ein (s. S. 280) und das Baby hat einen trockenen Mund.

Behandlung Leichte Fälle können vom Arzt zu Hause behandelt werden; bei anhaltendem Erbrechen oder Durchfall muss das Baby ins Krankenhaus, wo ihm intravenös Flüssigkeit zugeführt wird.

Invagination (Darmverschlingung)

Bei dieser seltenen Erkrankung schiebt sich der Darm in sich selbst zusammen und bildet eine Röhre in der Röhre. Dabei wird der Darm blockiert, am häufigsten an der Verbindungsstelle von Dick- und Dünndarm. Warum es zu dieser Verschlingung kommt, ist unbekannt.

Symptome Das Baby schreit und erbricht ununterbrochen. Der Stuhl kann von Blut und Schleim durchzogen sein. Wird der Zustand nicht behandelt, kann er durch einen Darmdurchbruch und eine Peritonitis (Bauchfellentzündung) verkompliziert werden.

Behandlung Manchmal löst sich die Verschlingung, wenn man durch einen Bariumeinlauf Druck auf den Darm ausübt. Wenn nicht, ist eine Operation unumgänglich.

Blinddarmentzündung (Appendizitis)

Eine Entzündung des Wurmfortsatzes, des kleinen, fingerähnlichen Schlauchs an der Verbindungsstelle von Dünn- und Dickdarm rechts im Unterleib, ist eine häufige Ursache für Bauchschmerzen. Die Ursache für die Entzündung ist unbekannt; manchmal ist es eine Verstopfung durch ein kleines Stück Fäkalien oder selten durch Madenwürmer. Eine Blinddarmentzündung ist nichts Schlimmes, wenn sie früh diagnostiziert wird. Werden die Symptome jedoch missgedeutet, kann der Wurmfortsatz platzen.

Symptome Zuerst treten Schmerzen im Bereich des Nabels auf, die nach ein paar Stunden nach rechts unten wandern und intensiver werden. Das Kind kann eine leicht erhöhte Temperatur haben und das Essen verweigern. Die Zunge ist belegt, und es kann zu Erbrechen, Durchfall oder Verstopfung kommen.

Behandlung Benachrichtigen Sie sofort den Arzt. Der Blinddarm muss entfernt werden, bevor er durchbricht. Wenn er platzt, kann er einen inneren Abszess hervorrufen.

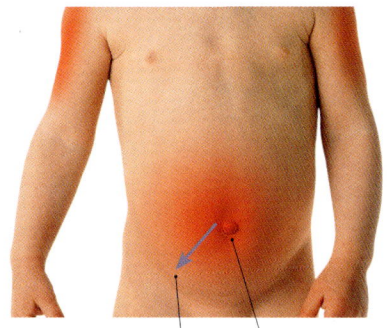

Stechenderer Schmerz – im rechten Unterbauch

Anfänglicher Schmerz in der Nabelgegend

▲ **AUFTRETEN DES SCHMERZES** Das erste Symptom ist ein leichter Schmerz in der Nabelgegend. Er steigert sich zu einem stechenderen, örtlich begrenzterem Schmerz, der im rechten Unterleib am intensivsten ist.

Bauchschmerzen

ART DES SCHMERZES	WEITERE SYMPTOME	URSACHE
Plötzlicher Schmerz; das Baby schreit und zieht die Beine an	Häufig bei Babys unter fünf Monaten	Koliken (s. links)
Lähmende Bauchschmerzen; das Baby schreit	Blut und Schleim im Stuhl; Erbrechen	Darmverschlingung (s. links)
Diffuse leichte Bauchschmerzen	Erbrechen und Durchfall	Magen-Darm-Katarrh (s. links)
Starke Schmerzen um den Nabel, die zum rechten Unterleib wandern	Leichtes Fieber, Nahrungsverweigerung, belegte Zunge, Erbrechen	Blinddarmentzündung (s. oben)
Diffuse Bauchschmerzen	Ängstlichkeit, Anhänglichkeit, Weinerlichkeit, Aggression und Übelkeit	Stress (s. Einführung links)
Plötzlich auftretende heftige Schmerzen im Unterleib	Angeschwollene, schmerzende Hoden	Hodentorsion (s. S. 301)
Diffuse Bauchschmerzen	Halsweh, verstopfte Nase und leichtes Fieber	Halsentzündung (s. S. 286), Erkältung (s. S. 294) oder Mittelohrentzündung (s. S. 284)
Dumpfe Bauchschmerzen, die in den Rücken oder die Leiste ausstrahlen	Schmerzen beim Wasserlassen, Bettnässen, selten auch Blut im Urin	Harnwegsinfektion (s. S. 300)

Urogenitale Beschwerden

Symptome wie beispielsweise Schmerzen beim Wasserlassen oder Blut im Urin können von einer Blasenentzündung, einer Nierenerkrankung oder auch einer Verletzung herrühren. Eine richtige Diagnose ist bei allen diesen Beschwerden wichtig, damit sie nicht chronisch werden.

Harnwegsinfektion

Das Harnwegsystem besteht aus den Nieren, wo der Urin aus Wasser und Abfallstoffen gebildet wird, dem Harnleiter, in dem der Urin von den Nieren zur Blase gelangt, der Blase, wo der Urin angesammelt wird, und der Harnröhre, über die der Urin von der Blase ausgeschieden wird. Die weibliche Harnröhre ist viel kürzer als die männliche, daher gelangen Bakterien aus der Harnröhre viel schneller in die Blase. Dort können sie eine Infektion auslösen.

Meistens ist die Ursache für Harnwegsinfektionen schlechte Hygiene. Die häufigste Art ist die Blasenentzündung (Zystitis), die fast nur bei Mädchen vorkommt.

Symptome Eindeutiges Symptom einer Harnwegsinfektion ist ein ständiger, starker Harndrang. Das Kind kann über ein Brennen oder Stechen zu Anfang und Ende des Wasserlassens klagen. Das Kind kann auch unwillentlich Urin lassen und plötzlich nachts wieder ins Bett machen. Oft treten Schmerzen im Unterleib und Rücken auf. Heftige Rückenschmerzen, Fieber und Schüttelfrost, Nahrungsverweigerung und Kopfschmerzen bedeuten, dass das Kind eine Nierenentzündung hat und sehr krank ist. Blut im Urin weist auf eine ernste Infektion oder einen Nierenschaden hin.

Behandlung Alle Harnwegsinfektionen müssen vom Arzt behandelt werden. Der Arzt nimmt eine Urinprobe, um sie auf eine bakterielle Infektion zu untersuchen und diese mit einem geeigneten Antibiotikum zu bekämpfen. Geben Sie dem Kind viel zu trinken, damit die Blase durchgespült wird; am besten ist Wasser und verdünnter Fruchtsaft oder Tee. Bitten Sie Ihr Kind, möglichst oft Wasser zu lassen. Eine Wärmflasche auf dem Unterbauch lindert die Schmerzen.

Zeigen Sie Ihrer Tochter, wie sie sich nach dem Stuhlgang richtig von vorne nach hinten sauber macht. Während der akuten Beschwerden waschen Sie das Kind sehr vorsichtig, da die Harnröhre empfindlich ist.

Eichelhautentzündung (Balanitis)

Bei einer Entzündung der Vorhaut und der Eichel in Folge einer bakteriellen Infektion ist die Vorhaut stark gespannt.

Symptome Eichel und Vorhaut sind rot, geschwollen und berührungsempfindlich; vielleicht tritt Eiter aus. Das Kind vermeidet es, die Vorhaut zurückzuschieben und hat Schmerzen beim Wasserlassen.

Behandlung Eine medizinische Behandlung ist immer erforderlich, sonst kann Ihr Sohn eine Vorhautstriktur entwickeln. Der Arzt wird eine Antibiotika-Salbe verschreiben. Bei einem Baby wechseln Sie häufig die Windel und halten den Penis sauber. Tragen Sie im Genitalbereich eine Wundschutzcreme auf und bei jedem Anzeichen von Wundsein eine antiseptische Salbe.

Hodenhochstand (Hodenretention)

Während der Schwangerschaft entwickeln sich die Hoden im Bauch des Jungen und wandern kurz vor der

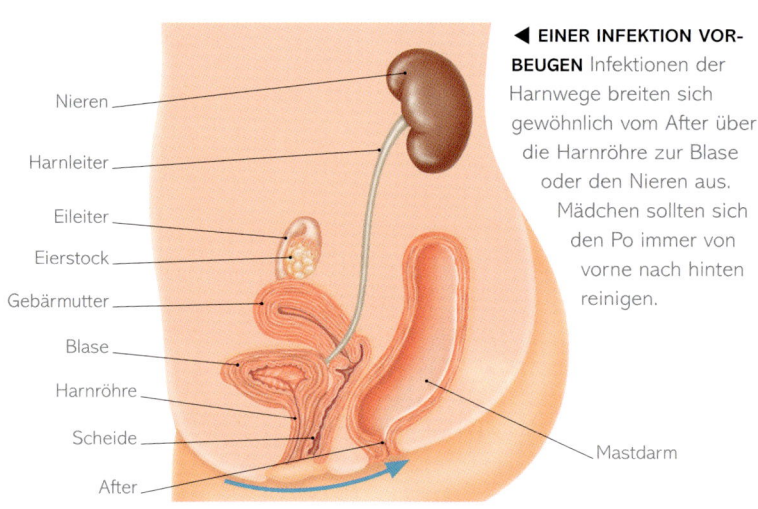

◀ **EINER INFEKTION VORBEUGEN** Infektionen der Harnwege breiten sich gewöhnlich vom After über die Harnröhre zur Blase oder den Nieren aus. Mädchen sollten sich den Po immer von vorne nach hinten reinigen.

Nieren
Harnleiter
Eileiter
Eierstock
Gebärmutter
Blase
Harnröhre
Scheide
After
Mastdarm

Geburt in den Hodensack. Gelegentlich senken sich die Hoden nicht. Um eine effiziente Spermienproduktion sicherzustellen, müssen die Hoden außerhalb des Körpers sein, wo die Temperatur niedriger ist. Bei Körpertemperatur können die Hoden keine Spermien bilden.

Wenn sich beide Hoden nicht gesenkt haben, muss man einen chirurgischen Eingriff vornehmen, um einer Unfruchtbarkeit vorzubeugen. Ein Mann ist aber auch mit nur einem Hoden fruchtbar.

Pendelhoden ziehen sich bei Kälte oder Berührung in den Bauch zurück. Dies ist bei kleinen Kindern normal und kann bis ins Erwachsenenalter andauern. Die Fruchtbarkeit wird dadurch nicht beeinträchtigt.

Symptome Einer oder beide Hoden befinden sich nicht im Hodensack. Andere Symptome treten nicht auf und das Kind verspürt keinerlei Unbehagen.

Behandlung Hoden, die vor dem Ende des zweiten Lebensjahres nicht im Hodensack (Skrotum) angekommen sind, verlieren ihre Fähigkeit, Spermien und Geschlechtshormone zu produzieren. Außerdem entwickeln Bauchhoden viel häufiger Hodenkrebs als Hoden im Skrotum. Daher ist eine frühzeitige Behandlung notwendig. In den ersten 18 Lebensmonaten kann eine Hormontherapie versucht werden, sie ist jedoch nicht immer erfolgreich. Die sicherere Option ist die Operation, bei der die Hoden in den Hodensack praktiziert und dort befestigt werden.

Hodentorsion

Verdreht sich einer der Hoden um sein Blutgefäß und den Samenstrang, wird der Blutfluss unterbrochen. Der Hoden wird rot, schwillt an und schmerzt stark. Unterbleibt eine Behandlung, können die Hoden geschädigt werden; gehen Sie also sofort zum Arzt.

Symptome Das erste Symptom sind starke Schmerzen. Später schwellen die Hoden an und werden empfindlich. Ihrem Sohn ist vielleicht übel und er muss erbrechen. Der Hodensack wird rot und bläulich.

Behandlung Die Hoden müssen so schnell wie möglich chirurgisch freigelegt werden, um die Blutzirkulation wiederherzustellen.

Blut im Urin

In der Medizin nennt man das Auftreten von Blut im Urin Hämaturie. Manchmal sind es nur Schlieren, manchmal ist der Urin dunkelrot verfärbt. Die Erkrankung kann in jedem Teil des Harnwegsystems liegen. Oft ist die Ursache eine schwere Zystitis (Blasenentzündung) oder Urethritis (Entzündung der Harnröhre). Eine Nephritis (Nierenentzündung) ist seltener, aber ernster. Ein Kind mit Hämophilie (Bluterkrankheit) kann aufgrund einer inneren Blutung Blut im Urin haben.

Sehen Sie Blut im Urin Ihres Kindes, sollten Sie sofort den Arzt benachrichtigen. Zwar sind Infektionen wie eine Blasenentzündung nichts Ernstes, aber sie verursachen großes Unbehagen. Außerdem ist es wichtig, die Verbreitung der Bakterien von der Blase auf die Nieren zu verhindern.

Symptome Leichte Blutungen können für das bloße Auge unsichtbar sein; sie sind nur unter dem Mikroskop oder mithilfe eines speziellen Teststreifens erkennbar. Es können die Symptome einer Harnwegsinfektion (s. S. 300) oder einer Nierenentzündung bestehen.

Behandlung Da Blut im Urin nur das Symptom einer Krankheit ist, muss der Arzt spezielle Tests durchführen, um die Ursache bestimmen und behandeln zu können. Durch eine Röntgenaufnahme der Harnwege kann man feststellen, ob anatomische Anormalitäten bestehen.

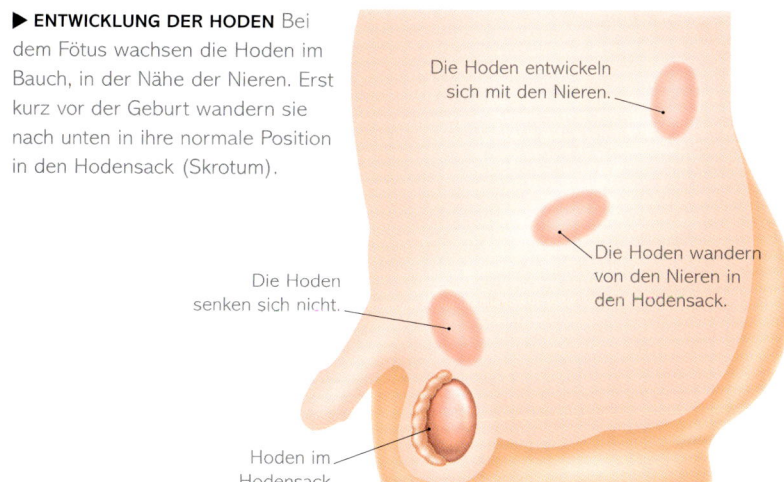

▶ **ENTWICKLUNG DER HODEN** Bei dem Fötus wachsen die Hoden im Bauch, in der Nähe der Nieren. Erst kurz vor der Geburt wandern sie nach unten in ihre normale Position in den Hodensack (Skrotum).

Die Hoden entwickeln sich mit den Nieren.

Die Hoden wandern von den Nieren in den Hodensack.

Die Hoden senken sich nicht.

Hoden im Hodensack

Infektionskrankheiten

Infektionskrankheiten werden von einem Mikroorganismus verursacht – einem Bakterium oder einem Virus.

Die Infektion wird meist über die Luft oder direkten Kontakt übertragen; sie kann aber auch über Nahrungsmittel, Wasser oder Insekten verbreitet werden. In Ländern mit einem hohen hygienischen Standard stellen die Infektionskrankheiten heute eine weit geringere Gefahr dar als in früheren Zeiten. Außerdem sind viele schwere Infektionskrankheiten dank der Impfungen (s. S. 283) in den westlichen Ländern praktisch verschwunden. Viele infektiöse Kinderkrankheiten ähneln sich in ihren Symptomen: Ausschlag, Fieber, allgemeines Unwohlsein und Erkältungssymptome. Wenn Sie einen Ausschlag feststellen und Ihr Kind Fieber hat, rufen Sie den Arzt an. Bei den meisten Krankheiten besteht die größte Gefahr darin, dass das Kind durch das Erbrechen oder die Verweigerung von Speisen und Getränken austrocknet, wegen verstopfter Luftwege Atemschwierigkeiten hat oder an einem Fieberkrampf leidet (s. S. 281). Manche Krankheiten können unbehandelt zu Komplikationen führen.

Krankheit

Windpocken Eine verbreitete, leichte Virusinfektion

Inkubationszeit 17 bis 21 Tage

Röteln Eine Virusinfektion, die bei Kindern in der Regel harmlos verläuft

Inkubationszeit 14 bis 21 Tage

Mumps Eine Viruserkrankung, die bei Kindern selten schwer verläuft

Inkubationszeit 14 bis 21 Tage

Masern Eine sehr ansteckende und potenziell gefährliche Viruserkrankung

Inkubationszeit 8 bis 14 Tage

Keuchhusten Eine bakterielle Infektion, die eine Entzündung der Atemwege verursacht

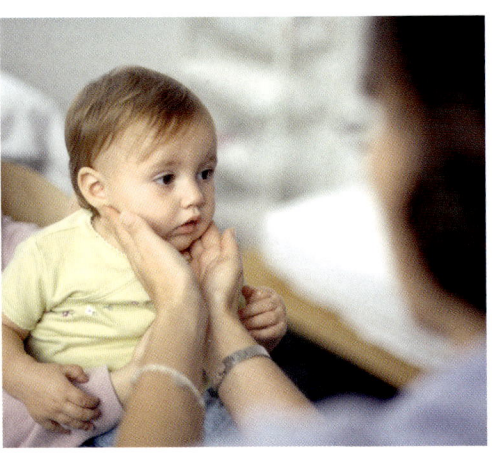

◀ **MUMPS** Die Speicheldrüsen schwellen an und verändern die Gesichtsform des Kindes; die Schwellung kann ein- oder beidseitig auftreten, direkt unter den Ohren oder dem Kinn.

▶ **LOTION AUFTRAGEN** Der Ausschlag bei Windpocken juckt stark. Reiben Sie das Kind mit Puder oder Lotion ein, um das Jucken zu lindern. Werden die Bläschen aufgekratzt, hinterlassen sie Narben.

Kühlende Lotion lindert den Juckreiz.

Symptome	Behandlung	Komplikationen
Rote, juckende Flecken, die zu flüssigkeitsgefüllten Bläschen werden und dann verschorfen. Kopfschmerzen und leichtes Fieber.	Tragen Sie auf den Ausschlag eine juckreizstillende Lotion auf. Behalten Sie das Kind zu Hause und halten Sie es vom Kratzen ab. Der Arzt kann eine entzündungshemmendes Gel verschreiben.	In sehr seltenen Fällen können Windpocken zu einer Gehirnhautentzündung führen.
Kleine rote Flecken, die sich von den Ohren aus über das Gesicht und den ganzen Körper ausbreiten; leichtes Fieber und vergrößerte Lymphknoten am Hals.	Es gibt keine spezielle Behandlung. Sie können dem Kind gegen das Fieber ein fiebersenkendes Präparat geben. Versuchen Sie, es von anderen zu isolieren.	Das größte Risiko besteht für Schwangere, die Kontakt zu einem Kind mit Röteln haben. Röteln können beim Ungeborenen Fehlbildungen verursachen. Risiko einer Hirnhautentzündung.
Empfindliche, geschwollene Drüsen unter den Ohren und dem Kinn. Fieber, Kopfschmerzen, trockener Mund und Schwierigkeiten beim Kauen und Schlucken. Seltenere Symptome sind schmerzende Hoden bei Jungen und geschwollene Eierstöcke bei Mädchen.	Es gibt keine spezielle Behandlung. Lassen Sie Ihr Kind nicht in den Kindergarten gehen, geben Sie ihm evtl. ein Fieberzäpfchen und viel zu trinken. Verflüssigen Sie seine Speisen.	Gelegentlich Hirnhautentzündung (Meningitis), Gehirnentzündung (Enzephalitis) und Bauchspeicheldrüsenentzündung. In manchen Fällen werden die Hoden befallen. Sind beide Hoden betroffen, kann spätere Unfruchtbarkeit die Folge sein.
Bräunlichrote Flecken erscheinen hinter den Ohren und breiten sich dann über den ganzen Körper aus. Weiße Flecken im Mund (Koplik-Flecken). Das Kind fiebert, hat eine laufende Nase, Husten und Kopfschmerzen. Weitere Symptome sind brennende Augen und Lichtempfindlichkeit.	Lassen Sie Ihr Kind im Bett, solange es Fieber hat; es darf nicht in den Kindergarten gehen. Geben Sie ihm evtl. ein Fieberzäpfchen und viel Flüssigkeit. Der Arzt kann bei entzündeten Augen Augentropfen und außerdem ein Antibiotikum gegen eine Sekundärinfektion verschreiben.	Ohren- und Atemwegsinfektionen, Erbrechen und Durchfall können zwei Tage nach dem Auftreten des Ausschlags einsetzen. Risiko einer Lungen- und Gehirnhautentzündung. Wird bei Sekundärinfektion kein Antibiotikum gegeben, können Lungen und Ohren dauerhaft geschädigt werden.
Ein Husten mit einem deutlichen »Keuchen« beim Versuch einzuatmen; Erkältungssymptome (s. S. 294) und Erbrechen. Wegen des Hustens kann das Kind nicht schlafen.	Der Arzt kann Antibiotika verschreiben; in schweren Fällen muss das Kind ins Krankenhaus, wo ihm Sauerstoff zugeführt wird und es gegen eine Austrocknung behandelt wird. Helfen Sie dem Kind, den Schleim abzuhusten, indem Sie es bäuchlings über Ihren Schoß legen und auf seinen Rücken klopfen. Es darf sich nicht anstrengen und keinen Zigarettenrauch einatmen.	Die größte Gefahr ist eine Austrocknung aufgrund andauernden Erbrechens. Manchmal kann ein starker Hustenanfall die Lungen schädigen und das Kind für Atemwegsinfektionen anfälliger machen. Zu den seltenen Sekundärinfektionen gehören Lungenentzündung und Bronchitis.

Meningitis

Als Eltern ist es wichtig zu wissen, wann die Gefahr einer Meningitis (Hirnhautentzündung) besteht. Warnzeichen sind:

- Kopfschmerzen und Lichtempfindlichkeit
- Steifer Nacken – in Rückenlage kann Ihr Kind den Kopf nicht nach vorne beugen
- Ein Ausschlag, der nicht verschwindet, wenn man mit einem Glas dagegendrückt

Wenn Sie eines dieser Symptome feststellen, wenden Sie sich sofort an Ihren Arzt.

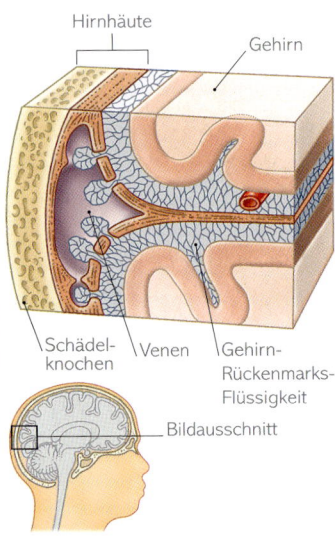

▲ MENINGITIS Die drei Membranen, die das Gehirn und das Rückenmark bedecken, – Dura, Arachnoidea und Pia – werden Meningen genannt. Ihre Entzündung führt zu einer Meningitits.

Krankheit | Symptome

Hepatitis Eine Virusinfektion, die zu einer Entzündung der Leber führt. Es gibt den Typ A, der bei Kindern häufiger ist, und die Typen B, C, D und E.

Appetitverlust, Gelbsucht und Grippesymptome. In schweren Fällen scheidet das Kind dunkelbraunen Urin und blasse Stühle aus.

Hirnhautentzündung (Meningitis) Die Impfung gegen Meningitis (s.S. 283) schützt gegen Meningokokken der Gruppe C, aber es gibt noch andere virale und bakterielle Ursachen. Die Hib-Impfung schützt gegen eine andere Ursache – Haemophilus influenza b.

Fieber, steifes Genick, Lethargie, Kopfschmerzen, Erbrechen, Empfindlichkeit gegen helles Licht und bei Kindern unter zwei Jahren ausgestülpte Fontanellen. Bei einer Meningokokken-Meningitis kann ein dunkelroter Ausschlag (Purpura, s. »Ausschläge«, S. 291) beinahe den ganzen Körper überziehen.

Scharlach Eine bakterielle Infektion durch Streptokokken mit einer Mandelentzündung und einem Ausschlag. Scharlach ist sehr häufig, aber selten ernst.

Vergrößerte Mandeln und Halsschmerzen, Fieber, Bauchschmerzen, Erbrechen, ein kleinfleckiger Ausschlag, der auf der Brust beginnt, sich ausbreitet und verschmilzt, den Mundbereich aber freilässt, sowie eine Himbeerzunge.

Dreitagefieber Eine zunehmend häufige Herpes-Virusinfektion.

Drei Tage lang Fieber von 39–40 °C. Danach rote oder rosa Flecken auf dem Rumpf, den Gliedern und dem Nacken. Der Ausschlag verblasst nach ungefähr 48 Stunden.

Diphtherie Eine ernste und höchst ansteckende bakterielle Infektion. Heutzutage selten dank der routinemäßigen Impfung.

Die Mandeln sind vergrößert und können mit einem grauen Belag überzogen sein. Das Kind kann leichtes Fieber, Husten, Halsschmerzen, Atemprobleme und Kopfschmerzen haben.

Tuberkulose Eine bakterielle Infektion, die meist die Lungen befällt, auf lange Sicht aber auch auf Nieren, Meningen, Gelenke, Knochen und Becken übergreifen kann.

Hartnäckiger Husten (wenn die Lungen befallen sind, ist der Auswurf mit Blut und Eiter durchzogen), Brustschmerzen, Kurzatmigkeit, Fieber (besonders nachts), Appetitlosigkeit, Gewichtsverlust und Müdigkeit.

Behandlung

Das Kind muss isoliert werden und mindestens zwei Wochen im Bett bleiben. Achten Sie sorgsam auf die Hygiene – Hepatitis A ist höchst ansteckend – und geben Sie ihm viel Flüssigkeit. Will es nichts essen, fügen Sie den Getränken einen Löffel Traubenzucker zu.

Bei der bakteriellen Meningitis werden intravenös Antibiotika zugeführt; bei der viralen Meningitis werden schmerzstillende Medikamente verabreicht. Tritt ein purpurfarbener Ausschlag auf, muss das Kind sofort ins Krankenhaus gebracht werden.

Der Arzt kann Antibiotika verschreiben. Geben Sie dem Kind viel zu trinken und verflüssigen Sie seine Speisen. Eventuell können Sie das Fieber durch ein geeignetes Präparat senken.

Halten Sie Ihr Kind ruhig. Senken Sie das Fieber durch lauwarme Waschungen, wenn es über 40 °C steigt. Sie können zur Fiebersenkung auch Paracetamolsaft geben.

Diphtherie ist wegen der möglichen Atembeschwerden sehr ernst und das Kind muss sofort ins Krankenhaus eingewiesen werden. Es bekommt starke Antibiotika, vielleicht muss man eine Tracheotomie machen, damit es atmen kann – dabei wird ein kleines Röhrchen in die Luftröhre eingeführt, um die Blockade im Hals zu umgehen.

Tuberkulose ist unbehandelt eine ernste Krankheit, heutzutage in Mitteleuropa aber selten. Die Krankheit kann gewöhnlich zu Hause mit Antibiotika behandelt werden.

Komplikationen

Manche Kinder leiden bis zu sechs Monaten an Nachwirkungen wie Lethargie und Übellaunigkeit.

Eine virale Meningitis ist in der Regel nichts Schlimmes und heilt innerhalb einer Woche ab. Eine bakterielle Meningitis kann tödlich verlaufen, weil das Risiko einer Meningokokken-Sepsis besteht. Sie muss daher immer als Notfall behandelt werden.

In seltenen Fällen kann das Streptokokkenbakterium zu Komplikationen wie Nierenentzündung und rheumatischem Fieber (Entzündung der Gelenke und des Herzens) führen.

Wenn das Fieber stark steigt, kann das Kind Fieberkrämpfe bekommen (s. S. 281).

Unbehandelt kann Diphtherie zu ernsten Komplikationen führen: Lungenentzündung und Herzversagen.

Die wichtigsten möglichen Komplikationen einer Tuberkulose sind Rippenfellentzündung und Pneumothorax.

Sicherheit

Viele Halshaltsgegenstände sind für Kinder gefährlich. Immer wieder werden Kinder ins Krankenhaus eingeliefert, weil sie aus dem Fenster gefallen sind, sich an der Herdplatte verbrannt oder durch heiße Getränke verbrüht haben, weil sie kleine Dinge in die Luftröhre eingeatmet oder Haushaltschemikalien verschluckt haben. Ein Kind ist abenteuerlustig und neugierig; man unterschätzt nur allzu leicht, welchen Gefahren es ausgesetzt ist, wenn es seine Umgebung erforscht und seine Mobilität und Geschicklichkeit ausprobiert.

Stürze

Abhängig vom Alter des Kindes haben Stürze verschiedene Ursachen. Babys unter einem Jahr fallen aus dem Sportwagen oder vom Wickelplatz, während Kinder zwischen ein und vier Jahren häufig die Treppen hinunter-, aus dem Fenster oder von einem Spielgerät stürzen.

Sie können viele Unfälle durch sorgfältige Beaufsichtigung und bestimmte Sicherheitsvorkehrungen verhindern; lassen Sie Ihr Baby z. B. niemals unbeaufsichtigt auf einer erhöhten Fläche liegen. Bringen Sie Fenstersicherungen und Treppengitter an. Überprüfen Sie, ob die Abstände der Geländerstäbe auf Balkonen und Treppen nicht mehr als 6 cm betragen, sonst kann das Kind dazwischen durchfallen oder seinen Kopf einklemmen. Sie sollten in einem Babyfachgeschäft einen Schutzgürtel für den Hochstuhl und den Sportwagen kaufen.

Fenster und Türen

Häufige Unfälle sind: ein Sturz aus dem offenen Fenster, Verletzungen durch splitterndes Glas und Einklemmen von Gliedmaßen und Fingern.

Es gibt Türstopper, die verhindern, dass die Fingerchen in zufallende Türen eingeklemmt werden.

Fenster- und Türglas ist besonders gefährlich, da es in lange, scharfe Stücke zerbricht. Sicherheitsglas zerbricht nicht so leicht, und wenn, dann bildet es keine scharfen Stücke. Verbundglas bleibt auch bei Bruch in einem Stück und gehärtetes Glas splittert in kleine runde Stücke. Eine billigere Lösung besteht darin, das Glas mit Schutzfolie zu überziehen; dies ist aber nur bei glattem, ungemustertem Glas möglich. Die Folie lässt sich später nicht mehr entfernen.

Stellen Sie niemals Möbelstücke unter ein Fenster – Kinder steigen hinauf, was das Risiko eines Sturzes erhöht. Um einen Fenstersturz zu verhindern, können Sie Fenstersicherungen anbringen; die Fenster können dann nur 10 cm weit geöffnet werden. Denken Sie jedoch daran, dass Fenster bei einem Feuer ein wichtiger Fluchtweg sein können, und überlegen Sie, wie Sie im Notfall trotzdem über das Fenster fliehen können.

Feuerschutz

Brände im Haus können tödlich sein, wenn Rauch und giftige Gase eingeatmet werden. Glücklicherweise kann man das Risiko eines Brandes auf vielfältige Weise reduzieren und möglichen Schäden vorbeugen. Beherzigen Sie insbesondere folgende Hinweise:
- Rauchen Sie im Haus nicht.
- Schließen Sie brennbare Substanzen weg.
- Verwenden Sie Feuerschutzgitter auf offenem Feuer oder Gas.
- Bewahren Sie Streichhölzer außer Reichweite des Kindes auf.
- Geben Sie Feuerlöscher regelmäßig zur Inspektion.
- Deponieren Sie einen Feuerlöscher und eine Feuerschutzdecke in der Küche.
- Bringen Sie Rauchmelder an, und kontrollieren Sie regelmäßig die Batterien.
- Löschen Sie einen Pfannenbrand mit einer Feuerdecke, einem feuchten Kleidungsstück oder einem Deckel.
- Zünden Sie zu Hause Kerzen nur außer Reichweite Ihrer Kinder und Haustiere an. Lassen Sie eine Kerze nie unbewacht.
- Stellen Sie sicher, dass jedes Familienmitglied weiß, was im Fall eines Brandes zu tun ist.

Verbrennungen und Verbrühungen

Zu einer Verbrühung kommt es beim Kontakt mit heißer Flüssigkeit, meist im Gesicht, auf Nacken, Brust und Armen. Sobald das Kind über eine bessere Koordination zwischen Händen und Augen verfügt, kann es Töpfe, Becher und Tauchsieder mit heißer Flüssigkeit von der Arbeitsfläche herunterziehen. Auch wenn man das Baby in zu heißes Wasser setzt, kann es sich verbrühen; ebenso wenn es im Badezimmer das heiße Wasser aufdreht.

Bei einem Kind genügt für eine Verbrühung schon wenig und nicht allzu heißes Wasser.

Fixieren Sie den Heißwasserthermostat bei 54 °C. Bei dieser Temperatur tritt eine Verbrühung erst nach 30 Sekunden ein.

Wenn Sie das Badewasser einlaufen lassen, füllen Sie immer zuerst das kalte Wasser ein, und geben Sie dann das heiße hinzu. Lassen Sie ein kleines Kind nie unbeaufsichtigt im Badezimmer.

Achten Sie darauf, dass in der Küche kein Tauchsieder oder Bügeleisen mit losem Kabel steht; das Kind könnte das Gerät am Kabel herunterziehen. Haben Sie einen Topf mit Wasser erhitzt, verwenden Sie das Wasser sofort weiter oder gießen Sie es weg. Bringen Sie ein Herdschutzgitter an; kochen Sie auf den hinteren Herdplatten und drehen Sie die Griffe der Töpfe immer nach hinten.

Wenn Sie mit heißen Töpfen und Pfannen hantieren und möglicherweise auch noch unter Stress stehen, weil das Mittagessen in wenigen Minuten auf dem Tisch stehen soll, müssen Sie Ihr Krabbel- oder Kleinkind aus der Küche verbannen.

Es ist viel zu gefährlich, wenn es Ihnen ständig zwischen die Füße kommt.

Elektrizität

Bringen Sie Ihrem Kind die Gefahren der Elektrizität nahe. Sichern Sie Steckdosen durch einen Schutz. Dank dieser Plastikabdeckungen kann das Kind weder Finger noch Gegenstände in die Dose stecken.

Kaufen Sie aber keine farbigen Sicherungen, da sie die Aufmerksamkeit des Kindes auf sich ziehen.

Giftige Substanzen

Kinder zwischen ein und drei Jahren sind durch Vergiftungen am stärksten gefährdet, weil sie klettern und Schränke öffnen lernen. Erst mit 18 Monaten bemerkt ein Kind am Geschmack, dass eine Substanz schädlich sein könnte. Übliche Haushaltsgifte sind Bleichmittel, Desinfektionsmittel, Reinigungsmittel; außerdem Medikamente, z. B. Antidepressiva und Beruhigungsmittel sowie Schmerzmittel wie Aspirin, Paracetamol und Ibuprofen. Glücklicherweise hat nur jeder 500. Vergiftungsfall schwerwiegende Folgen.

Einer Vergiftung kann man weitgehend vorbeugen. Sie sollten alle Medikamente und Haushaltschemikalien hoch oben, außerhalb der Reichweite des Kindes aufbewahren oder besser noch in einem verschlossenen Schrank. Bei der Verwendung eines Mittels lassen Sie Ihr Kind nicht aus den Augen – denn dabei passieren die meisten Unfälle. Medikamente und Reinigungsmittel sollten einen kindersicheren Verschluss haben. Medikamente, bei denen das Verfallsdatum abgelaufen ist, müssen entsorgt werden.

Auch Haushaltschemikalien wie beispielsweise Bleichmittel müssen an einem unzugänglichen Ort aufbewahrt werden; füllen Sie Chemikalien nie in bekannte oder attraktive Flaschen, z. B. Limonadenflaschen, ab. Bewahren Sie auch Tiernahrung außerhalb der Reichweite des Kindes auf, da sie Bakterien enthalten kann. Verzichten Sie im Haus auf giftige Pflanzen oder Blumen wie Narzissen oder Iris. Verwenden Sie auch keine Insektensprays.

Sicherheitsartikel

Rauchmelder	Auf jeder Etage sollte ein Rauchmelder installiert sein. Dieses Gerät ist preiswert und einfach anzubringen. Hundertprozentige Sicherheit bietet er nur, wenn er an der Decke, nicht der Wand angebracht wird. Kontrollieren Sie zudem regelmäßig die Batterien.
Feuerlöscher und Feuerdecke	Brände entstehen am häufigsten in der Küche; daher sollten Sie den Feuerschutz hier deponieren. Feuerlöscher müssen regelmäßig gewartet werden.
Sicherheitsriegel	Sie stellen sicher, dass Fenster fest verschlossen bleiben oder nur einen Spaltbreit geöffnet werden können.
Treppengitter	Sie können oben oder unten an der Treppe angebracht werden. Die Streben müssen senkrecht sein, damit das Kind nicht hochklettern kann. Das Gitter muss ein kindersicheres Schloss haben.

Sicherheit im Haus

Hier finden Sie einige allgemeine Regeln, die für alle Zimmer der Wohnung gelten. Es dürfen keine losen Kabel herumliegen; die Möbelstücke müssen kindgerecht sein, dürfen z. B. keine scharfen Kanten haben. Alle Steckdosen müssen gesichert und Fenster mit Fensterriegeln versehen sein. Schärfen Sie Ihrem Kind von klein auf ein, dass heiße Dinge wie Feuer und Herd gefährlich sind und nie berührt werden dürfen; treffen Sie aber trotzdem Sicherheitsmaßnahmen, bis das Kind mindestens drei Jahre alt ist. Ist Ihr Kind bei anderen Leuten zu Besuch, inspizieren Sie den Raum auf mögliche Gefahren. In einem Haus, in dem es keine Kinder gibt, achten Sie auf zerbrechliche Gegenstände, schwere Designerstücke, die heruntergeworfen werden können, auf offene, niedrige Fenster und harte Gegenstände.

Küche

- Bringen Sie ein Herdschutzgitter an, und drehen Sie die Griffe von Töpfen immer nach hinten.
- Bewahren Sie Streichhölzer außer Reichweite des Kindes auf; bringen Sie Rauchmelder an.
- Stellen Sie den Heißwasserthermostat höchstens auf 54 °C.
- Räumen Sie Plastiktüten weg.
- Bewahren Sie Messer und anderes scharfes Besteck in einer gesicherten Schublade auf.
- Legen Sie keine Tischdecken auf. Ein Kleinkind kann sie herunterziehen.
- Lassen Sie keine heißen Pfannen oder Töpfe mit heißer Flüssigkeit herumstehen.
- Wenn Fett oder Flüssigkeit auf den Boden tropft, wischen Sie es sofort auf.
- Lassen Sie die Wasch- und die Geschirrspülmaschine über einen FI-Schutzschalter anschließen.
- Nach dem Gebrauch stellen Sie Bügeleisen und Bügelbrett weg. Lassen Sie Ihr Kind bei eingeschaltetem Bügeleisen nie unbeaufsichtigt.
- Lassen Sie Geräte wie Mixer oder Rührmaschine nie eingesteckt in Reichweite des Kindes stehen.
- Halten Sie das Kind von dem Napf mit Tierfutter fern; es könnte sich mit Bakterien infizieren.
- Lassen Sie das Kind beim Essen niemals allein – es könnte ersticken.
- Bleiben Sie während des Kochens in der Küche. Wenn Sie die Küche kurzzeitig verlassen müssen, schalten Sie die Herdplatten herunter und kommen Sie möglichst schnell zurück.

Diele und Treppen

- Bringen Sie oben und unten an der Treppe ein Gitter an.
- Sorgen Sie dafür, dass Flure und Treppen gut beleuchtet sind.
- Lassen Sie nichts auf der Treppe liegen.
- Die Treppe sollte auf beiden Seiten durch eine Wand oder ein Geländer gesichert sein.
- Die Abstände zwischen den Gitterstäben dürfen nicht mehr als 6 cm betragen, damit das Kind seinen Kopf nicht einklemmen kann; sind die Abstände zu breit, kann man das Geländer durch ein Netz sichern.
- Treppenläufer müssen genau passen, damit das Kind nicht stolpern kann.
- Hat sich der Läufer auf einer Stufe gelockert, befestigen Sie ihn unverzüglich.
- Vergewissern Sie sich, dass das Kind nicht durch die Haustür hinaus auf die Straße laufen kann.

▶ **TREPPENGITTER** Die Stäbe von Treppengittern sollten senkrecht angebracht und nicht weiter als 6 cm voneinander entfernt sein.

Badezimmer

- Bewahren Sie Medikamente in einem verschlossenen Schrank oder hohen Regal auf; entsorgen Sie alte Arzneimittel.
- Schließen Sie Putz-, Desinfektions- und Bleichmittel in ihren jeweiligen Originalbehältern weg. Auch während des Gebrauchs müssen Sie diese Mittel

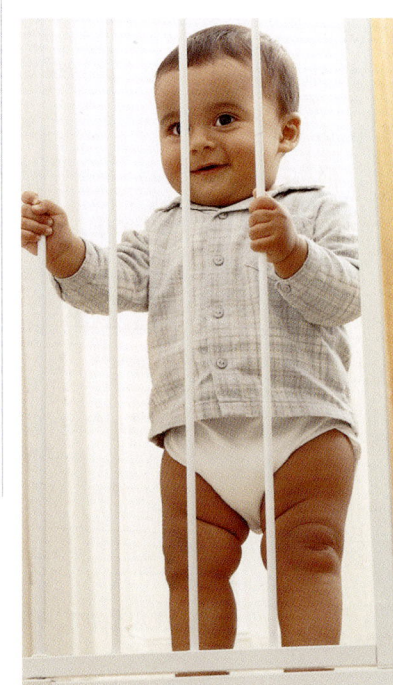

immer außer Reichweite des Kindes stellen.
- Lassen Sie das Kind niemals allein in der vollen Badewanne.
- Beim Einlaufen des Badewassers füllen Sie erst das kalte, dann das heiße Wasser ein.
- Legen Sie rutschsichere Matten ins Badezimmer.
- Klappen Sie den Toilettendeckel herunter.
- Bringen Sie beheizbare Handtuchhalter so an, dass sie sich außerhalb der Reichweite des Kindes befinden.

Schlafzimmer
- Die Schnur, an der Spielsachen am Bettchen befestigt werden, darf nicht länger als 30 cm sein.
- Legen Sie Ihrem Baby erst mit einem Jahr ein Kopfkissen ins Bett.
- Lassen Sie Ihr Baby nicht allein auf dem Wickelplatz.
- Bringen Sie Fenstersicherungen an.
- Stellen Sie keine Lampen mit losen Kabeln auf.
- Die Gitterstäbe des Bettchens dürfen nicht zu weit auseinanderstehen (nicht mehr als 6 cm).
- Lassen Sie Ihr Baby nie im Bett, wenn eine Seite heruntergeklappt und der Ausstieg offen ist.
- Wählen Sie Möbelstücke mit abgerundeten Ecken.
- Lassen Sie kein Gas oder Feuer an, wenn das Kind allein ist.

Wohnzimmer
- Setzen Sie in Glastüren Sicherheitsglas ein.
- Bringen Sie vor einem offenen Kamin ein Feuerschutzgitter an, das sicher an der Wand befestigt ist.
- Stellen Sie keine Becher, Krüge oder Aschenbecher auf das Feuerschutzgitter.

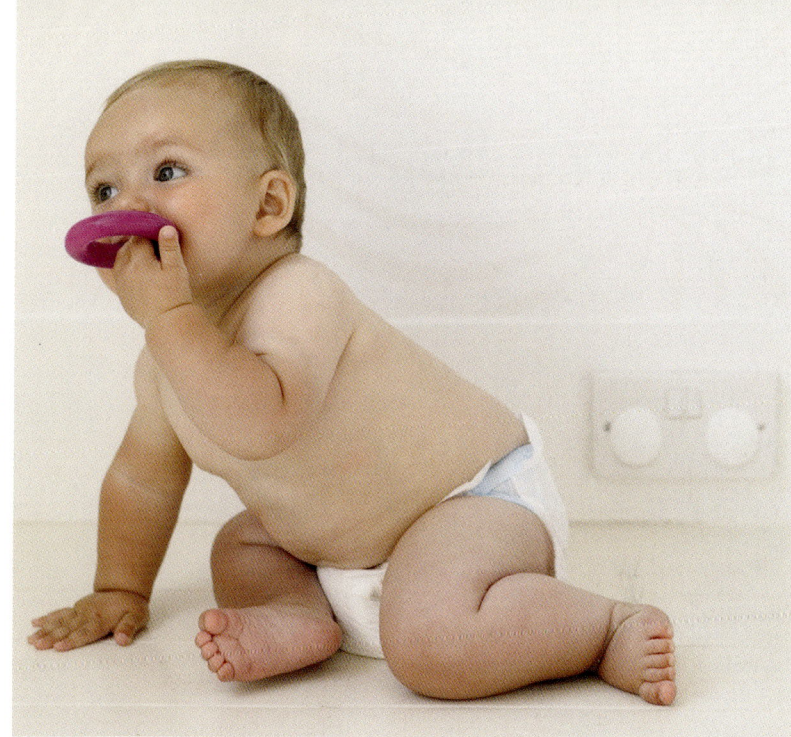

▲ **STECKDOSEN** Bauen Sie Kindersicherungen in alle nicht ständig benutzten Steckdosen ein. So kann Ihr Kind weder Finger noch kleine Gegenstände hineinstecken.

- Bringen Sie Steckdosensicherungen an.
- Achten Sie darauf, dass keine losen Kabel von Lampen, Stereoanlage oder DVD-Rekorder herumliegen.
- Verzichten Sie auf giftige Pflanzen.
- Lassen Sie keine alkoholischen Getränke, Zigaretten, Streichhölzer oder Feuerzeuge herumliegen.
- Sichern Sie zerbrechliche Gegenstände.
- Stellen Sie heiße oder schwere Gegenstände nicht auf niedrige Tische.
- Regale müssen fest in der Wand verankert sein.
- Achten Sie auf scharfe Kanten.

Spielbereich
- Trennen Sie die Spielsachen von größeren Kindern und Kleinkindern. Spielsachen mit kleinen Teilen, Modelliermassen und Chemiekästen sind für Babys und Kleinkinder gefährlich.
- Bewahren Sie Spielsachen sicher in einer Kiste auf. Lassen Sie sie nicht auf dem Boden herumliegen.
- Werfen Sie kaputtes Spielzeug weg, sodass sich Ihr Kind nicht daran verletzen kann.
- In einem Laufstall kann man ein kleines Kind von möglichen Gefahrenzonen fernhalten. Er sollte mindestens 60 cm hoch sein, damit das Kind nicht hinausklettern kann.
- Das Kind soll leicht an seine Spiele und Spielsachen herankommen, damit es sich nicht danach strecken oder an einem Regal hochklettern muss.

Sicherheit beim Spielen

Die häufigsten Unfälle beim Spielen sind Schnittwunden und Knochenbrüche durch Stürze sowie Verletzungen durch das Verschlucken oder In-die-Nase-Stecken von Spielzeugteilen. Manchmal passiert ein Unfall, weil das Kind nicht beaufsichtigt wurde, manchmal, weil das Spielzeug kaputt oder nicht altersgerecht war. Konstruktionsspielzeug, Rutschautos, Tretfahrzeuge und Schaukeln verursachen die meisten Unfälle. Selbst an Plüschtieren kann ein Kind ersticken.

Checkliste: Sicheres Spielzeug

- Lesen Sie auf der Verpackung nach, ob das Spielzeug für das Alter des Kindes empfohlen wird. Spielsachen mit kleinen Teilen sind für Kinder unter 36 Monaten nicht geeignet.
- Vergewissern Sie sich, dass das Spielzeug nicht entzündbar ist und keine giftigen Inhaltsstoffe enthält.
- Heften Sie keine Bilder an die Innenseite des Bettchens, da das Baby sie in den Mund stecken könnte.
- Die Schnur, an der Spielsachen für das Bettchen befestigt sind, darf nicht länger als 30 cm sein.
- Kann sich Ihr Baby in seinem Bettchen aufrichten, nehmen Sie größere Spielsachen heraus; es könnte auf sie draufsteigen und herausklettern.
- Einem Kind unter drei Jahren geben Sie keine Spielsachen mit Teilen, die sich lösen können; das Kind könnte sie verschlucken.
- Haben Sie Kinder unterschiedlichen Alters, bewahren Sie die Spielsachen getrennt auf.
- Zeigen Sie Ihrem Kind, wie es mit dem Spielzeug spielen kann.
- Ein- und Zweijährige können leicht von Schaukelgeräten und Rutschautos fallen; behalten Sie Ihr Kind daher im Auge.
- Kontrollieren Sie regelmäßig batteriebetriebene Spielsachen. Auslaufende Batterien müssen Sie sofort ersetzen.
- Vergewissern Sie sich, dass die Spielsachen weder scharfe noch abreibende Kanten haben.
- Bewahren Sie Spielsachen in einer Kiste auf, dessen Deckel nicht zuklappt.
- Ist ein Spielzeug in Plastik eingepackt, wickeln Sie es für Ihr Kind aus, und räumen Sie das Plastik gleich weg.

Sicherheit im Freien

Ihr Kind liebt es, draußen zu spielen – es kann herumtollen, sich schmutzig machen und eine neue Umgebung

Ersticken

Sobald Ihr Kind den Pinzettengriff beherrscht, kann es kleine Objekte greifen und in Mund oder Nase stecken.
Mit einem solchen röhrenförmigen Gerät können Sie testen, ob ein Gegenstand so klein ist, dass er in der Luftröhre des Kindes stecken bleiben könnte.

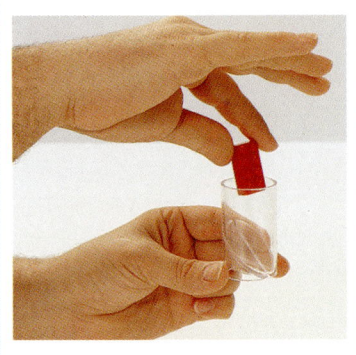

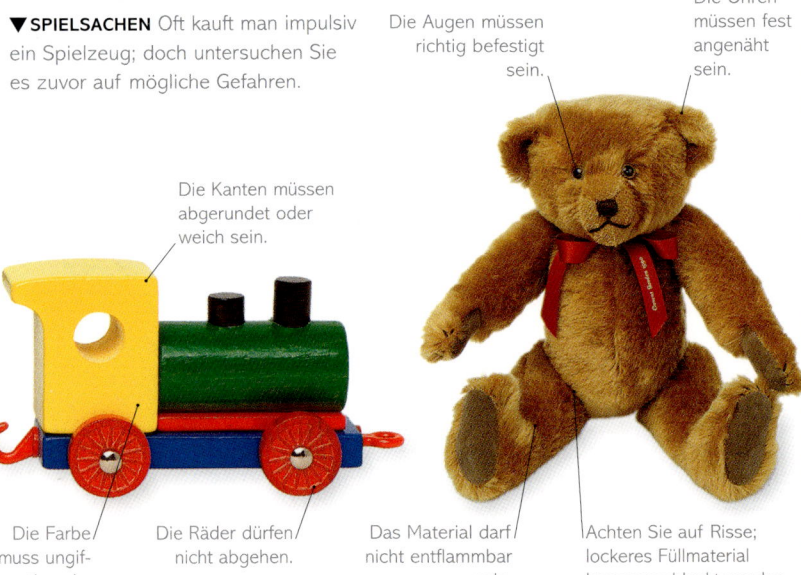

▼ SPIELSACHEN Oft kauft man impulsiv ein Spielzeug; doch untersuchen Sie es zuvor auf mögliche Gefahren.

Die Augen müssen richtig befestigt sein.

Die Ohren müssen fest angenäht sein.

Die Kanten müssen abgerundet oder weich sein.

Die Farbe muss ungiftig sein.

Die Räder dürfen nicht abgehen.

Das Material darf nicht entflammbar sein.

Achten Sie auf Risse; lockeres Füllmaterial kann verschluckt werden.

erforschen. Die größte Gefahr liegt darin, dass es aus dem Garten hinaus auf die Straße läuft. Gibt es im Garten einen Swimmingpool oder Teich, kann es ertrinken. Verhindern Sie diese Unfälle, indem Sie das Kind in einem abgetrennten Bereich spielen lassen; montieren Sie an Gartentore ein kindersicheres Schloss; legen Sie Brunnen trocken oder zäunen Sie sie ein; Planschbecken leeren Sie nach Gebrauch.

Checkliste: Sicherheit im Garten

- Entfernen Sie giftige Pflanzen (s. rechts).
- Stechen Sie Pilze heraus, sobald sie auftauchen.
- Bewahren Sie Gartenwerkzeug und chemische Substanzen wie Dünger und Spritzmittel, z. B. Unkrautvernichtungsmittel, an einem unzugänglichen Ort auf.
- Vergewissern Sie sich immer, dass Gartenstühle richtig aufgestellt sind.
- Überprüfen Sie die Sicherheit der Spielgeräte.
- Klettergerüste bauen Sie auf dem Rasen.
- Vergewissern Sie sich, dass Ihr Kind nicht vom Garten auf die Straße laufen kann – montieren Sie kindersichere Riegel an Gartentore.
- Einen Brunnen, Teich oder Swimmingpool müssen Sie abdecken oder einzäunen.
- Entfernen Sie zerbrochenes Glas an Treibhäusern sofort.
- Nehmen Sie weder Sense noch Rasenmäher in Betrieb, solange Ihr Kind draußen herumrennt. Stellen Sie die Sense nach Gebrauch immer an einen gesicherten Platz.
- Decken Sie den Sandkasten ab, um ihn vor Verunreinigungen durch Tiere zu schützen.
- Decken Sie Abflussrinnen ab.

Giftige Pflanzen

Zwar ist der Verzehr von Gartenpflanzen selten tödlich, aber er kann unangenehme Symptome, beispielsweise Reizungen von Haut, Mund, Hals und Magen oder Übelkeit und Erbrechen verursachen. Narzissen, Hyazinthen, Iris, Butterblume, Schneeglöckchen, Gartenwicke und Liguster können Irritationen des Magen-Darm-Trakts auslösen. Rhabarber, zahlreiche Pilzarten, Tomatenblätter, Weide, Lorbeer, Rhododendron, Mistel und Maiglöckchen verursachen allgemeine Vergiftungserscheinungen.

Spielplätze

Kleine Kinder brauchen Spielgeräte, um ihre Fähigkeiten zu erproben und Energie abzubauen. Achten Sie dabei auf die Sicherheit.

- Der Spielplatz sollte eingezäunt sein, um Tiere fernzuhalten.
- Kleine Kinder sollten in Gitterschaukeln sitzen, nicht auf normalen Brettschaukeln.
- Klettergerüste sollten auf Gras oder Sand stehen, damit Kinder sich nicht verletzen können.
- Beim Karussellfahren darf Ihr Kind nicht vom fahrenden Karussell abspringen.
- Werden Rutschen auf einem Erdhügel aufgebaut, kann ein Sturz abgefangen werden.
- Die Rutsche sollte aus einem Stück bestehen.
- Für Kleinkinder sind Spielgeräte in Bodenhöhe, wie Kriechtunnel und Reifen, am sichersten.

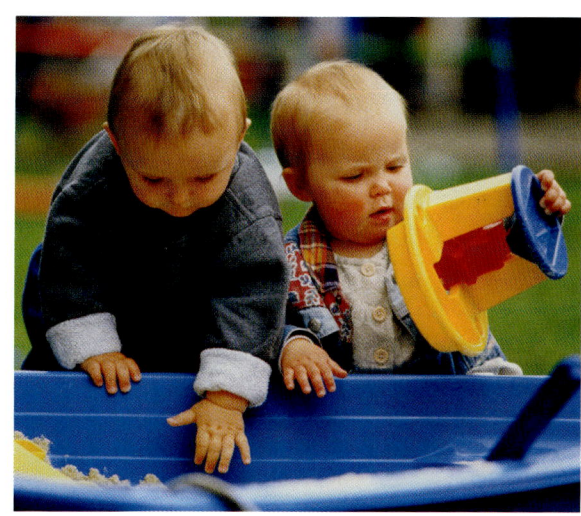

▲ SANDKASTEN Das Kind darf sich nicht im Sand eingraben können.

Sicherheit im Auto und im Verkehr

Als Grundregel gilt, das Kind im Auto immer anzuschnallen. Für Säuglinge sind Sitze, die entgegen der Fahrtrichtung angeschnallt werden, am besten; sie können auf dem Beifahrer- oder dem Rücksitz angebracht werden. Aktivieren Sie an den Türen die Kindersicherung. Das Kind darf sich nicht aus dem Fenster lehnen und die Arme nicht hinausstrecken. Wenden Sie Ihre Augen beim Fahren nie von der Fahrbahn ab, um sich umzudrehen und mit dem Kind zu sprechen. Wenn es schreit oder etwas will, halten Sie zuerst an.

Babysitze

Am sichersten transportiert man ein Baby im Auto in einem Babysitz. Bis zum Alter von zehn Jahren ist der Sicherheitsgurt allein nicht ausreichend, weil die Beckenknochen nicht kräftig genug sind, um die Beckenorgane bei einem Unfall vor dem Druck des Gurtes zu schützen. Babysitze sind für Babys von 0–9 Monaten geeignet; sie können auf dem Beifahrer- oder Rücksitz des Autos angeschnallt werden. Auf dem Rücksitz ist es noch etwas sicherer. Das beste Modell ist die entgegen der Fahrtrichtung mit dem Sicherheitsgurt angeschnallte Babyschale. Bei einem Unfall wird der Aufprall vom Rücken des Babys aufgefangen, nicht von den Beckenorganen.

Tragetaschen

Ein Baby kann auch in der Tragetasche sicher auf dem Rücksitz transportiert werden. Allerdings müssen Haltegurte verwendet werden, die am Rücksitz und der Karosserie verankert sind. Decken Sie die Tragetasche mit der Regendecke ab, damit das Baby nicht herausgeschleudert werden kann.

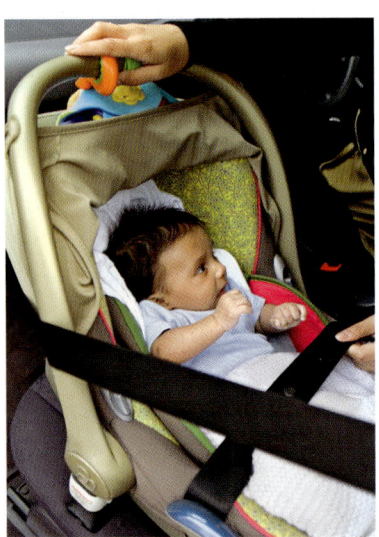

▲ **BABYS SICHERHEIT** Die besten Sitze für Babys von 0–9 Monaten werden entgegen der Fahrtrichtung angebracht.

> ## Vorsicht
>
> Babysitze sollten nicht auf dem Beifahrersitz angeschnallt werden, wenn dort ein Airbag installiert ist. Bei einem Unfall bläst sich der Airbag mit solcher Wucht auf, dass der Aufprall den Kopf des Babys ernsthaft verletzen könnte.

Kindersitze

Mit neun Monaten braucht Ihr Baby einen Kindersitz. Manche Modelle können sowohl mit Zwei- wie mit Dreipunktgurten befestigt werden. Manche Schalensitze sind höhenverstellbar und haben ein Fünfpunkt-Gurtsystem. Bei anderen Modellen wird das Kind mit dem Dreipunktgurt des Autos auf dem Sitz angeschnallt. Befestigen Sie den Sitz immer genau nach den Anweisungen des Herstellers. Mit ungefähr sechs Jahren kann das Kind auf einem speziellen Sitzerhöhung mit dem Dreipunktgurt angeschnallt werden.

Sicherheit im Verkehr

Verkehrsunfälle sind bei Kindern gewöhnlich schwerwiegender und erfordern einen längeren Krankenhausaufenthalt als jeder andere Unfall. Daher ist die Sicherheit im Verkehr von außerordentlicher Bedeutung. Die Verantwortung dafür liegt natürlich bei den Eltern – nicht nur beim Kleinkind, sondern auch noch im Schulalter. Kinder können erst mit zehn oder elf Jahren die Geschwindigkeit von Fahrzeugen einschätzen. Erst mit zwölf sind sie verlässliche Fußgänger. Die Eltern können dem Kind aber von klein auf die Grundregeln der Verkehrssicherheit vermitteln und ihm vor allem ein gutes Vorbild sein.

Sicheres Verhalten lernen

Als Erstes muss Ihr Kind lernen, dass Straßen gefährlich sind. Es darf unter keinen Umständen – egal ob der Ball wegrollt oder die Katze wegläuft oder es jemanden gesehen hat – auf die Straße laufen. Erlauben Sie Ihrem Kind nur auf dem Bürgersteig zu spielen, wenn in Ihrer Straße kaum

Verkehr herrscht – lassen Sie es stattdessen im Park, auf Spielplätzen oder im Hinterhof spielen. Auch diese Orte müssen durch einen Zaun oder ein Tor gesichert sein.

Schärfen Sie Ihrem Kind ein, in Straßennähe nie Roller, Dreirad oder Bobbycar zu fahren und sich niemals zwischen geparkten Autos aufzuhalten. Wenn sein Ball auf die Straße rollt, soll es einen Erwachsenen bitten, ihn wiederzuholen.

Vorbild sein

Durch Ihr vorbildliches Verhalten als Fußgänger lehren Sie Ihr Kind am besten, wie man sich sicher im Straßenverkehr bewegt. Mit Ihrem Kind sollten Sie immer eine Ampel oder einen Zebrastreifen benutzen, auch wenn Sie deswegen einen Umweg machen müssen. So lernt das Kind durch Ihr Vorbild.

Beim Überqueren der Straße nehmen Sie Ihr Kind an die Hand und erklären Sie ihm, was Sie tun und auch warum Sie es tun. Stellen Sie sich an die Bordsteinkante und erklären Sie Ihrem Kind, dass diese Sicherheitslinie nie ohne einen Erwachsenen überschritten werden darf. Schauen Sie nach links und rechts, und warten Sie eine große Lücke im Verkehr ab. Erst dann überqueren Sie die Straße. Wenn Sie einen Kinderwagen schieben, lassen Sie ihn auf dem Bürgersteig, bis Sie losgehen. Zeigen Sie Ihrem Kind, wie man die Fußgängerampel betätigt; an einem Zebrastreifen zeigen Sie ihm, wie man abwartet, bis die Autos halten. Rennen Sie nie mit Ihrem Kind noch schnell vor einem Auto über die Straße.

Zum Teil ist das Verkehrsbewusstsein Ihres Kindes von der Gegend, in der es aufwächst, geprägt. Ein Kind, das auf dem Land aufwächst, muss in der Stadt besonders beaufsichtigt werden, weil es die Gefahren des Straßenverkehrs unterschätzt. Auch beim Autofahren können Sie Ihr Kind über sicheres Verhalten im Straßenverkehr aufklären. Wenn Sie an einem Fußgängerüberweg anhalten, erklären Sie Ihrem Kind, wie man ihn als Fußgänger benutzt. Zeigen Sie Ihrem Kind, wo es am besten über eine Straße geht (an einer langen Geraden). Erklären Sie ihm, wie gefährlich es ist, eine Straße in einer scharfen Kurve zu überqueren. Machen Sie es auf Fußgänger aufmerksam, die sich richtig oder falsch verhalten.

Umgebung

Machen Sie eine sorgfältige Bestandsaufnahme des Verkehrs und der Straßenverhältnisse in Ihrem Wohngebiet. Ein wichtiger Faktor ist die Geschwindigkeit; neue Untersuchungen haben ergeben, dass Hauptstraßen ein sechsmal größeres Risiko für Fußgänger darstellen als Straßen in Wohngebieten oder Landstraßen. Wenn Sie an einer Hauptstraße wohnen, sollten Sie Ihrem Kind also niemals erlauben, allein aus dem Haus zu gehen.

Erstes Fahren

Wenn Ihr Kind Fahrrad fahren gelernt hat, will es damit bald selbst die Welt erkunden.

Das geht aber außerhalb von Hof oder Garten nur unter Aufsicht eines Erwachsenen und selbstverständlich nur mit Helm. Führen Sie das Kind vorsichtig in das Radfahren ein. Wenn sich der Weg eignet, können Sie mit ihm zum Kindergarten radeln oder zum Spielplatz.

Kinder dürfen – und sollen – bis zum 10. Lebensjahr auf dem Bürgersteig Rad fahren, wenn es keinen Radweg gibt. Sie begleiten das Kind, indem Sie auf der Straße direkt neben ihm fahren. An jeder Querstraße muss angehalten und mindestens ein Fuß auf den Boden gesetzt werden. Ist die Straße frei, wird sie zügig überquert. Achten Sie darauf, dass Ihr Kind Bordsteine immer rechtwinklig anfährt. Ist der Auffahrwinkel zu spitz, wird der Reifen abrutschen und das Kind stürzt. An Ampeln steigen Sie und das Kind bitte ab und verhalten sich wie Fußgänger und benutzen auch deren Übergänge.

Sicher über die Straße

Erst mit acht Jahren kann sich ein Kind einigermaßen vernünftig im Straßenverkehr verhalten. Gewöhnen Sie es aber von klein an daran. Wiederholen Sie folgende Schritte jedes Mal, wenn Sie gemeinsam über die Straße gehen.
- Suchen Sie zum Überqueren der Straße eine sichere Stelle, am besten einen Zebrastreifen.
- Halten Sie an, schauen Sie nach links und rechts, hören Sie auf den Verkehr.
- Nahende Fahrzeuge lassen Sie vorbei.
- Schauen Sie in beide Richtungen. Wenn die Straße frei ist, gehen Sie hinüber. Auch beim Überqueren achten Sie weiterhin auf den Verkehr.

Anmerkungen

Persönliche Aufzeichnungen

Die frühen Meilensteine Ihres Babys – das erste Lächeln, das erste Wort – mögen Ihnen unvergesslich erscheinen, doch im Laufe der Zeit werden Sie feststellen, dass sich die Erinnerung verflüchtigt.

Geburtsdaten: Erstes Kind

Name ....
Geburtsdatum und Uhrzeit ....
Geburtsort ....
Errechneter Geburtstermin ....
Länge ....
Gewicht ....
Blutgruppe ....
Dauer der Entbindung ....
Art der Entbindung ....
Hebamme/Geburtshelfer ....
Anwesende Personen ....

Entwicklung: Erstes Kind

Erstes Lächeln	Ist sauber ....
Kopfkontrolle	Ist trocken ....
Erster Zahn	Läuft ....
Erste Beikost	Bildet einfache Sätze ....
Sitzt frei	Zieht sich selbst an ....
Isst selbst	Befolgt Anweisungen ....
Kann Pinzettengriff	Steigt Treppen frei ....
Lernt loslassen	Rennt ....
Erstes Wort	Hüpft ....
Versteht »Nein«	Zählt bis zehn ....
Krabbelt	Zeichnet einen Kreis ....
Voll abgestillt	Eintritt in den Kindergarten ......
Plappert	
Steht	Schulbeginn ....

Dies gilt nicht nur für kleine Details, z. B. wann es zum ersten Mal den Kopf angehoben hat, sondern auch für wichtige Fakten wie die Impfdaten. Auf diesen Seiten können Sie diese wichtigen Ereignisse festhalten. Die medizinischen Aufzeichnungen auf S. 316–317 sind besonders wichtig. Frischen Sie mit ihrer Hilfe immer wieder Ihr Gedächtnis auf, wenn Sie mit dem Kind zum Arzt gehen.

Geburtsdaten: Zweites Kind

Name ....
Geburtsdatum und Uhrzeit ....
Geburtsort ....
Errechneter Geburtstermin ....
Länge ....
Gewicht ....
Blutgruppe ....
Dauer der Entbindung ....
Art der Entbindung ....
Hebamme/Geburtshelfer ....
Anwesende Personen ....

Entwicklung: Zweites Kind

Erstes Lächeln .... Ist sauber ....
Kopfkontrolle .... Ist trocken ....
Erster Zahn .... Läuft ....
Erste Beikost .... Bildet einfache Sätze ....
Sitzt frei .... Zieht sich selbst an ....
Isst selbst .... Befolgt Anweisungen ....
kann Pinzettengriff .... Steigt Treppen frei ....
Lernt loslassen .... Rennt ....
Erstes Wort .... Hüpft ....
Versteht »Nein« .... Zählt bis zehn ....
Krabbelt .... Zeichnet einen Kreis ....
Voll abgestillt .... Eintritt in den
Plappert .... Kindergarten ....
Steht .... Schulbeginn ....

Anmerkungen

Mutter

Krankheiten

Allergien

Chronische Erkrankungen

Medizinische Daten: Erstes Kind

| Krankheit | Datum | Kommentar |

| Verletzungen | Datum | Kommentar |

| Allergien | Datum | Kommentar |

Impfungen: Erstes Kind

TYP	DATUM	REAKTION
Diphtherie, Tetanus, Pertussis, Hepatitis B, Polio, Hib Eine Injektion mit zwei Monaten Eine Injektion mit drei Monaten Eine Injektion mit vier Monaten Eine Injektion im 11.–14. Lebensmonat Eine Auffrischung im 5.–6. Lebensjahr (s. S. 283)		
Masern, Mumps, Röteln Eine Injektion im 11.–14. Lebensmonat Eine Injektion im 15.–23. Lebensmonat (s. S. 283)		
Pneumokokken Eine Injektion mit zwei Monaten Eine Injektion mit drei Monaten Eine Injektion mit vier Monaten Eine Injektion im 11.–14. Lebensmonat (s. S. 283)		
Meningokokken Eine Injektion im 11.–14. Lebensmonat (s. S. 283)		

Medizinische Daten: Zweites Kind

Krankheit   Datum   Kommentar

Verletzungen   Datum   Kommentar

Allergien   Datum   Kommentar

Impfungen: Zweites Kind

TYP	DATUM	REAKTION
Diphtherie, Tetanus, Pertussis, Hepatitis B, Polio, Hib Eine Injektion mit zwei Monaten Eine Injektion mit drei Monaten Eine Injektion mit vier Monaten Eine Injektion im 11.–14. Lebensmonat Eine Auffrischung im 5.–6. Lebensjahr (s. S. 283)		
Masern, Mumps, Röteln Eine Injektion im 11.–14. Lebensmonat Eine Injektion im 15.–23. Lebensmonat (s. S. 283)		
Pneumokokken Eine Injektion mit zwei Monaten Eine Injektion mit drei Monaten Eine Injektion mit vier Monaten Eine Injektion im 11.–14. Lebensmonat (s. S. 283)		
Meningokokken Eine Injektion im 11.–14. Lebensmonat (s. S. 283)		

Vater

Krankheiten

Allergien

Chronische Erkrankungen

Körpergröße und Gewicht

Die wichtigsten Kriterien für das Gedeihen des Babys sind Zufriedenheit und Wohlbefinden. Ist dies eindeutig der Fall, brauchen Sie sich wegen seiner Maße keine Sorgen machen.

Vielleicht wollen Sie Maße und Gewicht Ihres Babys in die folgenden Tabellen eintragen; solange Ihr Baby innerhalb der farbig hervorgehobenen Bandbreite liegt, besteht kein Anlass zu Besorgnis. Vergleichen Sie Ihr Kind nicht mit gleichaltrigen Kindern.

Der Bereich der »normalen« Größe und des »normalen« Gewichts zu einem bestimmten Zeitpunkt ist sehr breit. Ein Neugeborenes kann zwischen 2,5 und 4,5 kg wiegen, ohne dass Grund zur Sorge besteht; ein fünfjähriger Junge kann zwischen 13,5 und 26,5 kg wiegen.

Jede Tabelle zeigt den Bereich der Größe oder des Gewichts, in dem die meisten Kinder liegen. Die rote Linie in der Mitte der farbig hervorgehobenen Bandbreite bezeichnet den Durchschnitt; d. h., 50 Prozent der Kinder liegen unter dieser Marke und 50 Prozent darüber. Die äußeren Linien repräsentieren die Extreme, außerhalb derer nur sehr wenige Kinder (weniger als 0,5 Prozent) liegen. Gehört Ihr Kind dazu, sprechen Sie mit dem Arzt.

Die regelmäßig aufgezeichneten Körperdaten Ihres Kindes sollten eine relativ parallele Linie zu der Mittellinie ergeben. Wenn nicht, wurden die Maße nicht korrekt aufgezeichnet. Im Zweifelsfall sprechen Sie mit dem Arzt.

Gewicht von Mädchen 0–12 Monate

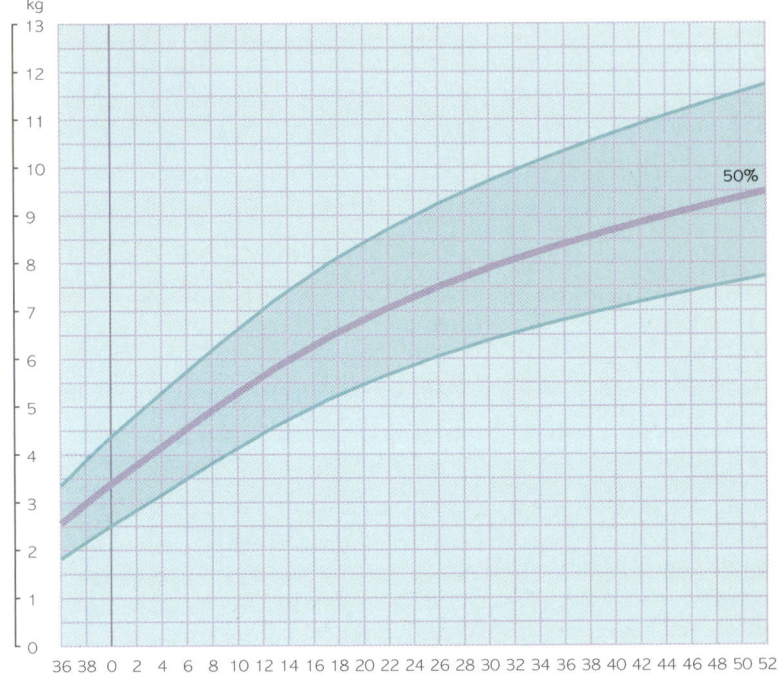

Gewicht gestillter Mädchen 0–12 Monate

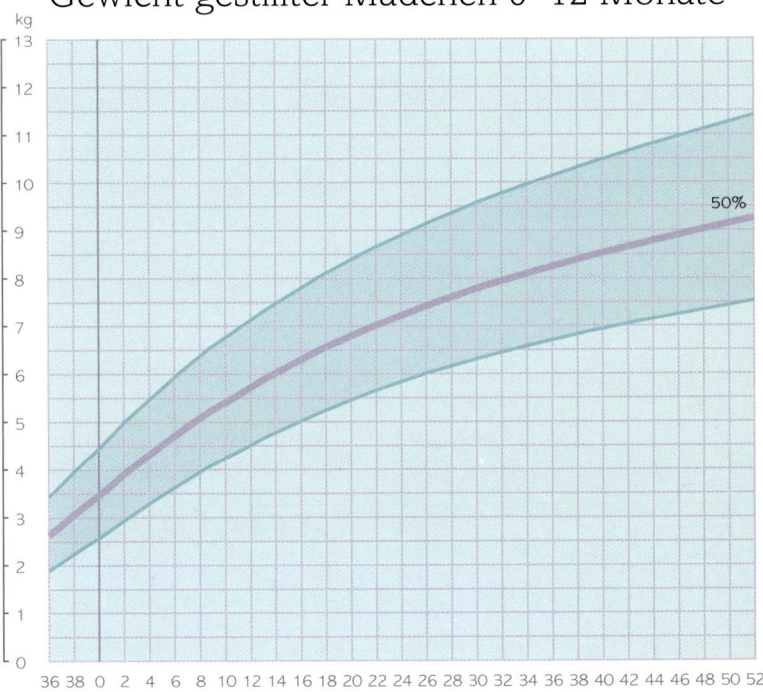

Gewicht von Jungen 0–12 Monate

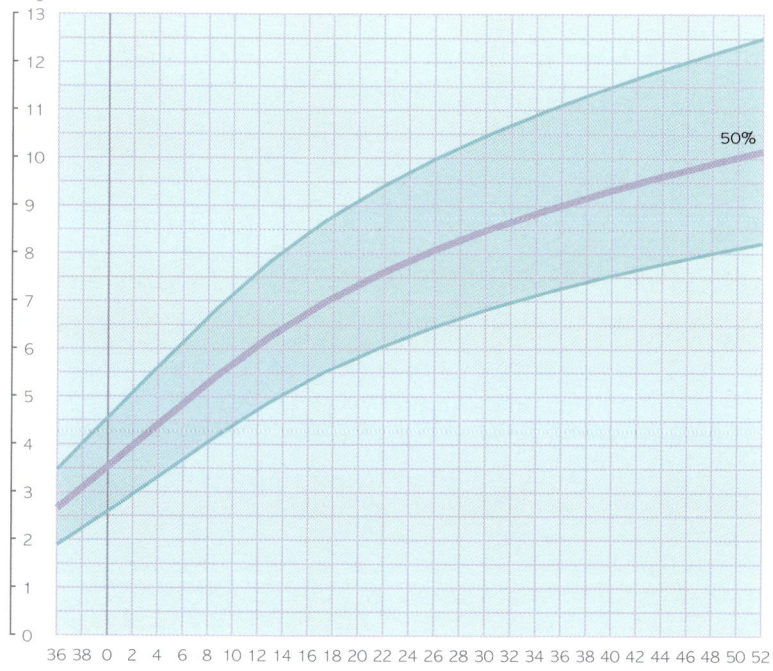

Gewicht gestillter Jungen 0–12 Monate

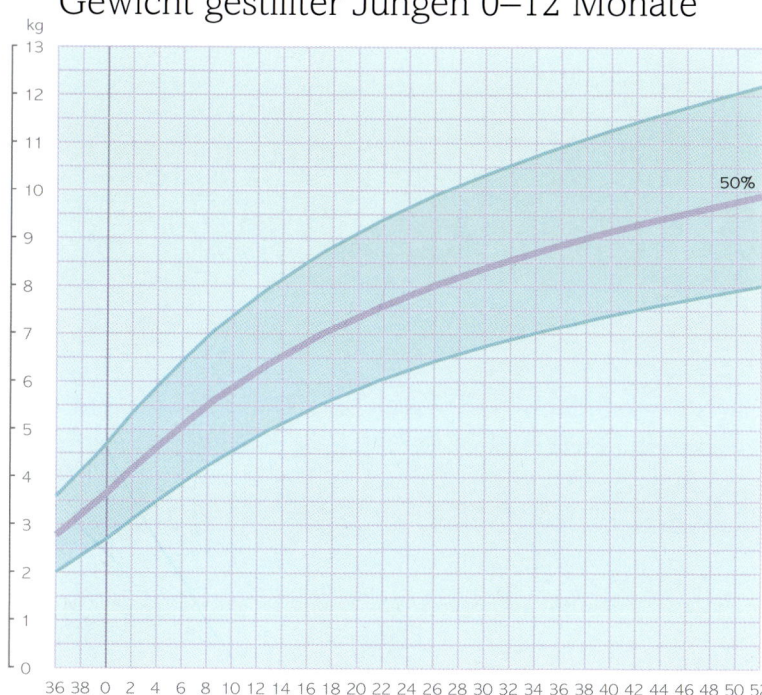

Gebrauch der Tabelle

Ich glaube, dass man kein Baby wiegen und messen muss, solange es gedeiht; wir haben die Tabellen aber angeführt, falls es den Eltern wichtig ist, die körperliche Entwicklung ihres Kindes zu überprüfen.

- Größe und Gewicht werden bei der Geburt und bei den Vorsorgeuntersuchungen im Untersuchungsheft des Kindes aufgezeichnet.

- Diese Daten können Sie aus dem Vorsorgeheft übernehmen.

- Bei einem Frühgeborenen müssen Sie das Alter anpassen. Wenn es beispielsweise in der 36. Woche geboren wurde, beginnen Sie die Aufzeichnungen an dem entsprechenden Zeitpunkt links auf der Zeitachse.

- Wenn das Kind drei oder vier Jahre alt ist, stellen Sie es zum Messen mit geschlossenen Füßen an eine Wand, Fersen und Schulterblätter berühren die Wand. Wenn Sie es in Abständen von sechs Monaten messen, können Sie sehen, wie es wächst.

- Um die Maße Ihres Babys in die Tabelle einzutragen, suchen Sie sein Alter auf der waagerechten Achse und ziehen gedanklich eine Linie senkrecht nach oben. Nun suchen Sie sein Gewicht auf der senkrechten Achse und ziehen eine waagerechte Linie. Markieren Sie den Punkt, an dem sich beide Linien treffen. Die Abfolge der Markierungen bezeichnet die Wachstumskurve Ihres Kindes.

Anmerkungen

Größe von Mädchen 0–12 Monate

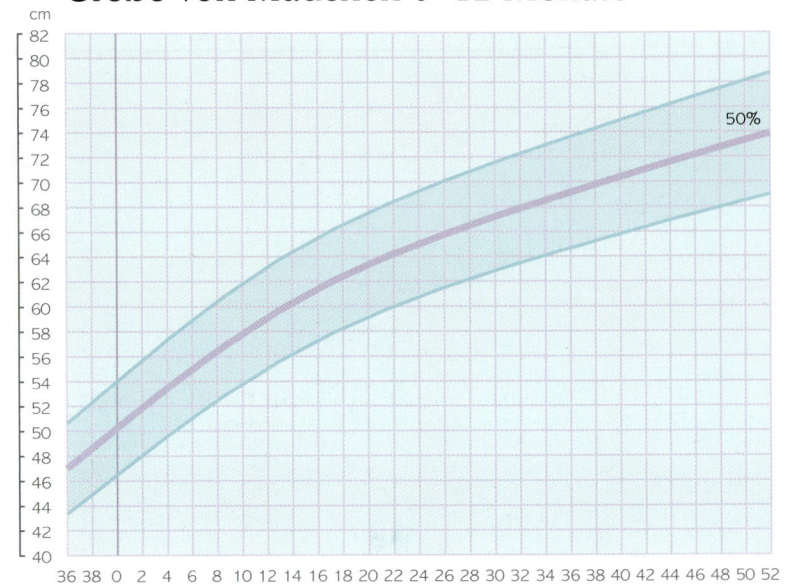

Kopfumfang von Mädchen 0–12 Monate

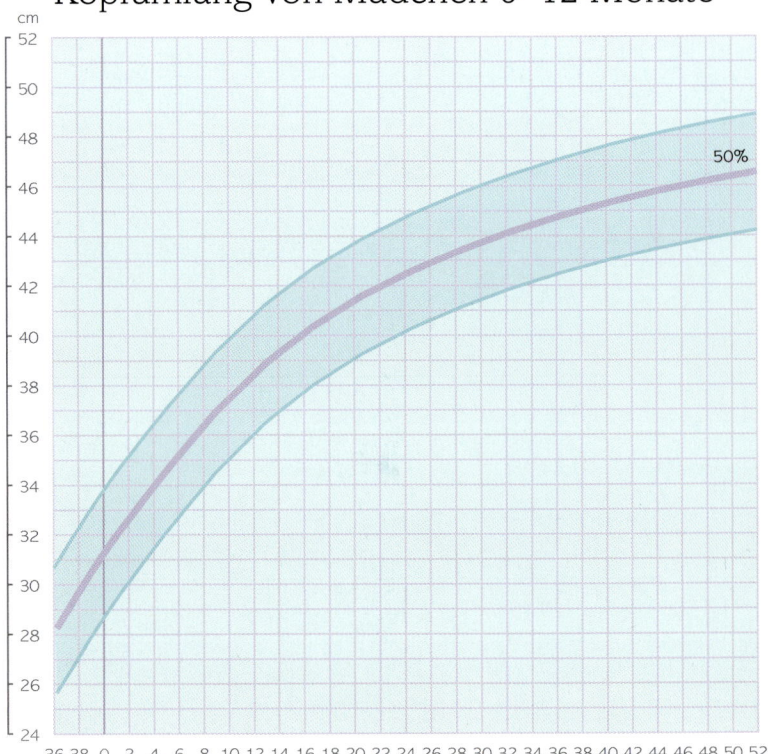

Größe von Jungen 0–12 Monate

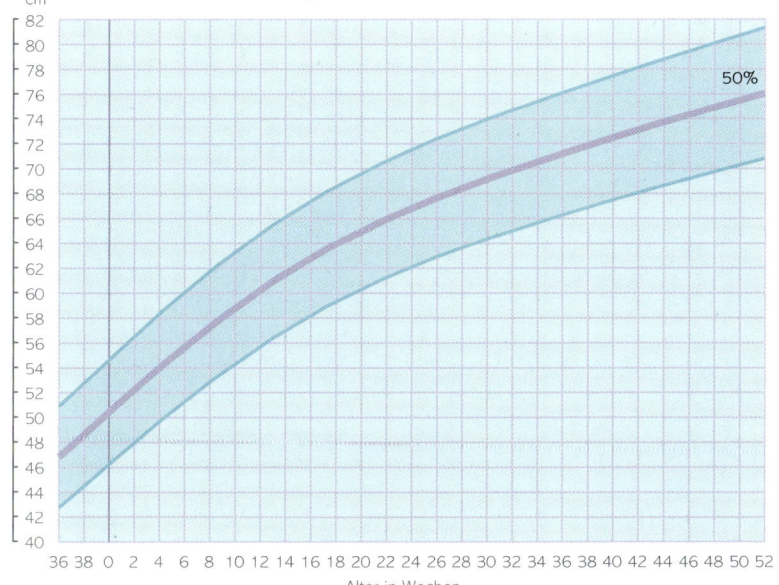

Kopfumfang von Jungen 0–12 Monate

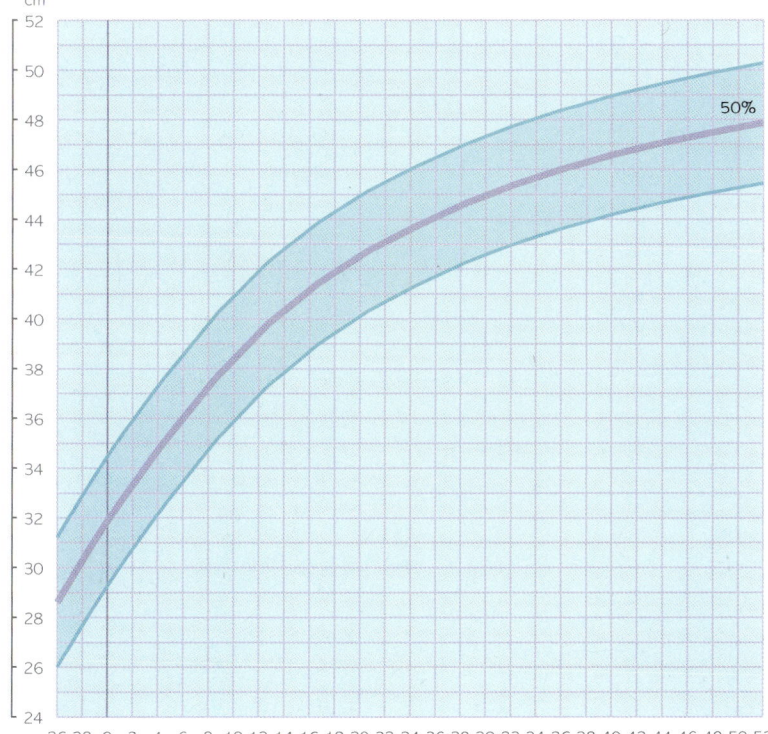

Anmerkungen

Anmerkungen

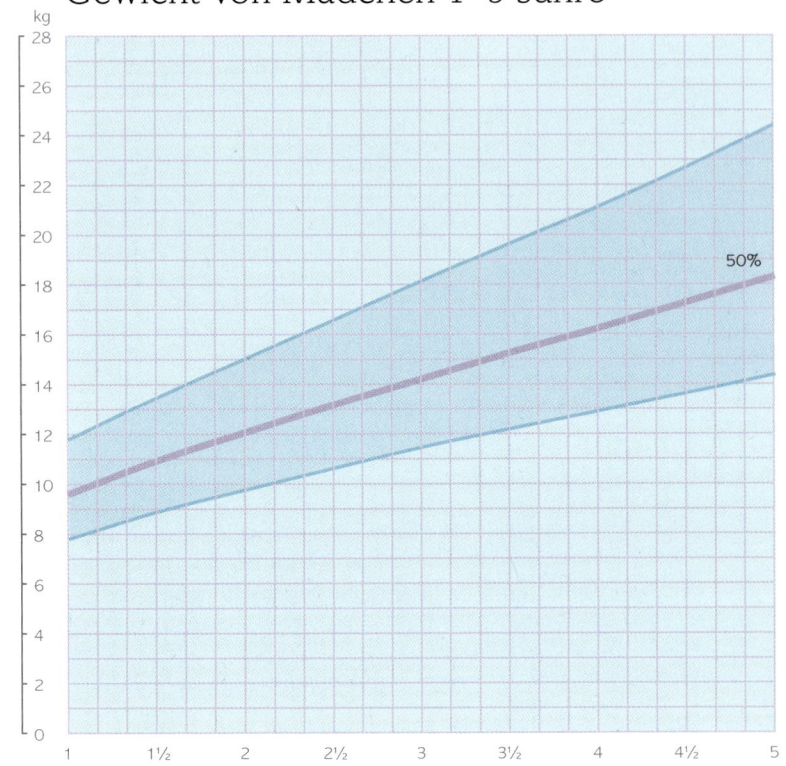

Gewicht von Mädchen 1–5 Jahre

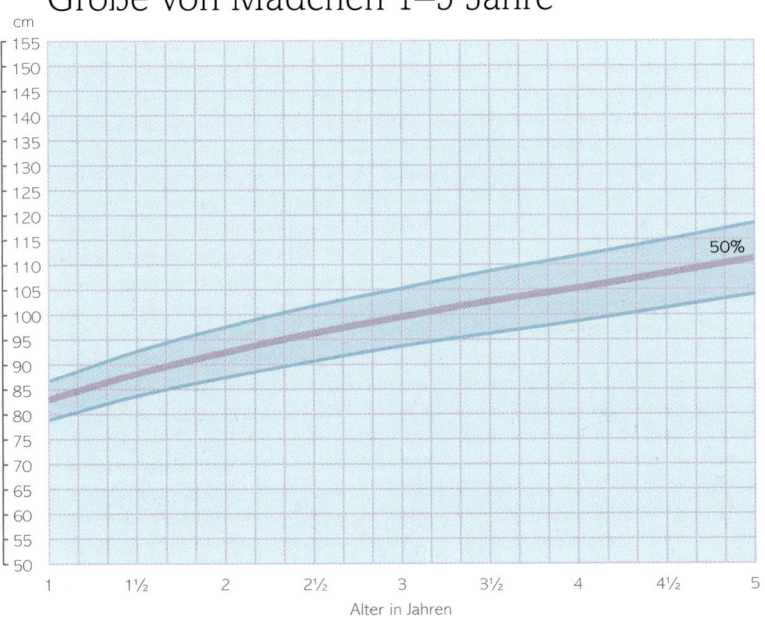

Größe von Mädchen 1–5 Jahre

Gewicht von Jungen 1–5 Jahre

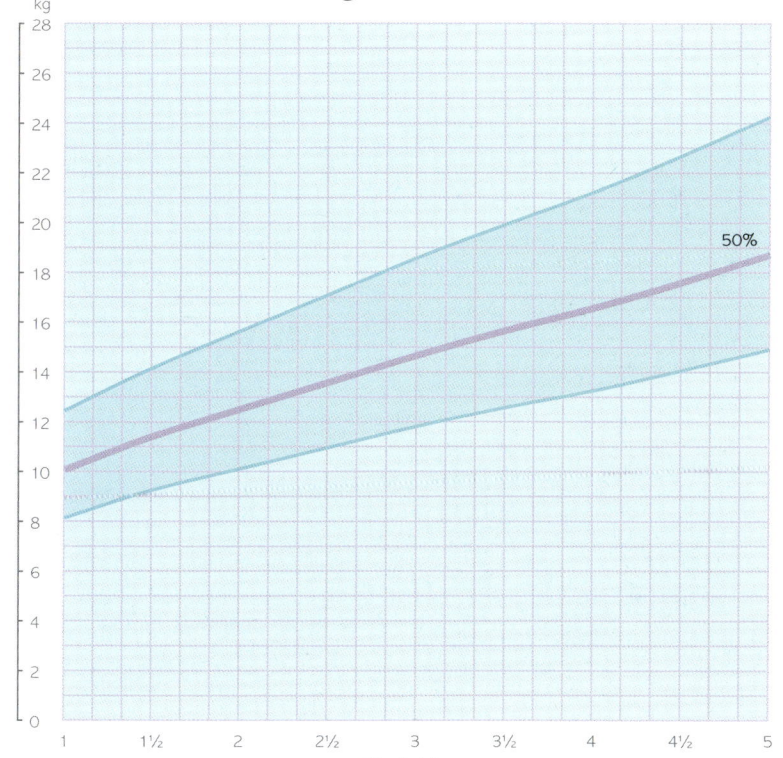

Größe von Jungen 1–5 Jahre

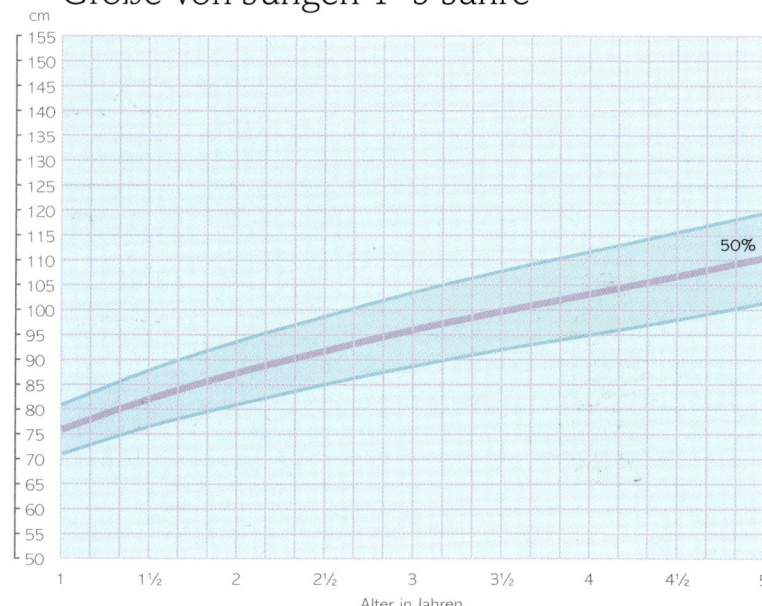

Anmerkungen

Erste Hilfe

Es ist unvermeidlich, dass Eltern immer mal wieder kleinere Verletzungen versorgen müssen. Sie sollten aber auch wissen, wie man im Notfall bei schwereren Verletzungen richtig handelt. Sie müssen die grundlegenden Erste-Hilfe-Maßnahmen kennen, damit Sie bei Unfällen schnell, effektiv und besonnen reagieren. Um wirksam Erste Hilfe leisten zu können, müssen Sie die auf den folgenden Seiten angeführten Techniken verstehen und anwenden können; zu Hause sollten Sie einen Erste-Hilfe-Koffer stationiert haben.

Erste Hilfe in einem Notfall

Ein schwerer Unfall mit großem Blutverlust oder Verlust von anderen Körperflüssigkeiten kann einen Schock auslösen (s. S. 330); ein Schockzustand ist immer ernst. Andere Notfallsituationen sind: Ersticken (s. S. 331), sehr schwere Atemwegsinfektionen, die die Atemwege blockieren, Ertrinken und Bewusstlosigkeit. Schnelles Handeln kann lebensrettend sein.

Prioritäten

Bei einem Unfall müssen Sie wissen, welche Maßnahmen am dringlichsten sind (s. S. 326–329). Bitten Sie einen Erwachsenen, den Krankenwagen zu rufen, während Sie die folgende Checkliste durchgehen.

Ist das Kind in Gefahr? Bringen Sie Ihr Kind aus der Gefahrenzone, oder beseitigen Sie die Gefährdung. Bringen Sie sich aber nicht selbst in Gefahr; bewegen Sie das Kind nicht, wenn Sie eine Rückenverletzung vermuten.

Ist es bei Bewusstsein? Fassen Sie das Kind vorsichtig an den Schultern an und rufen Sie seinen Namen.

Sind die Luftwege blockiert? Öffnen Sie die Luftwege des Kindes, indem Sie das Kinn abstützen und den

Erste-Hilfe-Kasten

Diese Dinge sollten Sie in einem deutlich markierten Kasten luftdicht verschlossen griffbereit haben. Stellen Sie sicher, dass Sie fachgemäß damit umgehen können. Sie können auch noch Paracetamolsaft zur Behandlung von Schmerzen und Fieber bei kleinen Kindern dazutun.

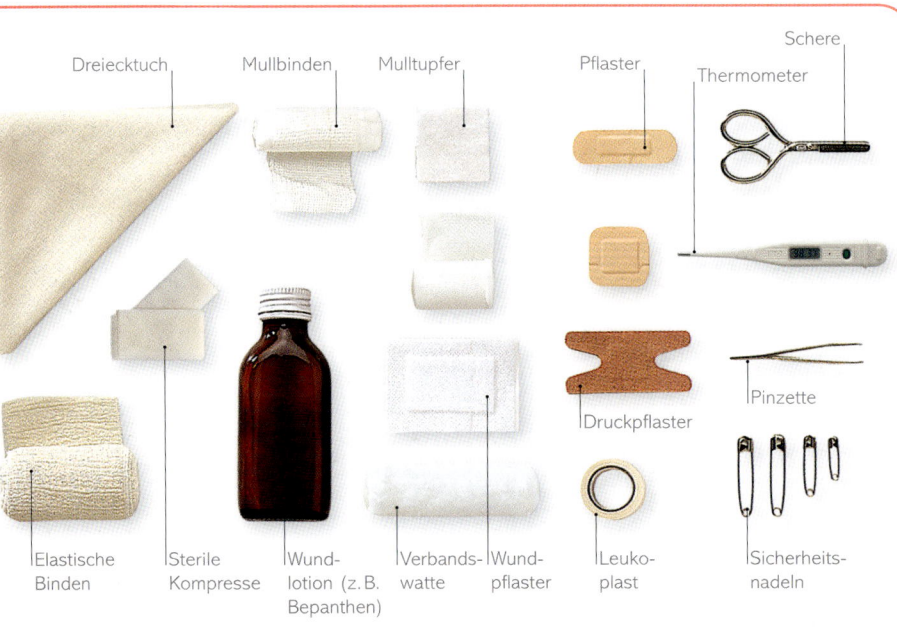

Dreiecktuch, Mullbinden, Mulltupfer, Pflaster, Schere, Thermometer, Elastische Binden, Sterile Kompresse, Wundlotion (z. B. Bepanthen), Verbandswatte, Wundpflaster, Druckpflaster, Leukoplast, Pinzette, Sicherheitsnadeln

Kopf nach hinten neigen. Entfernen Sie dann einen sichtbaren Fremdkörper (s. S. 326–327).

Atmet es? Beugen Sie sich über den Mund des Kindes, um Atemgeräusche zu hören und den Atem an Ihrer Wange zu spüren. Schauen Sie, ob sich die Brust hebt und senkt. Bestehen nach zehn Sekunden keine Anzeichen der Atmung, beatmen Sie das Kind mit fünf Atemzügen (s. S. 330).

Funktioniert der Kreislauf? Achten Sie zehn Sekunden auf Atmung, Husten oder Bewegung. Gibt es keine dieser Anzeichen, führen Sie eine Minute lang abwechselnd Herzmassage und Beatmung (s. S. 328–329) durch. Rufen Sie einen Krankenwagen. Fahren Sie mit der Wiederbelebung fort.

Rufen Sie einen Krankenwagen
Hat Ihr Kind Atemprobleme oder ist bewusstlos, rufen Sie einen Krankenwagen. Lassen Sie es dabei nicht unbeaufsichtigt; eventuell werden Sie es beatmen müssen.

Wiederbelebung

Für ihre Funktionsweise brauchen lebenswichtige Organe wie das Gehirn eine ständige Sauerstoffzufuhr. Ist dieser Prozess, durch den Sauerstoff zu den Körperzellen und zum Gewebe transportiert wird, an irgendeiner Stelle gestört, kann es zur Bewusstlosigkeit kommen.

Leidet das Gehirn länger als drei bis zehn Minuten an Sauerstoffmangel, nimmt es Schaden. Bei Herzversagen tritt der Tod ein, sofern keine Notmaßnahmen getroffen werden.

Eine Wiederbelebung ist erforderlich, wenn das Kind aus irgendwelchen Gründen nicht mehr atmet oder keine Lebenszeichen mehr zeigt (s. S. 326–327).

Wie die Wiederbelebung funktioniert

▶ **SAUERSTOFFZUFUHR** Drei Faktoren sind an dem Sauerstofftransport ins Gehirn beteiligt. Die Luftwege müssen offen sein, damit Sauerstoff in die Lunge gelangen kann; die Atmung muss funktionieren, damit der Sauerstoff auch in den Blutstrom gelangt. Und das Herz muss pumpen, damit das Blut im Körper zirkuliert (Kreislauf) und den Sauerstoff zu allen Organen einschließlich des Gehirns transportiert.

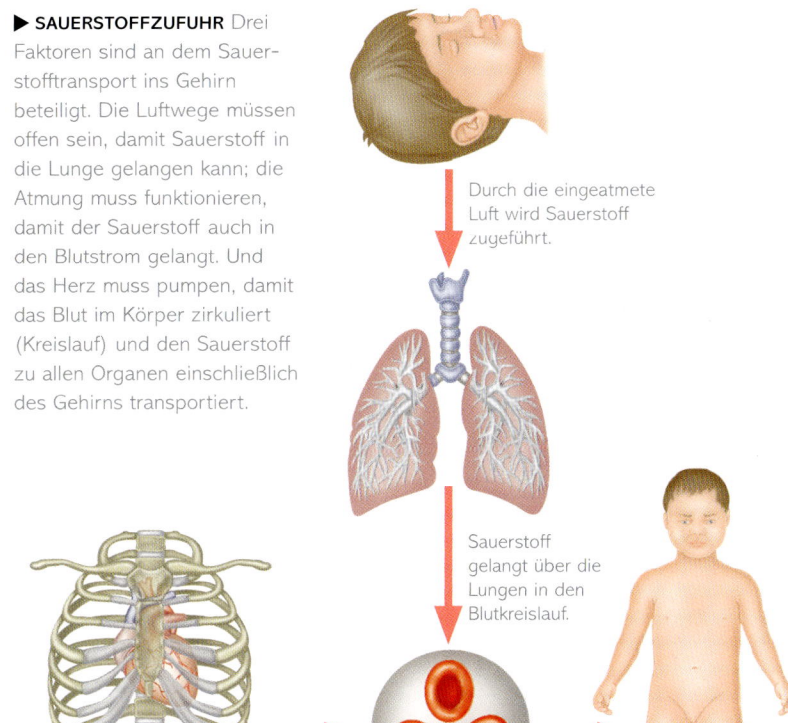

Durch die eingeatmete Luft wird Sauerstoff zugeführt.

Sauerstoff gelangt über die Lungen in den Blutkreislauf.

Das Herz pumpt das mit Sauerstoff angereicherte Blut durch den Körper.

Mit Sauerstoff angereichertes Blut erreicht das Gewebe.

Die drei Schritte der Wiederbelebung

In einem Notfall, wenn Ihr Kind nicht mehr atmet oder bewusstlos wird, müssen Sie ruhig bleiben und Folgendes in dieser Reihenfolge durchführen:

Atemwege Öffnen Sie die Atemwege. Schauen Sie im Mund nach einem Fremdkörper. Legen Sie nach Möglichkeit die Atemwege frei, indem Sie den Kopf des Kindes nach hinten neigen (s. S. 326f.). Greifen Sie nie hinten in den Rachen, wenn das Kind einen Erstickungsanfall hat (s. S. 331).

Atmung Hat die Atmung ausgesetzt, beatmen Sie das Kind (s. S. 328f.).

Kreislauf Überprüfen Sie, ob das Kind Lebenszeichen aufweist. Falls nicht, müssen Sie Herzmassage und Beatmung vornehmen (s. S. 328f.).

Bewusstseinskontrolle

Hat Ihr Kind das Bewusstsein verloren und atmet nicht, besteht die Gefahr einer Gehirnschädigung und eines Herzversagens. Sie müssen den Zustand des Kindes schnell feststellen, um die richtige Erste Hilfe leisten zu können. Ist es bewusstlos, aber atmet noch oder zeigt andere Lebenszeichen, rufen Sie den Arzt und bringen Sie es in die stabile Seitenlage (s. S. 327). Ist es bewusstlos und atmet nicht, weist aber Lebenszeichen auf, müssen Sie es beatmen (s. S. 328f.). Atmet es nicht und zeigt keine Lebenszeichen, müssen Sie sofort eine Herzmassage in Verbindung mit einer Beatmung vornehmen (s. S. 328f.). Diese Maßnahmen werden bei Babys und Kindern unterschiedlich durchgeführt.

Das Baby untersuchen

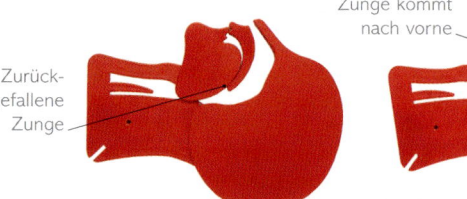

Zurückgefallene Zunge

Zunge kommt nach vorne

Blockierte Atemwege – Kopf nicht überstreckt

Freie Atemwege – überstreckter Kopf

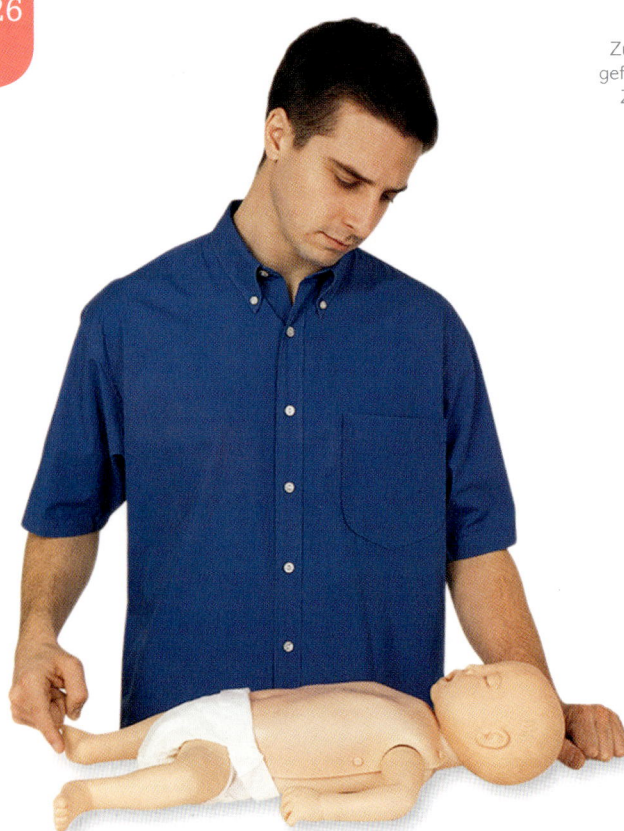

2 DIE ATEMWEGE FREILEGEN Schauen Sie Ihrem Baby in den Mund. Wenn Sie einen Gegenstand sehen, entfernen Sie ihn mit den Fingern. Seien Sie aber vorsichtig, damit Sie ihn nicht noch weiter hineinschieben. Öffnen Sie die Luftwege, indem Sie das Kinn mit einem Finger anheben und den Kopf vorsichtig nach hinten neigen.

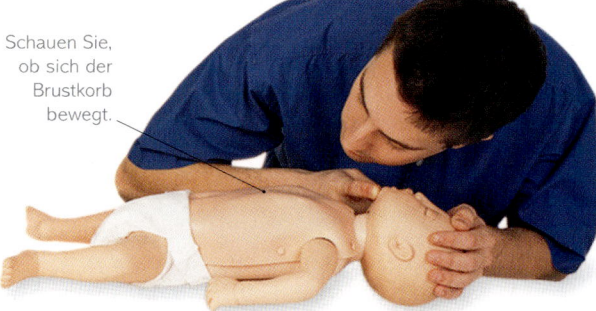

Schauen Sie, ob sich der Brustkorb bewegt.

1 DAS BEWUSSTSEIN KONTROLLIEREN Prüfen Sie, ob Ihr Kind bei Bewusstsein ist: Rufen Sie seinen Namen, streicheln Sie ihm vorsichtig über die Fußsohle. Reagiert es nach zehn Sekunden nicht, holen Sie Hilfe.

3 DIE ATMUNG ÜBERPRÜFEN Schauen Sie, ob sich Brustkorb und Bauch des Babys heben und senken. Hören Sie von Nahem auf Atemgeräusche und versuchen Sie, den Atem an Ihrer Wange zu spüren. Stellen Sie nach zehn Sekunden keine Anzeichen der Atmung fest, beatmen Sie das Baby mit fünf Atemzügen (s. S. 328), dann überprüfen Sie seine Vitalfunktionen.

Ein Kind untersuchen

1. **DAS BEWUSSTSEIN KONTROLLIEREN** Prüfen Sie, ob Ihr Kind bei Bewusstsein ist, indem Sie es vorsichtig schütteln und kneifen. Rufen Sie seinen Namen. Reagiert es nicht, holen Sie Hilfe.

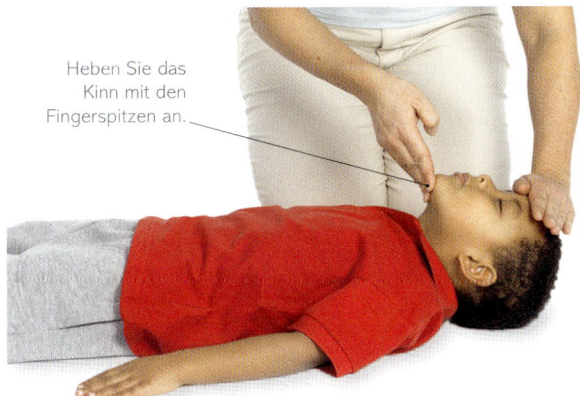

Heben Sie das Kinn mit den Fingerspitzen an.

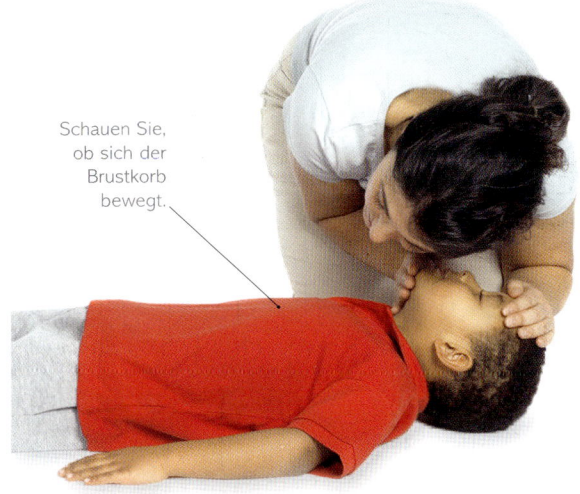

Schauen Sie, ob sich der Brustkorb bewegt.

2. **DIE ATEMWEGE FREIMACHEN** Schauen Sie, ob sich im Mund ein Fremdkörper befindet. Wenn ja, versuchen Sie ihn zu beseitigen. Öffnen Sie die Luftwege, indem Sie eine Hand unter das Kinn legen und anheben. Beugen Sie den Kopf nach hinten, indem Sie die andere Hand auf die Stirn legen.

3. **DIE ATMUNG ÜBERPRÜFEN** Achten Sie auf Anzeichen der Atmung. Schauen Sie, ob sich Brust und Bauch bewegen, hören Sie auf Atemgeräusche. Atmet es nicht, beatmen Sie es mit fünf Atemzügen (s. S. 329), und kontrollieren Sie dann erneut die Vitalfunktionen.

Stabile Seitenlage

Ein bewusstloses Kind, das atmet, bringt man in diese Position. So bleiben die Atemwege frei und Flüssigkeit kann aus dem Mund austreten.

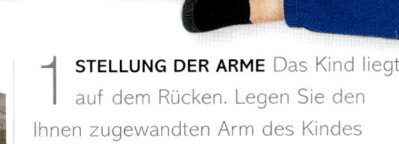

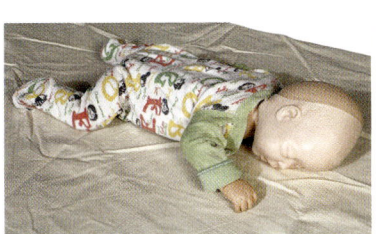

▲ **BEI EINEM BABY** Legen Sie das Baby in Bauchlage auf einen Tisch und überstrecken Sie seinen Kopf leicht in den Nacken.

1. **STELLUNG DER ARME** Das Kind liegt auf dem Rücken. Legen Sie den Ihnen zugewandten Arm des Kindes angewinkelt nach oben.

2. **DER ANDERE ARM** Legen Sie die andere Hand des Kindes mit den Rücken an die Ihnen zugewandte Wange. Greifen Sie mit Ihrer anderen Hand den hinteren Oberschenkel und ziehen Sie das Bein zu sich herüber.

3. **GEBEUGTES BEIN** Legen Sie das oben liegende Bein des Kindes so ab, dass der Oberschenkel im rechten Winkel zur Hüfte liegt. Überstrecken Sie den Kopf und öffnen Sie leicht den Mund des Kindes.

4. **HAND KORRIGIEREN** Wenn nötig, korrigieren Sie die unter der Wange liegende Hand so, dass der Kopf überstreckt bleibt.

Beatmung und Herzmassage

Ein bewusstloses, nicht atmendes Kind muss wiederbelebt werden – durch Beatmung und Herzmassage. Sie müssen Sauerstoff in seine Lungen bringen. Das ist möglich, weil die Luft, die sie ausatmen, noch genug Sauerstoff enthält, um eine andere Person zu versorgen. Dann muss das sauerstoffreiche Blut durch die Herzmassage in den Körper gepumpt werden.

Beatmung bei Babys

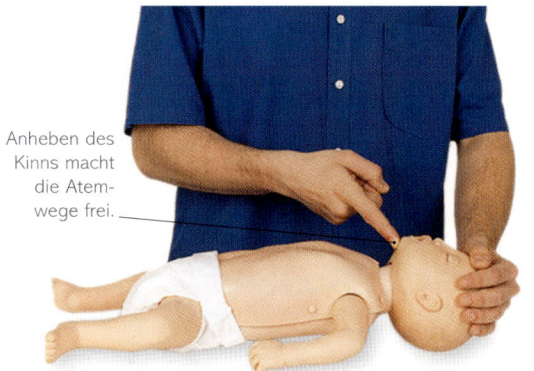

Anheben des Kinns macht die Atemwege frei.

1 MACHEN SIE DIE ATEMWEGE FREI Wenn Ihr Baby nicht mehr atmet, legen Sie es auf eine feste Unterlage und beugen Sie seinen Kopf leicht nach hinten. Kontrollieren Sie den Mund. Wenn Sie einen Fremdkörper sehen, entfernen Sie ihn mit den Fingern. Stecken Sie aber keinen Finger in den Hals des Babys. Heben Sie das Kinn mit einer Hand an.

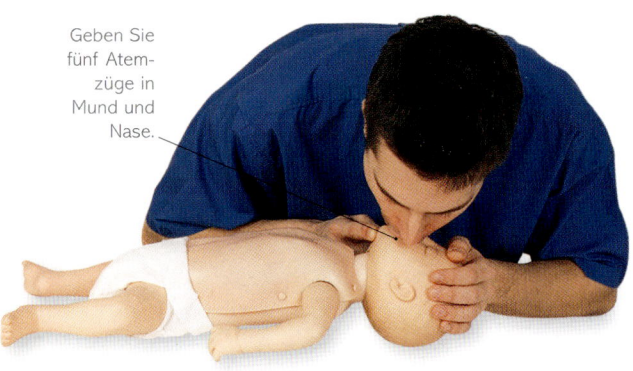

Geben Sie fünf Atemzüge in Mund und Nase.

2 BEATMEN SIE DAS BABY Atmen Sie ein, umschließen Sie mit Ihrem Mund luftdicht Nase und Mund des Babys, und atmen Sie vorsichtig in Mund und Nase aus, bis sich sein Brustkorb hebt. Führen Sie fünf effektive Beatmungen durch.

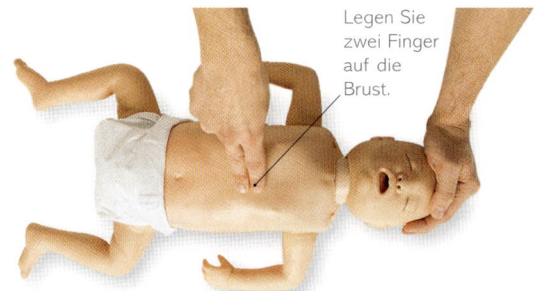

Legen Sie zwei Finger auf die Brust.

3 LEGEN SIE DIE FINGER AUF DIE BRUST Eine Herzmassage in Verbindung mit Beatmung, ist nötig, wenn das Baby nach der Beatmung noch keine Lebenszeichen zeigt. Legen Sie zwei Finger auf das untere Drittel des Brustbeins.

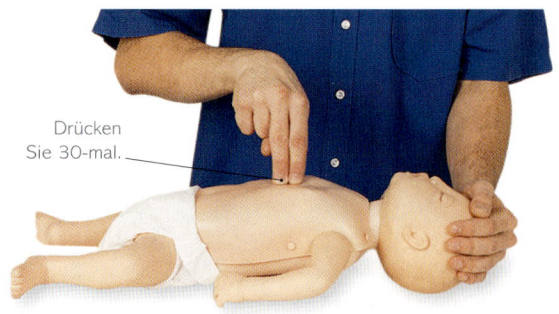

Drücken Sie 30-mal.

4 MACHEN SIE EINE HERZMASSAGE Drücken Sie das Brustbein kräftig etwa 2 cm tief 30-mal in Richtung Wirbelsäule. Achten Sie darauf, nicht zu fest oder tief zu pressen, sonst könnten Sie Ihr Baby verletzen.

5 BEATMEN SIE DAS BABY Nach 30 Herzmassagen beatmen Sie das Baby zweimal (s. links). Wechseln Sie eine Minute lang Herzmassage und Beatmung ab: 30 Herzmassagen, dann zwei Atemzüge. Dann rufen Sie einen Krankenwagen. Nehmen Sie Ihr Baby zum Telefon mit. Danach fahren Sie mit der Wiederbelebung fort.

Beatmung bei Kindern

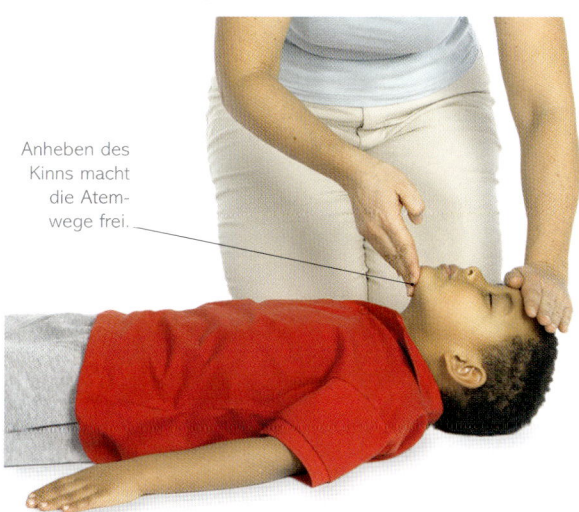

Anheben des Kinns macht die Atemwege frei.

1 MACHEN SIE DIE ATEMWEGE FREI Rufen Sie den Notarzt. Wenn Ihr Kind nicht mehr atmet, legen Sie es auf eine feste Unterlage und beugen Sie seinen Kopf leicht nach hinten. Kontrollieren Sie den Mund. Wenn Sie einen Fremdkörper sehen, entfernen Sie ihn mit den Fingern. Heben Sie das Kinn mit einer Hand an.

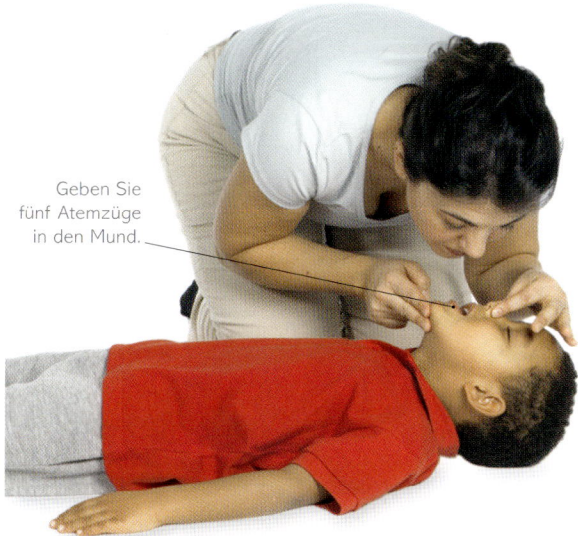

Geben Sie fünf Atemzüge in den Mund.

2 BEATMEN SIE DAS KIND Mit Finger und Daumen halten Sie die Nasenlöcher Ihres Kindes zu. Atmen Sie ein, umschließen Sie mit Ihrem Mund fest seinen Mund. Atmen Sie aus, bis sich sein Brustkorb hebt. Beobachten Sie, wie sich der Brustkorb senkt. Führen Sie fünf effektive Beatmungen durch.

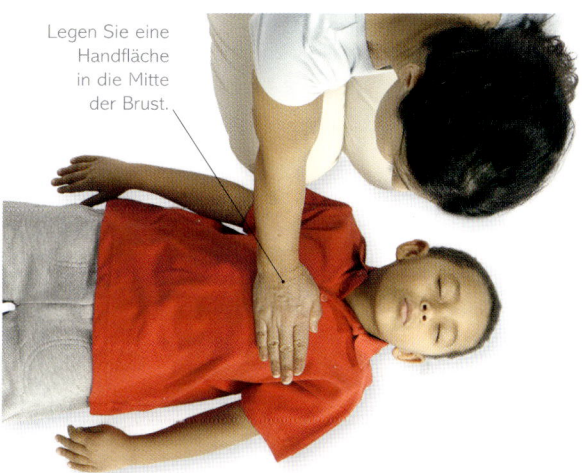

Legen Sie eine Handfläche in die Mitte der Brust.

3 KONTROLLIEREN SIE DIE VITALFUNKTIONEN Nach einer Minute kontrollieren Sie die Lebenszeichen (s. S. 327). Gibt es keine, führen Sie eine Minute lang eine Herzmassage mit Beatmung durch, und rufen Sie den Notarzt.

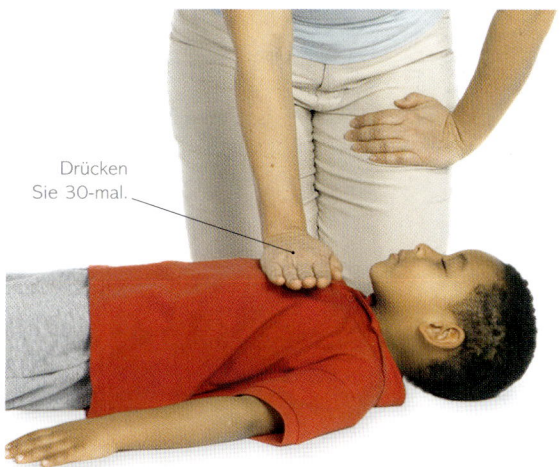

Drücken Sie 30-mal.

4 MACHEN SIE EINE HERZMASSAGE Legen Sie den Ballen einer Hand auf das untere Drittel des Brustbeins. Drücken Sie es mit dem Ballen etwa 3 cm tief senkrecht nach unten in Richtung Wirbelsäule.

5 BEATMEN SIE DAS KIND Nach 30 Herzmassagen beatmen Sie das Kind zweimal (s. links). Kontrollieren Sie die Vitalfunktionen, bis das Kind Anzeichen der Wiederbelebung zeigt. Wechseln Sie eine Minute lang 30 Herzmassagen und zwei Beatmungen ab. Nach einer Minute rufen Sie den Krankenwagen und machen dann weiter.

Schock

Im Allgemeinen versteht man unter einem Schock eine emotionale Reaktion auf ein erschreckendes Ereignis. In der Medizin bezeichnet »Schock« allerdings ein gefährliches Abfallen des Blutdrucks, das dazu führt, dass nicht genügend Blut das Körpergewebe erreicht. Wenn man nicht schnell handelt, können die lebenswichtigen Organe ihre Funktion einstellen, und das Kind kann sterben.

Symptome Zuallererst reagiert der Körper mit einem Adrenalinschub. Dadurch beschleunigt sich der Puls und die Haut, besonders um die Lippen, wird blass und gräulich. Schweiß bildet sich und die Haut wird feuchtkalt. Wenn sich der Schock verschlimmert, kann das Kind Durst bekommen; ihm wird übel und es kann erbrechen. Es ist schwach und ihm ist schwindelig, die Atmung geht flach und schnell, der Puls ist schnell und unregelmäßig.

Im weiteren Verlauf zieht der Körper Blut von der Körperoberfläche zum Zentrum; die Sauerstoffversorgung des Gehirns wird geringer. Wenn die Sauerstoffzufuhr zum Gehirn ungenügend ist, verliert das Kind das Bewusstsein und das Herz versagt.

Was Sie tun müssen Rufen Sie möglichst schnell einen Krankenwagen. Verliert das Kind viel Blut, versuchen Sie die Blutung zu stoppen (s. S. 333) und versorgen Sie eventuelle Verbrennungen (s. S. 334) oder andere Ursachen des Schockzustands. Bewegen Sie es so wenig wie möglich, aber erhöhen Sie seine Beine mit Kissen; dadurch kann das Blut leichter zum Herzen zurückfließen. Öffnen Sie Verschlüsse an Hals, Brust und Taille und beobachten Sie es, falls es erbricht.

Ihr Kind wird sehr verängstigt sein, daher müssen Sie bei ihm bleiben und es beruhigen. Da Angst und Schmerzen einen Schockzustand verschlimmern, müssen Sie das Kind ruhig halten und es ihm möglichst bequem machen. Es soll warm, aber nicht heiß liegen. Ein Laken auf dem Körper und um den Kopf schützen es genügend. Leidet Ihr Kind infolge einer Verletzung an einem Schock, muss es vielleicht operiert werden; deshalb dürfen Sie ihm nichts zu essen und zu trinken geben. Kontrollieren Sie weiterhin die Vitalfunktionen des Kindes; wenn nötig, beginnen Sie mit Wiederbelebungsmaßnahmen (s. S. 328–329).

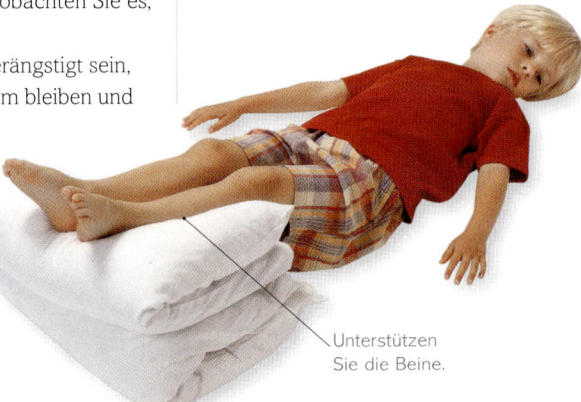

▶ **RICHTIG HANDELN BEI EINEM SCHOCK** Legen Sie das Kind so hin, dass die Beine höher liegen als die Brust.

Unterstützen Sie die Beine.

Ursachen eines Schocks

Es gibt im Wesentlichen zwei Gründe für einen Schock: ein plötzlicher Abfall des Blutdrucks aufgrund einer Lähmung der Nerven, z. B. durch einen elektrischen Schlag, oder der Verlust von Blut oder einer anderen Körperflüssigkeit, z. B. bei einer schweren Verbrennung.

Ein Unfall kann zu einer starken inneren oder äußeren Blutung führen (s. S. 333); im Körper zirkuliert dann nur noch wenig Blut. Eine schwere unbehandelte Austrocknung kann zu einem Schock führen.

Der Blutdruck Ihres Kindes fällt rapide, wenn es zu einer schweren allergischen Reaktion, beispielsweise auf einen Wespen- oder Bienenstich, ein Nahrungsmittel oder ein Medikament, kommt. Als Reaktion auf die Allergene weiten sich die Blutgefäße, die Luftwege verengen sich. Es gelangt nicht mehr genug Sauerstoff zum Gewebe. Es besteht Erstickungsgefahr. Dabei handelt es sich um einen anaphylaktischen Schock. Andere Ursachen eines Schocks sind Bauchfellentzündung, Verletzungen und bestimmte Arten der Vergiftung.

Ersticken

Wenn die Luftwege Ihres Kindes völlig blockiert sind oder nicht mehr genug Sauerstoff in die Lungen gelangt, kann es das Bewusstsein verlieren. Sobald es das Bewusstsein verliert und sich die Muskeln entspannen, kann die Atmung wieder einsetzen. Wenn es nicht atmet, müssen Sie mit der Wiederbelebung beginnen (s. S. 327–329). Sie müssen die Behinderung entfernen. Klopfen Sie dem Baby auf den Rücken, damit es den Fremdkörper aushustet. Gelingt es nicht, befolgen Sie die unten angeführten Schritte. Bei einem kleinen Kind befolgen Sie die Maßnahmen für Babys.

Bei einem Baby

1 **AUF DEN RÜCKEN KLOPFEN** Legen Sie Ihr Baby mit dem Gesicht nach unten über Ihren Unterarm. Halten Sie seinen Kopf nach unten und stützen Sie Kopf und Schultern mit der Hand ab. Klopfen Sie ihm fünfmal kräftig zwischen die Schulterblätter.

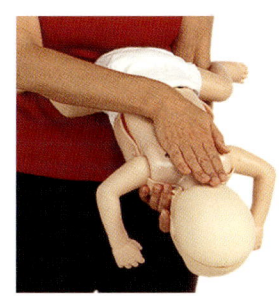

2 **DEN MUND KONTROLLIEREN** Schauen Sie in den Mund des Babys. Wenn Sie den Gegenstand sehen können, angeln Sie ihn mit einem Finger heraus; stecken Sie Ihren Finger aber nicht in den Rachen.

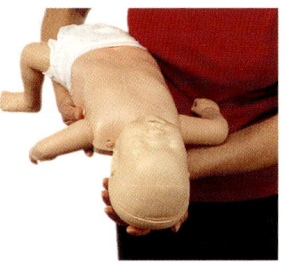

3 **AUF DEN BAUCH DRÜCKEN** Hat das Klopfen keinen Erfolg gehabt, legen Sie zwei Finger auf die untere Hälfte seines Brustbeins (in die Brustmitte unterhalb der Brustwarzen) und drücken Sie fünfmal kräftig nach unten. Kontrollieren Sie wieder den Mund. Ist das Hindernis nicht beseitigt, gehen Sie zu künstlicher Beatmung über und rufen Sie dann den Notarzt. Nehmen Sie Ihr Baby dabei mit.

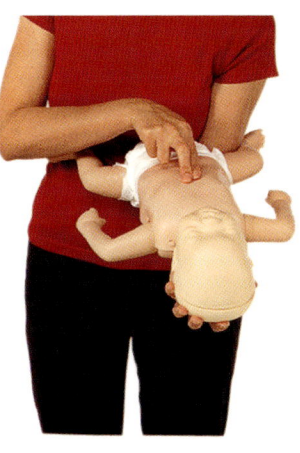

Bei einem Kind

1 **AUF DEN RÜCKEN KLOPFEN** Bitten Sie Ihr Kind, den Fremdkörper auszuhusten. Kontrollieren Sie seinen Mund. Beugen Sie Ihr Kind nach vorne. Stellen Sie sich dahinter und klopfen Sie ihm bis zu fünfmal kräftig mit dem Handballen zwischen die Schulterblätter. Dann kontrollieren Sie erneut seinen Mund. Wenn Sie den Gegenstand sehen, holen Sie ihn heraus.

2 **DAS KIND UMFASSEN** Wenn das Kind zu ersticken droht: Stellen Sie sich hinter das Kind, beugen Sie seinen Oberkörper nach vorne und umfassen ihn mit beiden Armen von hinten. Legen Sie die Faust einer Hand an den Oberbauch unterhalb des Brustbeins.

3 **AUF DEN BAUCH DRÜCKEN** Umfassen Sie mit der anderen Hand die Faust und drücken Sie bis zu fünfmal kräftig nach oben. Wenn sich der Zustand nicht bessert, wiederholen Sie im Wechsel die dargestellten Maßnahmen. Wenn das Kind bewusstlos wird, legen Sie es auf den Boden. Rufen Sie den Notarzt. Beginnen Sie mit den Wiederbelebungsmaßnahmen

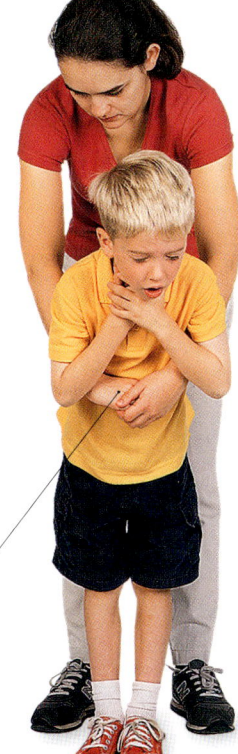

Legen Sie die Faust auf den Oberbauch.

Elektrischer Schlag

Ihr Kind kann durch defekte Kabel, Lichtschalter, kaputte Elektrogeräte oder beim Berühren eines Gerätes mit nassen Händen einen Stromschlag bekommen. Es ist wichtig, dass Sie Ihr Kind von klein auf vor den Gefahren der Elektrizität warnen. Ersetzen Sie kaputte Kabel und bringen Sie Steckdosensicherungen an.

Gerät Ihr Kind in einen Schockzustand (s. S. 330), müssen Sie es vielleicht beatmen (s. S. 328f.). Ist es bewusstlos, aber atmet, bringen Sie es in die stabile Seitenlage (s S. 327).

Symptome In schweren Fällen verliert das Kind das Bewusstsein und es kommt zum Herzstillstand. Sonst trägt es Verbrennungen davon.

Was Sie tun müssen Bevor Sie Ihrem Kind zu Hilfe kommen, müssen Sie den elektrischen Kontakt zwischen Stromquelle und Kind unterbrechen – entweder im Sicherungskasten oder durch Ziehen des Steckers. Geht das nicht, schieben Sie Ihr Kind mit einem nicht leitenden Gegenstand, z. B. aus Holz oder Plastik, weg. Stellen Sie sich dabei auf ein isolierendes Material. Notfalls ziehen Sie Ihr Kind an seinen Kleidern weg. Dies kann jedoch sehr gefährlich sein, denn wenn Sie seine Haut berühren oder die Kleider feucht sind, werden auch Sie einen Schlag bekommen. Sobald der Kontakt unterbrochen ist, untersuchen Sie Ihr Kind. Hat es schwere Verbrennungen oder ist bewusstlos, rufen Sie den Notarzt. In der Zwischenzeit behandeln Sie die Verbrennungen, indem Sie einen sterilen Verband auflegen (s. S. 334).

▶ **DEN KONTAKT UNTERBRECHEN** Stellen Sie sich auf ein trockenes, isolierendes Material, und schieben Sie Ihr Kind mit einem nicht leitenden Gegenstand aus Holz oder Plastik weg. Berühren Sie die Haut Ihres Kindes nicht mit den Händen.

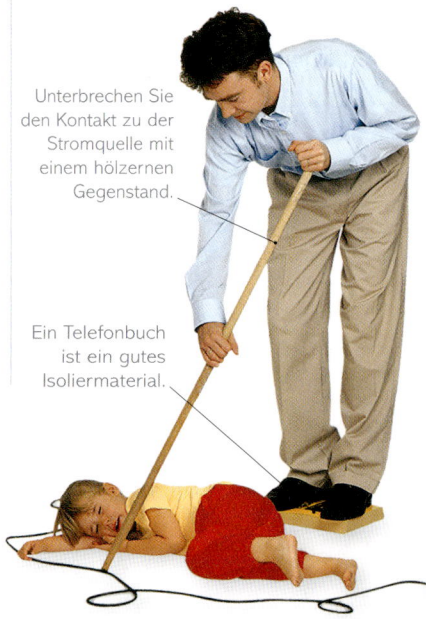

Unterbrechen Sie den Kontakt zu der Stromquelle mit einem hölzernen Gegenstand.

Ein Telefonbuch ist ein gutes Isoliermaterial.

Vergiftung

Zu den verbreitetsten Giften gehören Bleichmittel, Unkrautvernichtungsmittel und Pflanzen. Belassen Sie Medikamente und Chemikalien in ihren Originalbehältern und schließen Sie sie weg. Wenn Sie eine Vergiftung vermuten, rufen Sie immer den Arzt.

Symptome Eine ätzende Chemikalie verursacht oft Verbrennungen im Mundbereich; dem Kind wird übel, es muss erbrechen oder hat Durchfall. Bei sehr giftigen Substanzen kann das Kind das Bewusstsein verlieren oder Krämpfe bekommen. Vielleicht liegt eine giftige Substanz, beispielsweise Beeren oder Putzmittel, herum – zeigen Sie sie dem Arzt, denn evtl. hat Ihr Kind diese Substanz verschluckt.

Was Sie tun müssen Versuchen Sie das Gift zu bestimmen. Rufen Sie den Arzt oder eine Vergiftungszentrale (s. »Hilfreiche Adressen«, S. 342f.) an. Wenn Sie vermuten, dass Ihr Kind etwas Giftiges verschluckt hat, versuchen Sie nicht, es zum Erbrechen zu bringen. Denn dabei würde die Chemikalie ebenso viel Schaden anrichten wie beim Verschlucken. Geben Sie Ihrem Kind nach Rücksprache mit dem Arzt oder der Vergiftungszentrale schluckweise Wasser zu trinken. Spuren des Giftes auf der Haut werden mit klarem Wasser abgewaschen.

Hat Ihr Kind das Bewusstsein verloren, kontrollieren Sie seine Vitalfunktionen; wenn nötig beginnen Sie mit der Wiederbelebung (s. S. 328–329). Wenn es atmet, bringen Sie es in die stabile Seitenlage (s. S. 327).

Ertrinken

Ein kleines Kind kann schon bei einer Wassertiefe von nur 5 cm ertrinken, weil sich durch einen Reflex die Atemwege verschließen, wenn Wasser hineingelangt. Wird das Kind nicht rasch wiederbelebt, kann es ersticken. Daher darf man kleine Kinder nie unbeaufsichtigt im oder am Wasser lassen.

Rettung

In einem großen Gewässer besteht für Sie wie für das Kind die Gefahr zu ertrinken. Versuchen Sie deshalb, es mit Ihrer Hand oder einer Stange zu erreichen, oder werfen Sie ihm einen Rettungsring zu. Gehen Sie nur ins Wasser, wenn es keine Alternative gibt. Im flachen Wasser tragen Sie Ihr Kind an Land; ziehen Sie es nur im Wasser, wenn es bewusstlos ist. Beim Tragen muss sein Kopf niedriger liegen als seine Brust.

Was Sie tun müssen Tragen Sie Ihr Kind zum nächsten warmen, trockenen Ort. Legen Sie es, ohne es auszuziehen, auf Decken oder einen Mantel. Überprüfen Sie Atemwege und Atmung (s. S. 327–328); beginnen Sie wenn nötig mit der Wiederbelebung (s. S. 328–329). Ist es bewusstlos, aber atmet noch, bringen Sie es in die stabile Seitenlage (s. S. 327). Kontrollieren Sie seine Atmung ständig. Rufen Sie entweder einen Krankenwagen oder fahren Sie es selbst ins Krankenhaus. Selbst wenn es sich scheinbar erholt, besteht die Gefahr, dass es zu Symptomen eines sogenannten »sekundären Ertrinkens« kommt, bei dem die Luftwege anschwellen.

Blutungen

Schnitt- und Schürfwunden (s. S. 340) sind selten ernst und können, solange sie nicht infiziert sind, zu Hause behandelt werden. Schwere innere oder äußere Blutungen können jedoch zu einem Schock und Bewusstlosigkeit führen. Sie sind ein Notfall.

Was Sie tun müssen Eine schwere Blutung ist ernst. Sie muss schnell versorgt werden, bevor ein Schock eintritt.

Schwere äußere Blutung Legen Sie die Wunde frei – schneiden Sie die Kleidung nötigenfalls auf – und üben Sie mit einem sauberen Verband oder Kleidungsstück Druck auf die Wunde aus. Steckt Glas in der Wunde, entfernen Sie es nicht. Drücken Sie stattdessen auf die andere Seite der Wunde; dadurch werden die Enden der beschädigten Blutgefäße zusammengedrückt. Legen Sie Ihr Kind hin. Erhöhen Sie den verletzten Körperteil, sodass der Blutfluss zur Wunde verringert wird.

Legen Sie auf die Wunde eine Mullkompresse auf, üben Sie Druck aus und befestigen Sie dann den Verband. Sickert Blut durch den Verband durch, verstärken Sie ihn mit einer weiteren Binde. Steckt Glas in der Wunde, beginnen Sie mit dem Verband auf der anderen Seite des betroffenen Körperteils, bis Sie die Bandage über das Glas führen können, ohne es weiter in die Wunde zu schieben. Rufen Sie einen Krankenwagen.

Innere Blutung Wenn Ihr Kind unter Schock (s. S. 332) steht, starke Quetschungen hat oder aus Ohren, Nase, Mund oder Vagina blutet, müssen Sie von einer inneren Blutung ausgehen. Behandeln Sie es gegen den Schock (s. S. 330), und rufen Sie den Krankenwagen.

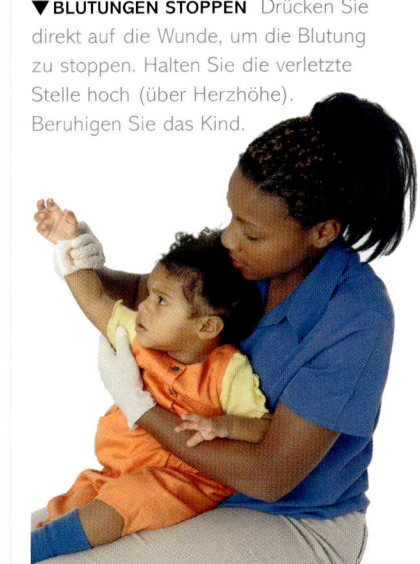

▼ **BLUTUNGEN STOPPEN** Drücken Sie direkt auf die Wunde, um die Blutung zu stoppen. Halten Sie die verletzte Stelle hoch (über Herzhöhe). Beruhigen Sie das Kind.

Verbrennungen und Verbrühungen

Verbrennungen werden normalerweise nach der Fläche der Hautschädigung beschrieben. Verbrennungen ersten Grades sind oberflächlich. Verbrennungen zweiten Grades sind ernster; dabei bilden sich flüssigkeitsgefüllte Blasen auf der Haut. Verbrennungen dritten Grades sind sehr schwer, da alle Hautschichten geschädigt sind. Nur leichtere Verbrennungen können Sie selbst behandeln.

Was Sie tun müssen Bei einer leichten Verbrennung lassen Sie ungefähr zehn Minuten lang kaltes Wasser über den betroffenen Körperteil fließen. Decken Sie die Verbrennung dann mit einer sterilen Kompresse ab.

Bei einer größeren Verbrennung rufen Sie den Krankenwagen. Dann legen Sie Ihr Kind hin und kühlen den betroffenen Körperteil unter fließendem Wasser. Kontrollieren Sie die Vitalfunktionen des Kindes. Vielleicht müssen Sie es gegen den Schock behandeln (s. S. 330). Wenn es bewusstlos wird und nicht mehr atmet, müssen Sie es wiederbeleben (s. S. 326–327). Sofern die Kleidung nicht an der verbrannten Haut festklebt, müssen Sie sie vorsichtig abnehmen.

Was Sie nicht tun dürfen
- Den betroffenen Bereich berühren oder Blasen aufstechen
- Auf die Verbrennung Lotion oder Fett auftragen
- Ein Pflaster oder einen Klebeverband aufbringen
- Die Wunde mit flauschiger Kleidung oder einer fusselnden Decke bedecken
- Etwas entfernen, was an der Wunde festhängt; Sie können die Haut oder das Gewebe noch stärker schädigen und eine Infektion herbeiführen
- Das Kind zu stark auskühlen lassen; das kann zu einer Unterkühlung führen (s. S. 338)

Brennende Kleidung

Wenn die Kleidung Ihres Kindes Feuer fängt, müssen Sie es zuerst ruhig stellen. Jede schnelle Bewegung verschlimmert die Flammen.

Was Sie tun müssen
- Legen Sie es mit der brennenden Seite nach oben auf den Boden.
- Wickeln Sie es in eine schwere Wolldecke oder einen Mantel, um die Flammen zu ersticken. Verwenden Sie niemals Nylon – es ist brennbar.
- Rollen Sie es auf dem Boden, um die Flammen zu löschen. Wenn möglich, begießen Sie es mit Wasser oder einer anderen nicht brennbaren Flüssigkeit.
- Versuchen Sie nicht, ihm die Kleidung auszuziehen. Sie kann an der Haut festkleben und das Entfernen richtet weitere Schäden an.

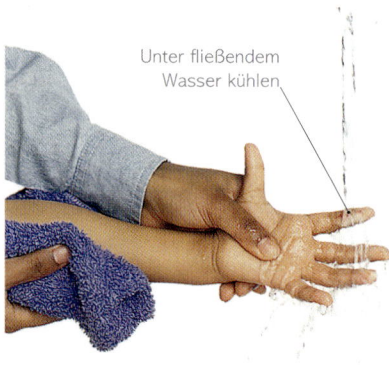

Unter fließendem Wasser kühlen

▲ **KÜHLEN** Stoppen Sie die Brandverletzung durch Kühlen. Halten Sie die verbrannte Region für 10 Minuten unter kaltes fließendes Wasser.

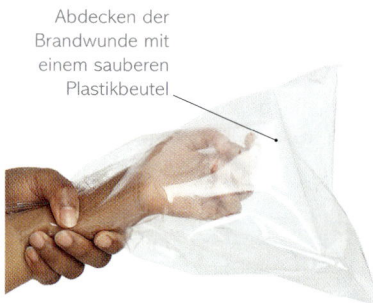

Abdecken der Brandwunde mit einem sauberen Plastikbeutel

▲ **SCHUTZ VOR INFEKTION** Bedecken Sie die Wunde mit einem Verband, der größer ist als die Verletzung; falls Sie keinen haben, mit einem sauberen Plastikbeutel.

Vorsicht

Schwere Verbrennungen sind gefährlich; ein Kind kann durch den Flüssigkeitsverlust in einen Schockzustand geraten. Ein unbehandelter Schock (s. S. 332) führt schnell zu Bewusstlosigkeit.

Wenn mehr als ein Zehntel der Körperoberfläche verbrannt ist, muss das Kind umgehend gegen den Schock behandelt werden; Babys sogar noch früher. Rufen Sie sofort einen Krankenwagen.

Kopfverletzungen

Wenn Ihr Kind seinen Kopf anstößt, hat es sich normalerweise in wenigen Minuten wieder erholt. Bei einem starken Stoß kann eine Schwellung, eine Beule, entstehen. Anlass zur Sorge besteht, wenn es nach einer Kopfverletzung zu einer schweren Blutung kommt oder nach einigen Stunden Symptome der Gehirnerschütterung auftreten. Achten Sie auf Benommenheit, Kopfschmerzen und Übelkeit.

Symptome Nach einem leichten Schlag oder Stoß können Kopfschmerzen auftreten und es kann sich eine Beule bilden. Bei einer schweren Verletzung kann das Kind das Bewusstsein verlieren. Es können Symptome einer Gehirnerschütterung auftreten (s. unten). Das Kind wird schläfrig, benommen, wie betäubt, und kann unter Übelkeit und Erbrechen, Sehstörungen und Kopfschmerzen leiden. Bei einer offenen Kopfverletzung kann es zu einer starken Blutung kommen.

Strohfarbige Flüssigkeit oder wässriges Blut aus Ohren oder Nase kann auf einen Schädelbruch hinweisen. Zu den weiteren Symptomen gehören eine Einsenkung der Schädeldecke und Bewusstlosigkeit. Bei Verdacht auf Schädelbruch handeln Sie wie in einem Notfall.

Was Sie tun müssen Wenn Ihr Kind bewusstlos ist, rufen Sie einen Krankenwagen. Bringen Sie es in die stabile Seitenlage (s. S. 327). Kontrollieren Sie ständig seine Vitalfunktionen (s. S. 326–327); führen Sie notfalls die Wiederbelebung durch (s. S. 328–329). Kommt das Kind nach einer Weile zu sich, kontrollieren Sie weiterhin sein Bewusstsein, indem Sie prüfen, ob es auf Ansprache reagiert. Lassen Sie es nicht allein.

Besteht eine Blutung aus Schädel, Nase oder Ohren, drücken Sie eine saubere Kompresse gegen die Stelle, um die Blutung zu stoppen. Eine große oder klaffende Wunde muss vom Arzt genäht werden. Einen kleinen Schnitt säubern Sie mit Wasser und legen eine Kompresse auf. Ausfluss aus dem Ohr sollte man abfließen lassen. Ist Ihr Kind bei Bewusstsein, aber benommen, bringen Sie es zum Arzt.

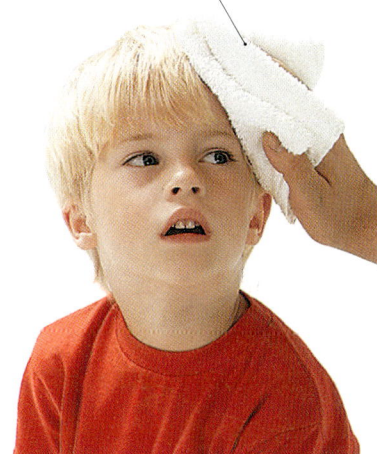

Wenn Sie keine sterile Kompresse haben, genügt auch ein sauberes Stofftaschentuch.

▲ **KOPFWUNDEN** Drücken Sie mit einer sterilen Kompresse oder einem sauberen Taschentuch zehn Minuten lang bzw. bis die Blutung gestoppt ist, fest und gleichmäßig auf die Wunde.

Benommenheit

Hat das Kind einen Schlag auf den Kopf erlitten, kann es Anzeichen der Benommenheit zeigen.

Das Kind kann kurze Zeit das Bewusstsein verlieren und sich dann wieder vollständig erholen. Ihm ist schwindlig oder übel, es hat leichte Kopfschmerzen und kann sich vielleicht nicht mehr daran erinnern, was zu seiner Verletzung geführt hat.

Eine Benommenheit kann mehrere Stunden nach dem Schlag einsetzen, sodass Sie bei Ihrem Kind 24 Stunden lang auf diese Symptome achten sollten. Dauern die Symptome länger als einige Tage an oder setzen erneut ein, müssen Sie zum Arzt gehen.

Weil das Gehirn nicht fest im Schädel fixiert ist, kann es sich etwas bewegen. Nach einem Schlag auf den Kopf wird das Gehirn geschüttelt oder gegen die Schädeldecke gestoßen; dadurch werden die Symptome ausgelöst.

Anfälle und Krämpfe

Ursachen für Krämpfe sind Fieber (s. S. 281), Epilepsie (s. S. 270), Kopfverletzungen und Vergiftungen. Krämpfe können auch aus unersichtlichem Grund auftreten. Während eines Krampfes ist die elektrische Aktivität im Gehirn gestört. Deshalb kommt es zu unwillkürlichen Zuckungen der Muskeln. Man darf das Kind dabei in keiner Weise behindern. Krämpfe treten gewöhnlich vereinzelt auf, Kinder mit Epilepsie jedoch leiden an wiederholten Anfällen.

Symptome Kinder mit Epilepsie können an geringfügigen Anfällen (»Petit mal«) leiden, die sich als Konzentrationsschwäche oder Tagträumerei äußern, oder an großen Anfällen (»Grand mal«). Bei einem Petit-mal-Anfall kann das Kind in einem Körperteil, z. B. im Arm oder Bein, ein Kribbeln oder Zucken verspüren. Bei einem Grand-mal-Krampf verliert das Kind das Bewusstsein und stürzt zu Boden. Sein Körper versteift sich, die Atmung stockt. Auf diese »steife« Phase folgen rhythmisch zuckende Bewegungen von Armen und Beinen und eine Krümmungen des Rückens. Ihr Kind hat keine Kontrolle über seine Körperfunktionen und kann einnässen. Es kann mit den Zähnen knirschen, sich auf die Zunge beißen oder Schaum vor dem Mund haben.

Nach dem Krampf entspannen sich die Muskeln und das Kind atmet wieder normal. Wenn es wieder zu Bewusstsein gelangt, ist es wahrscheinlich verwirrt oder schläfrig.

Was Sie tun müssen Besprechen Sie mit dem Arzt, wie Sie sich während eines Anfalls verhalten sollen. Es kann sinnvoll sein, nicht einzugreifen. Räumen Sie alle Gegenstände um das Kind herum weg, damit es sich nirgends stoßen kann. Rufen Sie einen Arzt, und bleiben Sie bei Ihrem Kind. Bleibt es bewusstlos, bringen Sie es in die stabile Seitenlage (s. S. 327). Schreiben Sie sich Dauer und Symptome des Anfalls auf; dies erleichtert dem Arzt die Bestimmung der Ursache. Auf jeden Fall sollten Sie ruhig bleiben.

Augenverletzungen

Jede Verletzung am Auge muss ernst genommen werden. Zu den häufigen Verletzungen zählen Fremdkörper oder Chemikalien im Auge, ein Schlag aufs Auge, der zu einem Bluterguss führt, sowie Schnitte.

Symptome Sie unterscheiden sich je nach Art der Verletzung; es kann ein Bluterguss an der Augenhöhle sein, die Unfähigkeit, das Auge zu öffnen, oder Zuckungen des Augenlids. Es kann ein eingeschränktes Sehvermögen bestehen oder das Auge blutunterlaufen sein. Wenn die Pupille durchstochen wurde, kann Flüssigkeit aus der Pupille austreten.

Was Sie tun müssen Dies hängt von der Verletzung ab, aber Sie müssen Ihr Kind schnell zum Augenarzt bringen.

- Ist ein Fremdkörper im Auge, versuchen Sie ihn mit der Ecke eines Taschentuchs oder durch Ausspülen des Auges (s. rechts) zu entfernen. Ist er im Auge oder der Iris verankert, legen Sie eine Kompresse über das Auge, und bringen Sie das Kind zum Augenarzt.
- Nach einem Schlag auf das Auge legen Sie eine kalte Kompresse auf, damit die Schwellung zurückgeht.
- Ist das Auge mit Chemikalien in Kontakt gekommen, bringen Sie Ihr Kind zum Augenarzt. Versuchen Sie zuerst, das Auge mit Wasser zu spülen.

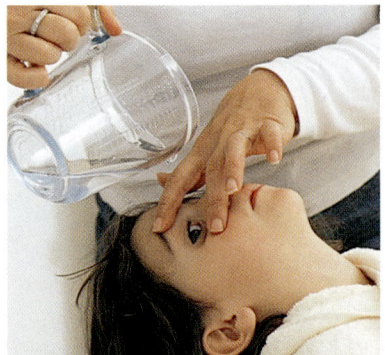

▶ **DAS AUGE AUSSPÜLEN** Setzen Sie Ihr Kind hin; der Kopf ist in die Richtung des verletzten Auges gebeugt. Gießen Sie sauberes Wasser in den Augenwinkel, sodass der Gegenstand herausgeschwemmt wird.

- Ist das Auge richtig verletzt, halten Sie unbedingt eine sterile Kompresse dagegen, und bringen Sie das Kind unverzüglich zum Arzt.

Brüche und Verrenkungen

In der Kindheit sind Grünholzbrüche am häufigsten. Dabei biegt sich der Knochen und splittert. Andere Knochenbrüche sind einfache Brüche und offene Brüche (der Knochen bricht durch die Haut). Bei einer Verrenkung gerät der Knochen aus seinem Gelenk.

Symptome Es bestehen Schwierigkeiten beim Bewegen; das Glied kann verformt wirken. Es treten Schmerzen auf; eine Schwellung und eine bläuliche Verfärbung entwickeln sich; möglicherweise sehen Sie eine Wunde. Bei einer Verrenkung verspürt Ihr Kind vielleicht einen stechenden Schmerz.

Was Sie tun müssen Brüche und Verrenkungen müssen sofort im Krankenhaus versorgt werden. Halten Sie Ihr Kind möglichst ruhig, bis Sie im Krankenhaus sind; geben Sie ihm nichts zu essen oder zu trinken.

Eine Schlinge anlegen

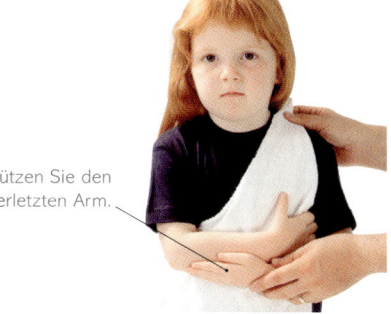

Stützen Sie den verletzten Arm.

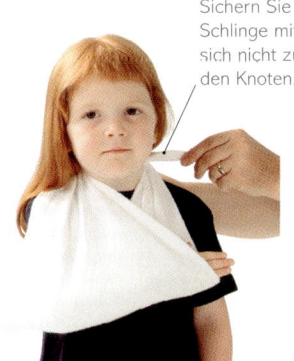

Sichern Sie die Schlinge mit einem sich nicht zuziehenden Knoten.

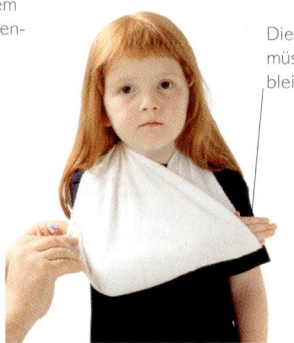

Die Finger müssen frei bleiben.

1 DIE BANDAGE ANLEGEN Winkeln Sie den verletzten Arm über der Brust an. Legen Sie die Bandage (benutzen Sie ein Dreiecktuch oder ein diagonal gefaltetes quadratisches Tuch) zwischen Arm und Brust. Ziehen Sie eine Ecke hoch.

2 DIE BANDAGE VERKNOTEN Ziehen Sie das Unterteil der Bandage über den Unterarm des Kindes; verknoten Sie die untere Ecke des Dreiecks mit einem Segelknoten mit der Ecke, die an der verletzten Schulter liegt.

3 DIE ECKE BEFESTIGEN Befestigen Sie mit einer Sicherheitsnadel die lockere Stelle der Bandage vor dem Ellenbogen. Wenn Sie keine Sicherheitsnadel haben, schieben Sie den Zipfel in die Schlinge. Die Finger sollten frei bleiben.

Beinverletzung

Halten Sie ihr Kind so ruhig wie möglich, bis der Notarzt kommt. Bringen Sie es nicht selbst ins Krankenhaus – es braucht eine Schiene. Ihr Kind kann einen Schock erleiden (s. S. 330), besonders wenn der Oberschenkel gebrochen ist.

▶ **DIE GELENKE STÜTZEN** Setzen oder legen Sie Ihr Kind hin. Halten Sie die Gelenke ober- und unterhalb des verletzten Bereichs, um jede Bewegung zu verhindern.

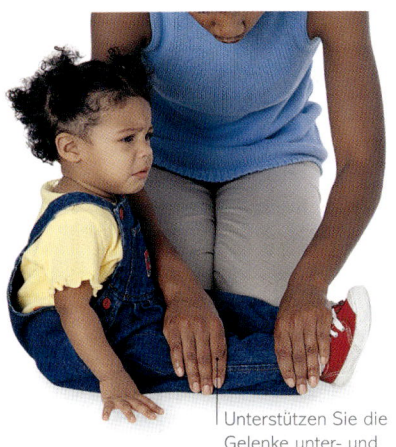

Unterstützen Sie die Gelenke unter- und oberhalb des Bruchs.

Vorsicht

Wenn Sie vermuten, dass Ihr Kind eine Verletzung der Wirbelsäule hat, dürfen Sie das Kind bis zum Eintreffen des Krankenwagens keinesfalls bewegen; es darf auch seinen Kopf nicht bewegen. Wenn eine Rückenmarksverletzung vorliegt, empfindet Ihr Kind ein Brennen, Kribbeln oder spürt seine Glieder gar nicht mehr.

Hitzschlag

Wenn der Körper infolge extremer Wärmeeinwirkung überhitzt wird, versagt die Temperaturregulierung im Gehirn und die Schweißdrüsen stellen ihre Arbeit ein. Ein Kind kann seine Körpertemperatur nicht in der gleichen Weise senken wie ein Erwachsener. Zu einem Hitzschlag kommt es bei Kindern relativ häufig, wenn sie plötzlich starker Sonne ausgesetzt sind. Die Temperatur des Kindes kann über 40 °C ansteigen; in extremen Fällen wird es bewusstlos und atmet nicht mehr.

Symptome Obwohl die Haut heiß aussieht und sich heiß anfühlt, bleibt sie trocken. Ihr Kind kann schläfrig und lethargisch wirken; der Puls ist beschleunigt. In schweren Fällen ist das Kind verwirrt, verliert das Bewusstsein und atmet nicht mehr.

Was Sie tun müssen Ziehen Sie Ihrem Kind die Kleidung aus und legen Sie es an einen kühlen Ort. Rufen Sie einen Arzt, wenn die Temperatur auf 40 °C steigt und waschen Sie das Kind mit lauwarmem Wasser ab. Legen Sie ein eingepacktes Eispaket auf seine Stirn; geben Sie ihm kühle Getränke und fächeln Sie seinem Körper kühle Luft zu. Überwachen Sie Puls und Temperatur genau. Überprüfen Sie die Temperatur minütlich, bis sie auf 37,2 sinkt; dann kühlen Sie das Kind nicht mehr, kontrollieren aber weiterhin die Temperatur.

Wenn das Kind das Bewusstsein verliert, bringen Sie es in die stabile Seitenlage (s. S. 327) und kontrollieren Sie seine Atmung. Atmet es nicht mehr, beatmen Sie es (s. S. 328f.) und rufen Sie einen Krankenwagen.

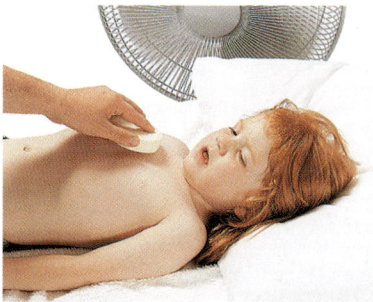

▲ **DIE KÖRPERTEMPERATUR SENKEN** Bringen Sie Ihr Kind aus der Sonne. Waschen Sie es mit lauwarmem Wasser ab oder fächeln Sie ihm kühle Luft zu.

Unterkühlung

Kühlt Ihr Kind bei kaltem, nassem oder windigem Wetter, nach einem Badeunfall oder einfach nach einem Aufenthalt in einem zu kalten Raum aus, kann es zu einer Unterkühlung kommen. In der Medizin wird eine Körpertemperatur unter 35 °C als Unterkühlung bezeichnet. Eine starke Unterkühlung besteht bei weniger als 26 °C. Dieser Zustand kann tödlich sein, weil Herz, Leber, Lunge und Eingeweide ihre Funktion allmählich einstellen.

Symptome Ihr Kind kann Schüttelfrost haben und seine Haut fühlt sich kalt und trocken an. Es sieht blass aus oder ist bläulich angelaufen (Babys eher blassrot) und seine Atmung geht langsam und flach. Es kann apathisch, verwirrt oder ungewöhnlich ruhig sein. In schweren Fällen wird das Kind bewusstlos.

Was Sie tun müssen Ziehen Sie ihm die nasse Kleidung aus, wickeln Sie es in warme, trockene Kleidung und Decken und halten Sie es eng an Ihren Körper. Rufen Sie sofort einen Arzt. Ältere Kinder können durch ein Bad mit langsam steigender Wassertemperatur und warme (nicht heiße), süße Getränke aufgewärmt werden. Zeichnen Sie die Temperatur Ihres Kindes kontinuierlich auf. Wird es trotz Ihrer Bemühungen nicht warm oder verliert das Bewusstsein, rufen Sie einen Krankenwagen. Steigt seine Körpertemperatur, legen Sie es in ein angewärmtes Bett. Legen Sie nie eine direkte Wärmequelle, z. B. eine Wärmflasche, auf die Haut Ihres Kindes.

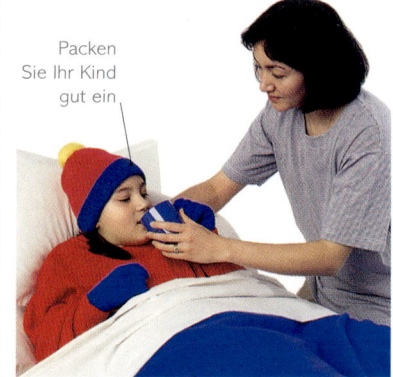

Packen Sie Ihr Kind gut ein

▲ **LANGSAM ERWÄRMEN** Wickeln Sie Ihr Kind in warme, trockene Kleidung (einschließlich Socken). Geben Sie ihm ein warmes, süßes Getränk wie z. B. Kakao.

Erste Hilfe im Alltag

Es ist unvermeidlich, dass Ihr Kind sich immer mal wieder kleinere Verletzungen wie Schnitte, Beulen, Blasen, Stiche und Bisse zuzieht. Meistens sind sie harmlos und können durch tröstende Worte und einige einfache Erste-Hilfe-Maßnahmen zu Hause behandelt werden.

Tierbisse

Wenn Ihr Kind mit einem Haustier, meist Hund oder Katze, herumalbert oder es ärgert, kann es gebissen werden. Ein Biss kann für das Kind eine traumatische Erfahrung sein, ist aber gewöhnlich nicht tragisch. Die größte Gefahr besteht darin, dass in tiefe Wunden Bakterien gelangen und eine Infektion verursachen. Wurde Ihr Kind während einer Auslandsreise von einem Tier gebissen, sollte es sofort ärztlich behandelt werden. Möglicherweise muss es eine Spritze gegen Tollwut bekommen.

Als Erstes müssen Sie Ihr Kind beruhigen, denn es ist sicher sehr verschreckt.

Was Sie tun müssen Waschen Sie die Wunde gründlich mit warmem Wasser aus. Tragen Sie eventuell eine Wundsalbe auf und bedecken Sie die Wunde mit einer Kompresse. Bei einem schlimmen Biss versuchen Sie die Blutung durch Druck sowie Abbinden und eine erhöhte Lagerung des verletzten Körperteils abzuschwächen. Bedecken Sie die Wunde mit einem Pflaster, und bringen Sie das Kind ins Krankenhaus. Ist es noch nicht geimpft, braucht es eine Tetanusspritze.

Schlangenbisse

Die Kreuzotter ist die einzige Giftschlange in unseren Breiten, aber ihr Biss ist selten tödlich. Bei einem Biss im Ausland schreiben Sie sich auf, wie die Schlange ausgesehen hat, damit das geeignete Gegengift gegeben werden kann. Je nach Schlangenart treten folgende Symptome auf: Schmerzen, Rötung und Schwellung an der Bissstelle; in schweren Fällen Atemnot, Schwitzen, Erbrechen und Sehstörungen.

Was Sie tun müssen Halten Sie das Kind ruhig, da Panikreaktionen die Verbreitung des Gifts im Körper beschleunigen können. Reinigen Sie die Bissstelle mit sauberem Wasser, stellen Sie den betroffenen Körperbereich mit Bandagen ruhig und bringen Sie das Kind ins Krankenhaus.

Insektenbisse und Stiche

Solange Ihr Kind keine Allergie hat (s. Flohstiche und Bienen- oder Wespengift S. 293), sind Stiche und Insektenbisse nichts Ernstes. Stiche in Mund oder Rachen können allerdings gefährlich werden, da die Schwellung die Atemwege blockieren kann. Zu den Stechinsekten gehören Bienen, Wespen und Hornissen; zu den beißenden Insekten zählen Flöhe, Moskitos und Zecken. Bei einem Stich bildet sich eine weiße Schwellung.

Was Sie tun müssen Legen Sie eine kalte Kompresse auf; später tragen Sie eine kühlende Lotion oder ein abschwellendes Gel auf. Steckt der Stachel noch im Fleisch, ziehen Sie ihn mit einer Pinzette heraus.

Wurde Ihr Kind von Flöhen gebissen, müssen Sie Ihr Haustier behandeln und das Haus desinfizieren. Moskitostichen kann man durch Insektenspray vorbeugen. Zeckenbisse können Krankheiten übertragen; gehen Sie zum Arzt, sofern sich um den Biss eine größere Rötung bildet.

Wurde Ihr Kind in den Mund gestochen, geben Sie ihm einen Eiswürfel zum Lutschen (wenn es älter als ein Jahr ist); gehen Sie sofort zum Arzt, da die Schwellung die Atmung behindern kann. Eine allergische Reaktion auf einen Stich müssen Sie als Notfall ansehen. Zu den Symptomen einer Allergie zählen Anschwellen von Gesicht und Hals, verquollene Augen, erschwerte Atmung, rot gefleckte Haut, Keuchen und Nach-Luft-Schnappen.

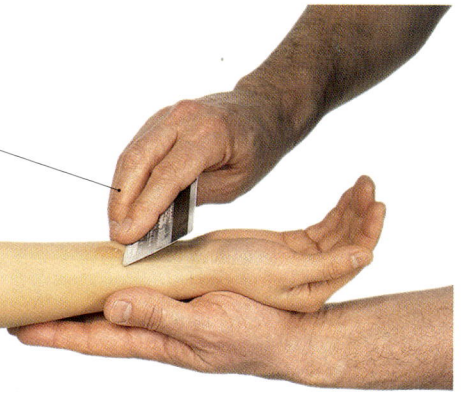

Hervorstehende Stacheln können Sie auch mit einer Bank- oder Kreditkarte vorsichtig entfernen.

▶ **EINEN STACHEL ENTFERNEN**
Wenn der Stachel noch in der Haut steckt, entfernen Sie ihn mit einer Pinzette, zur Not auch mit einer Kreditkarte.

Quallenstich

Wenn Ihr Kind auf eine Qualle tritt, kann es zu einer starken örtlichen Reaktion kommen. Quallen haben Stachelzellen, die bei Berührung Gift freisetzen. Die Schwere hängt von der Art der Qualle ab. Quallen in Nord- und Ostsee sind nicht sehr giftig und verursachen selten schwere Symptome – nur einen Ausschlag, der juckt oder etwas schmerzt. Manche Quallen in Übersee sind giftiger; es kann in extremen Fällen zu Erbrechen, Schock, Atemnot und Bewusstlosigkeit mit Todesfolge kommen.

Was Sie tun müssen Die Stachelzellen, die in der Haut des Kindes stecken, setzen ihr Gift beim Aufplatzen allmählich frei. Dies können Sie verhindern, indem Sie die Zellen durch Alkohol oder Essig inaktivieren oder durch feinen Puder, z. B. Talkum, verkleben. Tritt bei Ihrem Kind nach einem Stich oder einer Verletzung durch ein Meerestier eine schwere Reaktion auf, bringen Sie es auf jeden Fall ins Krankenhaus.

Blasen

Wenn die Haut verbrennt oder Druck oder Reibung ausgeübt wird, bildet sich als Schutzkissen eine Blase. Blasen sind mit Gewebsflüssigkeit gefüllte Hauttaschen. Häufig bilden sie sich an den Fersen, wenn die Schuhe nicht richtig passen oder das Kind Schuhe ohne Strümpfe trägt. Blasen sind nur ernst, wenn sie Folge eines schweren Sonnenbrandes sind, wenn sie platzen und sich infizieren oder sehr groß und schmerzhaft sind. Dann sollten Sie zum Arzt gehen.

Was Sie tun müssen Stechen Sie die Blase nicht auf. Nach ein oder zwei Tagen wird sich unter der Blase eine neue Haut gebildet haben; die Gewebsflüssigkeit wird absorbiert, die Blase trocknet aus und schält sich ab. Um diesen Heilungsprozess zu unterstützen, schützen Sie die Blase mit einer sauberen Kompresse.

Schnitte und Kratzer

Solange ein Schnitt oberflächlich und nicht infiziert ist (dieses Risiko besteht bei Verletzungen durch Fingernägel, Pflanzen oder Tiere), genügt das Abwaschen mit klarem Wasser. Bei einer Schürfwunde wird die Haut abgekratzt, und die Stelle ist offen und empfindlich. Ein stark blutender Schnitt kann zu einem Schock führen (s. S. 330) und muss als Notfall behandelt werden. Ein klaffender Schnitt muss genäht werden; bei einer tiefen oder verschmutzten Wunde besteht Tetanusgefahr (s. S. 283).

Was Sie tun müssen Lassen Sie kaltes Wasser über die Wunde laufen. Tupfen Sie die Wunde mit einem sauberen Papiertuch trocken und bedecken Sie sie mit einer sterilen Kompresse oder einem Pflaster. Hat Ihr Kind eine kleine, glatte Schnittwunde, können Sie sie durch ein Klammerpflaster zusammenhalten. Ist die Wunde verschmutzt oder sehr tief, besteht Infektionsgefahr, und Sie sollten das Kind zum Arzt bringen.

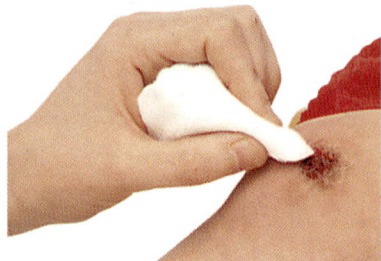

▲ **WUNDREINIGUNG** Reinigen Sie die Wunde von Schmutz, indem Sie sie mit einer trockenen Mullkompresse vorsichtig abtupfen. Dann kleben Sie ein Pflaster darüber, das die Wunde ganz bedeckt.

Bei einem sehr tiefen oder stark blutenden Schnitt müssen Sie das Kind sofort ins Krankenhaus bringen, da die Wunde genäht werden muss. Binden Sie die Stelle vor dem Losfahren mit einem sauberen Taschentuch oder einer Binde ab (oder drücken Sie notfalls stark mit Ihrer Hand dagegen). Lagern Sie den verwundeten Körperteil erhöht.

Splitter

Kleine Holz-, Glas- und Metallsplitter oder ein Dorn oder Stachel von einer Pflanze können sich leicht in die Haut des Kindes bohren. Solange Splitter nicht im Fleisch verhakt sind oder das Herausziehen allzu schmerzhaft ist, können sie zu Hause entfernt werden.

Was Sie tun müssen Stellen Sie zuerst fest, um welche Art von Splitter es sich handelt. Bei Glassplittern gehen Sie zum Arzt, weil Sie das Kind schneiden könnten. In allen anderen Fällen nehmen Sie eine sterilisierte Pinzette (halten Sie sie dazu über eine Flamme und lassen Sie sie abkühlen), und ziehen vorsichtig das hervorstehende Ende des Splitters heraus. Drücken Sie die Stelle zusammen, damit es etwas blutet; dadurch wird die Wunde gereinigt. Haben Sie den Splitter entfernt, säubern Sie die Haut mit Wasser. Ist der Splitter ganz in die Haut eingedrungen, muss er vom Arzt entfernt werden.

Blaue Flecken

Aktive Kinder haben ständig blaue Flecken von Stürzen und Stößen – sie sind selten schlimm; gewöhnlich verschwinden sie nach 10–14 Tagen.

Was Sie tun müssen Kleinere Blutergüsse müssen nicht behandelt werden. Nehmen Sie Ihr erschrockenes Kind ein-

▶ **EINEN SPLITTER HERAUSZIEHEN** Wenn das Ende des Splitters sichtbar ist, ziehen Sie ihn mit einer sterilisierten Pinzette vorsichtig heraus.

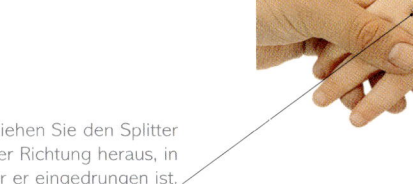

Ziehen Sie den Splitter in der Richtung heraus, in der er eingedrungen ist.

fach in den Arm, und trösten Sie es. Bei einem großen Bluterguss legen Sie eine halbe Stunde lang einen kalten Umschlag auf. Gehen Sie sofort zum Arzt, wenn der Schmerz nach 24 Stunden schlimmer wird (dies kann auf einen Bruch hinweisen) oder das Kind wiederholt ohne ersichtlichen Grund blaue Flecken bekommt (dahinter kann sich eine ernsthafte Erkrankung verbergen).

Eingeklemmte Finger
Ein solcher Unfall kommt bei kleinen Kindern häufig vor. Eine Quetschung kann ernst sein, sodass es wichtig ist, die eingeklemmte Hand so schnell wie möglich freizubekommen.

Was Sie tun müssen Bei intakter Haut halten Sie die Hand unter kaltes Wasser oder in einen Behälter mit Eiswürfeln. Hat der Schmerz etwas nachgelassen, legen Sie einen Verband an. Bei einer sehr schweren Quetschung und einer inneren Blutung oder Schwellung rufen Sie den Arzt.

Verletzte Fingernägel
Ein Schlag mit dem Hammer auf den Daumennagel, ein eingerissener Nagel durch Hängenbleiben – Nagelverletzungen sind häufig.

Was Sie tun müssen Da die Fingernägel bei Kindern noch weich sind, lassen sich eingerissene Nägel nur schwer

glatt feilen. Schneiden Sie sie vorsichtig ab, ohne das Nagelbett zu verletzen, und schützen Sie die Fingerkuppe für ein paar Tage mit einem gepolsterten Pflaster, bis der Nagel nachgewachsen ist.

Blau verfärbte Nägel lassen Sie am besten in Ruhe herauswachsen. Versuchen Sie nicht, sie abzulösen. Falls das Nagelbett beschädigt ist, zeigen Sie es einem Arzt.

Fremdkörper im Ohr
Am häufigsten stecken sich Kinder kleine Perlen ins Ohr. Manchmal fliegt ihnen auch ein Insekt ins Ohr oder Watte bleibt beim Säubern darin hängen. Ein Fremdkörper im Ohr kann zeitweilige Taubheit verursachen, zu einer Ohrentzündung führen und das Trommelfell schädigen.

Was Sie tun müssen Hat Ihr Kind ein Insekt im Gehörgang, legen Sie es mit dem betroffenen Ohr nach oben auf die Seite und gießen Sie lauwarmes Wasser in das Ohr. Das Insekt sollte herausgespült werden. Jeder andere Fremdkörper muss vom Arzt herausgeholt werden. Der Arzt kann das Teil entfernen und eine Folgeinfektion oder Hautschädigung behandeln.

Fremdkörper in der Nase
Den Fremdkörper, den sich Ihr Kind in die Nase gesteckt hat, können Sie wahrscheinlich nicht sehen, aber das

Kind klagt über Schmerzen. Manchmal dauert es mehrere Tage, bis Symptome deutlich werden: ein blutvermischter Ausfluss aus der Nase, Atembeschwerden und evtl. eine Schwellung, eine Entzündung oder ein Bluterguss am Nasenrücken.

Ein Fremdkörper in der Nase ist selten schlimm. Da aber die Gefahr besteht, dass das Kind den Gegenstand einatmet, muss das Kind zum Arzt gebracht werden.

Was Sie tun müssen Versuchen Sie nicht, den Gegenstand zu entfernen. Sie könnten den Gegenstand noch weiter hineinschieben. Halten Sie das Kind ruhig, lassen Sie es durch den Mund atmen, und bringen Sie es zum Arzt.

Im Krankenhaus wird der behandelnde Arzt den Fremdkörper mit Zangen entfernen; bei einem sehr kleinen Kind ist dabei möglicherweise eine Vollnarkose notwendig.

Penis im Reissverschluss eingeklemmt
Diese Situation kann entstehen, wenn Ihr Sohn unachtsam den Reißverschluss hochzieht. Die Haut wird in die Zacken des Reißverschlusses eingeklemmt; dies sollte zwar keine dauerhaften Schäden nach sich ziehen, ist aber sehr schmerzhaft.

Was Sie tun müssen Versuchen Sie nicht, den Reißverschluss zu öffnen. Bringen Sie das Kind zum Arzt, und lindern Sie in der Zwischenzeit den Schmerz durch das Auflegen von Eiswürfeln. Der Arzt wird den Reißverschluss öffnen, nachdem er dem Kind eine örtliche Betäubung gegeben hat.

Zur Nachbehandlung legen Sie weiterhin Eiswürfel auf und geben dem Kind bei Bedarf ein Mittel zur Schmerzlinderung.

Hilfreiche Adressen

Notrufnummern:
RETTUNGSDIENST 112
FEUERWEHR 112
POLIZEI 110

ERSTE HILFE
www.erste-hilfe-fuer-kinder.de
www.kinderaerzte-im-netz.de

GIFTNOTRUF
030/19240
089/19240
0551/19240
www.giftnotruf.de

DEUTSCHER KINDERSCHUTZBUND
Bundesgeschäftsstelle
Schöneberger Straße 15
10963 Berlin
Tel 030/214 80 90
www.dksb.de

DEUTSCHE LIGA FÜR DAS KIND
Charlottenstraße 65,
10117 Berlin
Tel.: 030/28 59 99 70
www.liga-kind.de

BERUFSVERBAND DER KINDER- UND JUGENDÄRZTE E.V.
Mielenforster Straße 2,
51069 Köln
Tel.: 0221/68 90 90
www.kinderaerzte-im-netz.de

ARBEITSGEMEINSCHAFT FREIER STILLGRUPPEN (AFS)
Bornheimer Straße 100,
53119 Bonn
Tel.: 0228/3 50 38 71
www.afs-stillen.de

LA LECHE LIGA DEUTSCHLAND E.V.
Gesellenweg 13
32427 Minden
05 71/4 89 46
www.lalecheliga.de

TAGESMÜTTER-BUNDESVERBAND FÜR KINDERBETREUUNG IN TAGESPFLEGE E.V.
Moerser Straße 25,
47798 Krefeld
Tel.: 02151/1 54 15 90
www.tagesmuetter-bundesverband.de

VERBAND ALLEINERZIEHENDER MÜTTER UND VÄTER – VAMV
Hasenheide 70,
10967 Berlin
Tel.: 030/69 59 78 6
www.vamv.de

BUNDESARBEITSGEMEINSCHAFT »MEHR SICHERHEIT FÜR KINDER« E.V.
Heilsbachstraße 13,
53123 Bonn
Tel.: 0228/68 83 40
www.kindersicherheit.de

BUNDESVERBAND ELTERNINITIATIVEN (BAGE)
Geschäftsstelle
Crellestr. 19/20
10827 Berlin
Tel 030/7 00 94 25 60
www.bage.de

GEPS DEUTSCHLAND E.V. – BUNDESVERBAND GEMEINSAME ELTERNINITIATIVE PLÖTZLICHER SÄUGLINGSTOD E.V.
Fallingbosteler Straße 20,
30625 Hannover
Tel.: 0511/8 38 62 02
www.sids.de

KINDERNETZWERK E.V. FÜR KRANKE UND BEHINDERTE KINDER UND JUGENDLICHE
Hanauer Straße 15,
63739 Aschaffenburg
Tel.: 06021/12030
www.kindernetzwerk.de

AKTIONSKOMITEE KIND IM KRANKENHAUS E.V.
AKIK-Bundesverband e.V.
Postfach 940316,
60461 Frankfurt
Tel.: 0180/52 54 5 28
www.akik-bundesverband.de

ARBEITSGEMEINSCHAFT ALLERGIEKRANKES KIND
Augstastraße 20,
35721 Herborn
Tel.: 02772/92 87-0
www.aak.de

DEUTSCHER NEURODERMITIS-BUND E.V.
Baumkamp 18
22299 Hamburg
Tel 040/23 08 10
www.neurodermitis-bund.de

DEUTSCHER BUNDESVERBAND FÜR LOGOPÄDIE E.V.
Augustinus Straße 11a,
50226 Frechen
Tel.: 02234/37 95 30
www.dbl-ev.de

KIEFER-GAUMEN-FEHLBILDUNGEN E.V.
(Wolfgang-Rosenthal-Gesellschaft)
Hauptstraße 184,
35625 Hüttenberg
Tel. 06403/55 75
www.lkg-selbsthilfe.de

BUNDESVERBAND LEGASTHENIE UND DYSKALKULIE E.V.
Postfach 1107,
30011 Hannover
Tel.: 0700/31 87 38 11
www.legasthenie.net

AUTISMUS DEUTSCHLAND E.V.
Bebeallee 141,
22297 Hamburg
Tel.: 040/5 11 56 04
www.autismus.de

ARBEITSKREIS DOWN-SYNDROM E.V.
Gadderbaumer Straße 28,
33602 Bielefeld
Tel.: 0521/44 29 98
www.down-syndrom.org

ARBEITSGEMEINSCHAFT SPINA BIFIDA UND HYDROCEPHALUS E.V.
Bundesgeschäftsstelle
Grafenhof 5
44137 Dortmund
Tel 0231/8 61 05 00
www.asbh.de

BUNDESVERBAND HERZKRANKE KINDER E.V.
Kasinostraße 84,
52066 Aachen
Tel.: 0241/91 23 32
www.herzkranke-kinder-bvhk.de

MUKOVISZIDOSE E.V.
In den Dauen 6,
53117 Bonn
Tel.: 0228/98 78 00
www.muko.info

AKTION SONNENSCHEIN – HILFE FÜR DAS MEHRFACH BEHINDERTE KIND E.V.
Heiglhofstraße 63/II,
81377 München
Tel.: 089/71 00 93 12
www.theodor-hellbruegge-stiftung.de

**AKTION BENNI & CO. E. V.
– VEREIN ZUR FÖRDERUNG
DER MUSKELDYSTROPHIE
DUCHENNE FORSCHUNG**
Nikolaistraße 2,
44866 Bochum
Tel.: 02327/960458
www.benniundco.de

**BERNHARD-NOCHT-INSTITUT
FÜR TROPENMEDIZIN**
Bernhard-Nocht-Straße 74,
20359 Hamburg
Tel.: 040/428 18800
www.bni.uni-hamburg.de

Adressen in Österreich

**VERGIFTUNGSZENTRALE
ÖSTERREICH**
VergiftungsInformations-
Zentrale
Stubenring 6
1010 Wien
Notruf: 01/4064343
Anfragen: 01/4066898 11
(8-16 Uhr)
www.meduniwien.ac.at/viz

**ÖSTERREICHISCHES
HEBAMMENGREMIUM**
Spärlingsgasse 3–5/2,
1061 Wien
Tel.: 01/5971404
www.hebammen.at

**LA LECHE LIGA
ÖSTERREICH**
www.lalecheliga.at

**ÖSTERREICHISCHE GESELL-
SCHAFT FÜR KINDER- UND
JUGENDHEILKUNDE**
www.docs4you.at

**ARGE SELBSTHILFE
ÖSTERREICH**
Koordinationsstelle:
Selbsthilfe Kärnten
Kempfstraße 23/3. Stock
Postfach 108,
9021 Klagenfurt
Tel.: 0664/3429137
www.selbsthilfe-oesterreich.at

LEBENSHILFE ÖSTERREICH
Bundesvereinigung für Menschen mit geistiger und mehr-
facher Behinderung
Förstergasse 6, A-1020 Wien
Tel.: 01/8122642
www.lebenshilfe.at

**ÖSTERREICHISCHE PLATTFORM
FÜR ALLEINERZIEHENDE**
Landstraßer Hauptstr.
33/2/19
1030 Wien
Tel 01/8903890
www.alleinerziehende.org
www.oepa.or.at

**ÖSTERREICHISCHE NEURO-
DERMITIKER VEREINIGUNG**
Habsburgergasse 10/5
1010 Wien
Tel 01/5350686

**ÖSTERREICHISCHE
AUTISTENHILFE**
Eßlinggasse 17,
1010 Wien
Tel.: 01/5339666
www.autistenhilfe.at

TROPENINSTITUT
Lenaugasse 19,
A-1080 Wien
Tel. 01/4026 8610
www.tropeninstitut.at

Adressen in der Schweiz

**SCHWEIZERISCHES TOXIKOLO-
GISCHES INFORMATIONSZENT-
RUM (STIZ)**
Freiestraße 16,
8032 Zürich
Notfall-Nummer: 145
www.toxi.ch

PRO FAMILIA SCHWEIZ
Marktgasse 36,
3011 Bern
Tel.: 031/3819030
www.profamilia.ch

**SCHWEIZER HEBAMMEN-
VERBAND**
Rosenweg 25 C,
3000 Bern 23
Tel.: 031/3326340
www.hebamme.ch

**BERUFSVERBAND SCHWEIZE-
RISCHER STILLBERATERINNEN**
Postfach 686,
3000 Bern 25
Tel.: 041/6710173
www.stillen.ch

LA LECHE LIGA SCHWEIZ
www.stillberatung.ch

**SCHWEIZERISCHE VEREINI-
GUNG DER ELTERNORGANI-
SATIONEN (SVEO)**
Signalstrasse 8
5000 Aarau
Tel 062/8230938
www.sveo.ch

**SCHWEIZERISCHER
VERBAND ALLEINERZIEHEN-
DER MÜTTER UND VÄTER
(SVAMV)**
www.svamv-fsfm.ch

TAGESFAMILIEN SCHWEIZ
Hörenstrasse 42,
9113 Degersheim
www.tagesfamilien.ch

**SCHWEIZERISCHES
TROPENINSTITUT**
Socinstrasse. 57,
CH-4051 Basel
www.swisstph.ch

**ELTERNVEREIN AUTISMUS
SCHWEIZ**
autismus deutsche schweiz
Fischerhöflirain 8,
8854 Siebnen
Tel.: 055/4406025
www.autismus.ch

**SCHWEIZERISCHES ZENTRUM
FÜR ALLERGIE, HAUT UND
ASTHMA (AHA-STIFTUNG)**
Scheibenstr. 20
3014 Berna
Tel 031/3599000
www.ahaswiss.ch

**INSIEME – SCHWEIZERISCHE
VEREINIGUNG FÜR GEISTIG
BEHINDERTE MENSCHEN**
Postfach 6819,
3001 Bern
Tel.: 031/3005020
www.insieme.ch

STIFTUNG KOSCH
Koordination und Förderung
von Selbsthilfegruppen
Laufenstrasse 12,
4053 Basel
Tel.: 061/3338601
www.kosch.ch

KIND + SPITAL
Postfach 416,
5601 Lenzburg
Tel.: 062/8 88 01 77
www.kindundspital.ch

Register

A

Abführmittel 173
Abschürfung 340
Abstillen 110 ff., 118 f.
Abszess, Brust 47
ADHS 255
Aggressives Verhalten 212
Alleinerziehende 226 f.
Allergien 155, 261, 292 f.
  Bei Neurodermitis 272 f.
Alptraum 133, 180
Analöffnung, fehlende 29
Angeborene Erkrankungen 28 f.
Angst
  bei älteren Babys 131
  beim Baden 67, 124 f.
  bei Kleinkindern 178
  bei Vorschulkindern 180 f.
  in der Dunkelheit 177 f.
  Trennungsangst 130, 179 ff.
  vor Fremden 131, 147
  vor Gewitter 178
Anhängliches Kind 158
Anlegen zum Stillen 40, 42
Antikörper 38, 40
Apathie 212
Apgar-Test 24
Appetitverlust 155, 212, 277
Arbeitsplatz, Rückkehr an den 228, 240 f.
Arzt rufen 277
Asthma 260 ff.
Atemnotsyndrom beim Frühgeborenen 26
Atmung
  Asthma 260 ff.
  Atemnot 277
  Mukoviszidose (zystische Fibrose) 263 ff.
  beim Frühgeborenen 26 f.
  beim Neugeborenen 12 f., 24
  Wiederbelebung 325 ff.
Atopie 272
Auge
  Augenprobleme 95, 287
  Augentropfen 279
  beim Neugeborenen 14 f., 20
  beim Säugling 87, 94 f.
  bei Zerebralparese 269
  reinigen 65
  Sehfähigkeit 87, 94 f.
  Verletzungen 336
Augenlidentzündung (Blepharitis) 287
Augenmuskelschwäche 95
Ausflug 196, 232 f.
Ausgehen 78
Ausschlag s. Hautausschlag
Ausstattung
  Babybett 34 f.
  Babyzimmer 32
  für Flaschenfütterung 50 f.
  Kinderwagen, Kinderwippe 36
  Sicherheit 307
  Trageschlingen und -sitze 36 f., 57
Austrocknung 71, 280 f.
Ausziehen von Babys 63, 85
Autismus 212, 250, 258 f.
Auto 234, 236 f.
  Sicherheit im 312 f.

B

Baden
  ältere Babys 124 f.
  Kleinkinder 164 f.
  Säuglinge 66 f.
Badezimmer, Sicherheit im 309
Babyphone 35
Babys s. Neugeborenes, Frühgeborene, Säuglinge, Größere Babys
Babysitter 229
Badeschwamm 68
Balanitis (Eichelhautentzündung) 300
Basisuntersuchung beim Neugeborenen 24 f.
Bauch
  Bauchschmerzen 298 f.
  beim Neugeborenen 17, 25
Bauchspeicheldrüse (Pankreas) 263 f., 266
Bauklötze 139

Becher 112
Beikost 110 ff.
Beinverletzung 337
Belohnung 156
Beruhigen von Babys 84 f.
Beschneidung 65
Bestrafung 211
Bett, aus der Wiege wechseln ins 176
Bettnässen (Enuresis) 172, 174, 212 f.
Beule 290
Bevorzugung 206 f.
Bewegung, Säuglinge 90
Bewusstlosigkeit 326 f.
Beziehungen
  Familienleben 222
  Kleinkinder und Vorschulkinder 206 f.
  Trennung und Scheidung 242 f.
  zum Partner 229, 230 f.
  Zwillinge 247
Bienenstich 339
Bilirubin 25, 272
Bindehautentzündung 287
Bindung ans Baby 12, 26, 106
Bisse 339
Blase, Blasenfunktion
  bei Säuglingen 70
  Blasenentzündung 212
  Toilettentraining 126 f., 170 f.
Blase der Haut 340
Blinddarmentzündung 299
Blut
  im Stuhl 71
  im Urin 301
Blutdruck bei Schock 330
Bluterguss 341
Blutung 285, 333
Blutzuckermessung 267
Brille 95
Bronchiolitis 295
Bronchitis 295
Brüste
  Pflege der Brustwarzen 46
  pralle 47
  Probleme mit den 47

Brustraum
   Infektionen 295 f.
   beim Neugeborenen 17
Brustschalen beim Stillen 46
Brustwarzen
   Hohlwarzen 40
   Stillen 40, 42, 47
   wunde 47
Buchstaben 201
Bücher vorlesen 99, 103, 201

C

Candida albicans (Hefepilz) 288
Chemikalien, Sicherheit 307
Chromosomale Fehlbildungen 29
Chronische Erkrankungen 260 ff.

D

Dammschnitt 18 f.
Darmtätigkeit 126
   bei älteren Babys 126
   Einkoten 213
   bei Neugeborenen 17
   bei Säuglingen 70 f.
   Toilettentraining 126 f., 170 ff.
Darmverschlingung 298
Daumenlutschen 129, 130
Depression im Wochenbett 19, 230
Dermatitis (Hautentzündung) 77, 291
Dermatitis, atopische s. Neurodermitis
Diabetes mellitus 266 f.
Diphtherie 283, 304 f.
Disziplin 147
Donner, Angst vor 178
Down-Syndrom 29
Durchfall 71, 127, 276 f., 297
Durst 112
Dyskalkulie (Rechenschwäche) 253
Dyspraxie 253

E

Einkaufen 232, 234 f.
Einkauf von Lebensmitteln 116
Einwegspritze 279
Einwickeln 57, 79
Einzelgänger 208 f.
Einzelkind 207
Eiweiß 114
   für Kleinkinder 150, 152
   in der Milch 39
   selbstständig essen 113
   vegetarische Kost 118 f.
Ekzem 77, 290 f.
Ekzem, endogenes s. Neurodermitis
Elektrischer Schlag 332
Elektrogeräte, Sicherheit 307
Eltern s. Mutter, Vater/Partner
Emotion
   emotionale Entwicklung 132
   emotionale Zurückweisung 207
   Trennung und Scheidung 242 f.
Empfängnisverhütung 47
Entthronung 177, 247
   Zwillinge 174 f.
Entwicklung
   Entwicklungsverzögerte Kinder 250, 252 f.
   von größeren Babys 132 ff.
   intellektuelle 87, 132, 253
   von Kleinkindern 182 ff.
   von Säuglingen 86 ff.
Epilepsie 212, 269, 270 f., 336
Erbrechen 277, 281
   Magenpförtnerkrampf 29, 55
Erkältung 285, 294
Ernährung
   Abstillen 110 ff., 118 f.
   Allergien 155
   auf Reisen 237
   Ernährungspyramide 114
   Essstörungen 214
   für Frühgeborene 27
   für größere Babys 114 ff.
   Hygiene 216
   für Kleinkinder 150 ff.
   Nahrungsmittelintoleranz 155
   schwierige Esser 154 f.
   selbstständiges Essen 93, 112 f.
   vegetarische Kost 118 f.
Erste Hilfe 324 ff.
Ersticken 112, 152, 310, 331
Ertrinken 333
Erziehung 216 ff.
Essen gehen 157
Essstörungen 212, 214

F

Familienkonflikte 181
Familienleben 220 ff.
Familienmahlzeiten 152, 156 f.
Fantasie 190, 258
Farbenblindheit 95
Farben kennenlernen 191
Fast Food 157
Fenster
   Sicherheit 306 f.
   Verschlüsse 307
Fernreisen 238 f., 297
Fernsehen 133
Fertigprodukte 117
Festhaltetherapie bei Autismus 259
Fette in der Nahrung 39, 114, 150
Feuer
   brennende Kleidung 334
   Sicherheit 306 f.
Feuermal 17
Fieber 276, 278, 281
   fiebrige Erkrankungen 270 f., 281, 336
Finger, gequetschte 341
Finger Food 93, 113
Fläschchen füttern
   Ausrüstung 51
   bei Autofahrten 237
   Ersatzflaschen 45
   Milchnahrungen 50, 52
   Sicherheit 51, 55
   Stuhlgang 71
   Wärmen 110 f.
   Zubereitung 54 f.
   Zwillinge 244 f.
Flöhe 165, 293
Flugreisen 238 f.

Fluorid 165, 169
Fontanellen 14, 69, 71, 280 f.
Fremde, Angst vor 131, 147
Fremdkörper
   im Auge 336
   im Ohr 341
Freunde 202 f., 208 f.
Frostbeulen 289
Früchte s. Obst
Frühgeborene 26 f., 48 f.
   Umgang mit 56
   Zwillinge 245 f.
Frühstücksflocken 113, 150
Frustration 212
Füttern s. Fläschchen füttern, Stillen, Ernährung
Fuß
   beim Neugeborenen 25
   Klumpfuß 25, 28
   Warzen am Fuß 292

G

Garten 188, 311
Gastroenteritis (Magen-Darm-Infektion) 51, 298
Gaumenspalte 29
Geburtsmale 16, 17
Gedächtnis 98, 140 f., 258
Gefühle s. Emotion
Gefühle zeigen 159
Gehirn
   Entwicklung des Gehirns 98 ff.
   Epilepsie 270 f.
   Gehirnerschütterung 335
   beim Säugling 87
   Wasserkopf (Hydrozephalus) 29
   Zerebralparese 268 ff.
Gehör s. Hören
Geistige Entwicklung 191, 199
   von älteren Babys 140 f.
   von Kleinkindern 190 ff.
   von Säuglingen 98 ff.
   von Vorschulkindern 192 f.
Gelbsucht 25, 272
Gemüse 114, 118
   für Kleinkinder 150, 152
   schwierige Esser 154
   selbstständig essen 113
Gerstenkorn 287

Geschlechtsorgane
   Berühren 187
   Bewusstwerden 205
   beim Neugeborenen 15, 25
   Waschen 64 f.
Geschlechtsunterschiede 204 f.
Geschwister
   Bevorzugung 206
   Beziehung zum Kind 207
   und neues Baby 172, 174 f., 177
   Zwillinge 247
Gewicht
   von älteren Babys 110 f.
   von Kleinkindern 150 f.
   Kurven 318 f., 322 f.
   von Neugeborenen 16
   von Säuglingen 30, 38
Gifte 307, 311, 332
Gleichgewicht 134 f., 185
Greifen 139
Greifreflex 20, 25, 87, 92 f., 252 f.
Grindflechte (Impetigo) 290
Grippe 294
Größere Babys 108 ff.
   Baden und Hygiene 124 f.
   Blase und Darm 126 f.
   Entwicklung 132 ff.
   Füttern 110 ff.
   Kleidung 122 f.
   Schlaf 128 f.
   Schreien und Trösten 130 f.
   Sozialverhalten 146 f.
   Umgang mit 120 f.
   Zähne 145
Großeltern 224 f., 243

H

Haare
   beim Neugeborenen 15
   Waschen 64, 69, 165
Haarshampoo 69
Hämangiom 17
Halsschmerzen 286
Haltegurte 183, 235
Halten
   von Babys 56 f., 120 f.
   von Kleinkindern 158
Haltung 89

Hand
   bei älteren Babys 138 f., 142 f.
   Hand-Auge-Koordination 93, 139
   bei Kleinkindern 186 ff.
   bei Neugeborenen 25
   bei Säuglingen 87, 92 f., 252 f.
   Waschen 164
Harn s. Urin
Harnwegsinfektion 300
Haus, Sicherheit im 308 f.
Haushalt, Helfen im 188, 195, 197
Haustiere s. Tiere
Haut
   Blasen 340
   Geburtsmale 16 f.
   bei Neugeborenen 14
   Probleme 289 ff.
   Schnitte und Schürfwunden 340
   Splitter 340 f.
   Verbrennungen 334
Hautausschlag 291
   beim Neugeborenen 14
   Hitzeausschlag 291
   Urticaria (Nesselausschlag) 292 f.
   Windelausschlag 68, 76 f.
Hautgrieß 14
Hautpflege bei Neurodermitis 273
Hautpflegeprodukte 68
Hefepilzinfektion 77, 288
Hemd anziehen 62 f.
Hepatitis 304 f.
Herz
   angeborene Herzerkrankung 28 f.
   Herzfrequenz (Pulszahl) 276
   beim Neugeborenen 25
   Herz-Lungen-Wiederbelebung 326, 328 f.
Herzmassage 325, 328 f.
Heuschnupfen 293
Hirnhautentzündung (Meningitis) 283, 291, 304 f.
Hitzeausschlag 14, 77, 291
Hitzschlag 239, 338
Hochheben, Kleinkinder 158
Hochstuhl 112, 152
Hoden
   Hochstand 301
   Torsion 301

Hören
  bei Zerebralparese 269
  Hörprobleme 96 f., 144, 257, 269
  beim Neugeborenen 22 f.
  beim Säugling 87, 96
Hormone
  Stillen 13, 39
  Wochenbettdepression 19
Hüfte, verrenkte 25, 28
Hunger, Schreien vor 85
Husten 261, 295
Hut 123, 239
Hydrozephalus 29
Hygiene
  bei Fläschchenernährung 51 f., 55
  bei größeren Babys 124 f.
  Haustiere 165
  bei Kleinkindern 164 f.
  bei der Nahrungszubereitung 116
  bei Vorschulkindern 166 f.
  Waschen des Babys 64 ff.
  Windeln 76
Hyperaktivität 155, 255
Hypospadie 28

I

Identifikation mit anderen 202
Immunsystem bei Frühgeborenen 27
Impetigo (Grindflechte) 290
Impfung 283, 316 f.
  bei Diabetes 267
  bei Fernreisen 238
  bei zystischer Fibrose 265
  gegen Hib 283
  gegen Kinderlähmung (Polio) 283
  gegen Masern, Mumps, Röteln 283
  gegen Pneumokokken 283
  gegen Tetanus 283
Impulsivität 141
Individualität 105
Infektion und Fläschchennahrung 51
Infektionskrankheiten 302 ff.

Inkubator 27, 49
Insektenstiche und -bisse 339
Insulin 264, 266 f.
Intelligenz 98 f., 251
Intelligenzquotient (IQ) 251, 253
Invagination (Darmverschlingung) 298
Isolation, soziale 208 f.

J

Juckreiz bei Neurodermitis 272
Jungen
  Gefühle zeigen 159
  Gehirn 99
  Geschlechtsunterschiede 204 f.
  Gewichtskurven 38, 111, 151, 319, 321, 323
  Kleidung 61, 160
  körperliche Entwicklung 183
  neugeborene 23
  Reinlichkeit 167
  Schreien 83
  Spielen 185
  Sprachentwicklung 199, 201
  Toilettentraining 127, 171
  Umgang 121
  Verhalten 105
  Waschen 65
  Windeln 73, 75

K

Käseschmiere beim Neugeborenen 14
Kalorien 39
Kalzium 145
Kauen 145
Kehlkopfentzündung (Laryngitis) 286
Keuchen bei Asthma 260 f.
Keuchhusten (Pertussis) 283, 302 f.
Kinderbetreuung 240 f.
Kinderbett 34 f., 176, 245
Kinderfrau 227, 241
Kinderkrippe 241
Kinderreim 144
Kindersitze fürs Auto 236, 312
Kinderwagen 36
Kinderzimmer 32 f.

Kindstod, plötzlicher 35 f., 58, 80 f.
Kleidung
  bei Neurodermitis 273
  brennende 334
  für größere Babys 122 f., 139
  für Kleinkinder 160 ff., 187
  für die Nacht 78 f.
  für Säuglinge 60 ff.
  selbst anziehen 187
  Sonnenschutz 239
  für Vorschulkinder 209
  für Zwillinge 246
Kleinkind 148 ff.
  Baden und Hygiene 164 f.
  Darm- und Blasenkontrolle 170 ff.
  Ernährung 150 ff.
  Kleidung und Anziehen 160 ff.
  körperliche Entwicklung 182 ff.
  Schlaf 176 f.
  Schreien und Trösten 178 f.
  Sozialverhalten 202 f.
  Sprachentwicklung 198 f.
  Umgang mit 158 f.
Klumpfuß 25, 28
Knabbereien 93, 113
Knochenbrüche 335, 337
Körpergröße, Kurven 318 ff.
Kohlenhydrate 39, 114, 118
Kolik 83, 85, 298
Kolostrum (Vormilch) 12 f., 38, 40, 50
Kommunikation 97, 106 f.
  s. Sprachentwicklung
Konduktive Förderung 270
Körperliche Entwicklung
  von größeren Babys 134 f.
  von Kleinkindern 182 f.
  von Säuglingen 86 f.
  von Zwillingen 246
Kopf
  Kontrolle des 86, 88 f.
  beim Neugeborenen 14, 16 f., 25
  Umfang 320 f.
  Verletzungen 335
  Waschen 67
  Wasserkopf (Hydrozephalus) 29
Kopfläuse 167, 296
Krabbeln 21, 90, 122, 134 f.
Krätze 297
Krampfanfall 270 f., 281, 336

Krankenhaus, Kind im 282
Krankenwagen/Notarzt 277
Krankheiten
   Anzeichen (Symptome) 155
   chronische 260 ff.
   Infektionen 302 ff.
   Umgang mit 276 f.
Kratzen 272 f.
Kreativität 99, 191, 194 f.
Küche, Sicherheit in der 308
Kuscheln 158 f., 219, 225

L

Lächeln 97, 100
Läuse 167, 296
Laktose-Intoleranz 155
Langeweile 130
Laufen 86 ff., 134 ff.
Laufen lernen 136 f.
Lernen
   beim Einkaufen 235
   durch Spielen 102 f., 142 f., 194 ff.
   Lernschwächen 193, 214, 250, 269
Lesen
   Babys vorlesen 99, 103
   Kleinkindern vorlesen 201, 235
   Legasthenie 253
Lese-Rechtschreibschwäche 193, 253 f.
Liebe 159, 211, 225
Licht
   Nachtlicht 177
   Photosensibilität (Lichtallergie) 293
Liegen 210 f.
Linkshändigkeit 138
Lippenherpes 289 f.
Lippen-Kiefer-Gaumenspalte 29
Lispeln 198
Logopädie 259
Lügen 196, 210 f.
Luftwege, freimachen 325 ff.
Lunge
   Infektionen 295 f.
   zystische Fibrose 263 ff.
Lungenentzündung 296
Lymphknoten 286

M

Madenwurm 167, 297
Mädchen
   Geschlechtunterschiede 204 f.
   Gewichtskurven 38, 110, 150, 318, 320, 322
   Kleidung 60, 160
   körperliche Entwicklung 182
   neugeborenes 22
   Reinlichkeit 166
   Schreien 82
   Schule 217 f.
   Spielen 184
   Sprachentwicklung 198, 200
   Toilettentraining 126, 170
   Umgang mit 120
   Verhalten 104
   Verstand 98
   Waschen 64
   Windeln 72, 74
Magenprobleme 298 f.
Magenpförtnerkrampf 29, 55
Mahlzeiten 152, 156 f.
Malen 187 f., 195
Mandelentzündung 286
Masern 283, 302 f.
Massage 58 f.
Maße, Neugeborenes 16
Mastitis (Brustentzündung) 47
Matratze 34
Mekonium 17, 70
Medikamente
   Allergien gegen 293
   Einnahme von 279
   gegen ADHS 255
   gegen Asthma 262
   gegen Epilepsie 270 f.
   und Stillen 46 f.
Mehrlinge 244 ff.
Meilensteine
   der geistigen Entwicklung 190 ff.
   der körperlichen Entwicklung 86, 182
   verzögerte Entwicklung 252 f.
Meningitis (Hirnhautentzündung) 283, 291, 304 f.
Menüvorschläge 115, 119, 153

Milch 39
   Abstillen 111 f.
   Ausdrücken 44 ff., 48
   Fläschchennahrung 50, 52
   für Kleinkinder 150 f.
   Laktoseintoleranz 155
   Stillen 38, 40 f.
   vegetarische Kost 118 f.
Milchprodukte 150
Milchpumpen 44 ff.
Milchschorf 64, 69, 272
Milchstau 47
Milchzuckerunverträglichkeit 155
Minderbegabung 252 f.
Mineralien 39, 118
Mobile 94, 103
Montessori-Schule 216
Moro-Reflex 20, 25, 57
Müdigkeit 85, 179
Mukoviszidose s. Zystische Fibrose
Mumps 283, 302 f.
Mund
   Geschwüre 288
   in den Mund stecken 253
   Probleme 288
Musik 197
Muskeln beim Neugeborenen 25
Mutter 222
   alleinerziehende 226f.
   familiäre Konflikte 181
   Mutter-Kind-Beziehung 206, 219
   Organisation des Alltags 228 f.
   Rückkehr an den Arbeitsplatz 228, 240 f.

N

Nabel 15, 65
Nabelbruch 15
Nabelschnur 15
Nachdenken 191
Nachdenkliche Kinder 141
Nacht
   Angst vor der 177 f.
   Nachtmahlzeiten 54, 78
   Schreien 83
Nachtlicht 177
Nachtschreck 180
Nägel, schneiden 65, 164 f.
Nahrung s. Ernährung

Nahrungsverweigerung 154 f.
Nase
   Erkältung 285
   Nasenbluten 285
   Nasentropfen 279
   Reinigen 65
Nasennebenhöhlenentzündung 294
Negativität 215
Nervensystem beim Neugeborenen 25
Nervosität 180 f.
Nesselsucht (Urtikaria) 292 f.
Neugeborenes 12 ff.
   Aussehen 14 ff.
   Frühgeborenes 26 f.
   Gesundheit 24 f.
   Hörtest 96
   Kommunikation 106
   Sehvermögen 94
   Sprechen mit 97
   Verhalten 20 ff.
Neugierde 101, 191
Neurodermitis 272 f.
Nieren 70, 300
Niesen 23
Notfälle 277
   Erste Hilfe 324 ff.
Nuckeln
   Neugeborenes 12 f.
   Schnuller 84
   zum Trost 43

O
Obst 114, 118
   Für Kleinkinder 150, 152
   Saft 168
   schwierige Esser 154
   selbst essen 113
Öffentliche Verkehrsmittel 233
Öl, Massage 58
Ohr
   bei Zerebralparese 269
   Fremdkörper im 341
   Hören 22, 23, 87, 96
   Hörprobleme 96 f., 144, 257, 269
   Infektionen 284 f.
   Ohrentropfen 279
   Reinigen 65
   Schmalz im Ohr 65, 284
   Tubenkatarrh 257, 285
Oxytozin 13, 39

P
Pankreas (Bauchspeicheldrüse) 263, 264, 266
Paracetamol 281
Parasiten 296 f.
Paukenröhrchen 285
Penis
   Balanitis (Eichelhautentzündung) 300 f.
   Beschneidung 65
   Einklemmen 341
   Hypospadie 28
   Vorhaut 65
   Windelwechsel 73
Persönlichkeit 87, 104 f.
Pertussis (Keuchhusten) 283, 302 f.
Pflanzen, giftige 311
Pflege des kranken Kindes 280 f.
Photosensibilität 293
Pigmentmal 17
Plötzlicher Kindstod 35, 56, 58, 80 f.
Prahlen 210
Privatsphäre 177
Proteine s. Eiweiß
Pseudokrupp 296
Psychotherapie 259
Püree 117
Pulsschlag 276
Puppen 194 f.
Puzzle 143, 188, 192
Pylorusstenose 29

Q
Quallen 340

R
Rachenmandeln 286
Rauchen 81, 260 f.
Rauchmelder 307
Raue Haut 289
Rechenschwäche (Dyskalkulie) 253
Rechtshändigkeit 138
Reflexe 20 f., 25, 27
Regression 173 ff.
Reisekrankheit 237
Reisen 232 f., 236 ff.
Restaurant 157
Rhinitis, allergische 293
Richtig und falsch 202 f.
Ringelflechte 165, 167
Rituale 228
   beim Zubettgehen 129, 131, 176 f.
Röteln 268, 283, 302 f.
Rucksack 36 f., 233 f.
Rückenverletzung 337
Rückkehr an den Arbeitsplatz 228, 240 f.
Ruhr (Durchfallerkrankung) 297

S
Sabbern 253
Säuglinge 30 ff.
   Ausstattung 32 ff.
   Baden und Hygiene 64 ff.
   Darm und Blase 70 f.
   Entwicklung 86 ff.
   Füttern 38 ff.
   Kleidung 60 ff.
   Kommunikation 106 f.
   Massage 58 f.
   Schlaf 78 f.
   Schreien und Trösten 82 ff.
   Sozialverhalten 104 f.
   Umgang mit 56 f.
   Windeln 72 ff.
Säuglingsekzem 290 f.
Salz 115
Sauger 45, 50 f., 53
Schädelbruch 335
Scharlach 304 f.
Scheidenausfluss beim Neugeborenen 17
Scheidung 225, 242 f.
Schielen 14 f., 95, 287
Schilddrüsenunterfunktion 212

Schlafengehen
  Einschlafrituale 129, 131, 176 f.
  Kuscheln 158
  Schreien 131
  Übermüdung 179
Schlaf
  ältere Babys 128 f.
  Einschlafen beim Füttern 43
  Kleinkinder 176 f.
  Nachtmahlzeit 54
  Neugeborene 22 f.
  plötzlichem Kindstod vorbeugen 80
  Säuglinge 78 f.
  Zwillinge 245
Schlafprobleme 212
  bei Babys 79, 128 f.
  bei Kleinkindern 176
Schlafsack 61
Schlafwandeln 180
Schlafzimmer, Sicherheit im 309
Schlag, elektrischer 332
Schluckauf 23
Schmerz 277
  Bauchschmerzen 299
  Schreien bei 85
Schnarchen 23
Schniefen 23
Schnittverletzung 340
Schnuller 80, 84, 129
Schock 330
Schreien
  bei größeren Babys 128 f., 130 f.
  bei Kleinkindern 178 f.
  bei Neugeborenen 22
  bei Säuglingen 82 ff., 107
  bei Vorschulkindern 180
  zur Schlafenszeit 131
Schreitreflex 21
Schüchternheit 131, 147, 208
Schuhe 122 f., 163
Schwangerschaft, Zwillinge 244
Schwerhörigkeit 96 f., 144, 257, 269
Schwierige Babys 107
Schwingen beim Spielen 121
Seborrhoisches Ekzem 77
Sehen s. Auge
Sehtest 95

Seife 68
Seitenlage, stabile 327
Selbstständig essen 93, 112 f.
Selbstständigkeit 159, 186, 192, 219
Selbstbewusstsein 202
Sex nach der Entbindung 231
Sexualität, Vorschulkinder 204 f.
Sicherheit 306 ff.
  im Verkehr 236, 312 f.
  beim Baden 124, 164
  Buggy 232 f.
  im Freien 195, 310 f.
  im Haus 308 f.
  im Kinderzimmer 32
  Laufen lernen 137
  plötzlicher Kindstod 80 f.
  Säugling 91
  Sicherheitsgurte 37
  Spiel 310 f.
  Spielzeug und Spielgeräte 103
Stubenwagen 34
Sicherheit, emotionale 225
Sicherheitsgurte 37
Singen 97, 101 f.
Sinusitis 294
Sitzen 89
Socken 123, 162
Sondenernährung für Frühgeborene 27
Sonnenbrand 239, 291 f.
Sonnencreme 239
Sonnenschutz 239
Soor 77, 288
Sozialverhalten
  bei älteren Babys 146 f.
  Essen 156 f.
  bei Kleinkindern 202 f.
  bei Säuglingen 87, 104 f.
  bei Vorschulkindern 204 f., 208 f.
Spiegel 101, 142
Spiele
  für Autofahrten 237
  bei Legasthenie 254
  Fingerspiele 139
  für ältere Babys 121
  für Vorschulkinder 197

Spielen
  ältere Babys 132 f., 142 f.
  bei Zerebralparese 270
  in der Badewanne 125
  Kleinkinder 184 f., 194 f.
  kranke Kinder 280 f.
  Säuglinge 102 f.
  Sicherheit beim 309 ff.
  Vorschulkinder 196 f.
  Zwillinge 245, 247
Spielgruppe 216
Spielzeug
  für ältere Babys 132 f., 142 f.
  aus dem Haushalt 142
  bei Zerebralparese 270
  Fingerspiele 187 ff.
  für Kleinkinder 194 f.
  im Auto 237
  in der Badewanne 125
  für Säuglinge 102 f.
  Sicherheit 309 f.
  Teilen 197, 203
Spina bifida 29
Splitter und Spreißel 340 f.
Sportwagen 36, 232 f.
Sprachentwicklung
  von älteren Babys 141, 144
  bei Zerebralparese 269
  von Kleinkindern 190 f., 198 f.
  von Säuglingen 87, 96 f.
  Stottern 256 f.
  verzögerte 257
  von Vorschulkindern 192, 200
  von Zwillingen 247
Spucken 38, 55
Spülmaschine, Fläschchen in der 51
Spulwurm 167, 297
Spurenelemente 39
Stehen 90 f., 134 ff.
Stehlen 215
Steigreflex 21
Steißgeburt 28
Sterilisieren von Fläschchen 51, 116
Stich s. Insektenstich
Stillbüstenhalter 41
Stilleinlagen 46
Stillen 38 ff.
  Abstillen 110 f.
  auf Reisen 237

eines Frühgeborenen 48 f.
Haltungen beim Stillen 41
Milch abpumpen/ausdrücken
   44 ff., 48
Milchproduktion 40 f.
eines Neugeborenen 12 f.
Probleme beim Stillen 42 f., 47
Stuhlgang 71
Zufüttern 45
zur Allergievorbeugung 272 f.
von Zwillingen 244 f.
Stoffwindeln 73
Storchenbiss 17
Stottern 199 f., 256 f.
Strampler 61 ff.
Stress 213 f., 273
Stubenwagen 34, 78
Stühle für Babys 112, 152
Stuhlgang s. Darmtätigkeit
Sturz 306
Suchreflex 13, 20, 42
Süßigkeiten 156, 168
Supermarkt 234, 235
Surfactant 26

T

Tagesbetreuung 241
Tagesmutter 241
Tastsinn 101
Taubheit s. Schwerhörigkeit
Teilen 197, 203
Temperatur
   beim Baden 66
   Fieber 276, 281
   für Fläschchennahrung 53
   von Frühgeborenen 27
   im Babyzimmer 33, 35, 78
   Körpertemperatur messen 278
   und Schreien 85
   Warmhalten des Babys 62
Tetanusimpfung 283
Tiefkühlkost 116 f.
Tiere
   Bisse 339
   Hygiene 165
Tischmanieren 152
Töpfchen 126 f., 170
Toilette 171 f.
Toilettentraining 170 ff.

Tragegurte 36, 37, 57,
   232 f., 337
Tragen von Babys 57, 120
Träume 180
Trainerwindeln 172
Trennung 242 f.
Trennungsangst 130, 179 ff., 212
Treppen
   Sicherheit 308
   Steigen 182, 185
   Treppengitter 137, 307 f.
Triefauge 14
Trinken
   aus der Tasse 112
   bei Krankheit 280 f.
Trockene Haut bei Neurodermitis
   272 f.
Trösten
   von Kleinkindern 159, 178 f.
   Lutschen 43
   Trostobjekte, Kuscheltiere 129 f.
   Vorschulkinder 180 f.
Tubenkatarrh 257, 285
Tuberkulose 304 f.
Türen, Sicherheit 306

U

Überfüttern 54 f.
Übergewicht 54 f., 154, 214
Übungen, gymnastische für Babys
   91
Umgang
   mit Babys 56 f., 120 f.
   mit Kleinkindern 158
Unfälle
   bei Kleinkindern 178
   Erste Hilfe 324 ff.
Unsicherheit 131
Unterernährung 43, 55
Unterkühlung 338
Urin
   Bettnässen 212 f.
   Blut im Urin 301
   bei Neugeborenen 17
   bei Säuglingen 70
Urlaub 176, 238 f.
Urogenitalbeschwerden 300 f.
Urtikaria (Nesselausschlag) 14,
   292 f.

V

Vaginaler Ausfluss beim Neuge-
   borenen 17
Vaseline 68
Vater/Partner
   Beziehung zum Kind 206 f., 219,
      223
   Beziehung zur Mutter 229 ff.
   Bindung ans Baby 13
   Fläschchen geben 50
   Kinderpflege 223 f.
   Konflikte 181
   zurückgewiesene Väter 230 f.
   von Zwillingen 245
Vegetarische Kost 118 f.
Verbrennung 306, 334
Verdauung 27, 71
Vergiftung 192, 250 ff.
Verhalten
   Autismus 258 f.
   von größeren Babys 146 f.
   von Kleinkindern 202 f.
   von Neugeborenen 20 ff.
   Probleme 212 ff.
   von Säuglingen 104 f.
   Sprechen 200 f.
   Verhaltensstörungen 214 f.
   von Vorschulkindern 204 f.,
      217
Verhalten, unsoziales 214
Verhaltensrituale 258
Vernix (Käseschmiere) 14
Verrenkung 337
Verstopfung 172 f.
Verwöhnen 22, 203, 225
Vitamine 39, 118
Vitamin D 145
Vitamin K 13
Vorhaut 65, 300 f.
Vorschulkinder
   Beziehung 204 ff.
   Erziehung 216 ff.
   Freunde 208 f.
   Hygiene 166 f.
   Lügen 210 f.
   Probleme 212 f.
   Spielen 196 f.
   Trösten 180 f.
   Zahnpflege 168

W

Wachbleiben s. Schlafprobleme
Wahrnehmung 101, 141, 193
Warze 292
Waschen
    ältere Babys 124
    Haare 64, 69, 165
    Kleinkinder 164
    Säuglinge 64 ff.
    Windeln 76
Waschlappen 68
Wasserspiele 143, 195 f.
Wehenauslösung 18
Werfen 253
Wespenstich 339
Wiederbelebung 325
Windelausschlag 76 f.
Windeldermatitis 77
Windelhöschen 73, 76
Windeln 72 ff.
    auf Reisen 237
    Einmalwindeln 72
    für Neugeborene 17
    Stoffwindeln 73, 75 f.

Waschen 76
Wechseln 74 f.
    bei Zwillingen 245
Windpocken (Varizellen) 302 f.
Wippe 37
Wippspiele 121
Wochenbettdepression 19, 230
Wohnraum, Sicherheit im 309
Würmer 165, 167, 297
Wunde Brustwarzen 47
Wunden 333
Wutanfall 179, 203

Z

Zahlen
    Lernen 201
    Rechenschwäche (Dyskalkulie) 253
Zähne 86
    Ernährung und Zähne 168
    beim Neugeborenen 25
    Zahnen 145, 212, 288
Zahnfüllung 169

Zahnpasta 165
Zahnpflege 125, 165 f., 168 f.
Zangengeburt 18, 23
Zeichnen 139, 187, 189, 195
Zerebralparese 268 ff.
Zinksalbe 68
Zubettgehen 35, 81
Zucker 114 f., 152, 168
Zur Ruhe bringen 79
Zurückweisung, emotionale 207
Zwillinge 159, 244 ff.
Zwischenmahlzeit 151, 237
Zystische Fibrose (Mukoviszidose) 263 ff.

Dank

Redesign und Gestaltung Nicola Rodway
Redaktionsassistentin Corinne Roberts
Korrektorin Alyson Silverwood
Register Hilary Bird

Modelle der neuen Fotos Zebedi Casajuana, Mei Clarke, Mia Clarke, Ryoko Clarke, Talia Cook, Liam Curran, Jeremy Davis, Kevin Davis, Louise Graham, Maximilian Graham, Jessica Hardy, Ben Isaacs, Jacob Lewis, Hannah Lewis, Alizée Looby, Stephen Looby, Charlie Morgan, Elizabeth Peacock, Arya Stapleton-Dhillon (Rückseite), Raphy Timms-Hardy, Elin Wennerland

Illustrationen Amanda Williams, David Bootle, Debbie Maizels, Philip Wilson

Zusätzliche Fotos Ranald Mackechnie, Dave King, David Murray, Ray Moller, Stephen Oliver, Susanna Price, Jules Selmes

Bildarchiv Romaine Werblow, Emma Sheppard

Bildbeschaffung Jenny Baskaya, Martin Copland

Der Verlag bedankt sich für die freundliche Abdruckgenehmigung bei:

(o-oben; u-unten; M-Mitte; l-links; r-rechts; g-ganz oben)

Alamy Images Bubbles Photolibrary 290; D. Hurst 123; PHOTOTAKE Inc. 273, 286g; Picture Partners 101l; Stefan Sollfors 296; **Courtesy of Avent Ltd** 45b; **Getty Images** Christopher Bissell 311; Image Source Black 169; Vincent Oliver 27; Mel Yates 246; **Mother & Baby Picture Library** 16, 64r, 135gl, 212, 239, 302l; **PunchStock** BananaStock 240; Brand X Pictures 278uM; **Science Photo Library** Gustoimages 25; Petit Format 13; Antonia Reeve 269; Saturn Stills 266l; Horacio Sormani 48; Ron Sutherland 15u

Umschlagfotos Cover und Rückseite: **Corbis:** John Fortunato Foto Rückseite: Caroline Irby for DK; Autorenportrait: Carolyn Djanogly for DK

Alle anderen Abbildungen © Dorling Kindersley
Weitere Informationen unter: www.dkimages.com